图解大小时令养生经

朱定华◎编著

中医古籍出版社

图书在版编目（CIP）数据

图解大小时令养生经 / 朱定华编著. -- 北京 ：中医古籍出版社，2016.5

ISBN 978-7-5152-1152-7

Ⅰ. ①图… Ⅱ. ①朱… Ⅲ. ①养生（中医）-图解 Ⅳ. ①R212-64

中国版本图书馆CIP数据核字（2016）第033572号

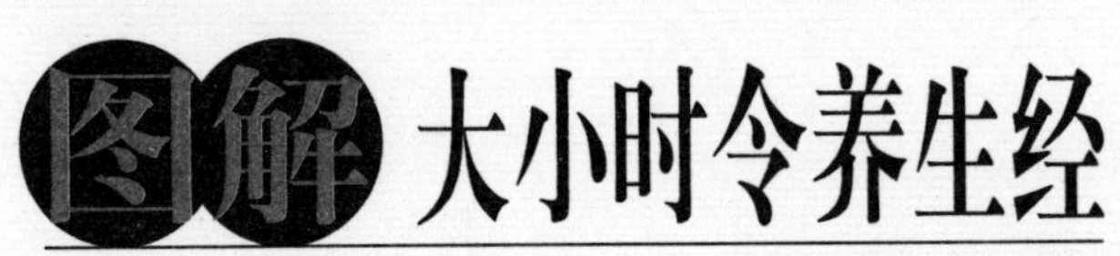

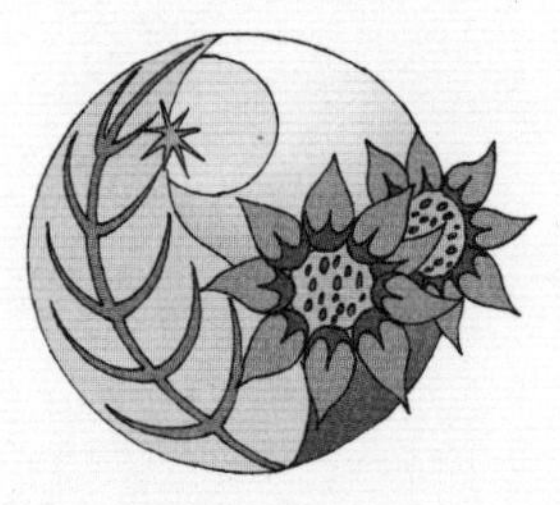

朱定华◎编著

责任编辑 于 峥
封面设计 张 楠
出版发行 中医古籍出版社
社　　址 北京东直门内南小街 16 号（100700）
印　　刷 北京富达印务有限公司
开　　本 787mm × 1092mm　1/16
印　　张 22
字　　数 320千字
版　　次 2016年 5月第 1 版第 1 次印刷
书　　号 ISBN 978-7-5152-1152-7
定　　价 49.80元

遵循大小时令来养生

在我国古代传统医学圣典——《黄帝内经》中，遵循着一条非常重要的养生观——时令养生，而时令中又有大时令和小时令之分。大时令，即四季，包含了二十四个节气。而小令，即十二时辰养生。

《图解大小时令养生经》正是根植于传统养生巨典《黄帝内经》这片广袤、肥沃的养生土壤中。二千余年，已然长成了一棵健壮的参天大树。四季养生，则是支撑健康树生长发展的主干，而十二时辰养生法则等同于这结满丰硕果实的茂密枝叶。正如《黄帝内经》中，就始终贯穿着一点，即“春夏养阳，秋冬养阴”的养生观。下面，我们来详细揭秘大小时令中的养生观。

大时令养生论

春季三个月（立春、雨水、惊蛰、春分、清明、谷雨）为宿根发芽的季节，所以称为“发陈”。此时自然界显现生现，万物欣欣向荣。人们应该晚睡早起，起床后披散头发，穿宽松的衣物，在庭院中散步，放松身体，使精神志气随春季生发的万物一起勃发。这是适应春季的养生法则及方法，如果违背了，就会伤损肝脏，夏天时就容易出现寒冷性病变。这是因为，春天的温暖阳气是夏天阳气的基础。夏天时，阳气当长而不能长，就会产生虚寒病证。

夏季三个月（立夏、小满、芒种、夏至、小暑、大暑）万物繁盛，秀美茂密，所以称为“蕃秀”。天地阴阳之气互相交接，植物开花结果。此时，人们应当晚睡早起，不要因白天过长而厌烦，保持心情舒畅，从而使阳气通畅宣泄，保持对外界事物的浓厚兴趣。这是适应夏季养生的法则及方法，如果违背了，就会伤损心脏，到了秋天就有可能生病。因为夏天的“长”，是秋季“收”的基础。若“长”气不足，秋天时“收”的能力就差，就会生病，冬至时，病情还可能加重。

秋季三个月（立秋、处暑、白露、秋分、寒露、霜降）为收容平藏的季节。自然界呈现出一派丰收而平定的景象。天高风急，地气清明，此时，人们应像鸡一样早睡早起，保持精神情志的安宁，防范秋季肃杀之气对人体的侵袭，收敛精神情志而不使其外散，使秋气平定，肺气清肃。这就是与秋季相适应的，帮助人体“收”气的方法与原则。如果违背了，肺气就会受到损伤，到冬天，阳气当藏而不能藏，就会出现消化不良的腹泻病。

冬季三个月（立冬、小雪、大雪、冬至、小寒、大寒）为紧闭坚藏的季节。为生机潜伏、万物蛰藏的季节，天地间的阳气深藏，阴寒之气大盛。寒风凛冽，滴水成冰，大地龟裂，此时，人们应当早睡晚起，一定要等太阳升起之后再起床，使精神情志安宁而不妄动，如同潜伏起来一样，不受寒冷气候刺激，尽量保持温暖，不要过多出汗，损伤正气。这就是适应冬季“藏”气特点的养生方法和原则。如果违背了冬藏之气，肾脏就会受到损伤，到了春季，阳气当生而不能生，便会出现痿厥一类的疾病。

从五脏与四季对应的关系中可知，肝对应春，因而春天应养发肝气；心对应夏，因而夏天应养长心气；脾对应长夏，因而长夏应调和脾气；肺对应秋，因而秋天应养收脾气；肾对应冬，因而冬天应养藏肾气。

总之，人们只有让人体五脏的生理活动适应时令的阴阳变化，才能同外界环境保持着平衡、和谐的关系，达到调理身体、防病祛病、养生保健的目的。

小时令养生论

人体内的五脏六腑与十二时辰的对应关系也非常紧密。因为每个时辰都有自己相对应的脏腑来值班，在本时间段中，体内的气血流注又有相对应的经脉。唯经脉气血充足，则脏腑运行功能则会增强，脏腑功能增强了，则体内的新陈代谢能力就大大提高了。在时间不断的推移下，天地间的阴阳变化也随之改变，而人体内的脏腑同样要遵循自然和人体生理的变化规律，在恰当的时间做恰当的事，以此才能达到养生的最佳效果——天人合一的养生境界。

比如说子时——万籁俱寂、万物归静，此时正是天地间阴阳交替的时刻，其能量最大。那这时体内的经脉谁来当令呢——自然是胆经当令。体内气血流注胆经，正是养胆护阳的最佳时间。而人在此时就得卧床休息，以便养胆护阳。如果生物钟到点了仍不休息，则大大阻碍了胆内少阳之气的生发。体内胆气不足，人就容易出现口苦、面色青灰、毫无生气，办起事来也会犹犹豫豫。同时胆功能受损还会引起心痛、胁痛等不适症。除此，天人合一与饮食养生也有着密切的联系。虽说世间的食物皆来自大自然，但是万千种食物的食性却大不相同。不同的食性其滋补效果自然不同。如阴性食物（甲鱼、龟肉、银耳、燕窝等）具有滋阴润燥的功效；阳性食物（羊肉、狗肉、鹿肉、虾仁）则具有壮阳健体的功效。所以利用饮食来调养身体、防治疾病，也是天人相合的具体体现。

人与自然相比，简直就如沧海一粟般渺小，但只要学会遵循自然界的变化规律，明白人的生理变化规律，因大小时令而适时养生，达到自然与人体的完美融合，自然能颐养天年了。

第一章

春季六节气养生

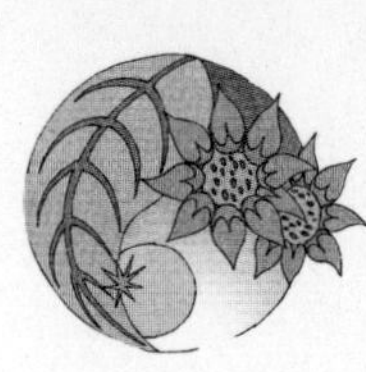

第二章 夏季六节气养生

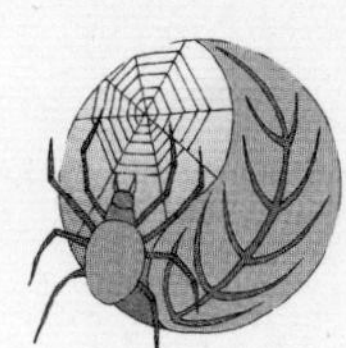

第三章 秋季六节气养生

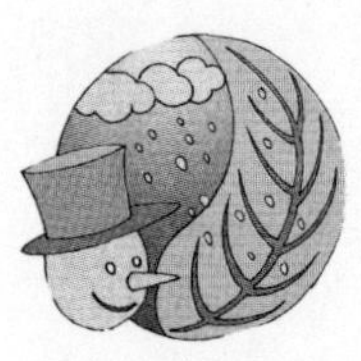

第四章

冬季六节气养生

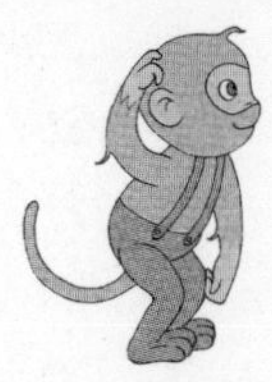

第五章 十二时辰保健养生

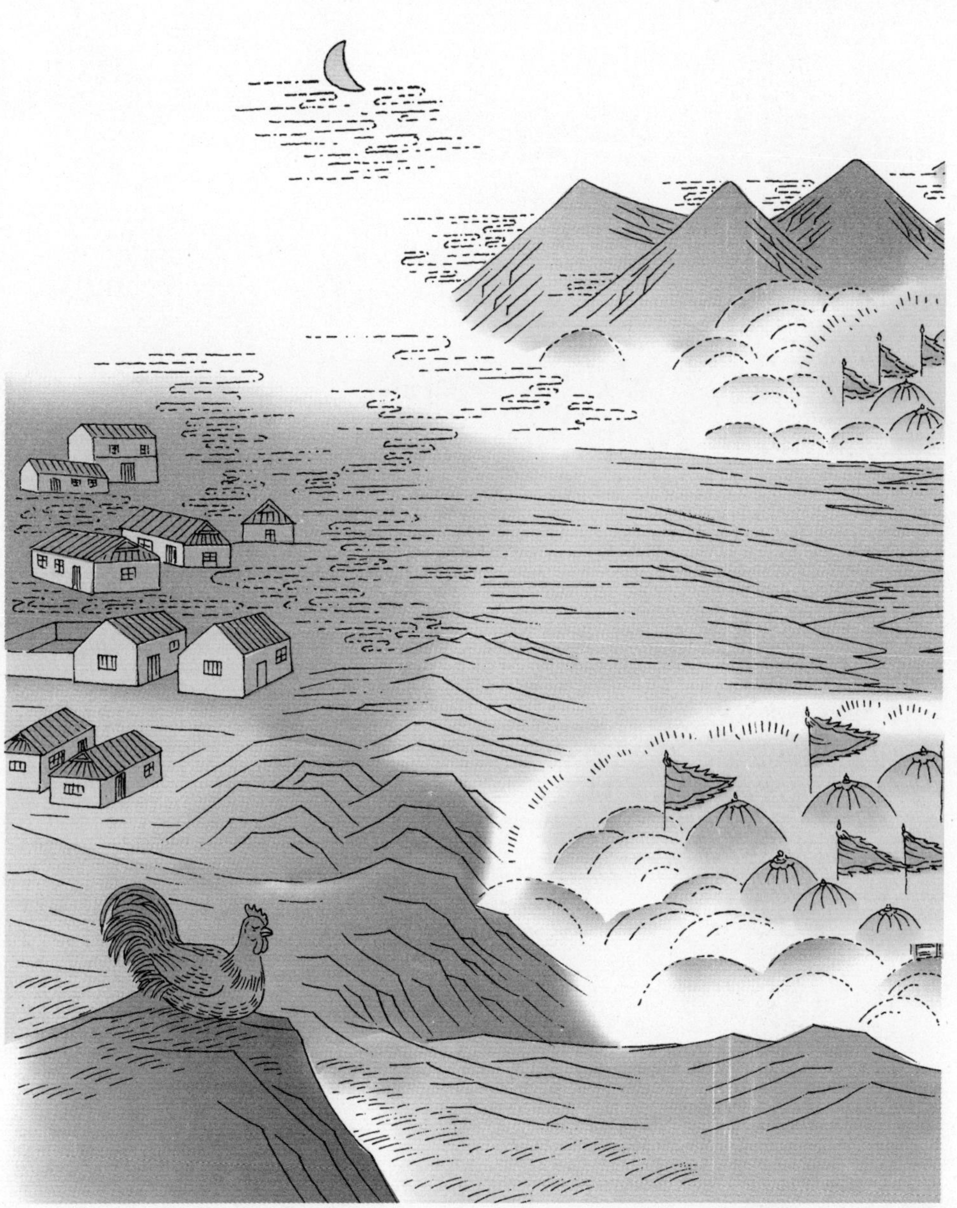

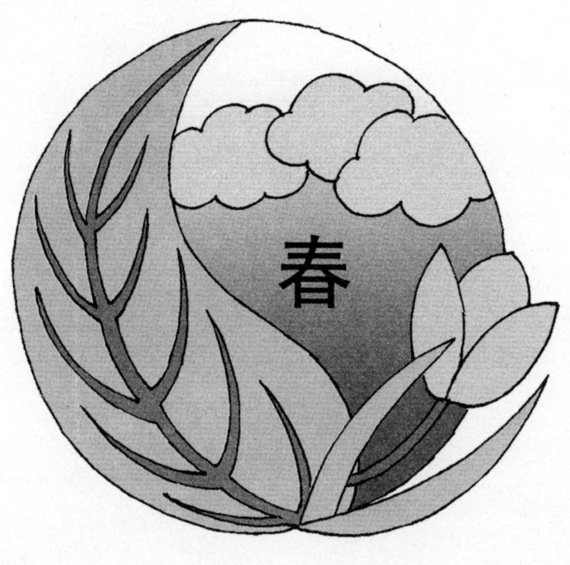
春

第一章

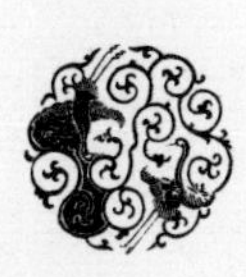

春季六节气养生

一年之计在于春，春季是万物生发的季节，所谓『百草回生，百病易发』，人在这时候应特别关爱自己的身体，防治疾病。春季如何调养呢？本篇从中医的角度介绍了春季中『立春、雨水、惊蛰、春分、清明、谷雨』六个节气的气候特点、起居规律、房事指南、饮食调养、减肥美容等养生方法。

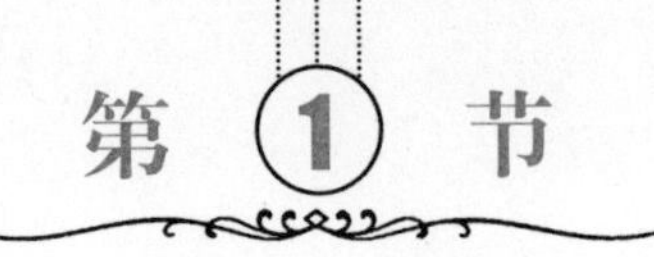

第1节

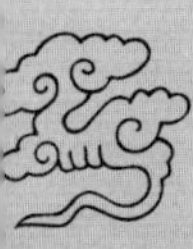

立 春

立春时节助阳生发，增强生命原动力

立春是中国二十四气之五，也是一年当中第一个节气，代表着春天的开始。立春有十五天，分为三候，即“初候东风解冻，二候蛰虫始振，三候鱼陟负冰”。以此可知立春的气候特点，即刚刚告别寒冷的冬天。

对于立春初候，自古便有许多诗词描述过，如唐朝大诗人李白的“春风吹破琉璃瓦”，就形象、精辟地描述了立春初候时春风的力度，“二月春风似剪刀”使春风的作用淋漓尽致地展现在世人面前。

初候的春风吹醒万物，它们感受到春天的气息，自然想要向外界活动，这便有了“二候蛰虫始振”。“三候鱼陟负冰”是说原本深潜水中的鱼儿，在蛰虫萌动后，也迫不及待想游到水面上，来感受春天和煦的微风。

在中国，春节一般都会在立春时节中度过，此时正是数九寒天中的五九、六九，俗话说：“五九六九，沿河看柳。”此时柳叶黄绿，春光明媚，再加上喜庆而富有深厚文化底蕴的春节要过，此时进行养生，既关键，又合宜。

根据北斗星的斗柄所指的方位来看，立春节当天，其斗柄指向东北方，本应对应正月，但是二十四节气是人们按照太阳公转计算得出的，使其不好与农历闰月闰日相对应，也就导致了有的年份有两个立春，即立春出现在前一年的腊月里，人们戏称其为“两春夹一冬”。因为立春提前至前一年的腊月，那么此一年的正月便没有立春，如果此一年有闰月，或者为闰年，那么立春就会推到第二年正月，这样此一年就没有立春。民间传说：“全年无立春光景不好。”其实这种说法是一种迷信，没有任何根据，没有立春，只是公历、农历计算方式不同造成的差异罢了。

立春

我国自古以来一直为农业大国，正如民谚“一年之计在于春”，也就是说春耕秋收，始于春。按旧时立春习俗，是一个很重要的节日。古时，立春日，天子要亲率诸侯、大夫迎春于东郊，行布德施惠之令。

立春主要习俗

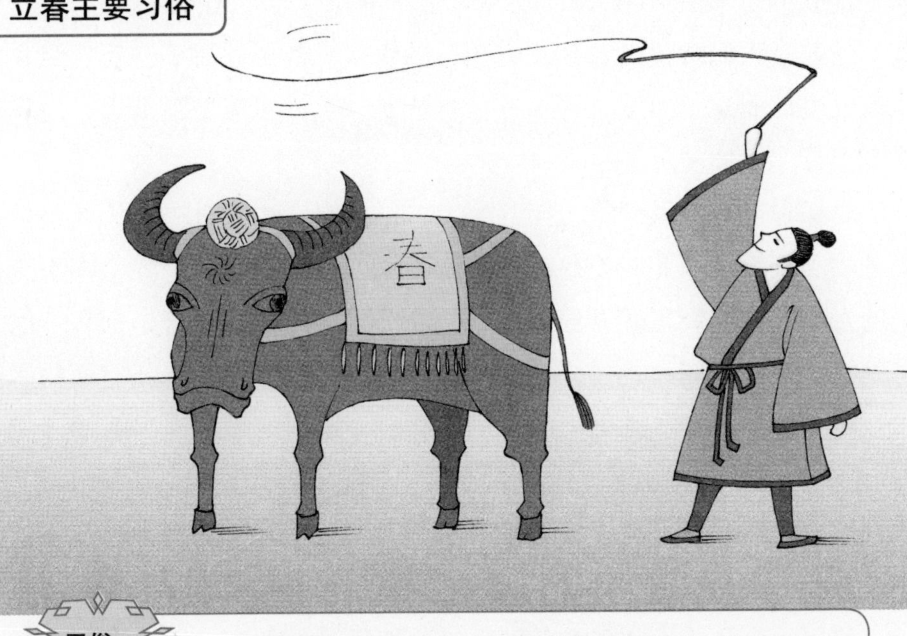

习俗一

《事物记原》记载：“周公始制立春土牛，盖出土牛以示农耕早晚。”后世历代封建统治者这一天都要举行鞭春之礼，意在鼓励农耕，发展生产。

习俗二

立春节那天的咬春习俗，一个“咬”字背后却有很丰富的饮食文化。也就是立春日那天要吃春盘、吃春饼、吃春卷、嚼萝卜之俗。春盘春饼也就是用蔬果、饼饵等装盘馈送给亲友或自食。正如杜甫《立春》诗曰：“春日春盘细生菜，忽忆两京梅发时”。

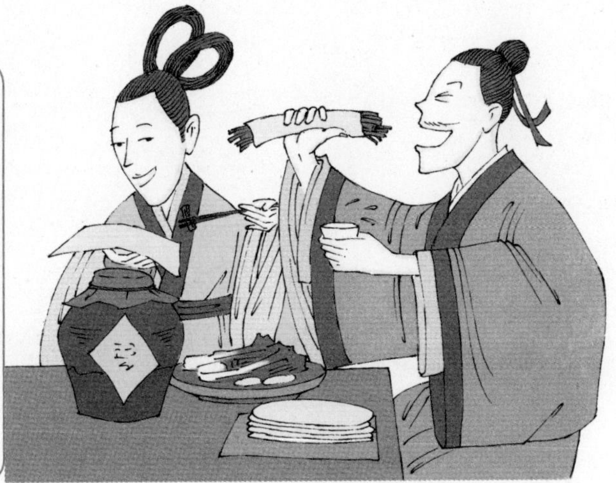

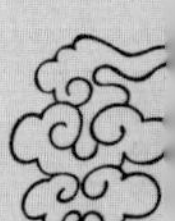

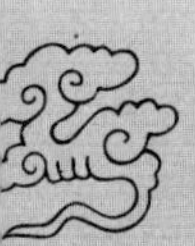

适当春捂预防倒春寒

立春气候不稳定，虽然气温回暖，但是也不能放松，否则很容易因为倒春寒而受到寒气侵扰，此时养生，一定要注意防风、保暖。俗话说："阴冷莫过倒春寒，预防疾病放在先。"可见，倒春寒比冬天的寒风还能伤人，要想不得病，就不要急于脱下冬衣，让身体多捂严实一些，这便是人们常说的"秋凉春捂"的由来。如果此时不注意，只在意风流气度，而忘了温度，那么，很可能是"英雄风流"三五天，生病难受半个月。

立春时节，春风徐徐，阳气生发，细菌、病毒经过一冬天的蛰伏，也开始加快繁殖，此时要想减少抑制细菌、病毒的繁殖，降低春季流行病的发病率，就应当多开窗通风，让新鲜的空气进来，带走郁积室内一冬的沉闷之气。同时也要多到户外运动锻炼，让身体在清新空气的沐浴中，得到舒展，让脏腑器官功能更加强健，以更好地适应春季的多变气候。

如果立春时节出现了倒春寒，有三类人要特别引起重视。其一是患有心脏病、高血压等严重疾病的人。倒春寒时，气温骤降，心脏病患者很容易因为不适应而诱发心绞痛或者心肌梗死，而高血压患者则很可能诱发脑卒中（即中风），严重的甚至会危及生命。其二是儿童，一般来说，儿童体质不如成人，对气温的变化较为敏感，适应能力较弱，因为出现倒春寒气温骤降时，儿童十分容易感冒，或者患上猩红热、百日咳等疾病。其三是体质不强、免疫力弱的人。这三类人在立春时节千万不要着急脱去冬衣，而应多穿一段时间，多捂些时候，以保暖养阳，平衡体内阴阳之气，更好地适应季节的气候变化。

总之，在立春时节，一定要记住"春捂秋冻"这一良言，否则很可能会因为寒冽的春风而致病。如果立春时节气温转暖，穿着的衣物偏少，那么就千万少去阴凉或者背阴的地方乘凉，以免毛孔因寒气入侵而快速收缩，既使身体热量流失，又使寒气深入体内，引发肌肉痛或者关节痛等问题。

南北立春：养生保健大不同

在我国由于南北气候温差很大，虽到立春日，但由于北方天气寒冷，有时甚至仍为冰天雪地，而南方却到了春暖花开、鸟语花香，因此，立春后的南北方养生保健大不相同。

南方增强健身意识

立春之后，天气逐渐回暖，白天渐长，气温、日照、降水上升和增多，这种立春后的气候状况在南方地区更加明显。但是春季也正是万物复苏的季节，各种病菌也开始活跃起来，因此大家要做好四点措施。

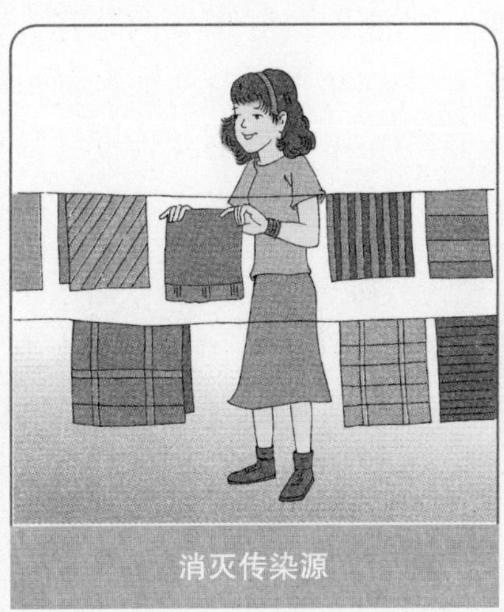

消灭传染源

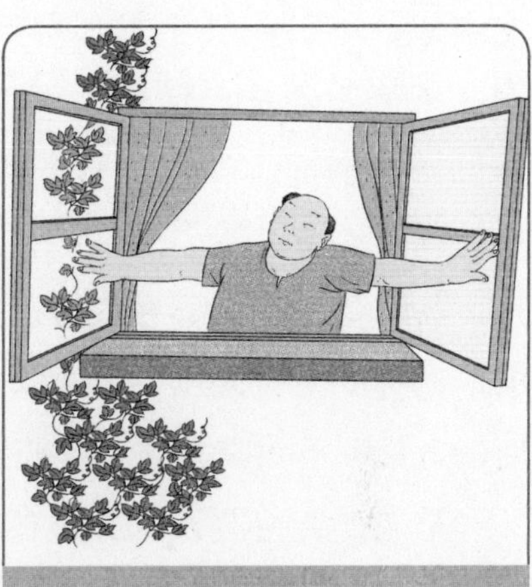

常开窗通风，保持空气流通

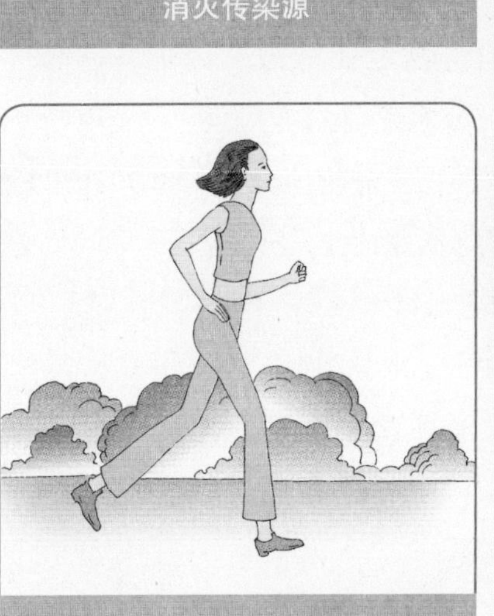

增加户外活动，加强锻炼

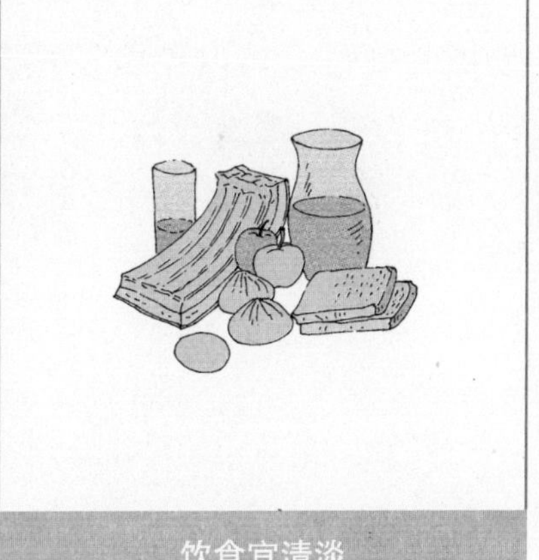

饮食宜清淡

北方立春适宜春捂秋冻

春季乍暖还寒，昼夜温差仍比较大，有时还会出现倒春寒，因此北方立春后不要急着把棉衣脱了，最好要“捂一捂”。通常情况下，立春后由于天气冷暖无常，穿着偏暖和为宜。

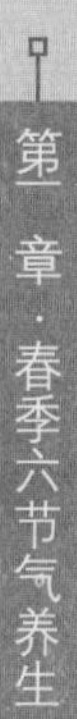

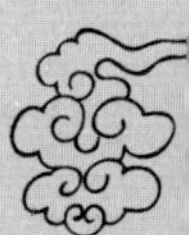

立春体不支，药膳食疗来解决

立春时节，气候多变，人体内阴阳不易平衡，极易出现不足，此时进行饮食调理，可以较好地改善体质，平衡阴阳，使身体更加健康。那么立春时节应怎样进行饮食调理呢？

首先，立春时节应多食甜，少食酸。《黄帝内经》认为，酸入肝，主收敛，不利阳气生发与肝气疏泄。可以选择能够疏肝理气的草药和食品来烹制药膳，进行食疗，如丹参、枸杞、延胡索等草药能够柔肝养肝，再搭配上辛温发散的葱、香菜、大枣、花生、豆豉等食品，效果更佳。

药膳食疗是主要在人体已经出现明显的气、血、阴、阳等方面不足时所选择的一种辅助治疗方法。它是只靠食补已无法完全纠正身体亏损时的选择，不过需要注意，药膳应在中医的指导下来食用。

总之，春应肝，尤其是在立春时节气温不定，气候多变，人很容易出现肝火内郁的情况，要改善这种状况，养生保健，饮食方面就要注意了，少食一些温补的、会让人内热上行的食物，如辣椒、南瓜、茴香、鸡肉、羊肉、鹿肉、牛骨、鲢鱼、海虾、海参、木瓜、山楂、大枣等，更要少喝白酒，以免引发感冒、发烧等症状。而应多食一些平性的食物，如白菜、萝卜、藕、百合、木耳以及绿色蔬菜与水果等。

立春时节助阳生发好蔬菜

在我国由于南北气候温差很大，虽到立春日，但由于北方天气寒冷，有时甚至仍为冰天雪地，而南方却到了春暖花开、鸟语花香，因此，立春后的南北方养生保健大不相同。

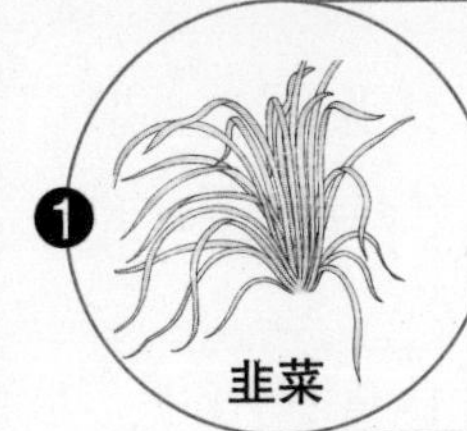

❶ 韭菜

营养食谱：韭菜炒鸡蛋。有助于疏调肝气，补肾温阳。

制作方法：1.将韭菜漂洗干净后切成1厘米左右的段。2.将鸡蛋磕进碗里，加一点盐后搅拌。3.将油锅加热，先把鸡蛋炒熟，用铲子打散后盛起待用。4.重新热油锅，放进韭菜段，中火炒1分钟放盐，再加入鸡蛋翻炒均匀即可。

禁忌人群：扁桃腺炎和中耳炎者。

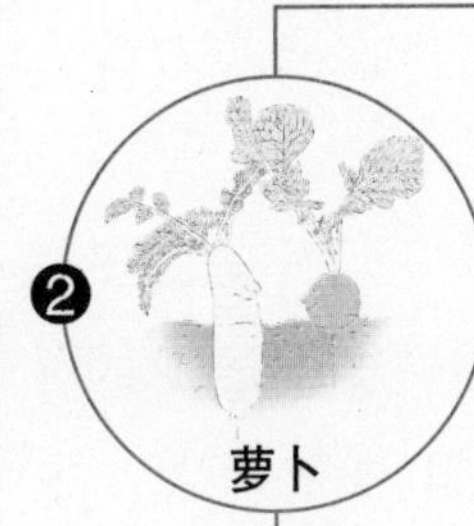

❷ 萝卜

营养食谱：白萝卜煲羊腩汤。补中益气，健脾消积食等功效。也可预防皮肤干燥、皲裂、生冻疮等。

制作方法：1.准备大白萝卜1个，羊腩500克，生姜3片，食盐适量。2.将萝卜与生姜洗净，分别去皮。白萝卜切成块状，生姜切成三片。羊腩用清水洗干净，切成块状。3.瓦煲内加入适量清水，起初用大火煲开，然后将全部食材放入，改用中火继续煲约3小时，最后加入少许食盐调味即可食用。

禁忌人群：脾胃虚寒者、慢性胃。

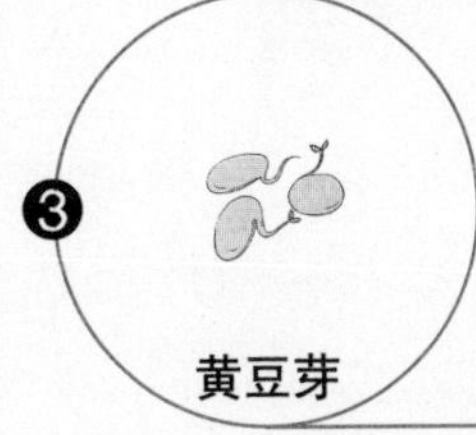

❸ 黄豆芽

营养食谱：素炒黄豆芽。清热明目，补气养血，利湿除痹。

制作方法：1.将黄豆芽洗净，水沥干。2.加热锅后入适量油，入葱花、蒜片炝锅，烹入料酒，放入黄豆芽、酱油微炒，再加入适量白糖、精盐、鲜汤。3.盖上锅盖小火烧至汁浓时，加味精，用湿淀粉6克勾薄芡，淋入香油即可出锅。

禁忌人群：腹泻、脾胃虚寒者。

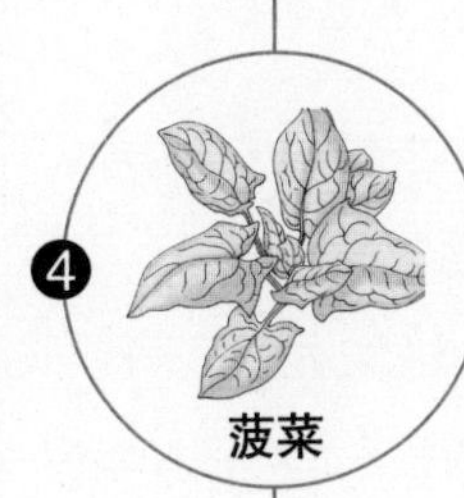

❹ 菠菜

营养食谱：肉蓉菠菜。养血止血，平肝润燥，下气调中。

制作方法：1.准备菠菜400克，猪通脊肉200克，蛋清3个、清汤150克，猪油50克，肥膘肉50克，葱、姜、花椒水、香油、盐、味精、面粉、湿淀粉各适量。2.将菠菜择洗干净后用面粉裹匀；将脊肉与肥膘肉同用刀斩成蓉，入蛋清和适量水，将淀粉搅匀成糊状。3.锅内入1000克水，略烧开，将菠菜放入里脊糊中拖匀，入锅中汆熟捞出。4.锅加热后入适量油，入蘸上蛋液的菠菜，油煎至两面呈金黄色时，入清汤适量烧开再下菠菜，待汤开后入味精、盐，少许淀粉勾芡，最后淋香油翻勺出锅。

禁忌人群：脾虚便溏者。

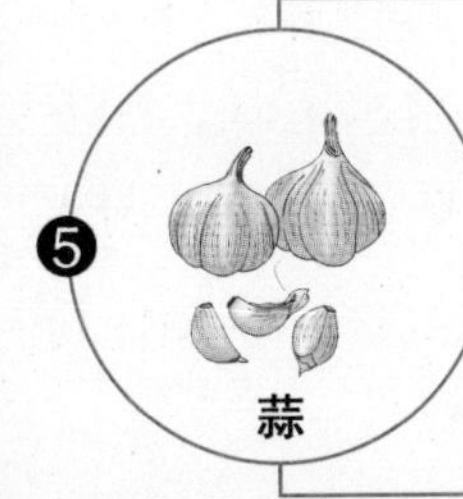

❺ 蒜

营养食谱：蒜蓉油麦菜。行滞气，暖脾胃，解毒杀虫。

制作方法：1.油麦菜择洗干净，切成6~7厘米长的段，蒜切成蒜蓉。2.锅油烧至8成热，倒入一些的蒜蓉炝锅，出味后下油麦菜，快速翻炒。3.然后加入些许生抽，继续翻炒，待油麦菜变得皮软了，加一些水，将剩余的蒜蓉全部加入，转中火焖2、3分钟，然后加盐出锅。

禁忌人群：眼睛患有疾病者。

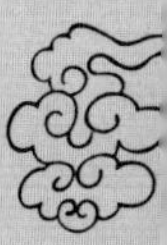

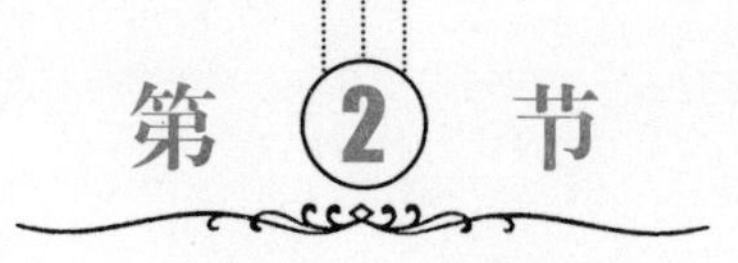

第2节

雨　水

雨水时节——谨防寒湿，养肝调脾胃两手抓

雨水节，是二十四节气中的第二个节气，一般在2月18日到20日，即农历正月下旬。雨水因“斗指壬为雨水，东风解冻，冰雪皆散而为水，化而为雨，故名雨水。”

雨水有两层意思，其一是天气回暖，降水量慢慢增多；其二是在降水形式上，由以降雪为主，转变为降雨为主。可以说，雨水就是表示春季降雨开始了。《礼记·月令七十二候集解》中说：“正月中，天一生水。春始属木，然生木者必水也，故立春后继之雨水。且东风既解冻，则散而为雨矣。”

雨水时节有15天，分为三候：“初候獭祭鱼，二候雁北，三候草木萌动”。一般来说，雨水时节正处于数九天的七九、八九，俗话说：“七九河开，八九雁来。”表明，自雨水时节起，河冰自南向北开始融化，中国大部分地区的气温将回到0℃以上，鱼儿都浮出水面，这便是“初候獭祭鱼”说法的由来。

中国北京冬季气候寒冷，不利于大雁生长，它们便飞向南方过冬，而到了雨水时，因为气温回升，它们便重新飞回北方生活，这便是“二候雁北”。春雨滋润万物，草木萌芽，一片生机盎然，这便是“三候草木萌动”。从雨水三候的说法中，我们可以清楚地看到雨水时万物勃发的盎然景象。

中医认为，肝主生发，春季肝气旺盛，而肝木旺易克脾土，所以此时养生不当，很容易损伤脾脏，消弱脾胃功能。尤其在雨水节气，随着降雨的增多，寒湿之邪困扰脾脏，而湿邪留恋，极难去除，因为，雨水时节要养生，关键在于养护脾脏，调畅肝脏，表现上在饮食，就要保持营养均衡，五味和合，少食吃辛辣食物，多吃新鲜的蔬菜等。

雨水

中医认为，肝主生发，春季肝气旺盛，而肝木旺易克脾土，所以此时养生不当，易损伤脾脏，消弱脾胃功能。

雨水时节宜养护脾脏

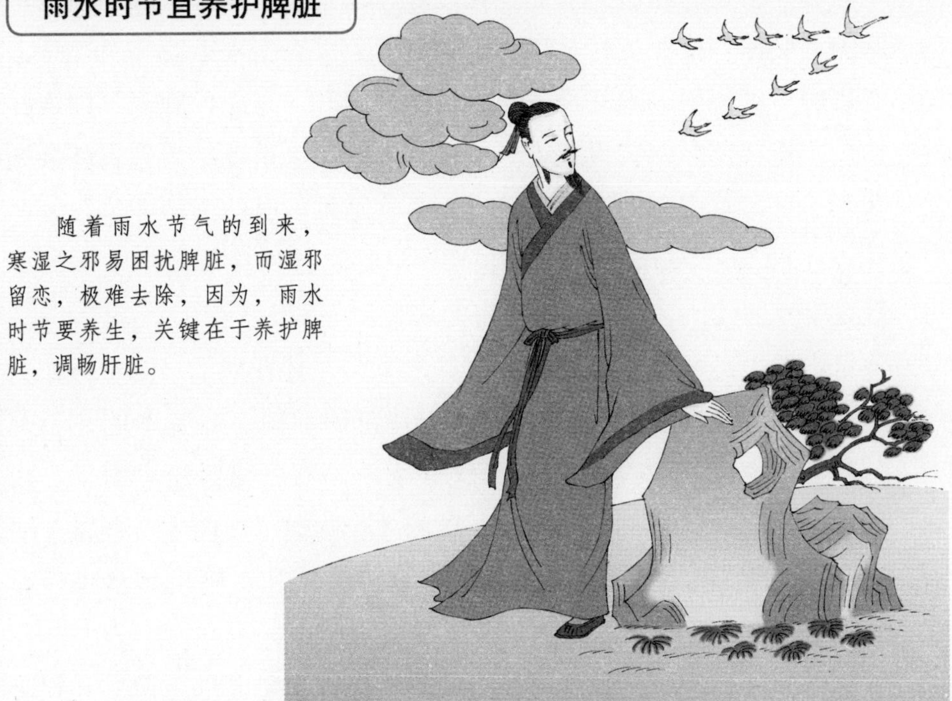

随着雨水节气的到来，寒湿之邪易困扰脾脏，而湿邪留恋，极难去除，因为，雨水时节要养生，关键在于养护脾脏，调畅肝脏。

雨水时节莫忘调脾养胃

俗话说得好："立春天渐暖，雨水送肥忙。"雨水时节，正是农民们忙着管理田地，准备耕种的关键时期，此时有一个健康的身体就极为重要，而养生的关键在于调养脾胃。

《黄帝内经》认为，脾胃是"后天之本"，"气血生化之源"，它的健康与否，决定了人能否健康长寿。中医阴阳五行认为，土应脾，明代医家张景岳也提出："土气为万物之源，胃气为养生之主。胃强则强，胃弱则弱，有胃则生，无胃则死，是以养生家必当以脾胃为先"。《图书编·脏气脏德》指出："养脾者，养气也，养气者，养生之要也。"由此可见，人体要想充分获取营养、更好地利用营养，以保证身体健康，体质强健，那就一定要养护好脾胃，使其阳气充足，

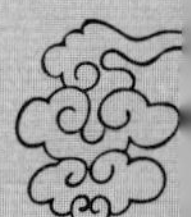

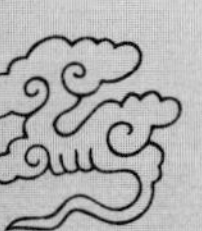

功能健全。

春应肝，为何养生要护脾呢？这就不得不提到《黄帝内经》的阴阳五行论说了。其认为，人体五脏对应五行，肝属木，木性曲直，主条顺、畅达、生发，所以肝喜条达而恶抑郁，主管人体的疏泄功能。脾属土，土性敦厚，主生化，是气血生化之源，负责消化水谷，运送精微，营养脏腑、肢体。按照五行相生相克原理，五脏在生理上既相互联系，又相互影响。五行中，木旺乘土，五脏中肝木旺，易克伐脾土，即当肝气旺盛，疏泄过度时，脾胃就会气虚；如果肝气太过郁结，脾胃就会气滞，这都是肝木克脾土的表现。《难经》将这种情况称为“逆传”，即肝病传给了脾胃。因此，雨水养生，一定要注意到春季阳气生发的特点，既要生发阳气，又要减少对脾胃的损害。

脾胃，在中医学上又被称为“水谷之海”，其有利于气化生营血。中医认为，人体机能能够正常运作，支持身体活动，最基本的在于营卫、气血、津液、精髓等物质，而这些物质，都由脾胃化生而生。因此，如果脾胃健旺，那么化源充足，脏腑才会强健，功能才会强盛。同时，脾胃又关系到气机的升降运动，如果脾胃调和，则机体新陈代谢强，生命活动也会协调、平衡。

可以说，人要健康，元气充足是根本，而脾胃是元气之源。元代著名医家李东垣提出：“脾胃伤则元气衰，元气衰则人折寿”的观点是据此而来。其在《脾胃论》中说：“真气又名元气，乃先身生之精气，非胃气不能滋”。并指出：“内伤脾胃，百病丛生”。都说明了，要想减少疾病的发病率，调理脾胃，使之强健是关键。

雨水气候多变，小心疾病多发

雨水时节雪渐少而雨渐多，随着雨量的增多，天气也逐渐变暖。可是需要注意，此时寒气并未完全退去，再加上湿气裹挟，一不留意，就易着凉受寒，而诱发多种疾病。

预防流行性疾病

雨水时节，热气外散，正是病菌、邪毒传播旺季，人们如果不注

雨水时节脾胃调养正当时

肝属木，木有生发、疏泄之功能。脾属土，土能生化万物，脾为气血生化水源。能消化水谷，运送精微，营养五脏、六腑。如果肝木疏泄太过，则脾胃因之而气虚，若肝气郁结太甚，则脾胃因之而气滞，两者皆肝木克脾土也。因此，雨水时节要注意阳气生发，同时要避免伤及脾胃。

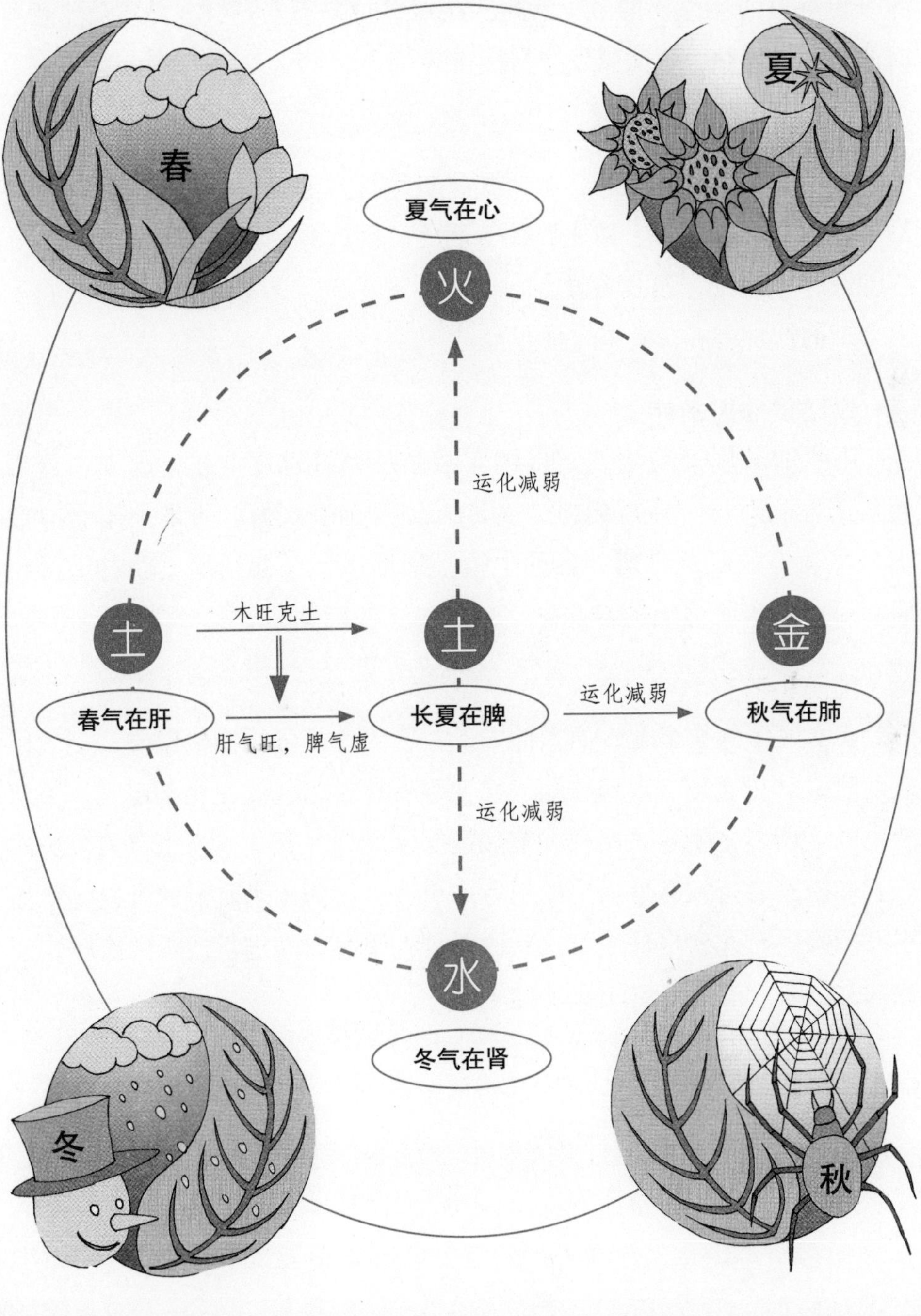

春

夏

夏气在心

火

运化减弱

土

木旺克土

土

金

春气在肝

肝气旺，脾气虚

长夏在脾

运化减弱

秋气在肺

运化减弱

水

冬气在肾

冬

秋

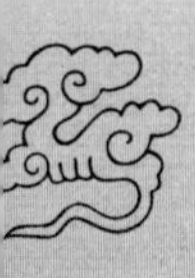

意，很容易患上流行性感冒、腮腺炎、肺结核、猩红热、肺炎、流行性脑脊髓膜炎、麻疹、白喉，儿童还极易患上百日咳等疾病。体质相对虚弱的中老年人，还容易诱发腰腿痛、溃疡病、精神病、脑卒中、心肌梗死、癌等疾病。情况较轻的，会出现咳嗽、痰多、头昏、胸闷不适、四肢酸痛等症状，严重一些的会出现头痛如裂、寒热打摆、神志不清等症状，更严重的会危及生命。因此，在雨水时节，人们一定要特别注意及时清除体内积热，预防诱发流行性疾病。

预防精神抑郁病

春应肝，肝旺脾易弱，脾弱则脾胃运行、消化功能受阻，人们就容易出现诸如精神抑郁、腹胀腹痛等病症。因此，要预防精神抑郁疾病，养脾健脾不可少，尤其要静心，保持心境平和，让精神得以调摄。再配上合理的饮食调养，效果才佳。

预防皮肤过敏病

雨水时节，万物生发，人体血液循环系统也逐渐旺盛起来，这很容易诱发高血压、痔疮出血、女性月经失调等疾病。再加上雨水时节正是草木生长发芽时期，各种生物激素增多，又会诱发皮肤过敏等疾病，对此大家要给予足够重视。

预防关节炎

雨水时节气候多变，而人体内的关节组织受气候变化影响，当气候改变时，其也会随之出现收缩、松弛等变化，当气候变化不定时，关节变化随之增多，就容易出现关节酸痛等问题，尤其是本就患有关节炎的患者和曾经骨折或有外伤史的患者，更容易因为雨水时节的气候变化而引发旧疾，对此要格外注意。要改善这种情况，多进行适当的按摩，使患病关节血液流畅是一种较好的方法。

雨水时节，谨防疾病发生

雨水时节雪渐少而雨渐多，随着雨量的增多，天气也逐渐变暖。可是需要注意，此时寒气并未完全退去，再加上湿气裹挟，一不留意，就易着凉受寒，而诱发多种疾病。

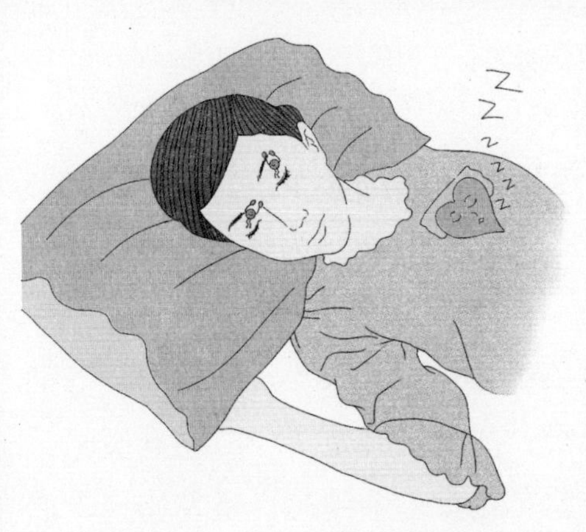

雨水时节，要特别注意及时清除体内积热，预防诱发流行性疾病。

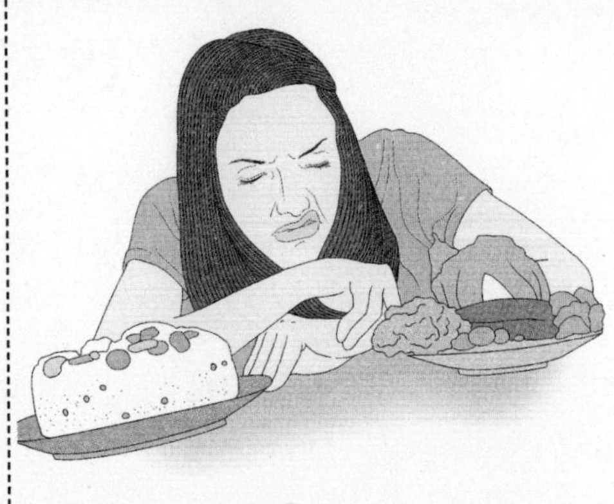

春应肝，肝旺脾易弱，脾弱则脾胃运行、消化功能受阻，极易出现诸如精神抑郁、腹胀腹痛等病症。

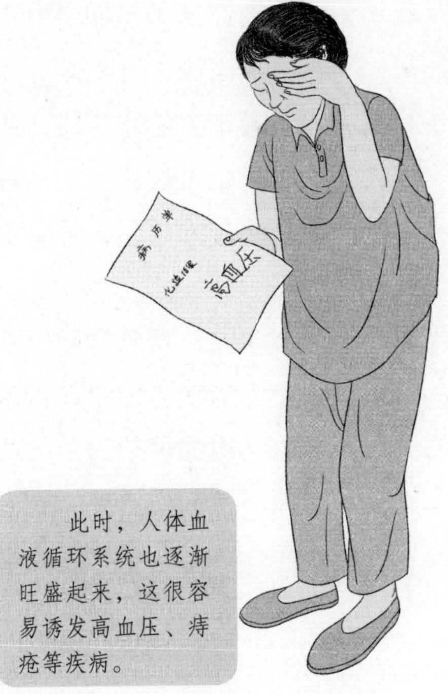

此时，人体血液循环系统也逐渐旺盛起来，这很容易诱发高血压、痔疮等疾病。

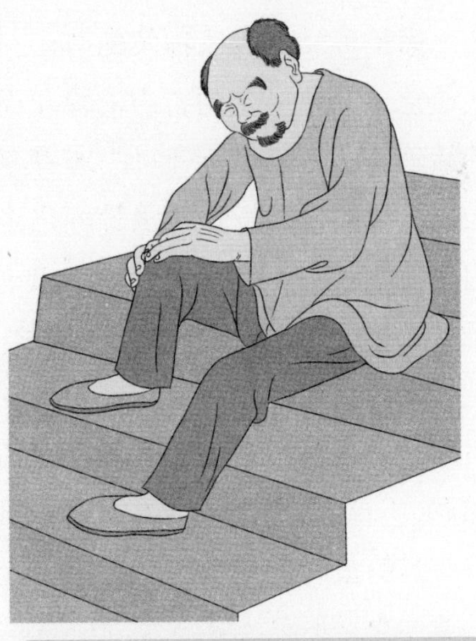

雨水时节气候多变，人体关节组织变化随之增多，就容易出现关节酸痛等问题。

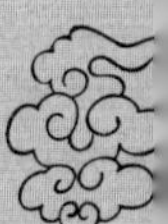

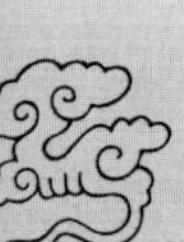

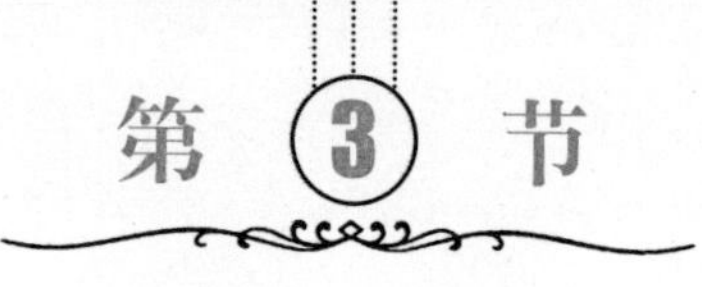

第3节

惊　蛰

惊蛰时节，排毒除邪，严防肝病

惊蛰，古称“启蛰”，它是二十四节气中的第3个节气，一般在3月5日或6日，即农历二月上旬。农历书中记载：“斗指丁为惊蛰，雷鸣动，蛰虫皆震起而出，故名惊蛰。”

惊蛰天气转暖，春雷响起，原本在寒冬时藏伏入土、不饮不食的动物们惊醒过来，结束蛰居。惊蛰有三候：“初候桃始华，二候仓庚鸣，三候鹰化为鸠。”由此可见惊蛰的景象。在头一个候时，桃花盛开，如霞似锦，美景无限；在二候时，仓庚也即黄鹂鸟在开满鲜花的树枝间蹦跳、鸣唱，为大自然带来一曲曲美妙的歌曲；在三候时，天空中没有了雄鹰傲然身姿，只有斑鸠在鸣叫。可以说，惊蛰就是天气转暖，雨水增多，大部分地区开始春耕的时节。

惊蛰是一个表述物候的节令，这时春雷乍响，人们认为，寒冬时潜伏于地下的虫子受到雷声的惊吓而醒过来，从土里爬出来，开始新一年的活动。《礼记·月令七十二候集解》中也说：“二月节万物出于震，震为雷，故曰惊蛰，是蛰虫惊而出走矣。”其实，这只是古代人们的一种想象罢了，并不是雷声让冬眠虫子苏醒出土，而是温暖的气候，适宜虫子生长、活动，因此它们才会从蛰伏的地下爬到地上来。

惊蛰时节，在中国大部分地区已是桃花开，李花笑，黄莺吟唱，燕飞来到，人们忙春耕的时候。俗话说：“雷打惊蛰谷米贱，惊蛰闻雷米如泥。”这是古代劳动人们通过自己的生活经验总结出的惊蛰时节的特点。当惊蛰时节经常听到雷声，说明今年会风调雨顺，五谷丰登，人们自然会欢喜不已。

惊蛰

惊蛰是一个表述物候的节令，这时春雷乍响，人们认为，寒冬时潜伏于地下的虫子受到雷声的惊吓而醒过来，从土里爬出来，开始新一年的活动。

惊蛰气象特征

一候

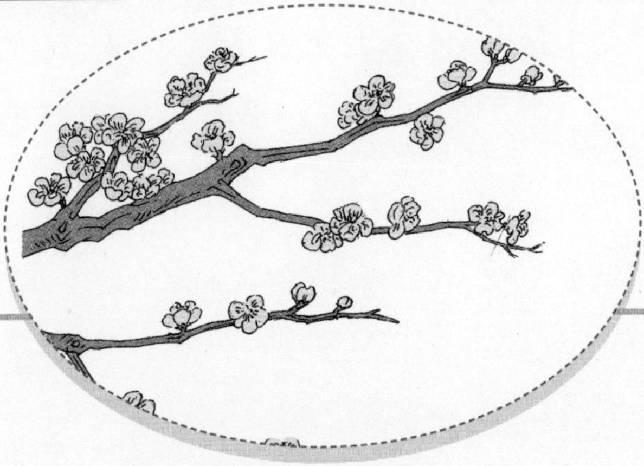

惊蛰一候，桃花盛开，如霞似锦，美景无限。

二候

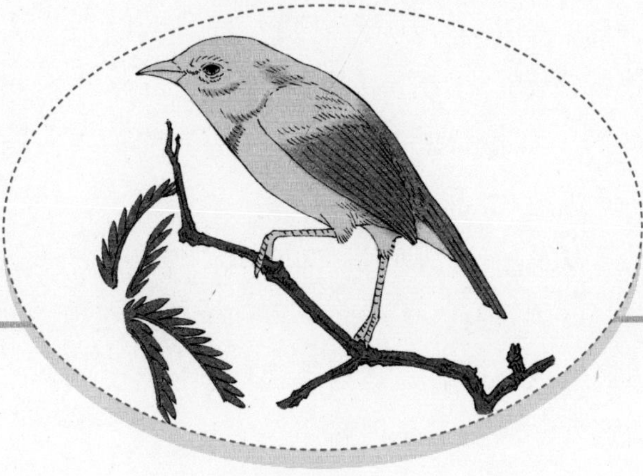

惊蛰二候，黄鹂鸟在树枝间蹦跳、鸣唱。

三候

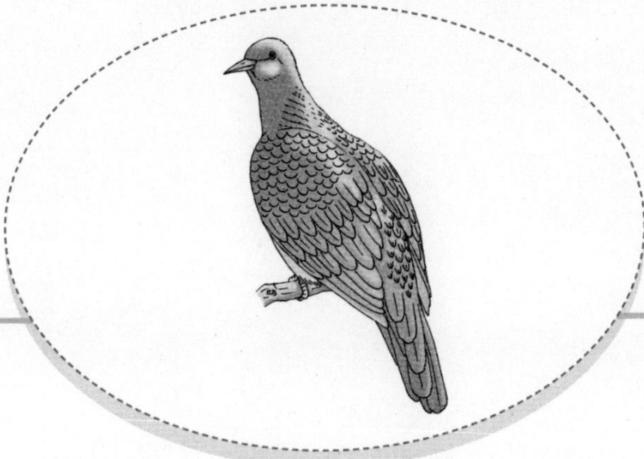

惊蛰三候，斑鸠在欢快地鸣叫。

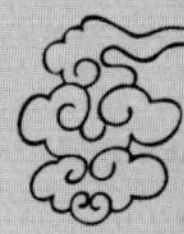

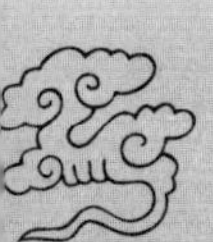

惊蛰时节应以养肝护胆为重点

惊蛰时节，春暖花开，万物复苏，各种病毒、细菌也更加活跃，再加上惊蛰时节肝阳之气渐升，阴血相对不足，此时要想身体强健，在养生方面就要顺应阳气升发、万物始生的时节特点，舒展精神、情志，畅达气血。《黄帝内经》中说："春三月，此谓发陈。天地俱生，万物以荣。夜卧早行，广步于庭，披发缓行，以便生志。"意思很明确，春季里，起居应讲究，要早睡早起，早起要应散步缓行，这样可以提振精神，愉悦身心。

春应肝，如果人们不注意养生，或者养生不当，就会伤肝，诱发肝病。现代流行病学调查发现，在惊蛰时节，人们易高发肝病和流感、流行性出血热、水痘、带状疱疹等疾病。因此，惊蛰时，一定要多注意保养，严防此类疾病的发生。

不同时节气候不同，空气质量也不相同，自然养生之道也有不同，但都应顺应自然变化，符合天地阴阳之道。在惊蛰时节，人们应按照其表现出的自然物候现象，根据自身体质情况，在精神、起居、饮食等方面进行合理调养。如惊蛰时节，一般人应养肝护胆，调理三焦，但也要根据自身体质进行相应的调整。

由于受先天因素以及后天多种因素的影响，每个人的身体素质并不一样，有人体质强，自然就有人体质弱，再加上他们在生长发育过程中的遭遇不同，必然会形成不同的心理与生理功能特征，这些特征又会使身体易感某些致病因素，倾向于某种病变，因此，人们在养生时，就要根据自身体质，进行相应调整，如惊蛰时节里的养生，可以按照以下四种体质进行合理安排。

其一，体质阴虚的人，较易出现阴虚火旺的情况，他们在惊蛰时节养生时，应着重调养肝肾，进行食补时，可以多食用清淡的食物，运动也应以轻松舒缓为主。

其二，体质阳虚的人，较难适应气候的变化，因此，在饮食方面，应多食用补阳气的食物，多进行一些体育锻炼，多晒晒太阳，让体内阳气随天地阳气一起生发，以提高免疫力。

惊蛰养肝要合乎时宜

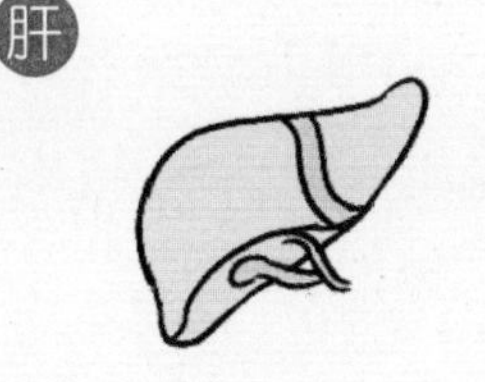

肾精要依赖肝血的生化功能。

肝要保持正常的疏泄功能，则需脾胃运化水谷精微提供营养。

脾要保持正常的运化与升降功能，则要赖于肝的疏泄功能。

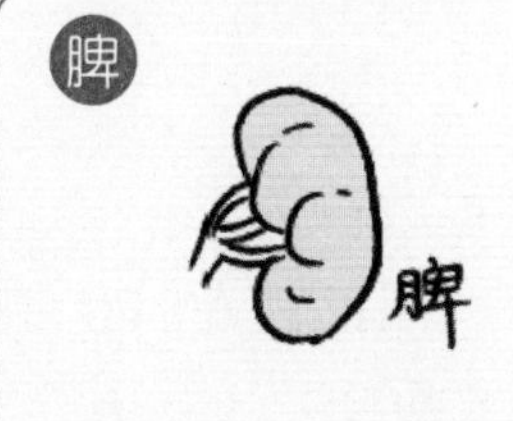

脾要保持正常的运化功能，则要依靠肾阳的温煦。

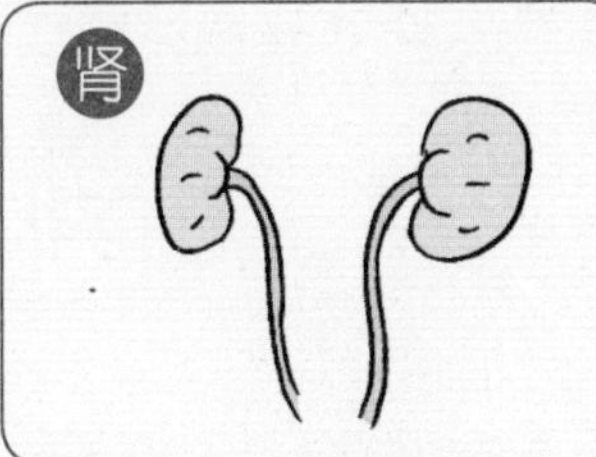

肝血依赖肾精所滋养。

要想保持肾精旺盛，则要通过脾运化水谷之精微来补充。

惊蛰时节，体质不同养生则不同

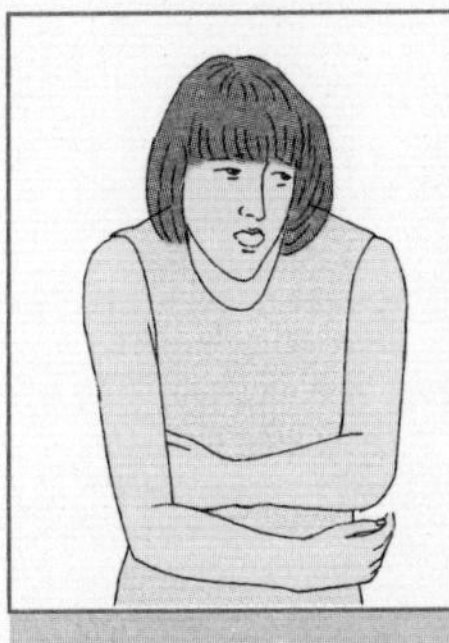

阴虚体质，阴虚火旺，惊蛰时节可多食清淡的食物，运动以轻松舒缓为主。

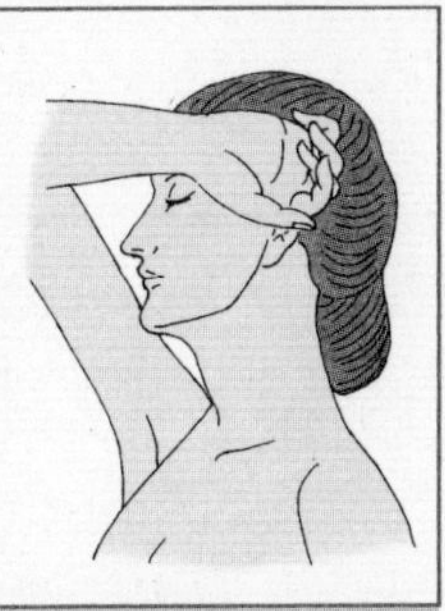

阳虚体质，较难适应气候的变化，因此，应多补阳食物，多进行一些体育锻炼。

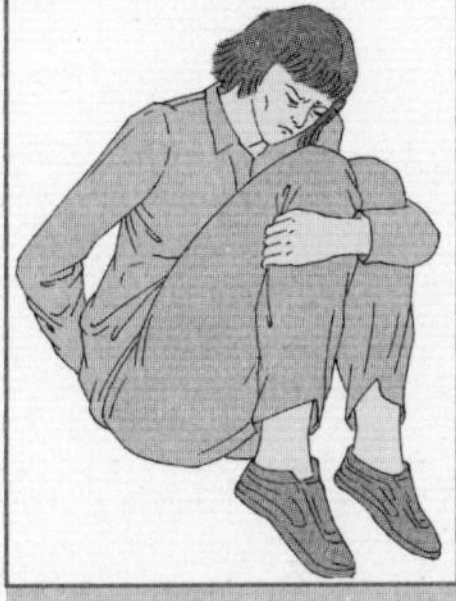

痰湿体质，体内湿气重，惊蛰时节更应该注意除湿避邪，多食用化痰祛湿、健脾利湿的食物。

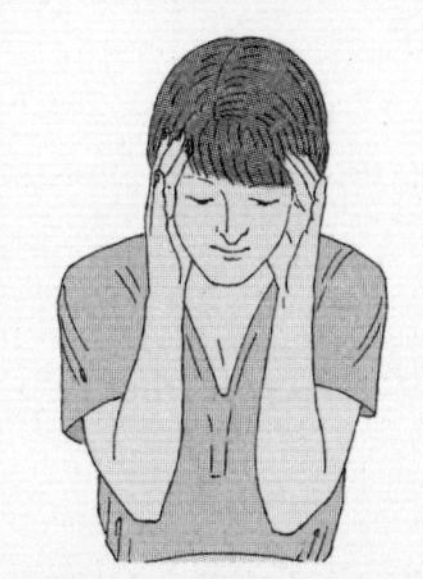

瘀血体质，在惊蛰时节易诱发情绪病。因此要多吃一些活血化瘀、振奋精神的食物，同时保持精神愉悦。

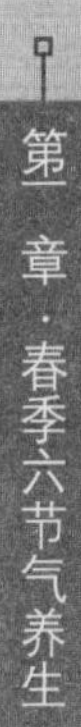

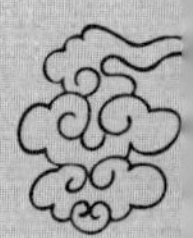

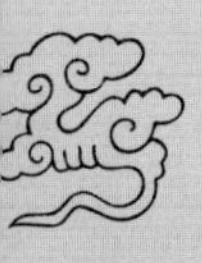

其三，体质痰湿的人，体内湿气重，尤其是雨水时节、惊蛰时节，降雨量增多，空气湿度大，更应该注意除湿避邪，在饮食方面，可以多食用化痰祛湿、健脾利湿的食物。

其四，体质血瘀的人，在惊蛰时节易诱发情绪病，因此要多注意调节心态，多开展能够愉悦身心的活动，使心境乐观向上，在饮食方面，多吃一些能够活血化瘀、振奋精神的食物。

惊蛰饮食应多辛甘少酸涩

惊蛰时节应保养脾胃，《黄帝内经》中认为，味甘食物有利于调养脾胃，味酸食物不利于调养脾胃，因此，人们应多吃甜食少吃酸食。中医中也有“春日宜省酸增甘，以养脾气”的说法。

惊蛰时节，人们的肝气旺盛，肝气旺盛，就容易克制脾脏功能，导致脾胃虚弱；此时如果饮食多酸味，就会加剧肝功能亢奋，使脾脏功能更弱，因此惊蛰时节，饮食应有讲究，多食用辛甘的温补食物，少食用酸涩的食物。

此外之外，在惊蛰时节，人们的饮食还应清淡，少油腻、生冷与刺激性的食物。一般来说，惊蛰时节，蔬菜种类相对稀少，不过野菜与山菜却正当时，而且它们含有丰富的维生素，是对蔬菜的良好补充。

《黄帝内经》认为，春属木，入味为酸，主肝。此时养生应顺应自然界中万物的生长、生发规律，否则极易使肝风大盛，肝火妄动，而引发心脑血管病、高血压病等。

梨性寒、味甘，入肺、胃经，能够清热养阴，利咽生津，润肺止咳化痰，而惊蛰时节天气变化不定，气候相对比较干燥，人极易出现咽痛音哑、口干舌燥等问题，再加上此时细菌、病毒开始活跃，呼吸道疾病就会困扰人们。梨含有丰富的维生素A、果酸、铁质等有利身体的物质，而且其既能够止咳化痰，又能够生津润肺，因此特别适合人们在惊蛰时节食用，民间也因此流传“惊蛰吃梨”的习俗。

惊蛰时节食补养肝、清肝

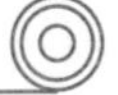
养生食谱

菠菜

营养食谱：菠菜拌藕片。菠菜拌藕片具有清肝明目的功效，适用于肝血不足所致的视物不清，头昏肢颤等病症。养血止血，平肝润燥，下气调中，止渴润燥。

制作方法：1.菠菜、鲜藕各准备200克。2.将菠菜拣翠嫩者，洗净沥干。3.将菠菜入沸水中稍焯。4.鲜藕去皮切片，入开水汆断生。5.以上二物加入盐、麻油、味精拌匀即可。

禁忌人群：脾虚便溏者。

芦荟

营养食谱：盐水花生芦荟。口味香酥,具有清肝热的功效，而且花生中蛋白质易水解易被人体吸收。清热解毒、杀菌、美容、健胃润肠、提高免疫力、抗衰老、防晒。

制作方法：1.备生花生500克。芦荟15克、甜椒片、芫荽各适量。2.将花生仁拣净入锅内小火煨至喷香酥软，入适量精盐捞出装盘。3.取芦荟叶肉，用清水煮烧后取出，切成丁块，摆在花生仁上即可。

水萝卜

营养食谱：水萝卜泡菜。具有逐水消肿，通利二便，解毒散结的功能。清热除火、化痰止咳、祛脂降压、抑癌抗瘤。

制作方法：小水萝卜500克、白糖10克、盐5克、辣椒粉（根据自己的口味放）、鱼露5克、葱末、蒜泥、姜末各5克。1.将水萝卜切成1厘米厚的圆片。2.用白糖和盐腌20分钟，然后将萝卜取出放入保鲜盒中，腌出来的汁留用。3.先将辣椒粉倒入萝卜中拌匀。4.再倒入葱姜蒜拌匀。5.倒入鱼露拌匀。6.将腌出来的汁倒入拌匀。7.将保鲜盒的盖子盖严室温放置24小时以上，下味即可食用，然后放入冰箱冷藏保存。

木耳菜

营养食谱：蒜泥木耳菜。木耳菜的钙含量很高，是菠菜的2~3倍，且草酸含量极低，是补钙的优选经济菜。降血压、益肝、清热凉血、利尿、解毒、滑肠。

制作方法：1.将木耳菜先用清水洗净，再用淘米水浸泡一会儿。2.过水冲洗后，将水分沥干。3.蒜瓣拍碎后切末。4.待锅烧热后入适量油，倒入蒜泥煸香。5.倒入木耳菜。6.不要加水，用锅铲小心翻炒至木耳菜断生，色会变得更绿。8.入调味料，把蒜泥跟木耳菜翻拌均匀，即可装盘。

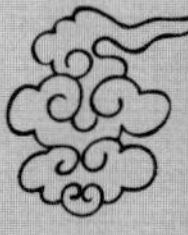

养生食谱

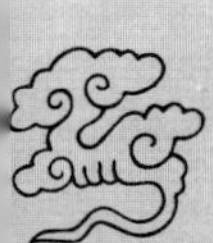

第4节 春分

春分时节，天门开户，正是养阳好时机

春分，古时候又称为“日中”、“日夜分”、“仲春之月”，一般在3月21日前后，即农历二月下旬。《春秋繁露·阴阳出入上下篇》说：“春分者，阴阳相半也。故昼夜均而寒暑平。”由此可见，春分是春季的中分点，其平分了春季，是一年四季中阴阳平衡、寒温各半的时节。同时，“分”字又是昼夜寒暑的界限，农历书中也说：“斗指壬为春分，约行周天，南北两半球昼夜均分，又当春之半，故名为春分。”

《礼记·月令七十二候集解》中载：“分者半也，此当九十日之半，故谓之分。”说明了在春分这天，太阳直射向北移动，南北半球的昼夜长短出现相反的变化，北半球由夜长昼短转变为昼长夜短，而南半球由夜短昼长转变为夜长昼短。

春分时节，雨水增多，气候明显转暖，气温相对稳定。古人将春分分为三候：“一候玄鸟至，二候雷乃发声，三候始电。”“一候玄鸟至”，是说在一候时，玄鸟也就是燕子，从南方飞回北方，并在此衔草含泥，筑巢居住，开始新一年的生活。“二候雷乃发声”，是说二候时，雷声大作。虽然古人认为惊蛰时有雷声，然而实际上，真正多雷的时节是春分，这个时节，气候转暖，雨水增多，相较惊蛰，更容易出现打雷的现象。“三候始电”，是说随着雨量的增多，以及打雷的频繁，闪电也开始增多。

春分作为二十四节气中的一个重要节气，也是中国重要的传统节日。《礼记》中说：“春分时‘祭日于坛’，此俗历代相传。”说明早在周代时，就已经有了帝王于春分之日祭日的习俗。这种风俗一直流传到清代，《帝京岁时纪胜》也记载：“春分祭日，秋分祭月，乃国之大典，士民不得擅祀。”

春分物语

春季气象特征

一候

春分正值春季3个月之中，将春季平分了。而在春分时节，似乎一切都是平分的，包括时间的长短以及物体的轻重。

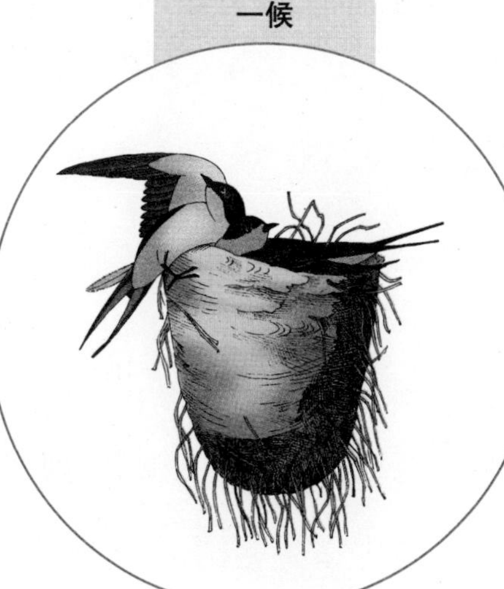

春分一候，燕子南方飞回北方了，并在此衔草含泥，筑巢居住，开始新一年的生活。

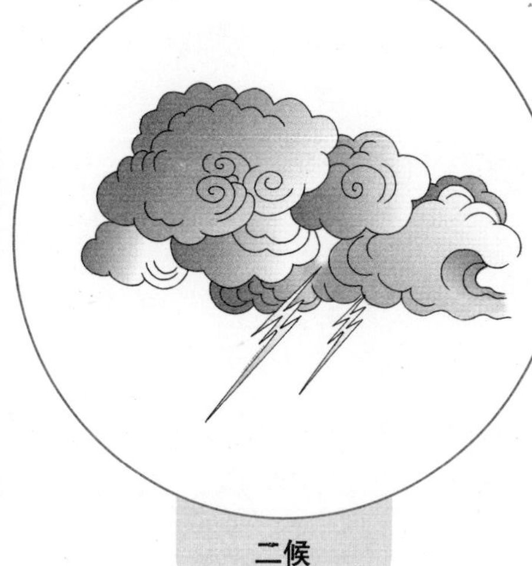

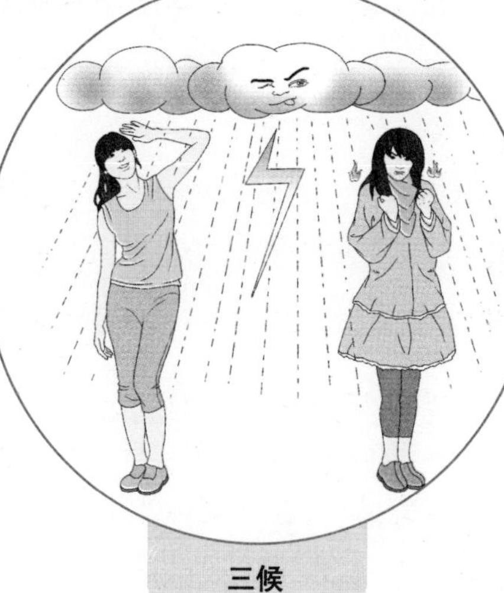

二候

三候

春分二候，雷声大作。这个时节，气候转暖，雨水增多，相较惊蛰，更容易出现打雷的现象。

春分三候，随着雨量的增多，以及打雷的频繁，闪电也开始增多了。

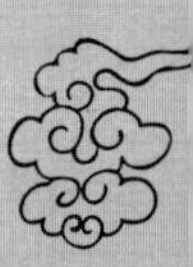

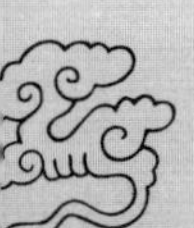

平衡阴阳二气，慎避虚邪病症

《黄帝内经》认为，人要养生，首重阴阳平衡。也就是说，人想要健康长寿，保持人体内的阴阳之气的平衡就极为重要。春分时节的一个重要特点便是昼夜、寒暑平分，针对这一气候特点，人在养生时，也应注意养阳补阴，以维持体内阴阳之气的平衡。无论调摄精神、饮食、起居等方面，还是自我保健、使用药物等方面，都应保持阴阳平衡。

养生要点一：维护阴阳平衡

《黄帝内经》在《素问·阴阳应象大论》中说："阴在内，阳之守也；阳在外，阴之使也。"意思是说阴气居于内，为阳气主持，阳气居于外，是阴气驾驭的结果。阴阳相互内外，不可相离，但也不可有盛衰盈亏的出现。明白了平衡的道理，我们就清楚了，只要设法使太过的一方减少，太少的一方增加，能使阴阳再次恢复原来的平衡，疾病自然就会消失于无形了。

养生要点二：保持心平气和

在中医看来，"怒伤肝，悲伤肺"，而春分时节是过敏性疾病、精神性疾病的好发时间，如果情志不遂、喜怒太过，不加控制，就会影响肝气的疏泄，加重肝的负担，对病情的控制产生不利影响。因此，春分前后，情志的调摄也要贯穿始终。应保持心胸开阔，注意保持自己内心状态的平和，避免情绪的波动，将一切烦恼置之度外。

养生要点三：加强运动

春分时节，春光明媚，百花盛开，是到郊外踏青运动的好时机。欧阳修对此曾有过一段精彩的描述："南园春半踏青时，风和闻马嘶，青梅如豆柳如眉，日长蝴蝶飞。"顺应这个节气的特点，多做一些户外运动，能使脏腑、气血、精气的生理运动与"外在运动"即脑力、体力和体育运动和谐一致，达到"供销"的平衡。

春分养生要点

春分节气是二十四节气中唯一一个阴阳均分，同时阴气犹存，阳气渐盛。因此，春分节气最大的特点就是阴阳平衡。但是，春分之后，如果阴阳的平衡受到破坏，导致疾病极易复发。

《黄帝内经》在《素问·阴阳应象大论》中说："阴在内，阳之守也；阳在外，阴之使也。"

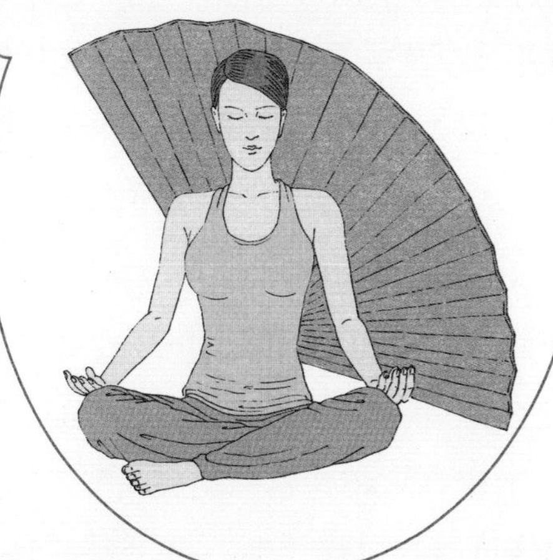

意思是说阴气居于内，为阳气主持，阳气居于外，是阴气驾驭的结果。阴阳相互内外，不可相离，但也不可有盛衰盈亏的出现。

在中医看来，"怒伤肝，悲伤肺"，而春分时节是过敏性疾病、精神性疾病的好发时间，如果情志不遂、喜怒太过，不加控制，就会影响肝气的疏泄，加重肝负担。

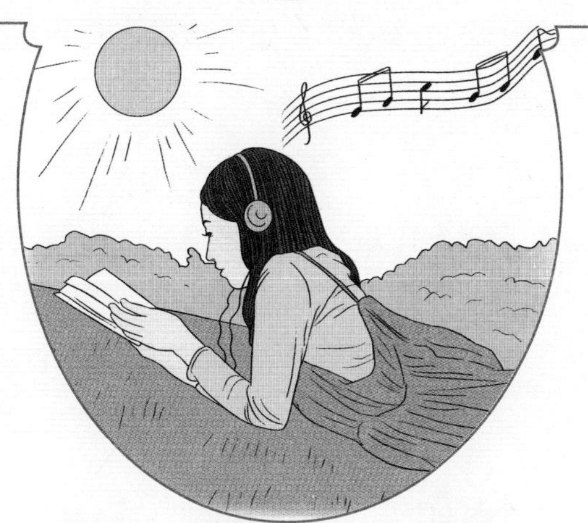

春分前后，情志的调摄也要贯穿始终。应保持心胸开阔，注意保持自己内心状态的平和，避免情绪的波动，将一切烦恼置之度外。

春分时节，春光明媚，百花盛开，是到郊外踏青运动的好时机。

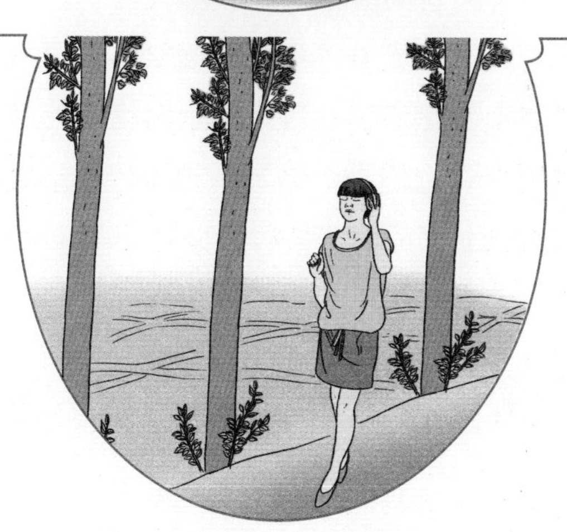

顺应这个节气的特点，多做一些户外运动，能使脏腑、气血、精气的生理运动与"外在运动"即脑力、体力和体育运动和谐一致，达到"供销"的平衡。

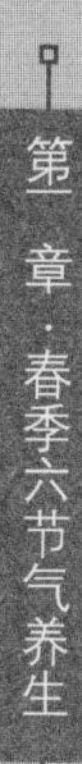

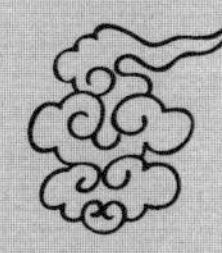

三毒不可小觑，饮食不可厚腻

春分时节，万物萌发、活跃，人们在进行户外锻炼时就要注意了，以防中毒。可能大家会有疑问，进行户外锻炼怎么会中毒呢？其实这里所说的毒并不是通常意义上的药毒，而是自然界中动植物释放的对人体有害的物质，如一些花朵会使人出现咽喉肿痛、头昏脑胀等症状，这便是人误中花毒。一般来说，人容易误中自然界中的三类毒素。

其一，蜂毒。

春分时节，百花争艳，蜂忙蝶舞，此时人们进行户外锻炼如果不注意，招惹到蜜蜂，同时被5只蜜蜂蜇刺，就可能出现局部红肿与剧痛症状，这种轻微的症状一般几天后会恢复。但是如果不留神招惹到蜜蜂巢，同时被200只以上的蜜蜂蜇刺，就可能出现呼吸中枢麻痹，甚至会危及生命。因此，人们在进行户外锻炼时，一定要多加留意，尽量少用香水、发胶及带有芳香气味的化妆品。如果携带了食物，如甜食、含糖的饮料等，一定要将其密封好。

其二，花毒。

进行户外锻炼或者踏青赏花时，应多观看，少动手，尤其不能随意贪食。有些花含有剧毒，误食后会危害人体健康，严重的会伤及性命，如杜鹃花、含羞草、马蹄莲、一品红、水仙花、断肠草、夹竹桃等。

其三，病毒。

春分时节进行户外游玩时，应穿着长袖长裤，在山林与草丛中游玩的时间要适度，不要太长，尤其不能长时间躺卧在草丛中。之所以这样要求，是因为春分时节正是滋生各种病毒的时候，此时极易患有病毒性疾病。户外有一种野鼠，它们身上携带某种流行性出血热病毒，一旦与人接触，就可能使人患上病毒性传染病而影响身体健康。

春分时节养生，饮食要格外讲究，不能过于肥甘厚腻。具体来说，不同年龄段的人，应根据自身生理特点，调整饮食结构，多补充人体必需的微量元素，平衡体内各种元素，这样做，人才会健康长寿。

春分时节减酸增甘，以养脾气

营养食谱：炝爆豆芽。清热利湿、消肿除痹、补肾、利尿、消肿、滋阴壮阳、降血脂、软化血管。

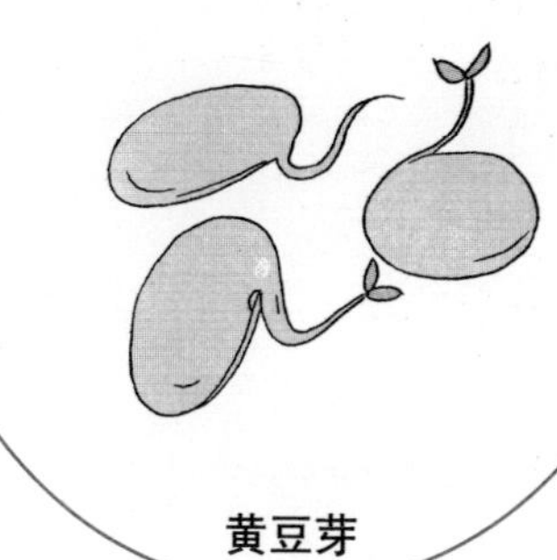
黄豆芽

制作方法：1.用水清洗黄豆芽，沥干；葱切成葱花；花椒约10粒；油、盐各适量。2.用开水焯一下黄豆芽，煮3~5分钟。约豆芽八成熟即可倒出沥水。3.待锅烧热入适起油，入花椒爆香，爆至色成褐色，将花椒去掉。4.然后入黄豆芽，翻炒1分钟，撒适量盐，最后撒葱花，拌匀起盘。

营养食谱：香椿炒鸡蛋。清热解毒、健胃理气、润肤明目、杀虫、涩血止痢、止崩。

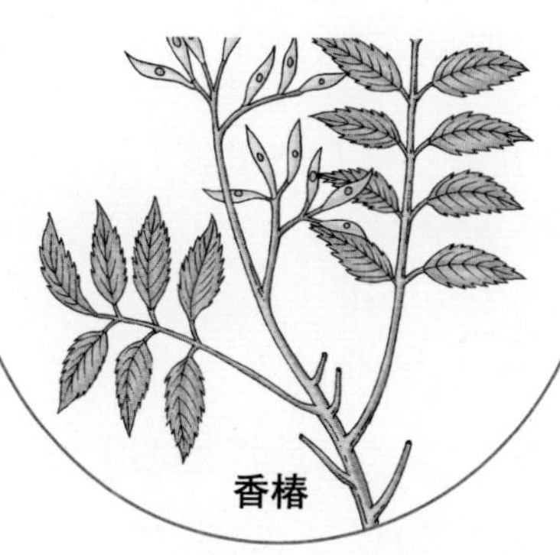
香椿

制作方法：1.准备嫩香椿头150克，鸡蛋6个，盐、料酒、植物油各适量。2.将香椿头洗净，用开水烫一下，捞出入冷水过凉切末。3.将鸡蛋打入碗内，加入香椿、盐、料酒，搅成蛋糊。4.待锅烧热后入油烧至七成热，将鸡蛋糊倒入锅内，翻炒至鸡蛋嫩熟，淋上少许熟油，装盘即可。

营养食谱：梅子蒸排骨。下气、安心、止咳、止痛、止伤寒烦热、止冷热痢疾、消肿解毒。

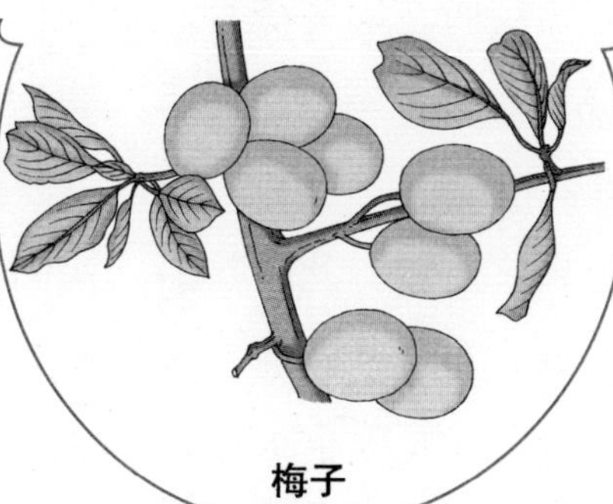
梅子

制作方法：1.备猪大排300克，梅子15克，花生油、老抽、白砂糖各15克，香油10克。蚕豆淀粉20克，豆瓣酱10克，大蒜5克，味精2克。2.将排骨剁成小块，每块约10克重，洗净控水分。3.把以上调味品与排骨拌匀，摊放盘中。4.浇适量花生油，以中火蒸熟即可。

营养食谱：菠菜猪血汤。调大肠，通大便。

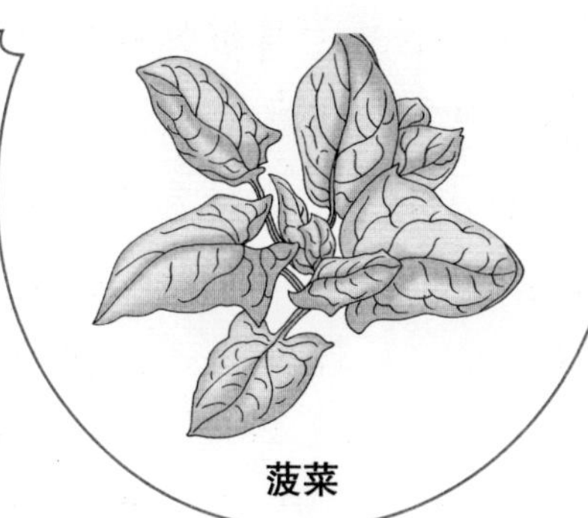
菠菜

制作方法：1.备菠菜500克，猪血300克，盐、味精各适量。2.将菠菜洗净切小段；猪血洗净切块。3.菠菜、猪血一起入砂锅加水煮沸，调味后即可。

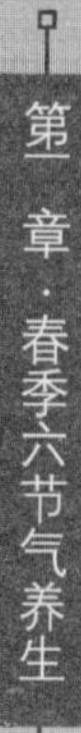

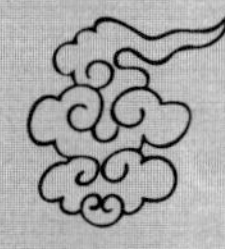

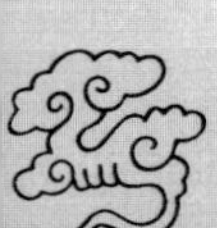

第5节

清明

清明时节，野外踏青与自然同气相生

清明一般在4月4日到6日之间，即农历三月上旬。此时节春光明媚，万物复苏，一派生机盎然的景象，在此美景中，人们到户外踏青游玩，既可开阔心胸，又可以更多地吸收新鲜空气，排出体内废气，使身体更健康。

清明时节也有三候："一候桐始华；二候田鼠化为鹌；三候虹始见。"在清明时节，白桐花盛开，喜阴的田鼠不会再在地上活动，都钻回地下，下过雨的天空，可以经常看到彩虹。

清明时节不但是春游的好时节，也是耕种的关键时候。此时气温升高，耕种作物成活率高，因此民间便有"清明前后，种瓜种豆"。"植树造林，莫过清明"等说法。

清明时节养生，关键在于能与自然和谐统一，同气相求。清明时节大地渐暖，清气上升，《素问·阴阳应象大论》中说："寒气生浊，热气生清。"清明时节正是天清地明之时，此时养生，不能脱离自然，而应与其同气相求。要做到这一点，在饮食方面就要多加注意，不要逆自然而为。

除此之外，在精神调养方面，也要有所讲究，要多注意自身情绪的变化，减轻、消除不良情绪反应，多到户外走走，多呼吸新鲜空气，多进行适应的体育锻炼，以开阔心胸，舒展情志。

清明补肝易伤身

清明时节，天清地明，其不但是二十四节气中的一个重要节气，而且对人们养生也极为重要。清明时节，中国大部分地区的温度都在10℃

清明物语

清明时节，冰雪早已要消融，天气清澈明朗，郊外的桃花、野花等众多花卉开始绽放自己的姿容。

清明气候特征

一候

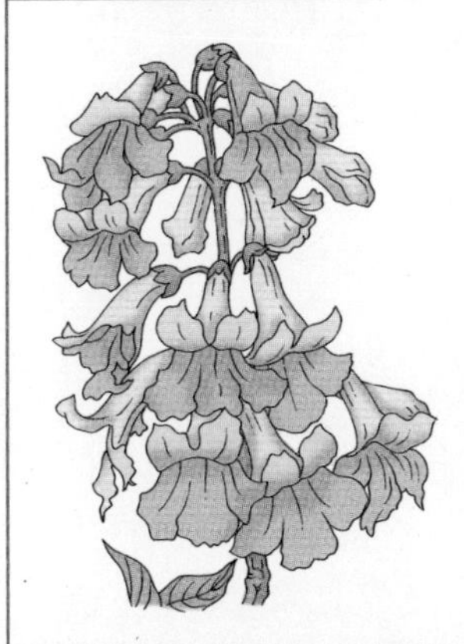

清明一候，梧桐花已经盛开了。

二候

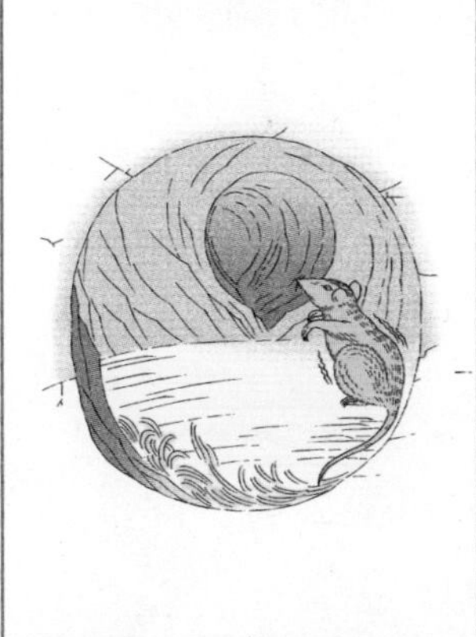

田鼠不会在地面上活动，都钻回地下过着喜阴的生活。

三候

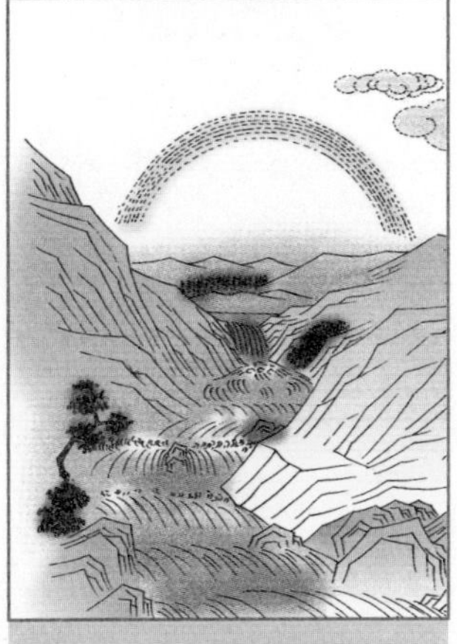

清明时节雨纷纷，但雨后天空可出现彩虹。

清明祭祖习俗

清明
——唐·杜牧
清明时节雨纷纷，
路上行人欲断魂。
借问酒家何处有，
牧童摇指可花村。

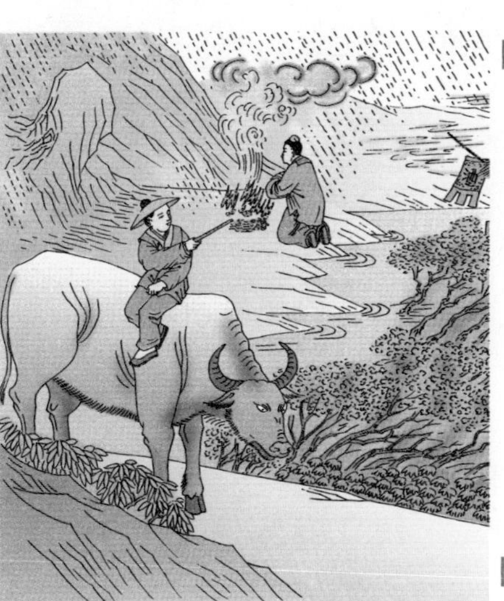

清明节的起源，据传始于古代帝王将相“墓祭”之礼，后来民间亦相仿效，于此日祭祖扫墓，历代沿袭而成为中华民族一种固定的风俗。

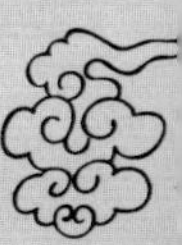

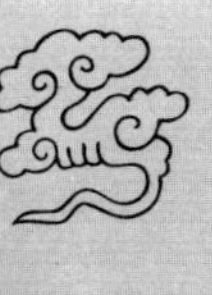

以上，除了交接的那几天会出现寒流外，基本上不会再有了。但是，此时节一个明显的特点便是多雨。降雨时，气温会随之下降，雨过天晴后，气温又会随之上升。

虽然春属木，应肝，但是在八卦中，清明对应夬卦，卦象为五阳一阴，说明此时节阳气已足。中医讲究物极必反，否极泰来，正因为此时节肝气旺，所以要养生，便不能再补养肝脏。在此节气中不可对肝脏进补。《养生导引秘籍·食诫篇第二》中说："食酸咸甜苦，即不得过分食。春不食肝，夏不食心，秋不食肺，冬不食肾，四季不食脾，如能不食，此五脏万顺天理。"可见，无论何时，要想养生达到健康长寿的目的，就不能过于补养五脏。需要注意的是，此处所说的"四季不食脾"，是指在农历三月、六月、九月及十二月里，不要过度补脾，当然这里只是大概的说法，如果进一步精确，应该是指三月、六月、九月、十二月四个季月最后18天里不能过度补脾，因为此时正是脾旺的时候。

春属木，中医阴阳五行论认为，肝也属木，而木生火，心属火，因此，在清明时节，人们肝阳易亢，心火旺盛，极易诱发高血压病，患有此病者应引起足够重视。现代医学研究发现，心脑血管病人在清明时节的适应性较差，较容易出现血压增高、头晕、头痛、失眠、心绞痛等症状。

人们要想调理养生，减少清明时节疾病的发生率，应针对本虚标实的病理，调和阴阳二气，扶助正气，既在饮食起居方面多加注意，又要及时调摄情志，让情绪舒展，不让喜怒太过，以免影响疏泄肝木，涵养肾水。

清明时节湿热重，食疗可以解忧患

清明时节气候湿热，受湿热气候的困扰，人易上火，出现诸如咽喉干痛、鼻子发干、舌苔偏厚等问题。要改善这些问题，在饮食方面就要进行补益，少食或者不食"发"性的食物，如笋、鸡等，多食用一些益肝和中、养肺、通血、健脾的食物，如荠菜、菠菜、山药等。

在日常生活中，除了少食发性食物，多食用益肝健脾利五脏的食物

清明时节，警惕过敏

清明时节，百花争鸣。空气在飘浮着各种花的花粉，一些过敏性体质的人吸入后会引起过敏性疾病。如皮肤过敏、荨麻疹、过敏性鼻炎及哮喘病。

如何预防过敏性鼻炎

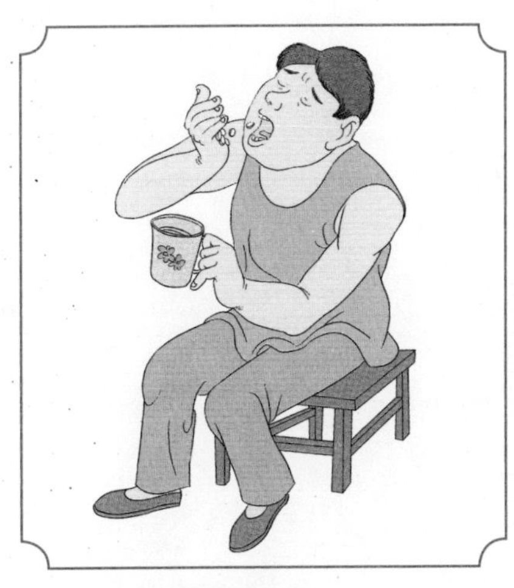

射干麻黄汤

【原料】射干、半夏、款冬花、葶苈子各10克，麻黄8克，生姜30克，细辛3克，五味子6克，鱼腥草、野荞麦各30克。

【制作】将上药煎汤饮用，每日服1剂。

【备注】若患者痰黄则加黄芩10克，痰多加陈皮、白芥子各10克，怕冷者加荆芥、防风各10克。

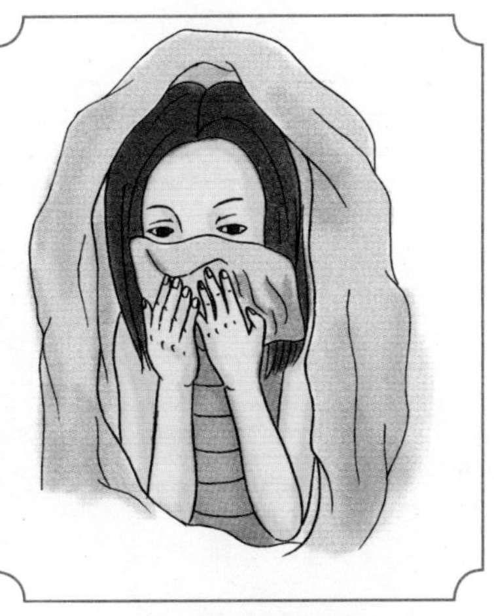

黄芪党参茯苓汤

【原料】生黄芪30克，党参20克，茯苓15克，防风、白术、陈皮、山茱萸各12克，补骨脂、款冬花各10克。

【制作】将上药煎汤饮用。如果条件允许，可加紫河车10克，每日服1剂。

外，还应多食用能够清“湿热”的食物，其中包括能够益气养阴的食物，如豆腐、蘑菇、胡萝卜、荸荠、银耳、百合等；能够清理胃肠湿热的食物，如韭菜、芹菜、菠菜、荠菜、香椿等脂肪含量低，纤维素含量高，矿物质含量也高的食物；能够疏肝理气、健脾和胃的食物，如黄豆芽、绿豆芽、豌豆芽等；以及山药粥、胡萝卜粥、枸杞粥、菊花粥等粥品。

清明时节气候湿暖，正适合细菌、病毒繁殖，因此，在此时节，饮食要格外慎重。

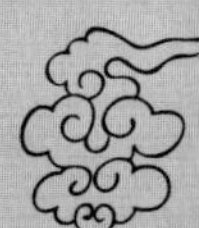

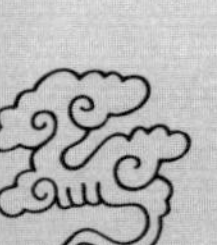

第6节

谷　雨

谷雨时节，祛湿健脾好入夏

谷雨是二十四节气中的第六个节气，也是春季里的最后一个节气，一般在4月19～21日，即农历三月下旬。谷雨一名源于古人“雨生百谷”的说法。民间谚语则说：“清明断雪，谷雨断霜。”可见，在谷雨时节，中国大部分地气温回升速度加快，平均气温一般都在12℃以上。此时夜观北斗七星，可以看到其斗柄指向辰位，即东南方，因此古人又将谷雨时节所在的农历三月称为辰月或蚕月。

古人将谷雨分为三候：“一候萍始生，二候鸣鸠拂其羽，三候戴胜降于桑。”是指进入谷雨时节，水温上升，水里的浮萍也开始生长；接着斑鸠自南方回来，它们梳理自己的羽毛，仿佛在说这样温暖的气候真是太舒适了；然后枝叶繁茂的桑树上有了戴胜鸟的身影。

谷雨时节雨水较多，尤其是东亚高空西风急流会明显减弱，并向北移动，而华南暖湿气团活跃起来，西风自西向东环流波动频繁，这都使得低气压与江淮气旋活跃增多。受此气团变化影响，江淮等地一般会出现连续的阴雨天气或者大风暴雨天气，这样的天气反过来又会加重谷雨时节的湿气，从而诱发关节炎症。要想改善，在生活起居方面就要多引起重视，注意多保暖防寒，多进行有针对性的体育锻炼等。

除此之外，谷雨时节的气候极利于细菌、病毒生存、繁殖，因此极易流行性病毒性疾病，如流感、流行性腮腺炎、流行性脑膜炎、麻疹等疾病。在这些疾病流行期间，人们应尽量少到人口密集的公共场所活动，应多开窗通风换气，多进行室内消毒，多进行体育锻炼，多注意个人清洁卫生等。

谷雨物语

谷雨时节正是庄稼生长的最佳时节，农作物处于最佳时期。这时人们忙碌着田中的庄稼，在这时插秧，播种成为农民们主要的农活，农民从这时起就真正进入了农忙的时节。

谷雨气候特征

一候

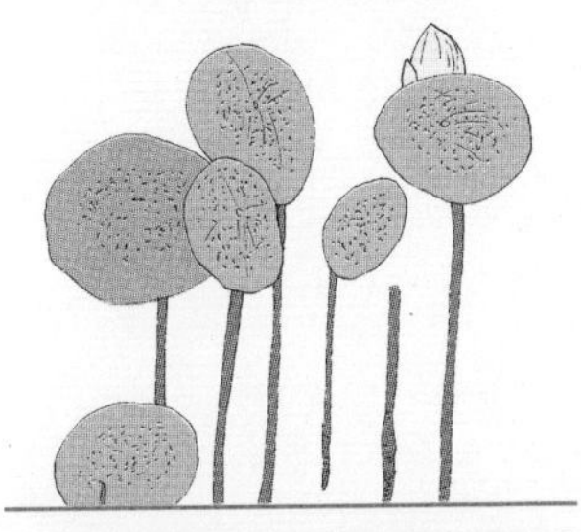

谷雨一候，水温上升，水里的浮萍也开始生长。

二候

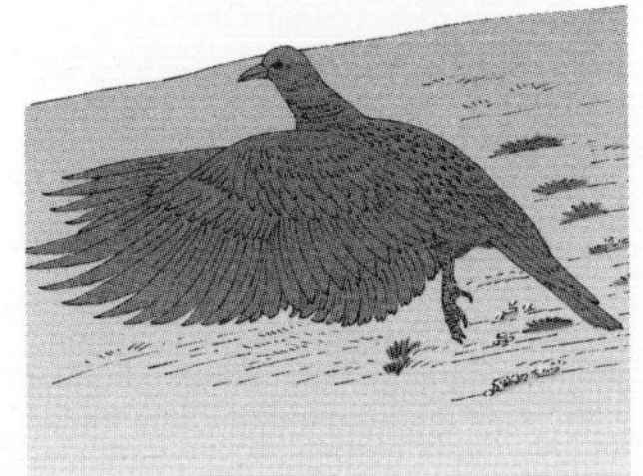

谷雨二候，斑鸠自南方回来，在这温暖的天气里正梳理着羽毛。

三候

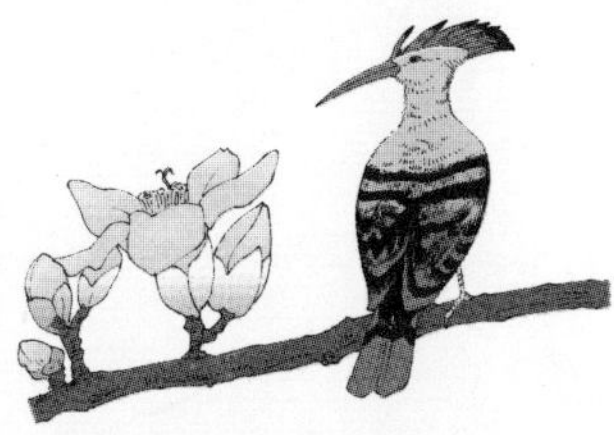

谷雨三候，桑树枝叶繁茂，戴胜鸟正俏守枝头。

谷雨摘茶习俗

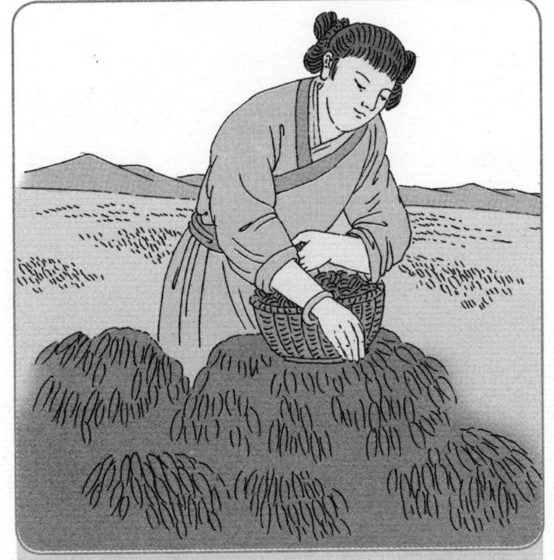

今日正值谷雨节，南方谷雨好摘茶。据说，喝谷雨当天采摘的茶有助于清火明目。

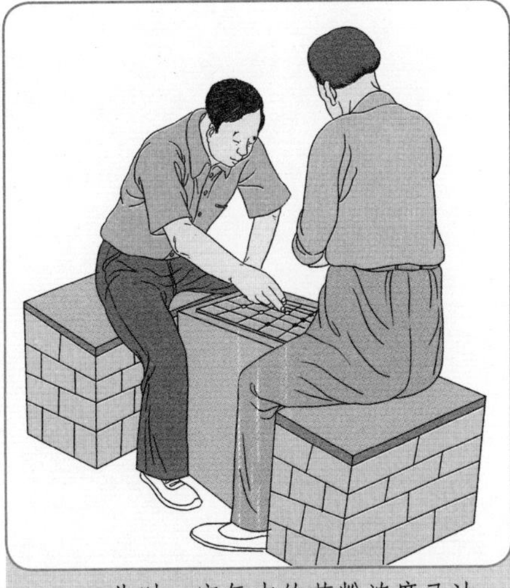

此时，空气中的花粉浓度已达到最高，外出活动时过敏症患者应避免上午或中午时锻炼。因此时空气中花粉浓度达到最高值。

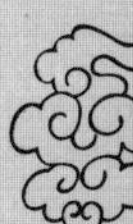

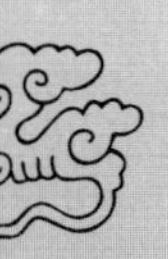

三月百虫出动，风热感冒也流行

谷雨前后，天气较暖，降雨量增加，有利于春作物播种生长。然而，事物都有两面性，随着自然界的气候以风热为主，很多致病因子也会活跃起来，最猖獗的莫过于风热所引起的感冒。

说到风热感冒，前文已经有所介绍。它主要是由于风与热相合而成。治疗这种感冒的关键在驱逐热邪，中医称之为辛凉解表。

常食牛蒡根粥，防治风热感冒

若要论效果好的清凉解表药，除了常见的薄荷、菊花外，一种称作牛蒡的植物理应榜上有名。它是一种以肥大肉质根供食用的蔬菜，叶柄和嫩叶也可食用，牛蒡子和牛蒡根也可入药。这种植物具有清热、利尿、解毒、发汗、补血效果，除了可以用来治疗感冒，还可用于便秘、食物中毒、贫血等症的防治。

在这里，为大家介绍一种牛蒡根粥的做法：取牛蒡根、粳米各50克，先将牛蒡根洗净，用水煎煮，去渣取汁。再依常法加米煮粥，将牛蒡汁调入粥中，粥熟后加糖调味，温食、凉食均可。此粥对风热感冒所致的咽喉肿痛、食欲缺乏有奇效。平时将其作为养生粥食用，可增强身体免疫力，健体强身。

按摩十宣穴

《难经》上说：“井主心不满。”所谓的“心不满”就是心里堵闷不痛快，而刺激井穴调节情志，怡神健脑。经常刺激十宣穴，能使人像万物生长需要阳光那样，对外界事物要有浓厚的兴趣，培养出乐观外向的性格。

谷雨多养颜，美丽更动人

谷雨时节，万物勃发，人体内脾脏功能旺盛，此时要想养生以使身体康健，在饮食方面就应多食用能够健脾舒血、舒肝健脾、活血通络的食物，这些食物不但能够养护脾脏，而且十分有利于养颜。《黄帝内经》认为，人的面色如何，与脾脏有着直接的关系。如果脸上出现青春

唯有疏肝，才能解郁

在中医看来，春季抑郁症与肝气不疏、郁结不畅密切相关。肝郁不仅会导致气血瘀滞，引起周身气血运行紊乱，其他脏腑器官也会受到干扰，陷入“志不能伸，气不得抒”的境地，甚至使人经常生气发怒、情绪失控。

少食油腻多补钙

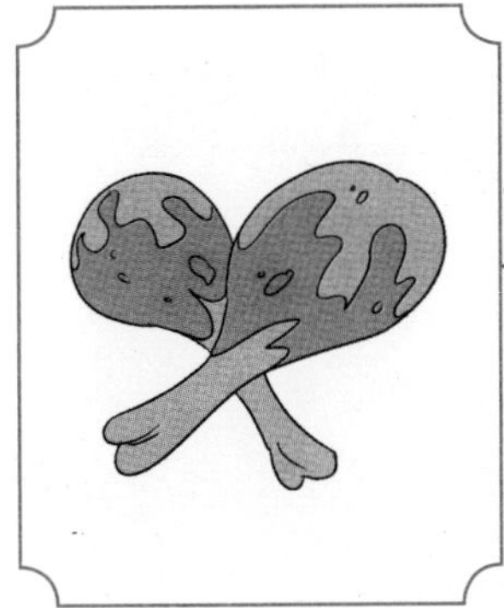

油腻的食物会使人产生疲惫感，还会降低体温和血糖，使人的情绪变得低落、忧郁健忘，所以，要少食或不食。

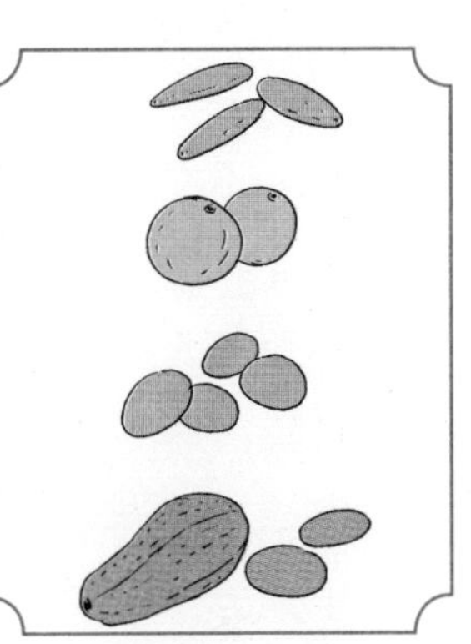

钙不仅能对骨骼和智力有益，还能促进肌肉及神经功能正常，多吃一些含钙多的食物，如乳制品、海带、虾皮、鱼干、骨头汤、大豆、芝麻、芹菜等，不仅能强壮骨骼，还能平和心态。

加强体育锻炼

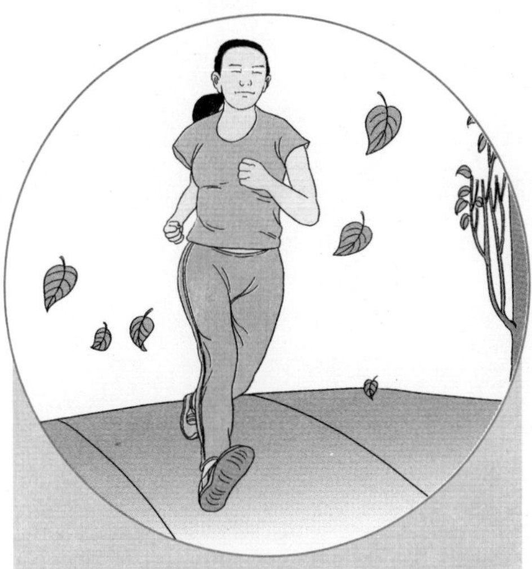

跑步不仅能疏通气血、活动筋骨，豁达心胸，清心解郁，还有减肥消脂、增智强志，排毒通便的功效。跑步对降低甘油三酯，防止或减少糖尿病心血管、肾病等并发症效果奇特。

按摩十宣穴

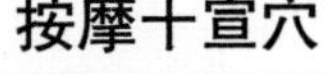

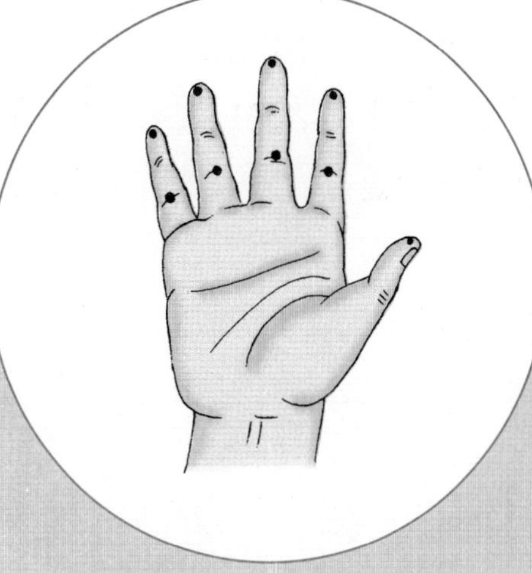

《难经》上说：“井主心不满。”所谓的“心不满”就是心里堵闷不痛快，而刺激井穴调节情志，怡神健脑。经常刺激十宣穴，能使人像万物生长需要阳光那样，对外界事物要有浓厚的兴趣，培养出乐观外向的性格。

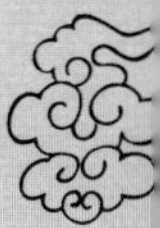

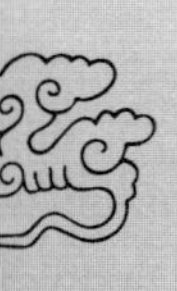

痘、粉刺等痘印，表明脾湿热盛；如果脸上出现蝴蝶斑，表明肝郁脾虚；如果面黄无光泽，表明脾虚，气血不能上承。要养颜，使面色容光焕发，谷雨时节的食疗相当重要。

黄芪红糖粥

材料：黄芪30克，粳米100克，红糖30克，陈皮6克。

做法：1.将黄芪清洗干净后切成片，放入锅中，加入适量清水，武火煎煮，去渣取汁。2.将粳米淘洗干净，放入锅中，加入陈皮、红糖，再倒入黄芪汤汁，加入适量清水，武火煮沸后，文火煮至米烂熟即成。

功效：益气养颜，尤其适合气血虚弱导致的面色苍白无华之人。

大枣粥

材料：粳米60克，大枣10枚。

做法：将粳米淘洗干净，将大枣洗净后一起加入锅中，大火煮沸后，中火煮至粥烂枣熟即成。

功效：能使人面色红润，神采焕发。

冰糖燕窝粥

材料：燕窝3克，甜杏仁5克，冰糖适量。

做法：1.用净水将干燕窝浸泡48 小时，待其膨胀后挑出羽毛，清洗杂质，再用水清洗1~2遍。2.冰糖入碗中加少许水化成冰糖水。3.将燕窝撕成细条，燕头处尽量撕细或者用手指碾细。4.将处理好的燕窝倒入炖盅内，加入纯净水与甜杏仁，水以浸过燕窝为度，隔水用文火炖约2小时，待其表面呈现少量泡沫，有点沸腾、黏稠感，闻到蛋清香味时即成。5.蒸好后取出炖盅，将冰糖水略拌匀后调入燕窝中，即可食用。

功效：能够养阴润燥、益气补中，具有相当好的美容养颜效果。

谷雨起居常识

谷雨节气，万物已经复苏。人们应早睡早起，在这大好时节中舒展身心、活动四肢，呼吸一下大自然的清新空气。

谷雨睡前保健

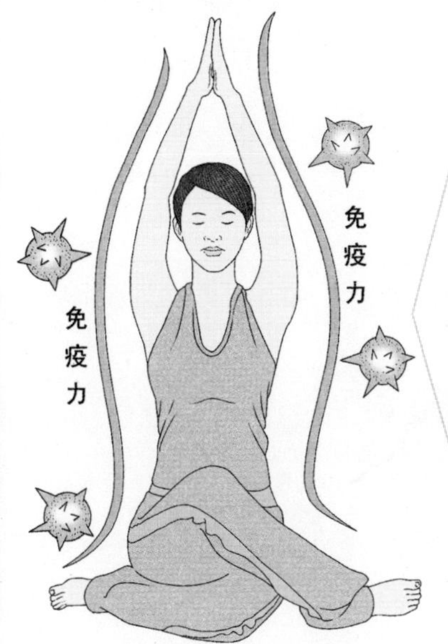

先睡心

调摄心神，即精神调摄。也就是"先睡心，后睡眼"。在睡前30分钟应保持情绪平定，心思宁静，将一切杂念摒弃。

后睡眼

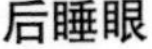

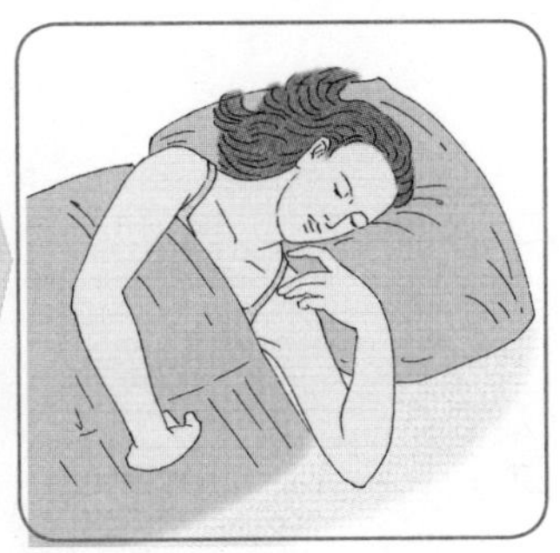

睡前洗脸泡足利入眠

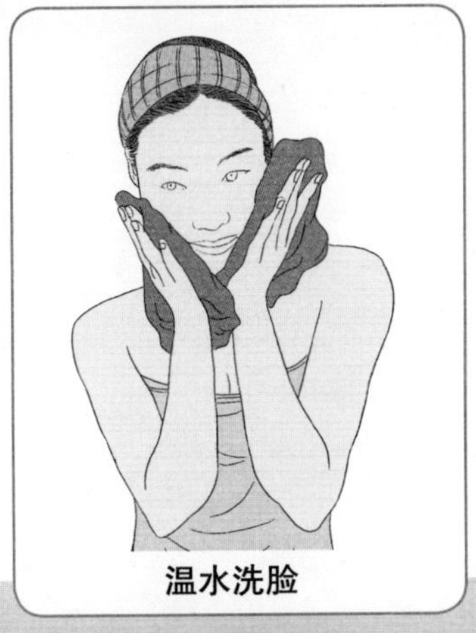
温水洗脸

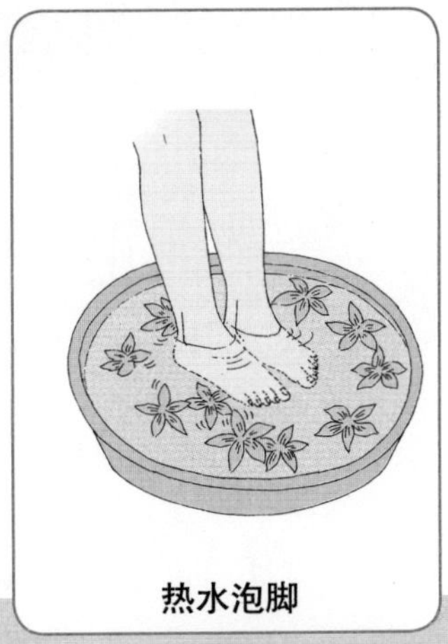
热水泡脚

人体有66个重要穴位并汇于足部，所以用热水（40℃~45℃）泡脚，就好比用艾条熏灸穴位一样，如此能推动血气运行，温补脏腑，安神宁心，将一天的疲劳消除得干干净净，有助于入睡。

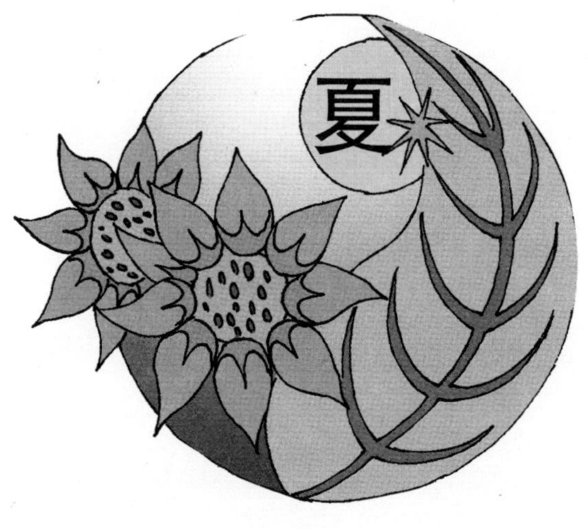
夏

第二章

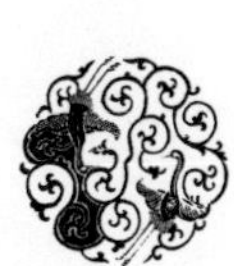

夏季六节气养生

夏季是阳气最盛的季节，气候炎热而生机旺盛，夏季养生正当时，一定要注意精神调养，掌握一些夏季养生保健方法，才能让你轻松度过『难熬』的炎炎夏日。夏季6个节气的养生之道，你需要了解。

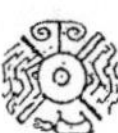

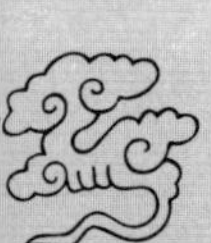

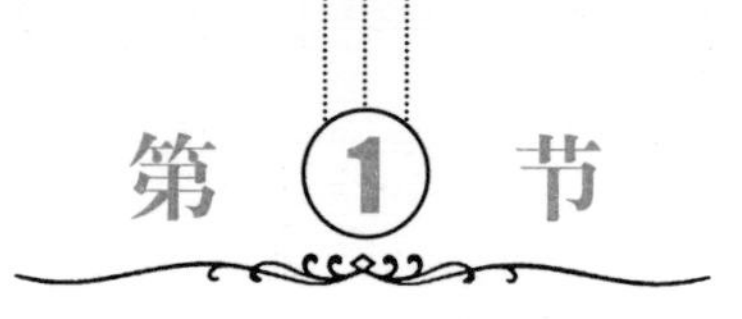

第1节

立 夏

滋补心脏，不离汤饮防上火

立夏是夏季里第一个节气，一般在5月5～7日，即农历四月上旬。古语中云："斗指东南，维为立夏，万物至此皆长大，故名立夏也。"由此可知，立夏时节正是农作物发芽生长的时期。立夏时节，夜观北斗七星，可见其斗柄指向巳位，即东南方向，因立夏一般在农历四月，所以人们又称农历四月为巳月、初夏、槐夏、孟夏。

立夏分为三侯："一候蝼蝈鸣，二候蚯蚓出，三候王瓜生。"是说，立夏开始时，蝼蝈（也就是蛤蟆）唱起来了，它们开始出现在田间觅食。接着蚯蚓从地下钻出，呼吸立夏时节的清新空气。然后王瓜，即土瓜开始长大成熟。由此三侯描述的景象可知，立夏时节气温明显升高，炎热的夏季即将来临，雷雨增多，动物活动频繁，农作物生长茂盛。

夏属火，而"火气通于心"，"暑易入心"，因此，立夏时节养生，关键在于养护心脏。立夏之后，人体内的气血更加向外流动，汗液增多，心跳加快，因此更要注意保护、调养心脏，减轻其负担，使其不至于过度劳累。

要养护心脏，起居方面要讲究，需要在保持充足睡眠时间的基础上，顺应自然界中昼夜变化，早睡早起。在精神调养方面也要有所注意，尽量保持愉快的心情，让神清气和，悲喜不要过度，以免既伤身，又伤心、伤神。

此外，立夏时节还应注意防寒，这是因为虽然中国大部分地区气温明显升高，但是北方气温并不稳定，还可能出现冷暖变化不定，阴晴交替变化的情况，所以，人们在此时节一定要注意及时增减衣物，使身体始终保持一个相对舒适的温度。

立夏物语

立夏表示夏天正式的来临。立夏是每年的公历5月5日至7日，即农历四月上旬。古语有云："斗指巳，维为立夏，万物至此皆长大，故名立夏也。"可见立夏对农作物的生长有很大的关系。

立夏气候特征

一候

立夏一候，蝼蛔（蛤蟆）开始鸣叫，它们陆续在田间觅食。

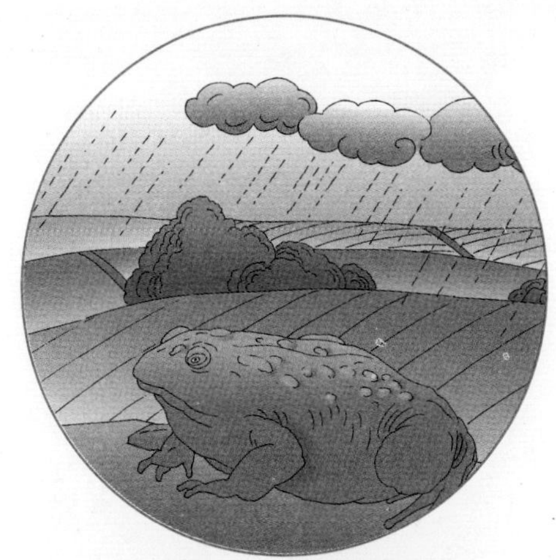

二候

立夏二候，蚯蚓也从地下钻出来了，呼吸洞外的清新空气。

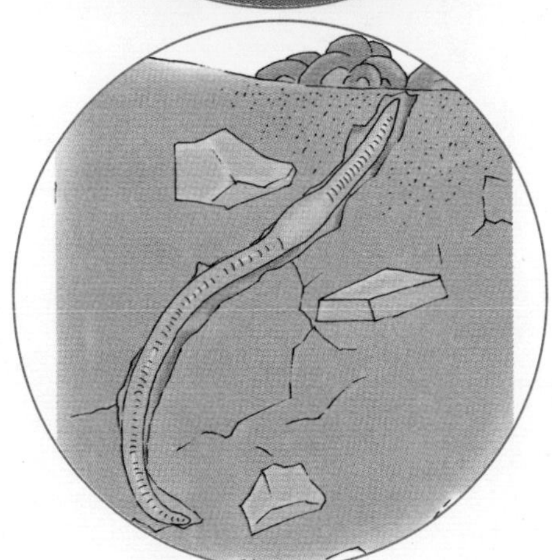

三候

立夏三候，气温明显升高，王瓜（土瓜）开始长大成熟。

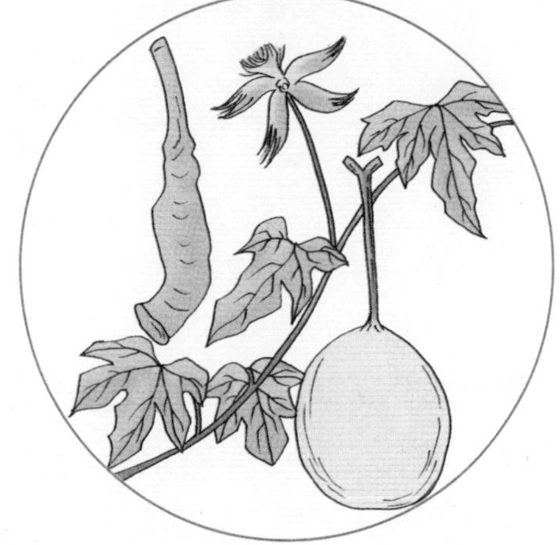

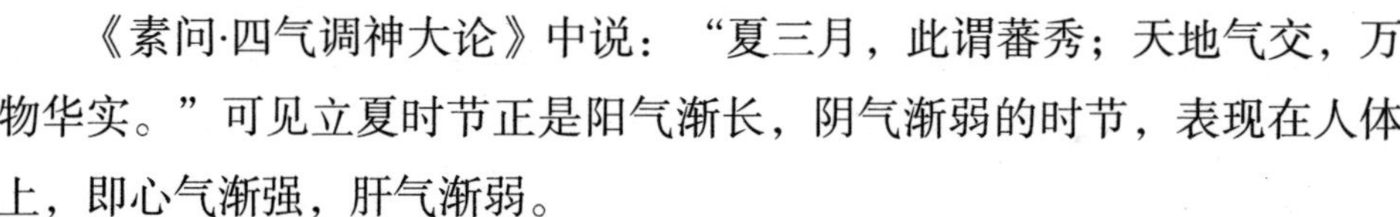

淡苦食物宜养心，轻轻松松过立夏

《素问·四气调神大论》中说："夏三月，此谓蕃秀；天地气交，万物华实。"可见立夏时节正是阳气渐长，阴气渐弱的时节，表现在人体上，即心气渐强，肝气渐弱。

《医学源流论》中说："心为一身之主，脏腑百骸皆听命于心，故为君主。心藏神，故为神明之用。"心是阳脏，主阳气，其阳气能够推动血液循环流动。《医学入门》中说："血肉之心形如未开莲花，居肺下肝上是也。神明之心……主宰万事万物，虚灵不昧是也。"血主血脉，主神志，其维持着人的生命活动，使之生机不竭。心与夏气相应，在夏季，心阳最旺，立夏作为夏季第一个节气，其气候变化有利于心脏的生理活动，因此，要想健康长寿，人在养生时就应顺应节气变化，好好养护心脏，以轻松度过炎夏。表现在饮食上，就应多食用清淡、苦味的食物。

立夏养心，清淡饮食补五脏

立夏之后，天气变热，而人体喜凉，针对这一特点，饮食应以清淡为主，以补养五脏，可以多食用一些叶类、花菜和部分瓜果蔬菜，如茄子、黄瓜、冬瓜、苦瓜、鲜藕、绿豆芽、西瓜等。还可以多食用清热且含有丰富营养成分的粥品、饮品等，如大米粥、绿豆粥、莲心汤、银耳汤等。

人们如果患有一些顽固性疾病，适当多吃一些清淡的食物，要比多吃补药有用。比如某人体质阴虚火旺，饮食应以清补为主，可以多食用大米赤豆粥、清炖牡蛎肉、薏苡仁粥、沙参炖猪瘦肉等粥品与菜肴；某人体质阴虚寒凉，可以多食用党参煮牡蛎、茯苓大米粥、山药炖乳鸽等粥品与菜肴。

调理疰夏，从滋补脾胃入手

疰夏，是夏季里的常见病，又名"注夏"、"苦夏"。其通常是体质虚弱者因无法适应立夏后气温的变化，而出现的乏力、头昏、精神萎靡、胸闷、消化不良等问题。当人们患有疰夏时，食欲不振，进食减少，营养就会缺乏，体重便会下降，面色自然就萎黄无光。要改善疰夏

立夏养生

立夏阳气渐长、阴气渐弱，此时人体的肝气渐弱，心气渐强，此时应多食酸味食物，少吃苦味食物，以补肾助肝，调养胃气。

立夏养生食疗方

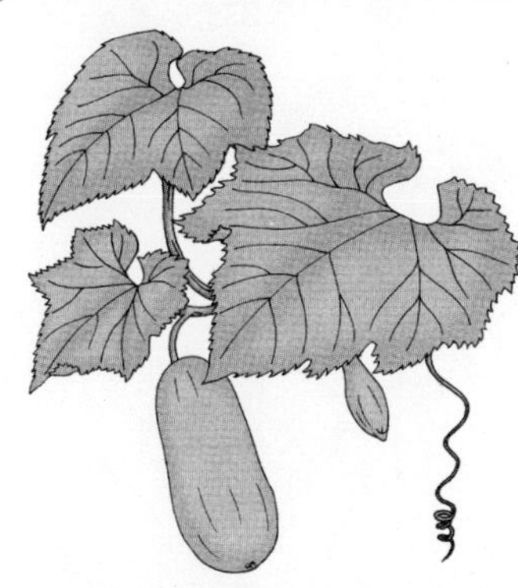

鸭肉冬瓜汤

原料：冬瓜、鸭肉各500克，猪瘦肉100克，芡实、薏苡仁各50克，荷叶1片，陈皮5克，盐、味精各适量。

制作：将鸭肉、猪瘦肉洗净切块，冬瓜连皮洗净切块，荷叶洗净剪成小块。将以上4味与芡实、薏苡仁、陈皮一起放砂锅中，加适量清水，先用大火煮沸，再用小火煮至鸭肉熟烂，调入盐、味精即可。

功效：滋阴养肝，健脾利湿。

老鸭笋干汤

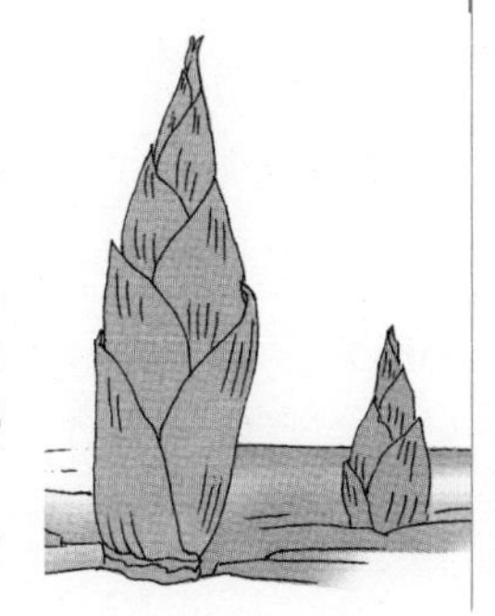

原料：老鸭1只，笋干60克，老干姜10克，盐、料酒各适量。

制作：老鸭洗净剁成大小均匀的块，笋干用温水泡发捞出沥干，姜切成片。老鸭下沸水煮3分钟捞出，过凉水，以去除血水。把老鸭放进煲汤锅里（砂锅），注入足量的凉水，大火烧沸，撇去汤表面的浮沫，放姜片和笋干，倒料酒，转小火煲3.5小时，放盐调味，再焖30分钟。

功效：利湿祛暑。

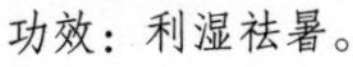

调理疰夏，从滋补脾胃入手

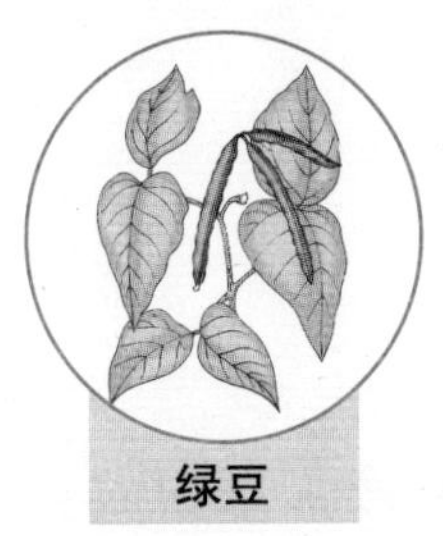
绿豆

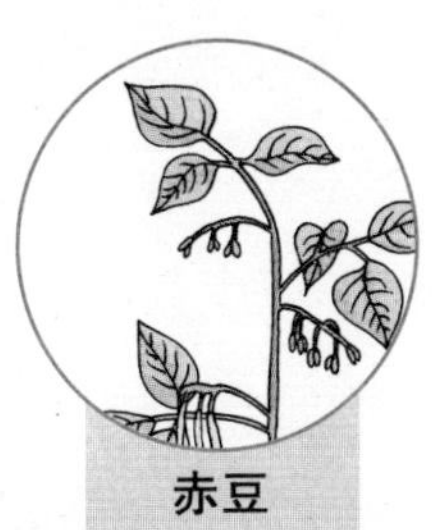
赤豆

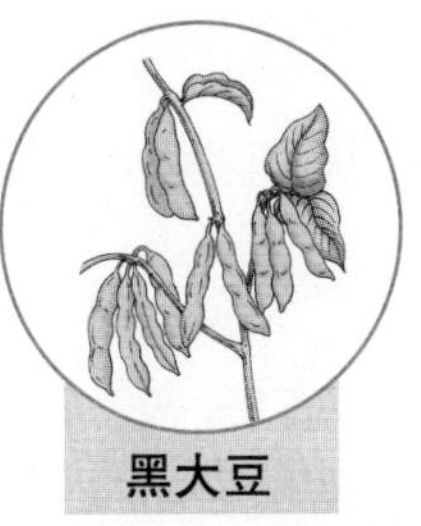
黑大豆

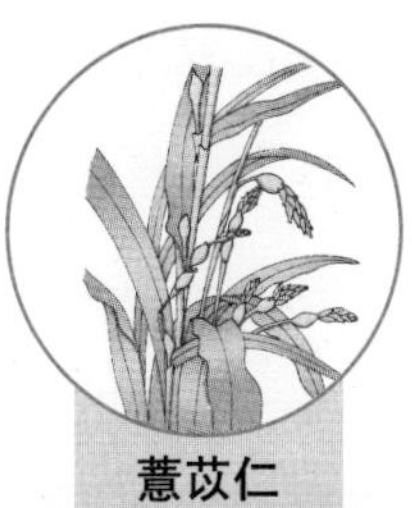
薏苡仁

四者合用，药性缓和，既可清热消暑，又能排毒消肿，还能治腹部胀满，脚部水肿，小便不利、疮疡肿疖等。

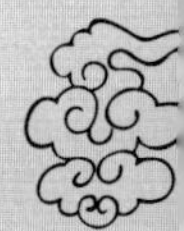

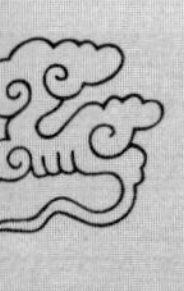

症状，除了保持良好的睡眠外，还应多进行体育锻炼，如慢跑、跳绳等，这些运动都可以预防、缓解疰夏症状，解决因此病而引发的血压偏低、血液循环不良等问题。

立夏养心，苦味饮食强脾胃

立夏时节气温明显升高，在饮食选择上，人们应适应立夏时节的气候特点，多食用能够增进食欲、帮助消化、提神醒脑、抗菌消炎、消除疲劳的苦味食物，如苦瓜、苦菜、茶叶等。这些食物都有利于在炎热的夏季，帮助人们强健脾胃，加强消化吸收功能，增进食欲，降低体内“火气”，抵制立夏时节雨水增多带来的湿气。

睡眠质量好，立夏不苦恼

立夏时节的养生，离不开充足的睡眠。唐代诗人杜甫在《夏夜叹》中说过：“仲夏苦夜短，开轩纳微凉。”可见，立夏之后，因昼长夜短，再加上天热，人们最容易出现睡眠不足的状况，而引发心理疲惫。长时间睡眠不足，就会产生诸如忧郁、焦虑、急躁等不良情绪，严重的还会危及生理健康，出现消化不良、食欲不振、免疫力降低、失眠加重等问题，进而引发溃疡病、神经官能症、心脑血管病、糖尿病等疾病。

立夏时节，人们体内的新陈代谢功能旺盛，消耗的能量增多，如果晚上睡眠不足，就无法及时补充白天消耗掉的能量，第二天自然精力不足，就会影响到工作、学习效率。研究发现，人体内分泌激素的25%~35%，都是在睡眠中产生的。当人们睡眠不足时，内分泌激素就会减少，体内新陈代谢就会失衡，消耗掉的能量无法就及时得到补充，身体内环境就会失去协调。长此以往，机体平衡就会被破坏掉，人自然精神不济，健康也就无法得到保障了。

要保证睡眠充足，精力充沛，就需要注意睡眠质量，而要保证睡眠质量，在睡眠时的温度、湿度、光照强度等方面就有相应的要求。睡眠时，卧室内的温度应保持在25℃~28℃，而相对湿度应保持在50%~70%。同时，应经常开窗通风，以保证室内空气应清新无污染。如果开了空调或电风扇时，不能让空调、电风扇直接对着人吹，以免伤

立夏养心入佳境

入夏之后坚持养“心”为上，养“心”为先。即使是坐卧睡觉，也要动作不急不缓，呼吸均匀有序，气自然就和。气顺转化成能量，身心舒展，自然能入静，夏天养心入静也等于入了佳境。

四者合用，药性缓和，既可清热消暑，又能排毒消肿，还能治腹部胀满，脚部水肿，小便不利、疮疡肿疖等。

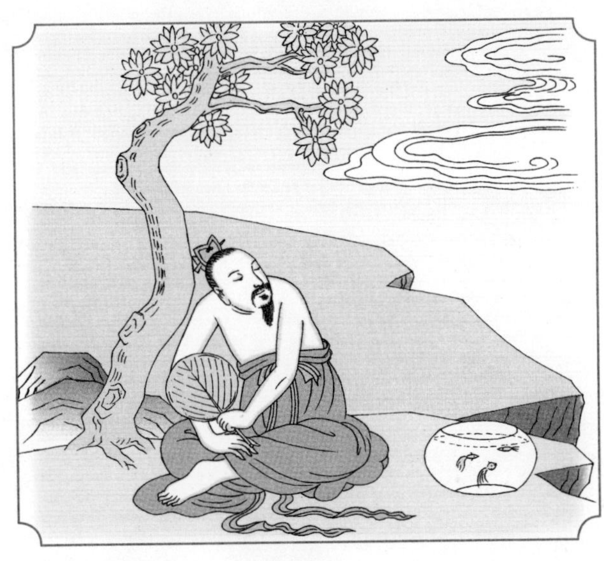

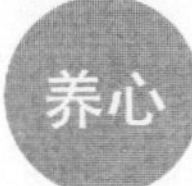

养心

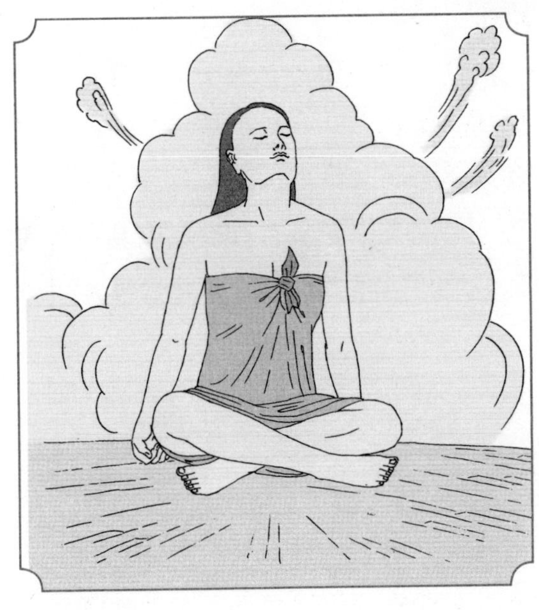

入夏之后坚持养“心”为上，养“心”为先。身心舒展，自然能入静，夏天养心入静也等于入了佳境。

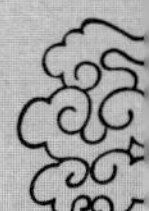

风感冒。睡前不要吃太多东西，或者喝刺激性饮料，可以食用具有安神镇静功效的食物，如牛奶、苹果等，以促进睡眠。

第2节 小满

清热祛湿，不治已病治未病

小满是夏季的第二个节气，一般在5月20日或21日，即农历四月下旬。进入此时节，夏熟作物开始灌浆饱满，但是还没有完全成熟，只是小满，还没有大满。夜观北斗星，其斗柄指向巳位，即东南方向。

小满节气表示了物候的变化。《礼记·月令七十二候集解》中说："四月中，小满者，物致于此小得盈满。"可见，小满时节是收获夏熟作物的前奏，此时小麦等夏熟作用的籽粒慢慢变得饱满起来，夏收作物即将成熟，春播作物生长繁茂，夏收、夏种、夏管三大夏忙时期就要到来。小满也表示了由初夏过渡过仲夏，炎夏即将开始。

小满同其他节气一样，也分为三候："一候苦菜秀，二候靡草死，三候麦秋至。"进入小满之后，遍地苦菜花盛开，景色清新、秀丽；接着蔓草渐渐枯死；然后就要到收获夏小麦的时候了。在古代的一些记载中，也因此将小满称为麦秋。《月令章句》中说："百谷各以其初生为春，熟为秋，故麦以孟夏为秋。"说明小满时节，小麦即将成熟，可以收获了。

小满时节气温升高，雨水增多，谚语中便有："小满小满，江满水满"的说法，可见进入小满时节，夏季闷热、潮湿的气候也就不远了。这种闷热、潮湿的气候对人身体的伤害较大，人们要想保护身体健康，就要做好防热防湿的养生准备。

小满时节，饮食养生有讲究，应多食清淡的素食，少食肥甘厚腻的食物，多吃一些能够 清热、化湿、滋阴的食物。在起居方面，也要顺应自然界中阴阳消化变化规律，晚睡早起，以生发阳气。

小满物语

小满一般在公历5月20日或21日，即农历四月下旬，这天太阳运行到黄经60° ，当日正午用圭表测日影，影长为古尺3尺4寸，相当于今天的0.83米。夜晚观测北斗星的斗柄指向巳的位置。它是一个表示物候变化的节气。

小满气候物语

一候

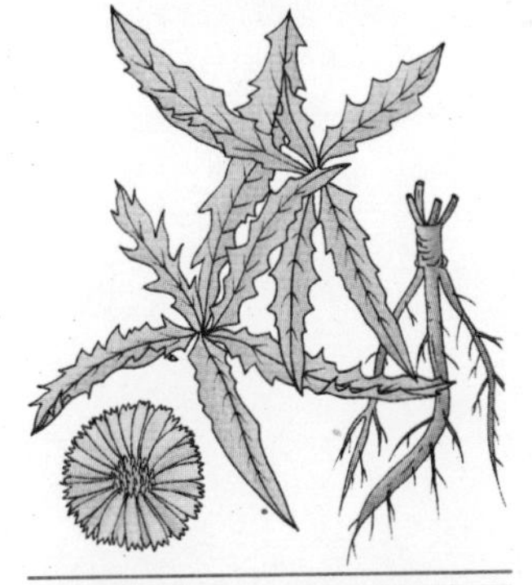

小满一候，遍地苦菜花都盛开，处处景色清新、秀丽。

二候

小满二候，这个时期的蔓草也慢慢枯萎了。

三候

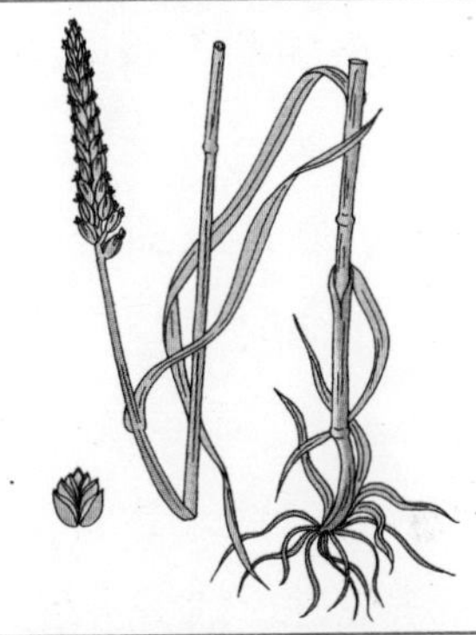

小满三候，这个时节，小麦即将成熟，快到收获期了。

小满湿热重，预防风疹有妙招

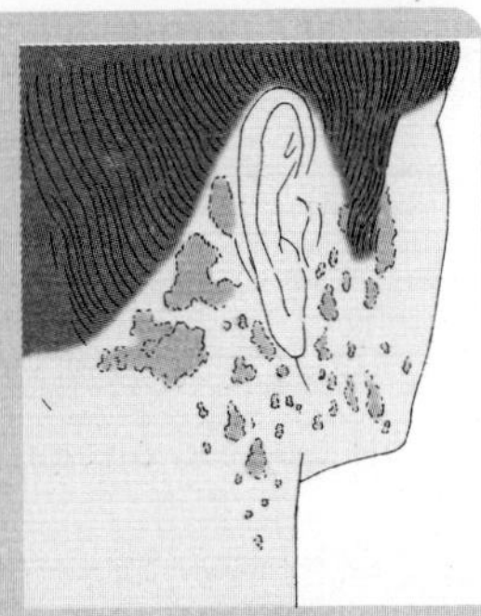

治疗风疹小偏方

浮萍、荆芥各6克，细熟地黄、炒牡丹皮、赤白芍、地肤子、海桐皮、白鲜皮、豨莶草各10克，白茅根12克，薏苡仁15克。将上方加适量水煎服。

方解：熟地黄、牡丹皮、芍药等皆为凉血药物，有清热祛风之效；地肤子、茯苓、薏苡仁等有疏风清利之效，海桐皮、赤芍有疏通瘀血之效，再加入熟地黄、牡丹皮等血分药，能起到疏风清热、除邪止痒的效果。

原料：竹叶卷心、水牛角各6克，金银花10克，生地黄20克，粳米100克。

制作：将前4味洗净，放入锅中，加入适量的水煎。再将粳米洗净，与煎取的药汁同煮粥，熟后即可食用。每日2次服食。

方解：竹叶卷心有清心泻火，解毒除烦，消暑利湿之效；水牛角有清热、凉血之效；金银花有清热解毒之效，而且不伤脾胃；生地黄有清热凉血之效，诸药合用，对风疹患者有很好的治疗效果。

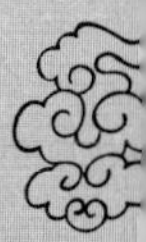

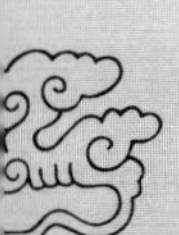

小满储阳补正气

小满时节的阴阳变化有其自身的特点，主要表现在阳气不断上升，但远未达到顶峰。人们对小满时节阴阳变化的适应也各有不同，如某些人冬季里阳气潜藏较好，此时便会表现出心中不烦躁，喜食温补食物，而没有热象，他们在小满时节可以适当吃一些温性、热性的食物；而某些人冬季里潜阳不利，在小满时节便会表现出烦躁、面红头晕等症状，他们如果食用温补食物，就会出现阴不制阳、浮阳外越之象，因此，他们在小满时节便不能吃温性、热性的食物，而要多吃平性、凉性的食物。尤其不能吃酸涩辛辣、温热助火的食物，比如辣椒、胡椒、生葱、韭菜、蘑菇、茄子、海鲜等。

小满时节，气温较高，降水增多，闷热潮湿气候较为显著，人体贪凉，如果睡眠时过于贪凉，就极易引发风湿性关节炎、风湿性皮肤病、风疹、湿疹等疾病。要改善这种状况，关键在于“防”，即“未病先防”地进行保健养生。

怎样“未病先防”呢？人们在小满时节还没有引发风湿性疾病时，就先做好各种预防准备，以阻止疾病的产生。在此预防养生过程中，人们应遵循天人相应的整体观，与正气内存、邪不可干的病理观，掌握自然规律，顺应自然界中的阴阳变化，协调身体内外环境，只有这样做，才能产生良好的防病保健效果。

《黄帝内经》认为，人之所以会患病，根源在于正气不足，邪气入侵。人们要进行小满时节的“未病先防”养生，应该考虑正气与邪气两方面因素，既增强机体的正气，又防止病邪的入侵，两手抓，两手都要硬，才能更好地抵抗疾病。

小满时节的养生，不但需要在饮食方面多加注意，在起居活动方面也要顺应自然规律。在进行户外运动时，应与自然万物同气相求，尤其是进行锻炼时，应将自己融入自然万物中，让自然界中的阳气补充体内阳气，让自然界中清新的空气替换体内污浊的废气，使体内清气上升，浊气下降，从而让体质更强健。

小满应升清气降浊气

自然界阴阳之气是在不断变化，但是这种变化是有规律的：阳气轻清上升，阴气重浊下降。小满时节养生，人们应该抓住这一有利时机调补升阳，让浊气下降，充实身体。

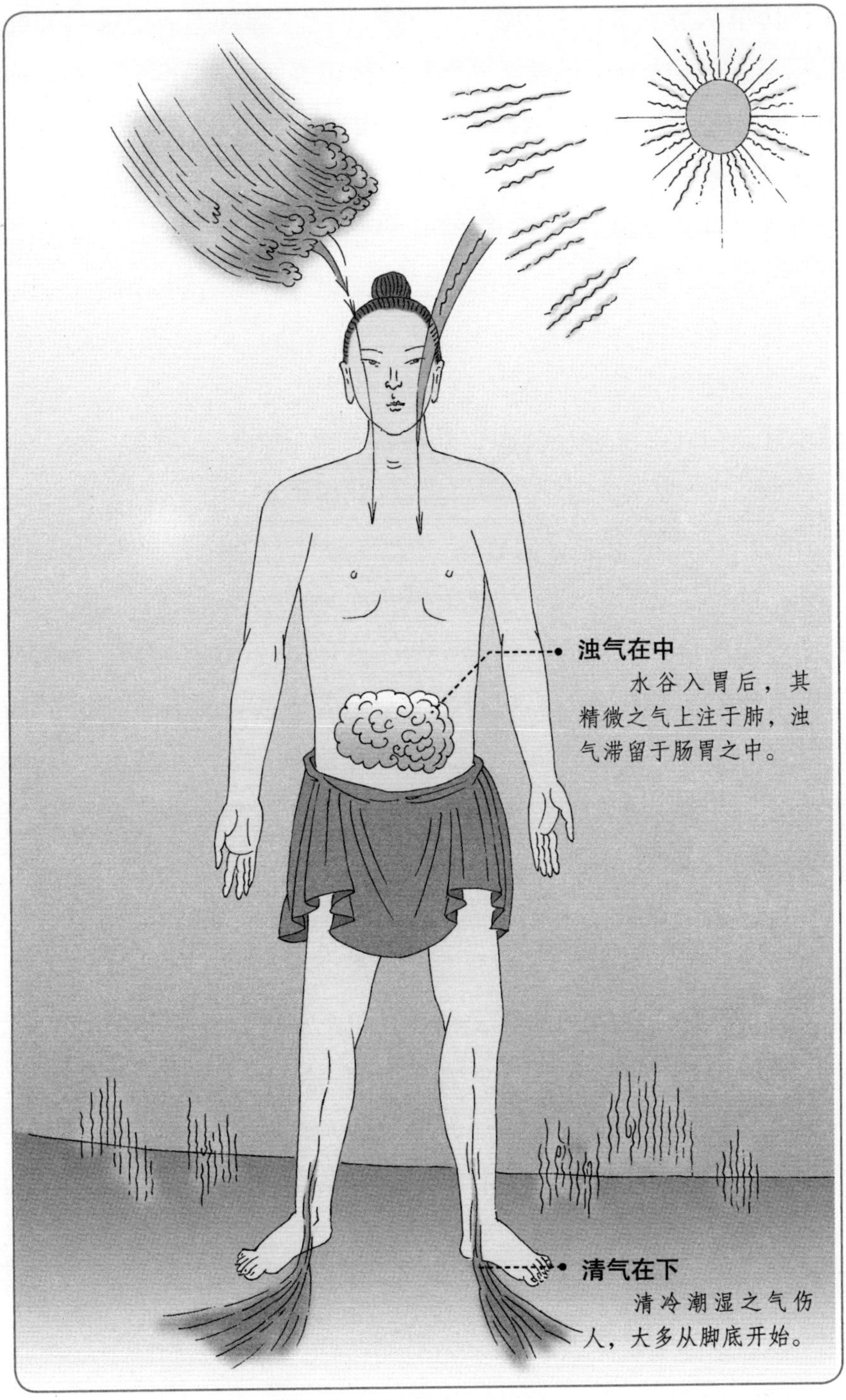

浊气在中

水谷入胃后，其精微之气上注于肺，浊气滞留于肠胃之中。

清气在下

清冷潮湿之气伤人，大多从脚底开始。

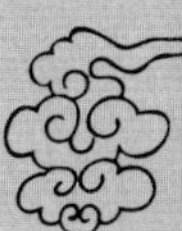

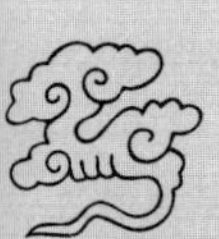

小满时节多潮湿，肠胃皮肤要保护

小满时节的气候特点为多雨潮湿，受此气候的影响，人们极易诱发风疹、湿疹、风湿症、汗斑、香港脚、湿性皮肤病等疾病。《金匮要略·中风历节病脉证并治》中说："邪气中经，则身痒而瘾疹。"可见，早在东汉时期，医家就已经对风疹有所认识了。

在小满时节要预防、治疗风疹，需要先了解其病因、病机。风疹的病因病机主要有三方面：其一，湿郁肌肤，风热或风寒入侵，与体内湿气相博，郁于肌肤皮毛腠理之间，表而为风疹。其二，肠胃积热，风邪入侵，内不疏泄，外不透达，郁于皮毛腠理之间，表而为风疹。其三，体质较弱，对某些食物敏感，如对鱼、虾、蟹等水产食物过敏，就易使脾胃失和，内蕴湿热，郁于肌肤，发而为风疹。了解了风疹的病因、病机，再进行预防、治疗就有针对性了。

小满时节，随着气温的升高，各种肠道传染病病原也加快生长繁殖速度，如果饮食不注意，误食腐败变质的食物，就会出现胃肠不适症状，诱发胃肠疾病。以幼儿群体为例，如果他们饮食不节，吃得过多，或者患有如感冒、肺炎等感染性疾病，就会出现呕吐、腹泻等症状，严重的还可能有中毒现象，出现腹痛、发热等症状。如果他们的饮食不卫生，误食了沾染有痢疾杆菌的食物，很容易患上急性痢疾，出现拉脓血便的症状，这种病发病急，变化快，极可能在24小时内致人死亡，人们一定要引起足够的重视，一定要让孩子安全、清洁、健康饮食。

那么，在小满时节，怎样的饮食才是安全、清洁、健康的呢？其一，少食鱼虾、贝类等水产食物。这类食物十分容易诱发肠胃疾病。主要是因为此类食物很容易变质，一旦变质不新鲜，就极易受病原菌的污染。再加上，人们普遍喜欢生食这类食物，就更容易受病菌感染，出现中毒现象。其二，冷藏食物需烧熟煮透后再食用。其三，煮熟后的食物应立即食用。其四，储存食物时，应将生熟食物分开存放。其五，食用储存过的食物之前，应进行彻底加热。其六，厨房、食品容器一定要保持清洁、卫生，没有污物。其七，要食用的食物应新鲜、干净，并在保质期内。

小满节气养好脾胃

时逢小满，气温逐渐升高，由于人体体内水分蒸发量过多，导致消化液分泌大大降低，如果出现睡眠不足或夏天喜食冷冻食品等因素，胃肠消化功能出现异常。

小满时节，饮食有度利脾胃

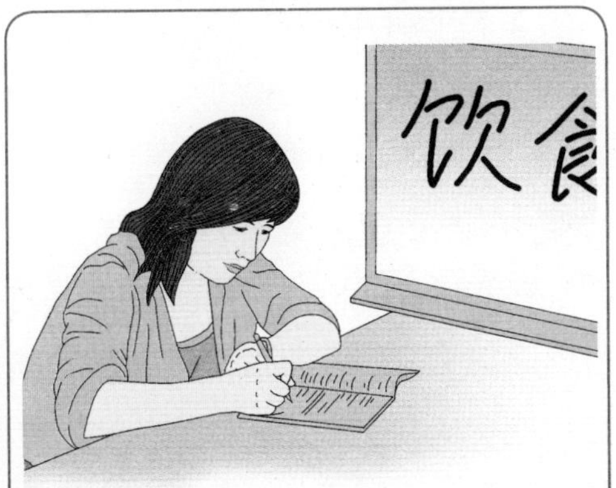

饮食应清淡

小满时节为皮肤病的易发期，因此饮食宜以素食为主，以清热利湿为目的，多食用一些清热利湿的食物，如红小豆、薏苡仁、绿豆、冬瓜、丝瓜等。

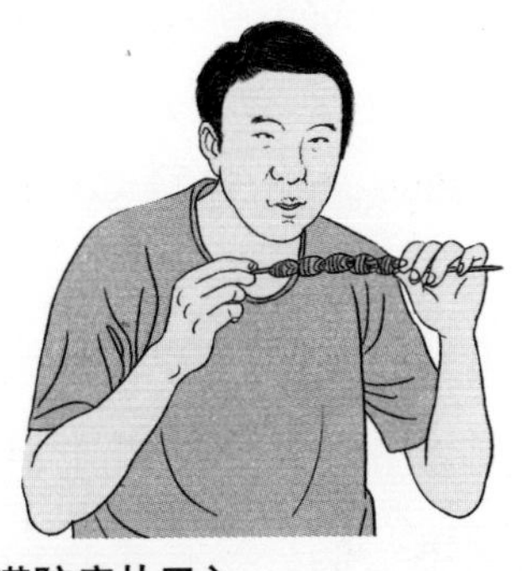

谨防病从口入

小满时节，细菌开始大量繁殖，要格外注意饮食卫生，不食用过期变质的食物，过夜或从冰箱中取出的食物应当加热后食用，严防急性胃肠炎、菌痢、食物中毒、伤寒、感染性腹泻等消化道传染病从口而入。

清热解毒粥

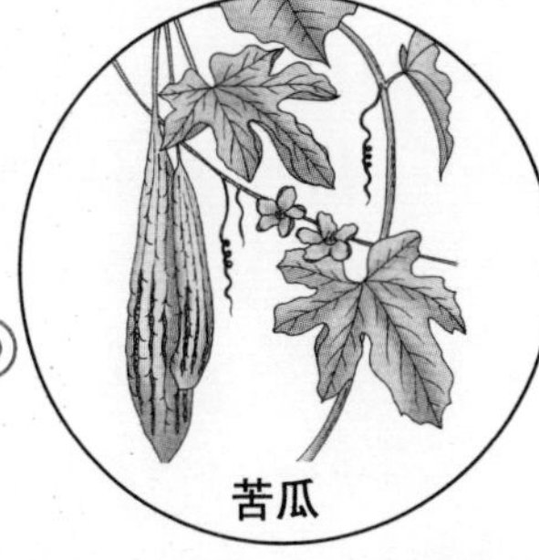
苦瓜

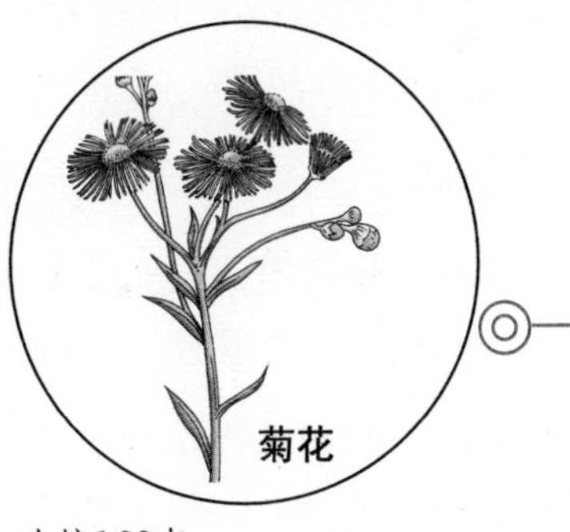
菊花

【原料】苦瓜100克，菊花50克，粳米60克，冰糖100克。

【制作】将苦瓜洗净去瓤，切成小块备用。粳米洗净，菊花漂洗，两者同入锅中，倒入适量的清水，置于武火上煮，待水煮沸后，将苦瓜、冰糖放入锅中，改用文火继续煮至米开花时即可。

【功效】清利暑热，止痢解毒。适用于中暑烦渴、痢疾等症。值得注意的是，喝此粥时，忌食一切温燥、麻辣、厚腻之物。

煮粥或炖汤时，不妨加些荷叶，味道清香，粥中略有苦味，有醒脾开胃、消解暑热、养胃清肠、生津止渴的作用；加些绿豆或单用绿豆煮汤，则有消暑止渴、清热解毒、生津利尿等作用。

芒　种

芒种时节，饮食清淡轻松度过梅雨天

芒种，一般在6月5日或6日，即农历四月底或五月初，又叫午月。芒种是有芒类农作物如小麦等成熟，夏种开始的时节，农历书也说："斗指巳为芒种，此时可种有芒之谷，过此即失效，故名芒种也"。芒种时节可以说将人们种植农作物的有利时机进行了分割，在芒种时节时与之前，种植农作物成活率高，过了芒种，再种植农作物，会因为受到炎热天气的影响，而降低农作物的成活率，因此农谚中便有"芒种忙忙种，一过白白种"的说法。

芒种与其他的节气相同，也分为三候："一候螳螂生，二候鹏始鸣，三候反舌无声。"进入芒种后，人们忙于收种之时，动植物们也忙碌开了，最开始是螳螂们去掉产的卵因感受阴气而破壳出生，到田间地头寻找食物。接着是喜阴的伯劳鸟出现，并在枝头鸣叫。然后是感受到阴气，原本能学其他鸟叫的反舌鸟停止鸣叫。

芒种时节，天气炎热，雨水增多，更高的气温与更大的湿度，极易加重人们的心脏负担，因此，此时人们应注意多保养心脏，尽量少熬夜，多进行一些能够舒展身心的户外活动，以减少工作、学习上的压力。同时还应保持有节奏、有规律的生活，保持轻松、愉快的心态，不要过于烦恼、忧郁，以免阻碍气机运行，使气血无法畅通。

因为芒种时节气温高，汗液增多，当人们活动增多时，就极易消耗体力与津液，因此，此时应注意多补充水分、盐分。此外，芒种时节多洗澡，有利于体内"阳热"宣泄，避免中暑。如果体质较弱的人经常进行药浴，还有利于强身健体、防病治病，需要注意的是，出汗后不要立刻洗。

芒种物语

芒种和其他的节气一样也分三候，“芒种忙忙种”农民忙于种庄稼，而在这时，动物、植物也在忙碌地活动着。

芒种气候特征

一候	二候	三候

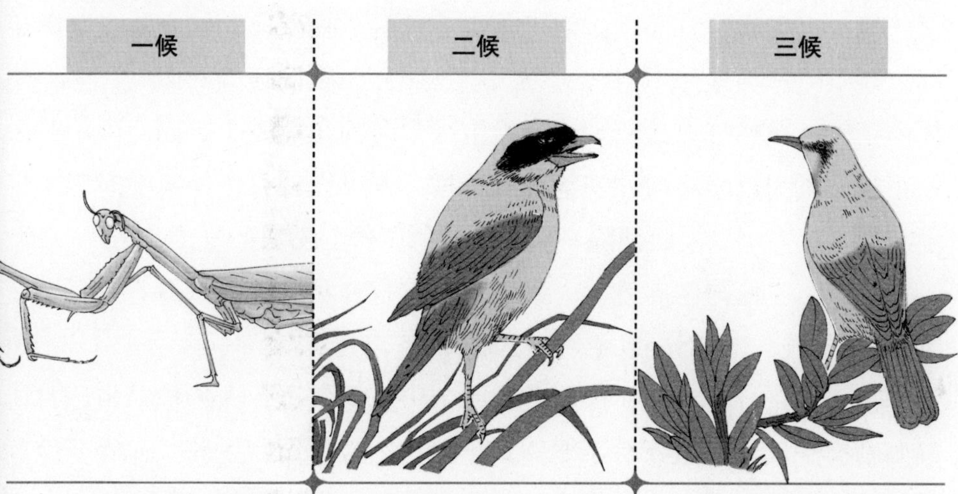

芒种一候，螳螂产卵后因感受阴气而破壳出生，到田间地头寻找食物。	芒种二候，喜阴的伯劳鸟停在枝头，高声鸣叫。	芒种三候，反舌鸟因感受到阴气，原本能学舌的反舌鸟却停止了鸣叫。

芒种时节少熬夜

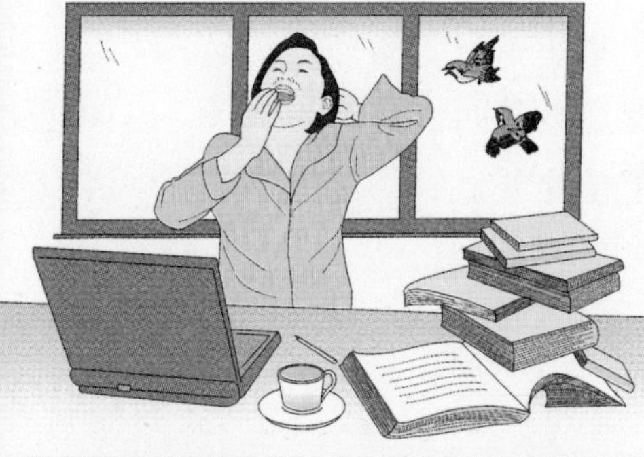

芒种时节，天气炎热，雨水增多，人们的心脏负担大大加重了，因此，应注意多保养心脏，尽量少熬夜。

芒种时节多洗澡

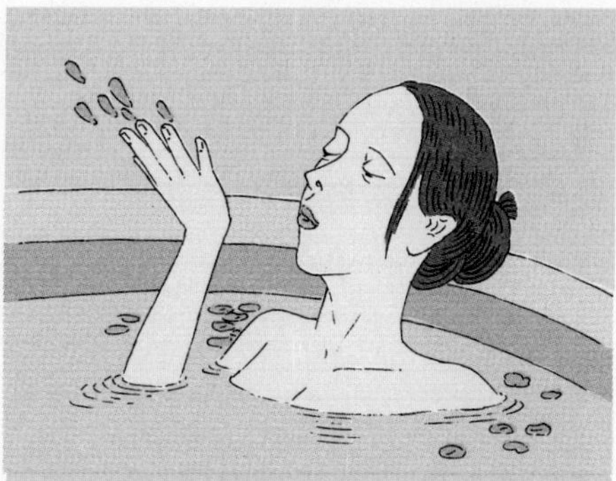

芒种时节多洗澡，有利于体内“阳热”宣泄，避免中暑。体质较弱者可经常进行药浴，有利于强身健体、防病治病。

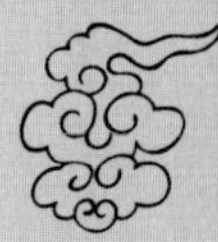

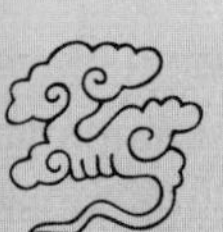

芒种天热湿气重，行卧饮食得注意

芒种时节，气温高，雨水多，湿热益盛，无论是人体所及，还是呼吸所受，均有湿热之气，湿邪重浊又极易损伤肾气，困扰肠胃，表现在外，即人们出现食欲不佳、精神困倦等问题。面对芒种时节这一气候特点，人们要养生，无论是行卧、饮食，都需要多加注意了。

其一，在起居方面，人们应顺应芒种时节昼长夜短的变化，晚睡早起，让阳光适当地照射身体，以顺应自然界中生发旺盛的阳气，来催生体内阳气，顺畅气血运行。因为晚上睡眠时间相对较少，因此中午时最好小憩，时间以半小时左右为佳，这样一来可以补充夜间睡眠时间不足的缺憾，二来可以及时消除一上午忙碌的工作、学习产生的疲劳。

其二，在精神调养方面，人们应多进行一些能够活跃身心的活动，不要过于烦恼、忧郁，以免气机无法宣泄。

其三，在行为方面，因为芒种时节天热湿气重，人们极易出汗，所以要勤换洗衣物。出汗后不要立刻用冷水冲洗，以免皮肤、血管受冷刺激而急剧收缩，增大血循环阻力，加重心肺负担，降低机体抵抗力，而引发疾病。不要过于贪凉迎风而睡，或者露天而卧，也不要在大量出汗后，光膀子吹风。

其四，在饮食方面，此时节的饮食应少油腻，多清淡温补。营养学认为，清淡的饮食对养生极为有利，比如人体必需的糖类、蛋白质、脂肪和矿物质等营养成分，以及维生素等，都可以从蔬菜、豆类等饮食中获得。因此，在芒种时节养生，应多食用苦瓜、绿豆、赤豆、芒果、荔枝、西瓜等富含维生素、蛋白质、脂肪的蔬菜、豆类与水果。诸如此类食物，既能够提高机体抵抗力，又能够修补血管，清除血管壁中沉积的胆固醇，有利于预防、治疗动脉血管硬化等疾病。

端午饮食重在补中益气

芒种时节的饮食有讲究，应多清补，不要过咸、过甜。唐代著名的医药学家孙思邈认为，人们要养生，在饮食上应“常宜轻清甜淡之物，

芒种时节食疗养生

芒种时节，饮食调养方面应清补。孙思邈提倡："常宜轻清甜淡之物，大小麦曲，大米为佳。"老年人因机体功能下降，饮食宜清补。女性应少食辛热，多食清利热湿的食物。

食疗养生

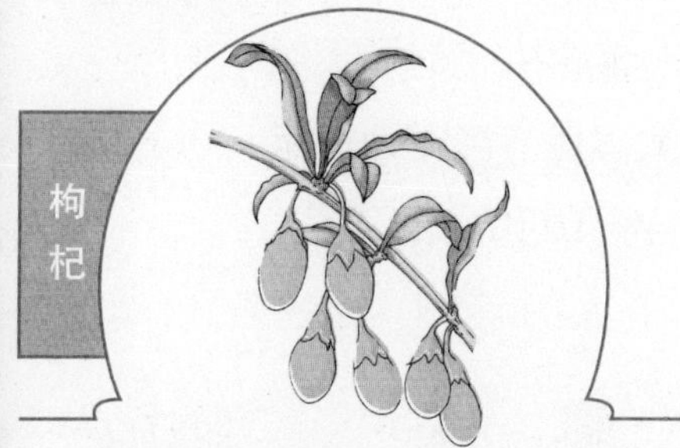

原料：猪里脊肉250克，枸杞子50克，黑木耳（水发）、笋片（水发）、豌豆各30克，鸡蛋1枚，调料适量。

制作：将枸杞子分2份，一份加水煮，提取枸杞子浓缩汁25毫升，另一份洗净蒸熟。猪里脊肉抽去白筋切片，以蛋清、淀粉、盐拌匀，待油烧热后入锅滑透捞出沥油。然后放入黑木耳、笋片和豌豆、葱、姜、蒜、香醋、料酒、盐翻炒片刻，加入熟枸杞子、肉片、枸杞子浓缩汁和清汤，翻炒片刻起锅。

功效：具有养心安神之功效。

枸杞滑熘里脊片

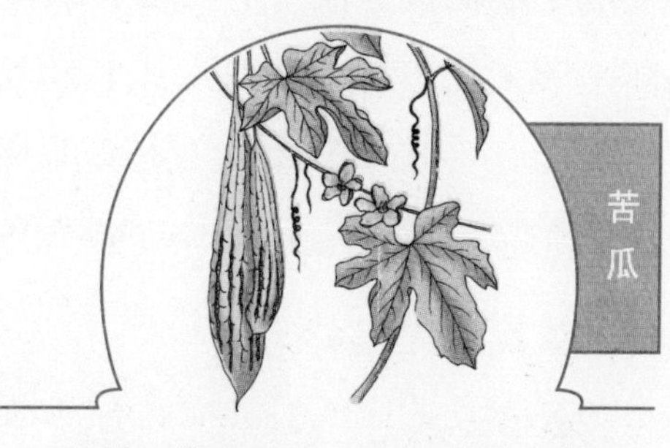

原料：苦瓜300克，腊肉150克，姜丝15克，蒜末10克，红辣椒10克，高汤30毫升，料酒10毫升，生粉10克，胡椒粉少许，盐与味精各适量。

制作：将腊肉切片，用温水浸泡15分钟，苦瓜洗干净切片，红辣椒切段；然后，食油旺火起锅，先把姜丝、蒜末、辣椒段置入锅中，炒出香味之后，再投入腊肉，翻炒一阵，烹入料酒，这时候再加入苦瓜片、高汤、胡椒粉、盐与味精，炒至只剩少许汤汁，勾点生粉即可出锅。

功效：清热消暑、补肾健脾。

苦瓜炒腊肉

芒种按摩身体棒

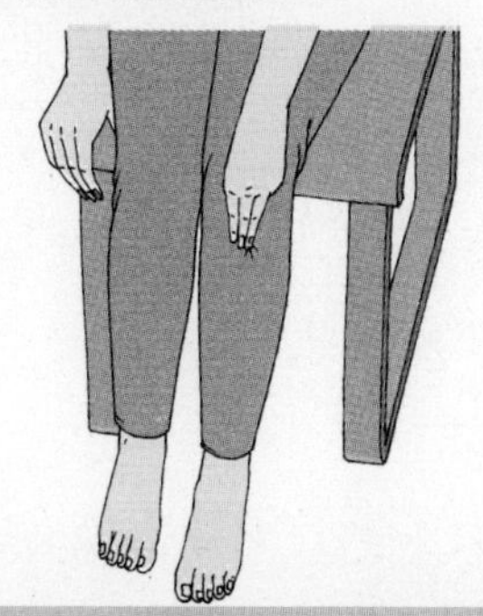

呈坐姿。以食指、中指及无名指指腹按摩足三里穴，力度由轻到重，每次按摩5～10分钟。

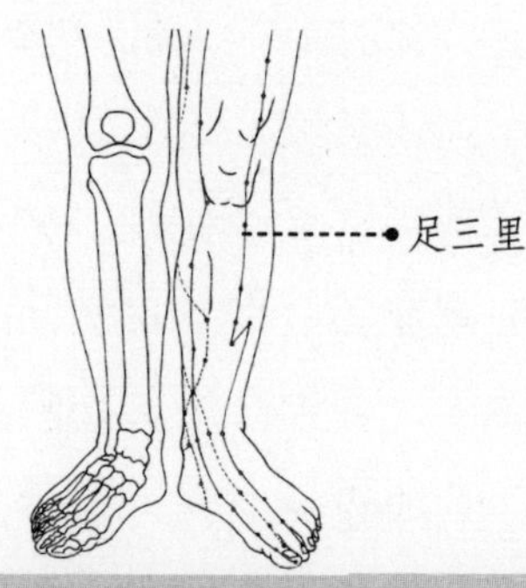

足三里穴位于外膝眼下4横指、胫骨边缘，对此穴加以按摩和针灸能固肾益精，温脾助阳。

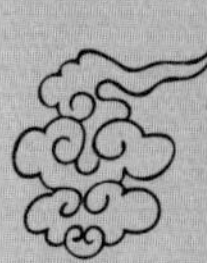

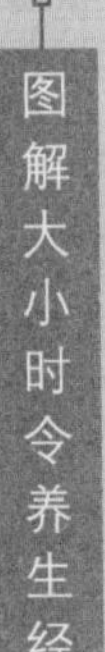

大小麦曲，大米为佳”。尤其在湿热的芒种时节，人们更应该注意多食用健脾利湿、去暑益气、生津止渴的食物。

端午粽子益养生

在芒种时节里有一个重要节日，即端午节，在此节日里，吃粽子是全国各地都极为流行的习俗。吃粽子之所以会如此流行，既因为其有着深厚的文化内涵，又因为其十分有利于人体养生。粽子又叫“角黍”、“筒粽”，其是由粽叶包裹糯米蒸煮而成。其主料即为糯米，可入脾、胃、肺经，具有补中益气、健脾养胃、止虚汗的功效。

体弱应以温补为主

春季天地之气盛，而芒种时节天地之气缓，针对天地之气的特点，人们在芒种时节进行养生时，也应进行相应的变化，由春季里以疏泄为主，转变为芒种时节的以温补为主。比如在芒种时节，体质较弱的人或者年老的人常会感觉中气不足，患有慢性病的人还易因为芒种湿热的气候引发心肌供血不足或者心脏停搏等病症，他们要能够饮食进行养生，以防病、治病、强身、健体，可以选择多食用温补的食物，如南瓜、洋葱、韭菜、蒜苗、茴香，以及人参、冬虫夏草、大枣、蜂王浆、蜂胶等。感觉气虚的人，在饮食方面要特别注意，少吃生冷、寒凉的食物。年老体弱的人可以随身携带一些姜片或姜茶，一旦感觉中气出现不足，影响心脏功能时，就立刻食用，以减轻危害，避免疾病发生。

少油腻，多苦淡

在芒种时节，人们应少吃油腻的食物，多吃一些苦味、甘甜，具有清热作用的食物。这些食物更有利于人们驱除湿热、养护脾胃。可以多食用鲜藕、莲子、生地、鲜荷叶、鲜薄荷、鲜竹叶、鲜藿香、鲜佩兰等煮成的粥或汤，此汤品一定不要太咸，以免加重钾流失，而不利于人们健脾养胃，滋养心阴、心阳。

此外还可以多食用能够补充水分与钾、钠、氯、糖等人体必需的营养物质的食物，比如油菜、芹菜、莴苣、菠菜、苋菜、青蒜、紫甘蓝、山药、红薯、马铃薯、玉米、大豆等，尤其可以多食用苦瓜、空心菜、杨梅等芒种时节的时令果蔬，以清热解毒、健脾开胃、生津除湿。

芒种时节养生要点

芒种时节，由于气温高、雨水多且湿热益盛。湿邪重浊极易损伤肾气，困扰肠胃。外在症状表现为食欲不佳、精神困倦等问题。面对芒种时节这一气候特点，人们要养生，无论是行卧、饮食，都需要多加注意了。

芒种时节，昼长夜短，应早睡早起

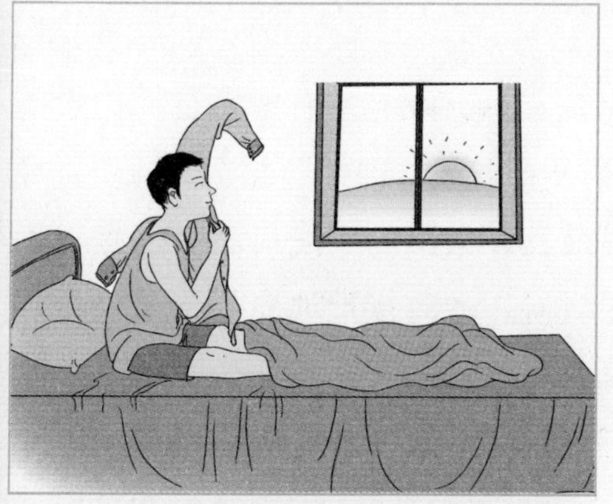

芒种时节，晚上睡眠时间相对较少，因此中午时最好小憩半小时左右，一来可补充夜间睡眠不足，二来可消除一上午忙碌的工作、学习产生的疲劳。

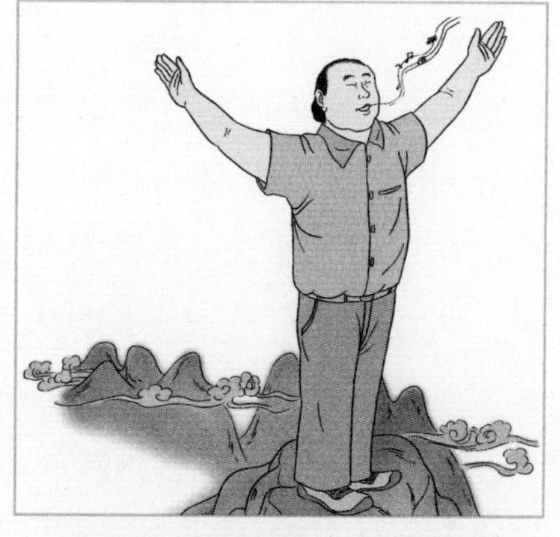

精神保持愉悦，多进行一些能够活跃身心的活动，不要过于烦恼、忧郁，以免气机无法宣泄。

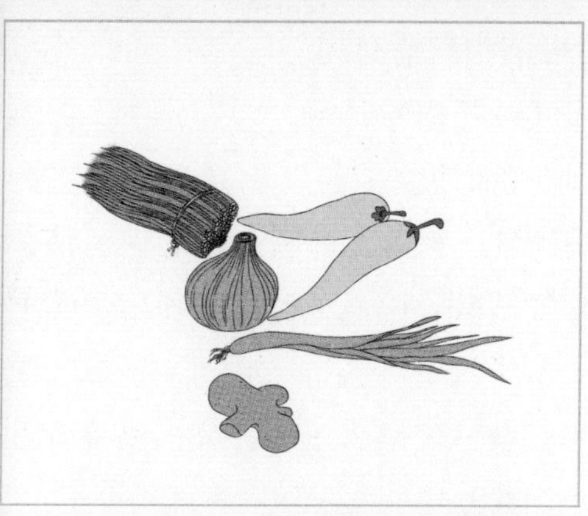

饮食应少油腻，多清淡温补。营养学认为，清淡的饮食对养生极为有利，比如人体必需的糖类、蛋白质、脂肪和矿物质等营养成分，以及维生素等，都可以从蔬菜、豆类等饮食中获得。

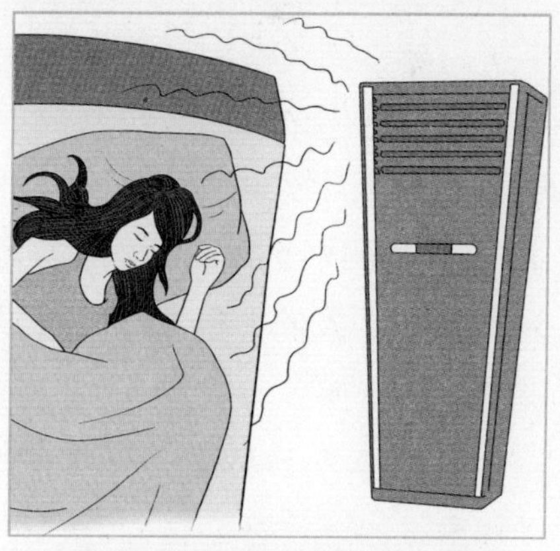

芒种时节天热湿气重，不要过于贪凉迎风而睡，或者整夜吹空调，谨防空调病。

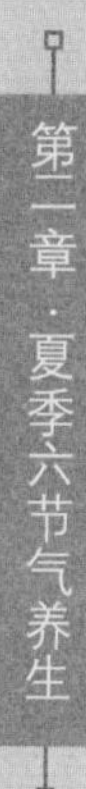

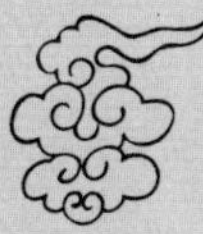

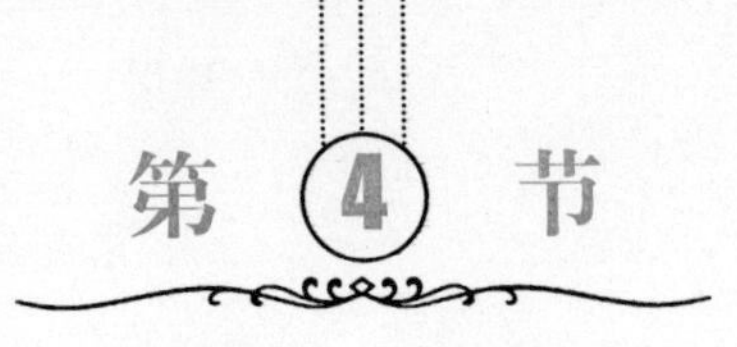

夏 至

夏至时节，睡好午觉好养身

夏至是二十四节气中第十个节气，一般在6月21日或22日，即农历五月下旬。因夏至时，太阳几乎直射北回归线，因此，北半球的白昼最长，且越往北越长。虽然夏至白昼最长，太阳的角度最高，但是在中国，此日却并不是一年里最炎热的时候，此时接近地表的热量仍在积蓄，此节气只是表示炎热的夏季就要正式到来了。俗话说："热在三伏。"夏季里真正的暑热天气，是以夏至与立秋为基点进行计算的，一般在七八月中旬，此时中国各地的平均气温最高，有的地方甚至能够达到40℃左右。

夏至也分为三候："一候鹿角解，二候蜩始鸣，三候半夏生。"进入夏至后，先是鹿角上粗糙的外皮相继脱落，生出新的角皮。接着蜩，也就是蝉出现了，并在枝头鸣叫。然后是药材半夏出苗了，《礼记·月令七十二候集解》关于夏至的物候描写可谓相当精准。

中医理论认为，夏至时节正是阳气最旺盛的时候，人们养生，要顺应夏至阳盛于外的气候特点，保养阳气而使之"长"。夏至与心气相通，《黄帝内经》认为，津液化而为汗液、血液、唾液，而心主血液，夏至时节，人们大量出汗，极易使心气涣散，因而，此时要养生，需要调理心脏，保养心气。

在精神养生方面，人们不要过于懈怠、厌倦，不要过分恼怒忧郁，而应舒展身心，使心情保持轻松、愉悦的状态。

在饮食养生方面，有"立夏日，吃补食"的说法，由此可见，在进入立夏后，人们就应该积极进行食补了。然而需要注意的是，夏至时节天气炎热，雨水多，湿气重，这都会影响到人们的消化系统，使消化功能相对较弱，因此，饮食方面应少油腻，多食杂粮以寒其体，少食热性

夏至物语

《礼记》中记载：“夏至到，鹿角解，蝉始鸣，半夏生，木槿荣。”意思是说，到了夏至节气，开始割鹿角，蝉儿开始鸣叫，半夏、木槿两种植物逐渐繁盛开花。

夏至气候特征

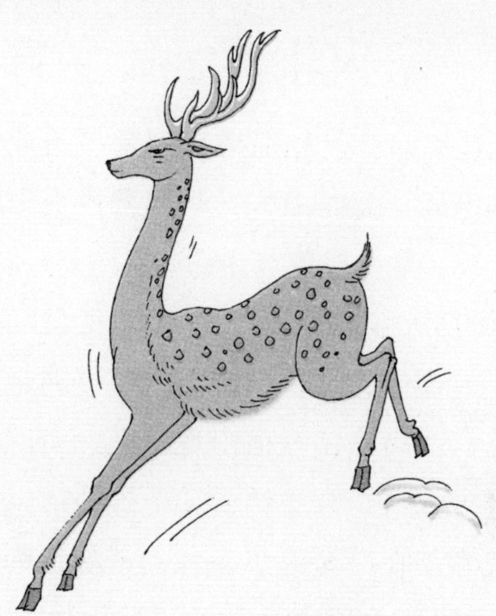

一候

夏至一候，鹿角上粗糙的外皮相继脱落，新的角皮开始长出。

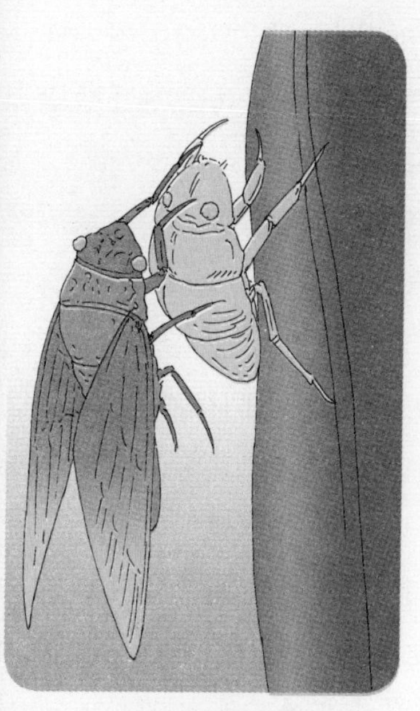

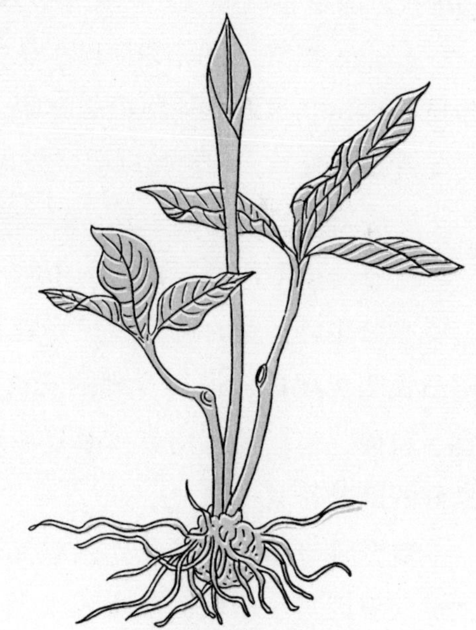

二候

夏至二候，蝉也出土了，并在枝头高声鸣叫。

三候

夏至三候，半夏开始出苗了，而半夏时节正处于夏季的分界点上，因此被称为“半夏”。

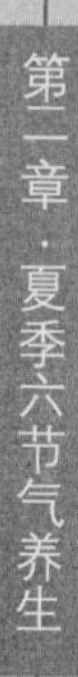

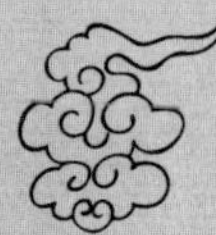

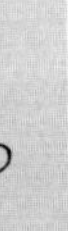

食物以助热邪。当然，食用冷食瓜果应该适量，不要过食，以免导致腹泻。总之，夏至时节，饮食养生应顺应时令气候变化特点，以及其与脏腑的关系，有针对性的补益心气。

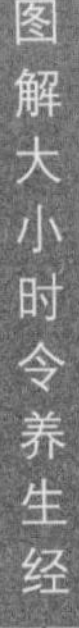

警惕阴阳失衡，防邪气四处滋生

无论什么时节，慎避虚邪都是一条重要的养生原则，自然夏至时节养生也不例外，此时人们尤其要警惕阴阳转折时滋生的邪气入侵人体，而诱发疾病，危及健康与生命。

夏至时节，自然界中的阴阳二气会发生交接与转折，此时，气候变化不定，人体内的气血、阴阳之气也随之变化不定，如果疏忽大意，不注意保养，就极易使气血出现紊乱，而诱发疾病。这正是变化超出人体适应气候以保持正常生活活动范围的结果。因此，中医认为，要想身体健康、长寿，在夏至时节，人们就应特别注意防范外邪入侵，时时警惕阴阳转折时滋生的邪气，以免诱发疾病。

《灵枢·顺气一日分为四时》认为，夏至时节与一日中的中午一样，都是自然界中阴阳之气转折的时候，此时自然界中的阳气会由逐渐增强转变为逐渐减弱，而阴气则会慢慢地由弱势转变为强势。

夏至当日的中午，正是一年当中自然界中阳气最旺盛，阴气最弱势的时候。《黄帝内经》认为，午时主心经，此时极易诱发心脏疾病，一定要多加注意，及时调理养护心脏。此时要养护心脏，应顺应一日中阴阳消长变化规律，进行合理的安排，尤其在中午前后6小时内，通过饮食、精神、起居、运动、按摩等方式来调理、养护心脏，可以获得相当良好的避暑养生功效。

夏至时节养生，尤其要注意气温变化，因为其是能够影响人体的最大的气象因素。现代医学研究发现，气温达到29℃时，人体气象就达到了一个重要的“转折点”。当自然界中气温高于29℃，并且持续3～4天时，人们就极易患有心血管疾病与神经系统疾病，有此类病症的患者病情会有所加重。根据这种变化，体质虚弱的人，要特别注意，多掌握一些相关的医学救治方法，以预防疾病突发状况的产生。

夏至进补食疗方

苋菜炒蚕豆

材料：蚕豆米300克，苋菜500克。

制作：1.将蚕豆米外面的那层皮剥掉，洗净备用。2.苋菜洗净，沥干水分。如果为老苋菜，则择去老梗。3.待锅烧热后入油，将蒜瓣入锅炸香，再放入蚕豆米，翻炒至八成熟，放适量盐。最后再放入苋菜。苋菜易出水，不能炒时间过长。

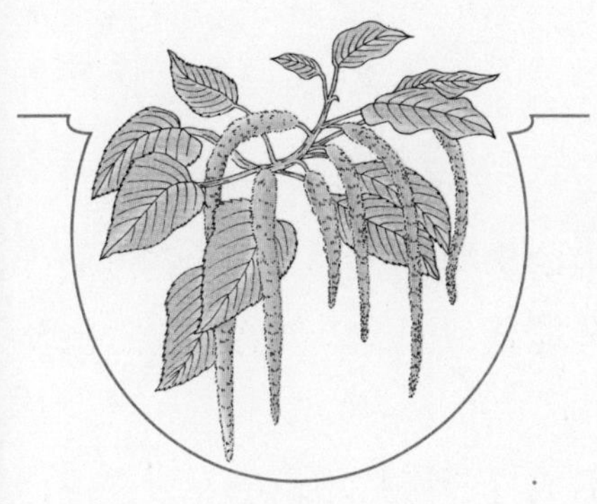

西瓜皮卤肉

材料：西瓜皮、五花肉、八角、酱油。

制作：1.将五花肉洗净切块，西瓜切小段后去皮待用。2.将西瓜皮、五花肉放入锅中，加适量水、八角、酱油，用中火炖30~40分钟，即成。3.把炖好的肉用刀切碎，浇上些卤肉汤。4.把煎好的馍从中部剖至三分之二，留三分之一连着。4.把肉沫放进中间，即可享用。

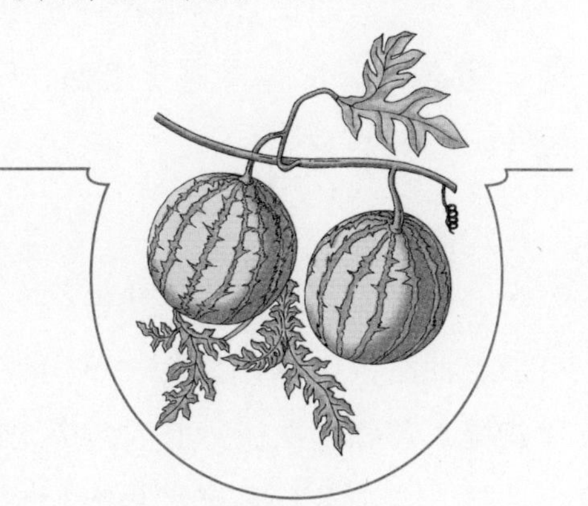

藕粥

材料：新鲜藕200克，糯米50～100克，红糖适量。

制作：先将鲜藕洗干净，切成细小薄片，与糯米同入砂锅，加水500毫升左右，文火煮粥，待粥将熟时，加入红糖，稍煮片刻即可。

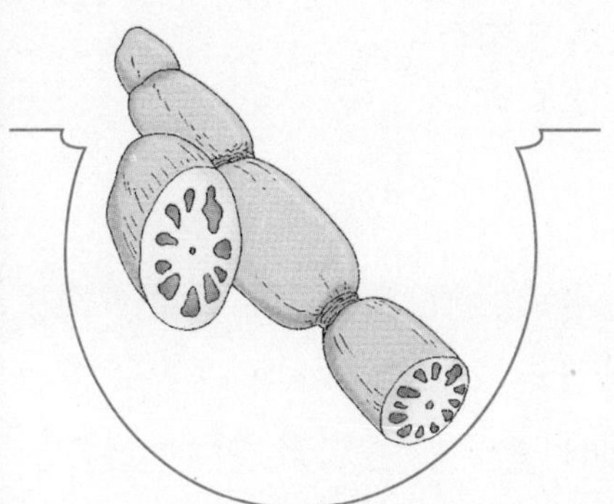

山楂粥

材料：山楂30～40克，粳米50～80克，白砂糖适量。

制作：先将山楂炒至棕黄色，加温水浸泡片刻，煎取浓汁约150毫升，与粳米和合，再加水400毫升左右，以文火煮粥，至米花汤稠为度，后再加白糖。

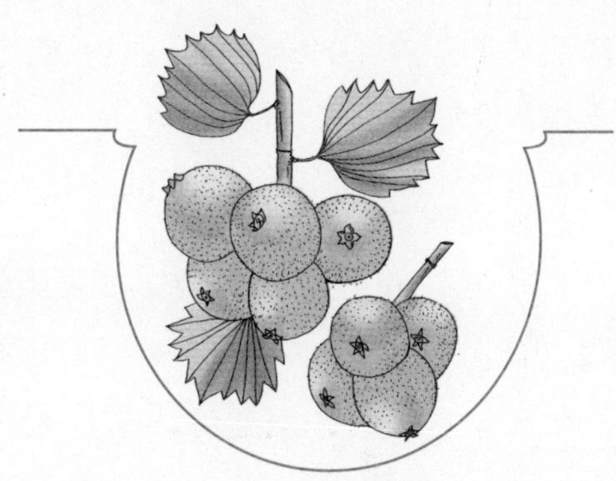

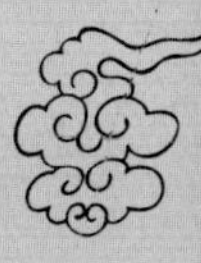

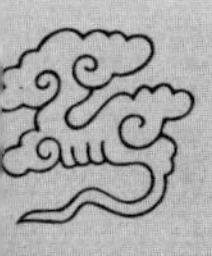

此外，面对夏至时节阴阳转折的时令特点，人要养生，还需要多注意休息，尤其是在太阳活动频繁中午时分，更要小憩一会儿，以补养精神与心气。另外需要注意，夏至时节或者每日中午时分，最好不要进行房事，一是不利于本人身体健康，二是此时孕育的子女，容易患有癫狂病，也就是精神病。

夏至饮食要记牢

夏至时节的饮食养生有讲究，既要注意饮食卫生，以避免因感染细菌、病毒而诱发肠胃道传染病，又要注意均衡营养，谨记“营养三字经”。

均衡营养

夏至时节，气温高，出汗多，人体内的矿物质与水分会大量流失，再加上此时人体活动增加，就会大量消耗能量，因此，要想健康，就要注意摄入营养，保持营养的两个均衡。

其一，成分均衡。即摄入的膳食营养成分应保持均衡。一般来说，只要不是过于挑食，荤素搭配得当，人体必需的维生素C、蛋白质、碳水化合物，以及钙、镁、锌等矿物质都会被全面而均衡的摄入。

其二，进出均衡。所谓进出均衡，也就是说，在夏至时节饮食养生时，应遵从身体消耗多少热量，就摄入多少热量的原则。之所以这样要求，是因为如果身体消耗热量多，而摄入热量少，就会降低人体机能，而使抵抗力减弱；如果身体消耗热量少，而摄入热量多，就会使体内营养过剩，而使脂肪大量堆积，导致身体肥胖。另外需要注意，在夏至时节，人体活动多，消耗的维生素、蛋白质、矿物质等相会增多，在饮食方面就要多摄入这些消耗量多的营养。

多食碱性食物

夏至时节，人体内新陈代谢旺盛，这就会在体内产生大量酸性废物。正常情况下，人体的pH值应保持在7.35 ~ 7.45。如果人体的pH值长期低于正常值，也就是体内酸性废物长期过量，就容易形成酸性体质，

体质不同，养生也不同(一)

水行人夏至养生要点

精神调养

保持心境平静，以平常心对待一切事物。

起居调养

睡好子午觉，保持适当午睡；避免汗出当风，以防寒湿入侵。

运动调养

可在清晨或傍晚进行低强度运动，避免过度汗出，伤津耗气。

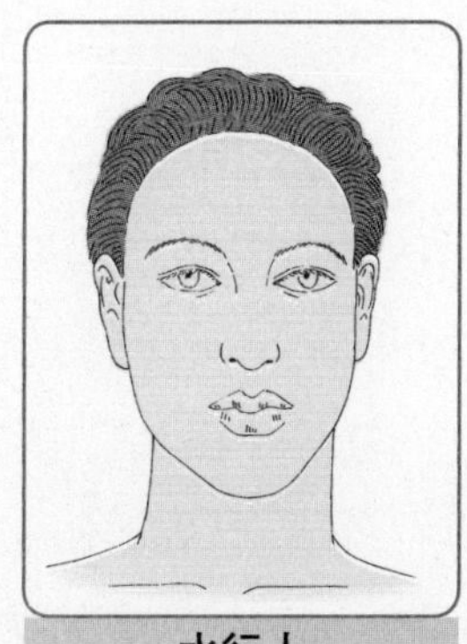
水行人

饮食调养

药膳可选择赤小豆鸡内金荷叶粥：赤小豆30克，鸡内金10克，鲜荷叶1张，春砂仁5克，粳米150克。将鲜荷叶洗净，切碎，连同鸡内金一同放入砂锅，加入清水1000毫升，大火浇沸，小火熬煮20分钟，放入春砂仁后再煮10分钟，去渣取汁。将淘洗干净的粳米、赤小豆放入药汁中，添加适量清水，大火煮沸后以小火熬煮成粥即可。有健脾利湿，清热消暑的功效。

水行人：温养脾胃，忌过食生冷食物

火行人夏至养生要点

饮食调养

茯苓薏苡赤豆粥：茯苓20克，薏苡仁100克，赤小豆50克，粳米100克。将赤小豆、茯苓、薏苡仁洗净。粳米淘洗干净。赤小豆浸泡半天。将赤小豆、薏苡仁与茯苓一起入锅，加适量水，用大火煮沸，再用小火煮至赤小豆酥烂，加白糖少许稍煮即成。有化浊利湿，清热消暑的功效。

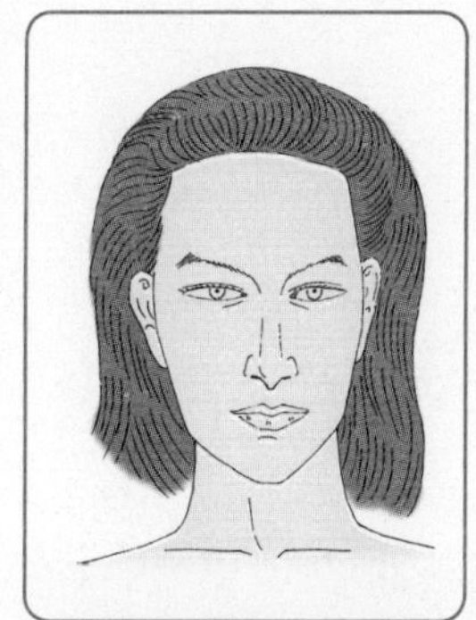
火行人

精神调养

戒怒戒躁，保持心境平静。

起居调养

适当午睡，保证充足的睡眠；避免烈日下暴晒或在高温环境下长时间劳作，以防中暑。

运动调养

避免运动后大汗淋漓，避免运动后立即洗凉水澡，以防寒湿入侵，引起感冒。

火行人：清热消暑，益气生津

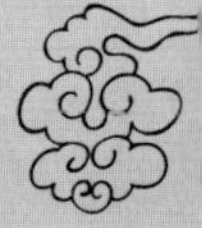

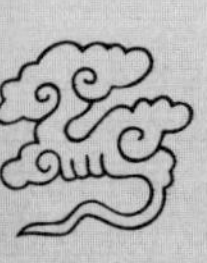

身体也就会呈现亚健康状态，而出现疲倦、抵抗力下降、机体不适、精神不振等问题。如果不能及时纠正这些问题，人们的健康就无法保证，高血压、糖尿病、心脑血管疾病、肥胖、癌症等严重疾病就会前来侵扰。

要纠正酸性体质，消耗夏至时节体内产生的大量酸性废物，在饮食上就应该多食用一些碱性食物，使人体的pH值重新恢复到7.35～7.45，体质呈现健康的弱碱性。

及时补充体内水分

夏至时节，天气炎热，汗液增多，人体就会流失大量水分、盐分，如果不注意及时补充，就会使气血阻滞，而影响脏腑功能的正常发挥。

夏至补水应适量。一般来说，应保持在感觉不口渴，眼睑没有水肿，丰润而有光泽。如果不注意补水量，使饮水过量，就加重肾脏负担，甚至的还会造成水中毒，反而对健康不利。

夏至时节补水可以选择符合卫生标准的矿泉水，它们除了可以及时为人体补充水分外，还可以补充随汗液一起流失的盐分与矿物质，可谓一举多得。

体质不同，养生也不同(二)

精神调养

避免情绪剧烈波动，保持精神愉悦，心境平静。

起居调养

避免烈日下长时间劳作，慎防中暑，同时夜卧贪凉，以防外邪侵袭而引发外感病。

运动调养

宜进行低强度的以伸展运动为主的运动，如八段锦、广播体操等，以微有汗出为度。

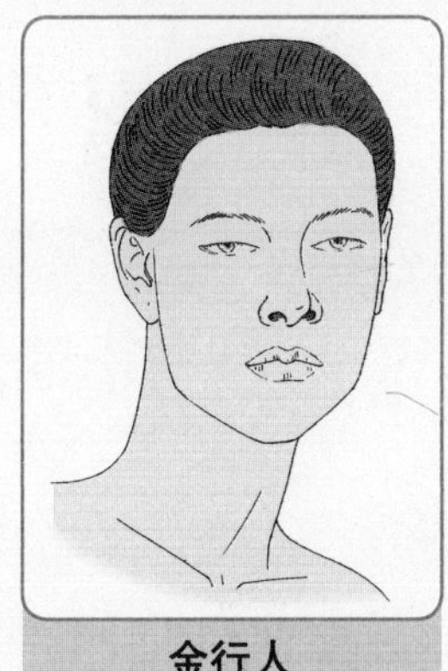

金行人

饮食调养

药膳可选择薏苡仁陈皮粥：薏苡仁50克，玉竹10克，陈皮5克，大枣10枚，粳米200克。将薏苡仁、玉竹、陈皮与淘洗干净的粳米同置于锅内，加适量水，先用大火煮沸，再用小火煨熬，待米烂粥稠即成。有清热祛湿，健脾益气生津的功效。

金行人：清热祛湿消暑

精神调养

多参加钓鱼、唱歌、下棋、赏花等文娱活动，陶冶性情。

起居调养

避免大汗淋漓，以防耗气伤津；睡好子午觉，保持精力充沛。

运动调养

可进行低强度运动，如散步、八段锦等，以不疲倦为度。

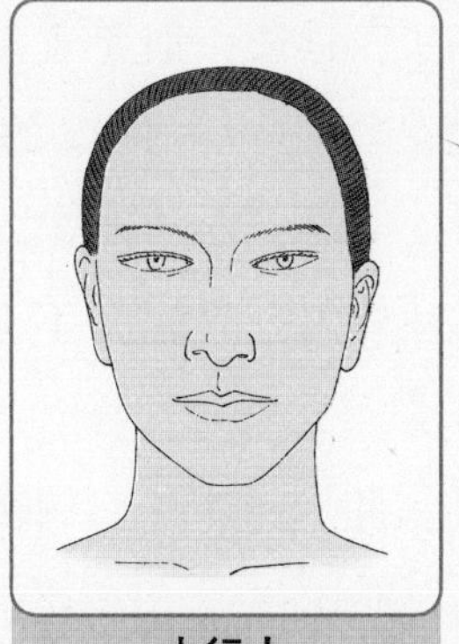

木行人

饮食调养

药膳可选择夏枯草瘦肉汤：夏枯草30克，猪瘦肉120克，法半夏5克，精盐、味精各适量。将夏枯草、法夏洗净，猪瘦肉洗净切块。把全部用料一同放入砂锅，加适量清水，大火煮沸后，再用小火煮1～1.5小时，加精盐、味精，再煮一沸即成。有清肝泻火、消暑利湿的功效。

木行人：钓鱼赏花，怡养性情

精神调养

戒怒戒躁，劳逸结合，以防恼怒伤肝、忧思伤脾。

起居调养

避免夜卧受凉，汗出当风，以防出现感冒、湿疹等疾病；同时保证充足的睡眠，保持精力充沛。

运动调养

避免运动后立即饮冷饮或洗凉水澡，避免损伤脾胃或寒湿入侵而出现感冒、关节疼痛等疾病。

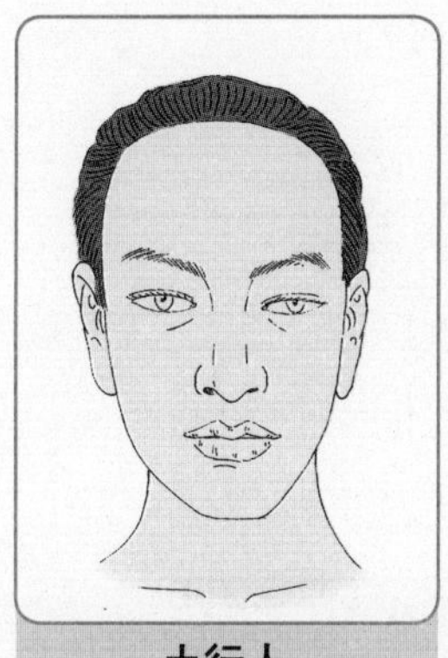

土行人

饮食调养

三豆鳅鱼汤：泥鳅300克，红豆、黑豆各30克，赤小豆15克，绍酒、炮姜各10克，生姜5片。将泥鳅入清水内吐净泥土后去鳃及内脏，洗净。红豆、黑豆、赤小豆洗净备用；炒锅置武火上烧热后入素油，将泥鳅入锅中煎至7分熟盛起。将泥鳅与红豆、黑豆、赤小豆、炮姜、生姜一同放入砂锅，加入适量清水，大火烧沸，小火熬煮2小时，放入绍酒及适量精盐。能清暑祛湿，健脾益肾。

土行人：防暑湿

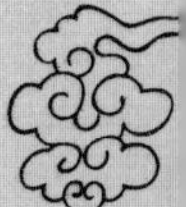

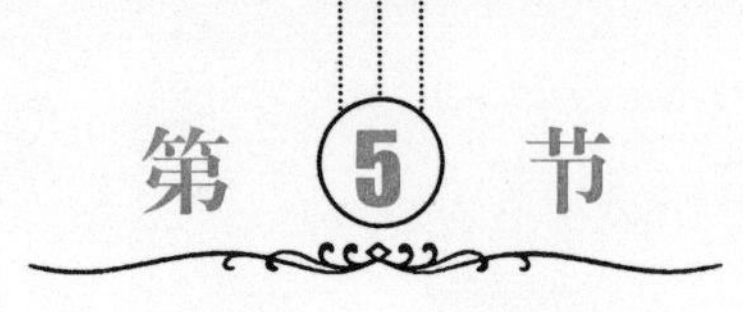

第5节

小 暑

小暑时节，清心除烦度苦夏

小暑，二十四节气中第十一个节气，一般在7月6～8日，即农历的六月上旬。农历书中说：“斗指辛为小暑，斯时天气已热，尚未达淤极点，故名也”。小暑时节虽然天气炎热，但是仍没有到一年之中最热的时候，因此，人们称其为小暑。

小暑的白昼没有夏至时节时长，但是气温却比夏至时要高。之所以会这样，是因为此时节虽然太阳直射地球的位置已由北回归线向南移动，但其直射位置仍处于北半球，此时北半球地表吸收的热量要大于释放的热量。因此，在小暑时节内，气温并不会随着白昼的缩短而降低，反而还会继续上升。

小暑时节，进入了伏旱期，到处是绿树浓阴，在中国，很多地方气温升高，进入盛夏时期，其平均气温已经接近30℃，行走在路上，人们能够时时感觉为到股股热浪扑面而来。小暑时节，不但气温高，而且雷雨多，尤其在中国华北、东北等地区，更是进入了多雨季节。农谚中也说：“大暑小暑，灌死老鼠。”民间还流行着“小暑南风，大暑旱，小暑打雷，大署破圩。”等说法，这是人们通过生活经验总结出的小暑气候变化特点，即小暑时节吹南风，当年会有大旱发生。如果小暑时节白天打雷，当年就会有洪涝灾害。

小暑也分为三候：“一候温风至，二候蟋蟀居壁，三候鹰如鸷。”进入小暑时节，气温升高，人们感受到的风就已经变成热风，尤其是近百年来，随着工业化进展的加快，全球气候变暖，在此时节还经常会出现“干热风”，这与古代的温风还是有一定区别的。接着，在地里的蟋蟀感觉到外界的热气，都跑到屋檐下、树荫处，或其他背阴处乘凉避暑。然后，鹰等凶猛的飞禽哺育的幼鸟飞出巢穴，随着成鹰捕食动物了。

小暑物语

小暑天即农历的六月上旬。时逢小暑天气已热，但还不到最热的时候，所以称小暑。

小暑气候特征

一候

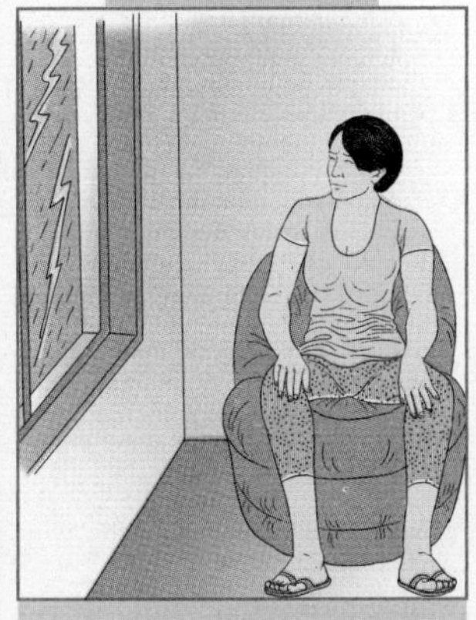

小暑一候，进入小暑时节，气温升高，人们感受到的风就已经变成热风。

二候

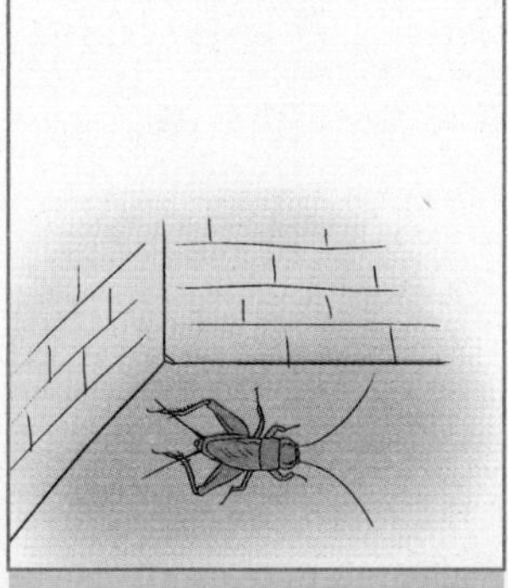

小暑二候，地中的蟋蟀已明显感觉到外界的热气，都跑到树荫处或其他背阴处乘凉避暑。

三候

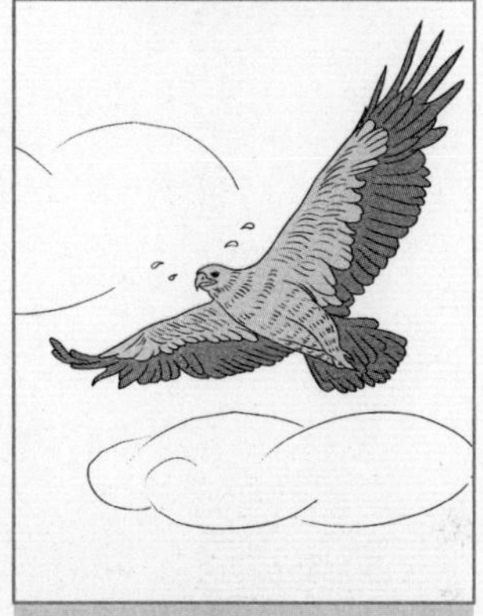

小暑三候，此时一些凶猛的飞禽哺育的幼鸟已经飞出巢穴，随着成鹰捕食了。

祛湿穴位按摩

《扁鹊神应针灸玉龙经》载“痰多须向丰隆泻”，《十四经要穴主治歌》中也有“丰隆祛痰有神功，有形无形痰不同”的记载。可见，丰隆穴早就被公认能健脾、和胃、化痰的穴位。

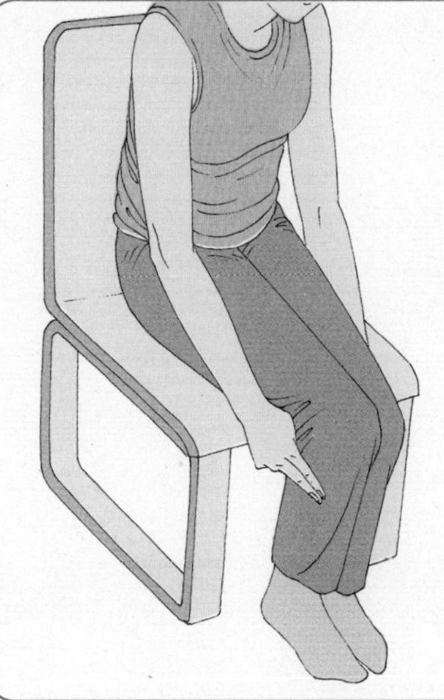

丰隆穴位于人体小腿前外侧，当外踝尖上8寸处。它是足阳明胃经之络穴，别走于足太阴脾经，一直有祛湿化痰的功效，还能调和胃气、补益气血、醒脑安神。每天用大拇指点按丰隆穴，坚持1～3分钟，能够达到疏通经络、健脾化痰的效果。

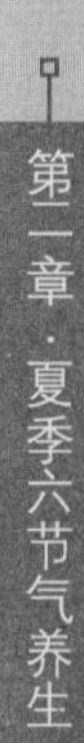

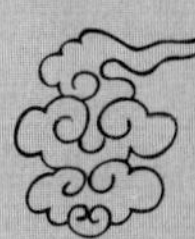

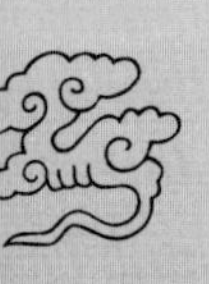

小暑时节，天气炎热，人们极易感觉心神不定、心烦意躁、疲惫无力，针对此时节的气候特点以及身体表现，人们就应该注意自我养护，多进行体育锻炼，以平心静气，保养心气。

小暑温风至，谨防暑湿致水肿

对于小暑时节，民谚有“稻在田里热了笑，人在屋里热了跳”之说，此时大地上没有一丝凉风，就算有风的话，也是夹杂着一股热浪迎面扑来。这样的天气易使寒湿侵袭人体，使人出现浑身无力、脾胃不合、头身困重等症状。有的朋友会问了，大热天的，哪来的寒。就是因为热，才会常常吃冷饮、喝冰水，结果把脾胃的功能弄得不正常了。中医将这称为“夏日伤寒”或湿热病，由此可能引起水肿。

防治水肿，健脾祛湿是关键

水肿又称浮肿，通常多表现为手、足部有轻度凹陷，同时伴有乏力、厌食等症状。中医学认为，水肿是因为湿气阻遏了人体内部的气机，影响体内气的运行，致使脾不能发挥它统管气血水液的功能所致。所以，要改善夏天的水肿现象，首先应让脾强壮起来。

多食健脾祛湿的食物

中医学认为，人体水液代谢失常，体内就会有湿浊生成，而湿浊正是水肿滋生的土壤。要想治疗水肿，重在多食具有祛湿功效的食物，如薏苡仁、冬瓜、黑芝麻、红豆等。在这里，为大家推荐薏苡仁红豆粥。将薏苡仁和红豆加水煮熟后食用，可以利尿、除湿，甚至还可以起到美容的效用，体内湿气重的人应该尝试食用。

在中医看来，薏苡仁性味甘，微寒，有利水消肿、健脾去湿、舒筋除痹、清热排脓等功效，为常用的利水渗湿药。红豆性平，味甘酸，有健脾止泻，利水消肿的功效，适用于各类型水肿之人。常食此粥，不仅能祛湿，还能补心，而且不会造成肠胃任何负担，对中老年肥胖者来说，是祛水肿，减肥的最佳选择。但是值得注意的是，这两种食物都是利尿的，因此不适宜尿多的人群。

小暑时节，寒热转化

小暑时节，不可以冷抗热，以热抗热利健康

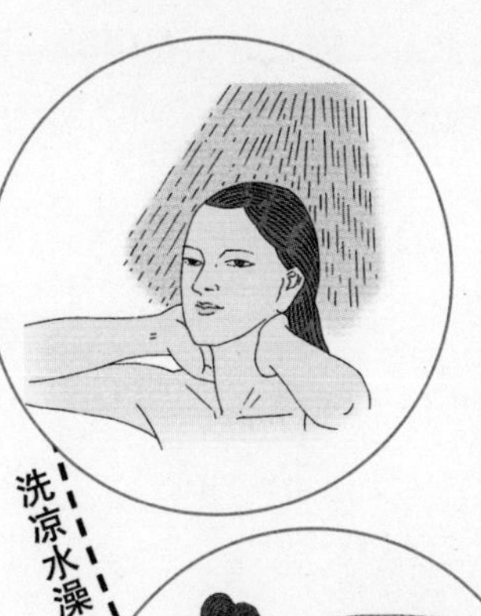

在酷热的夏季，经常大汗淋漓。而有很多人贪凉心切，猛吃冷饮、冷食，夏夜洗凉水澡，甚至盖着棉被吹空调等。殊不知，这种不可取的贪凉行为并不能真正凉快，而且还极易致病。

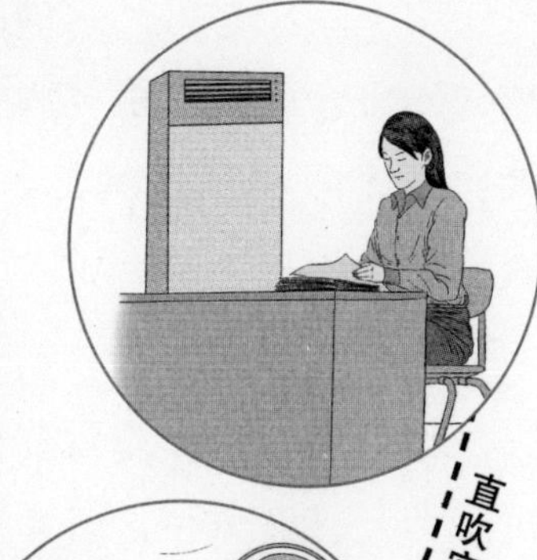

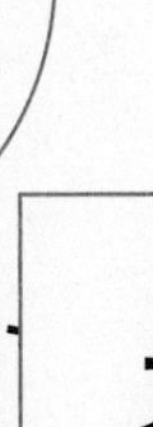

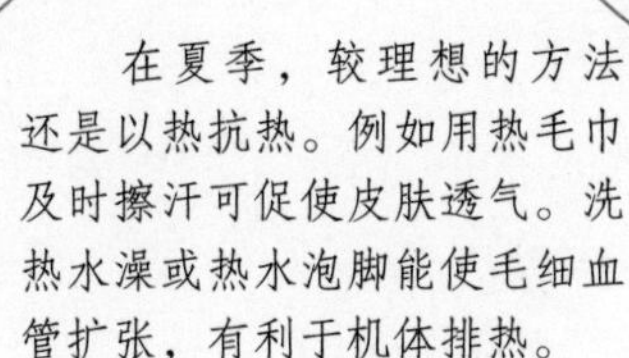

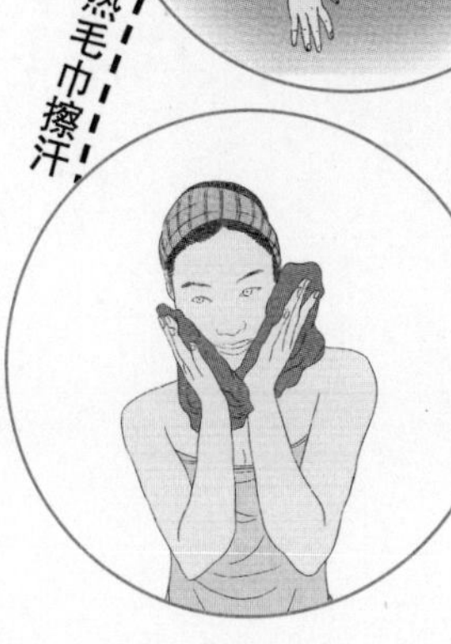

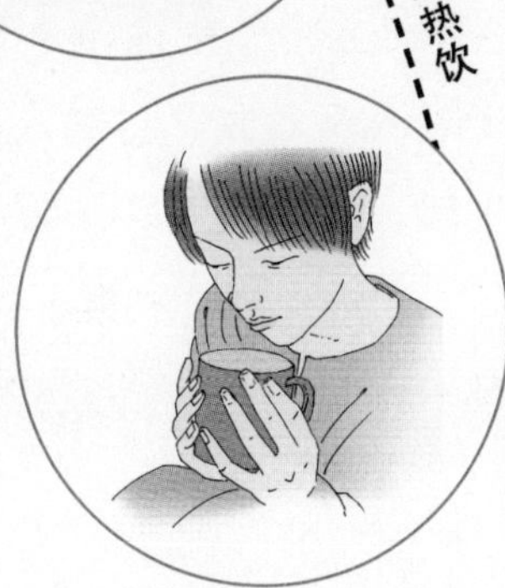

在夏季，较理想的方法还是以热抗热。例如用热毛巾及时擦汗可促使皮肤透气。洗热水澡或热水泡脚能使毛细血管扩张，有利于机体排热。

另外，加强耐热锻炼，提高体温调节功能，热适应能力增强，不但可增强体质，还可有效地防止中暑和其他热症发生。

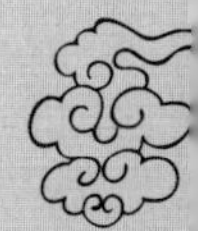

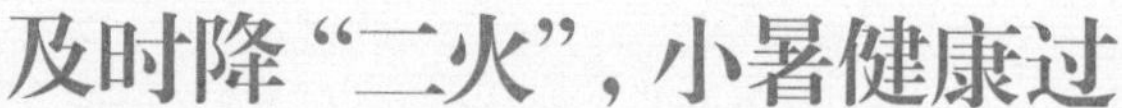

及时降“二火”，小暑健康过

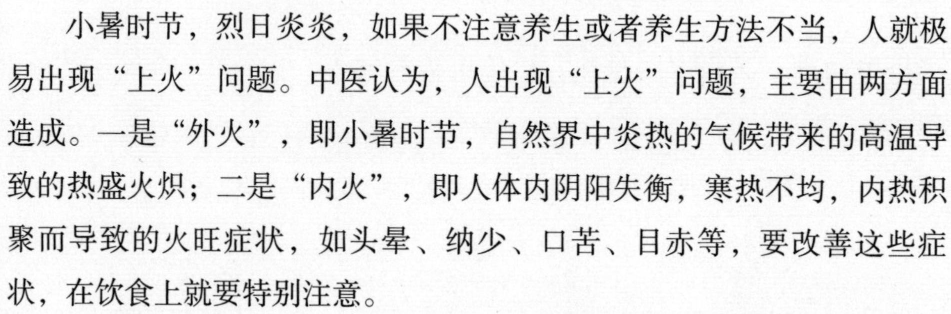

小暑时节，烈日炎炎，如果不注意养生或者养生方法不当，人就极易出现“上火”问题。中医认为，人出现“上火”问题，主要由两方面造成。一是“外火”，即小暑时节，自然界中炎热的气候带来的高温导致的热盛火炽；二是“内火”，即人体内阴阳失衡，寒热不均，内热积聚而导致的火旺症状，如头晕、纳少、口苦、目赤等，要改善这些症状，在饮食上就要特别注意。

“内火”旺盛的人，一要多喝水，以清热降火，顺畅气血运行。二要多吃瓜果，以补充营养，抗炎消暑，清热除湿。三是平衡情志，使心情舒畅，心态平和，俗话说的“心静自然凉”就是这个意思。下面是小暑时节，民间常食用的三个食谱，供大家参考。

素炒豆皮

材料：豆皮2张，植物油适量，食盐、葱、味精等适量。

做法：1.将豆皮清洗干净后，切成丝，备用。2.将葱洗净后切成丝。3.将油锅置于火中，烧至6成热时，下入葱丝，炒出香味后，放入豆皮丝，大火翻炒，然后加入食盐，继续爆炒数分钟后，加入味精，淋上香油，装盘即可。

功效：补虚，止汗。适合多汗、自汗、盗汗者食用。

蚕豆炖牛肉

材料：鲜蚕豆或水发蚕豆120克，瘦牛肉250克，食盐适量，味精、香油适量。

做法：1.将牛肉洗净切成小块，放入开水锅中氽一下，变色后捞出控水。2.将砂锅内倒入适量的水，大火加热后，放入控好水的牛肉，大火煮沸至六成熟时加入蚕豆，再开锅后，转为中火，加入食盐，煨炖至牛肉、蚕豆熟透后，加入味精，淋入香油，出锅装盘即可。

功效：健脾利湿，补虚强体，利水消肿。适合肾炎、尿频尿少等患者食用。

小暑时节要及时降“二火”

小暑时节，烈日炎炎，如果不注意养生或者养生方法不当，人就极易出现“上火”问题。

小暑时节降外火

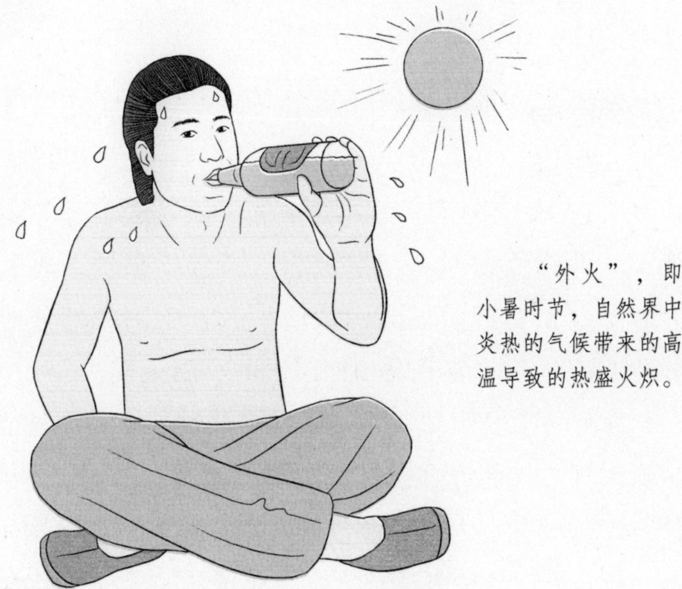

“外火”，即小暑时节，自然界中炎热的气候带来的高温导致的热盛火炽。

小暑时节降内火

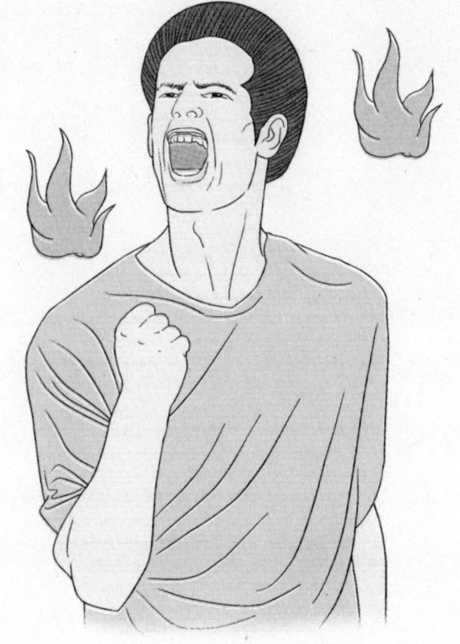

“内火”旺盛的人，一要多喝水，以清热降火，顺畅气血运行。二要多吃瓜果，以补充营养，抗炎消暑，清热除湿。三是平衡情志，使心情舒畅，心态平和。

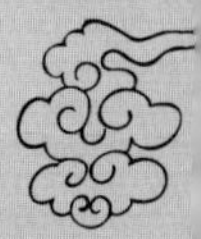

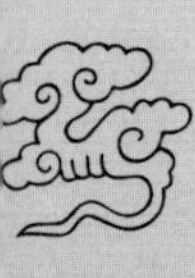

第6节

大暑

大暑时节，远离湿热，远离三伏中暑日

大暑，是夏季里最后一个节气，也是一年之中气候最热的节气。《管子》中说："大暑至，万物荣华。"民谚也说："三伏之中无酷热，五谷田禾不多结，此时若不见灾危，这主三冬多雨雪。"农历书中说："斗指丙为大暑，斯时天气甚烈于小暑，故名曰大暑。"可见大暑时节，正是三伏里的中伏前后，在中国大部分地区，气温极高，有的地方甚至经常会出现40℃以上的高温天气。

大暑时节，骄阳似火，地表热气腾腾，人们会感觉酷热难耐。即使是阴雨天气，人们也多会感觉闷热。此时人们为了缓解暑热，便会想出各种方法，如在室内开空调，开风扇，在室外会扇扇子，将湿毛巾搭于头上、身上等，虽然方法很多，但是炎热的感觉仍很难消除。

大暑也分为三候："一候腐草化萤，二候土润溽暑，三候大雨时行。"进入大暑后，天气炎热，雷阵雨多发，在田间地头，能够看到许多萤火虫飞来飞去地寻觅食物。接着，喜水性的植物开始快速生长。然后是天气多变，经常会出现雷阵雨。

大暑时节，天气炎热，降雨量多，此时暑湿之气极易侵袭人体，使心气消耗过巨，而诱发疰夏、中暑等病症。此外，因大暑时节正是一年当中平均气温最高，阳气最盛的时节，此时治疗冬季时易发作的慢性疾病，效果相当不错。因为大暑时节阳热下降，水汽升腾，湿气过重，所以人们极易受湿邪侵扰，而阻滞气机，损伤阳气，要改善这种状况，就应当多注意食用一些能够清热解暑的食疗药膳，如药粥等。被人尊称为"医中之圣"的明代医药学家李时珍就极为推崇药粥养生，他说："每日起食粥一大碗，空腹虚，谷气便作，所补不细，又极柔腻，与肠胃相得，最为饮食之妙也。"

大暑物语

大暑是一年中最热的时节，为夏季最后的一个节气。夏季暑气逼人，心气易亏耗。加之酷暑又多雨，则暑湿之邪更易乘虚而入。

大暑气候特征

一候腐草为萤

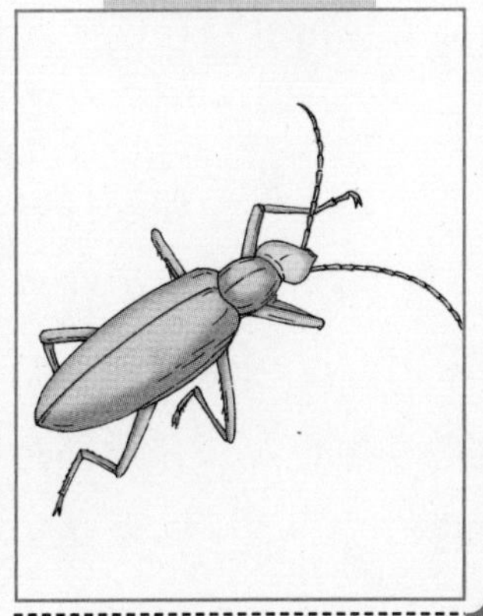

萤火虫分为两种，一种水生，一种陆生。而陆生的萤火虫一般在枯草上产卵，大暑时节，萤火虫卵化而出，因此在古人看来，这些萤火虫是腐草变成的。

二候土润溽暑

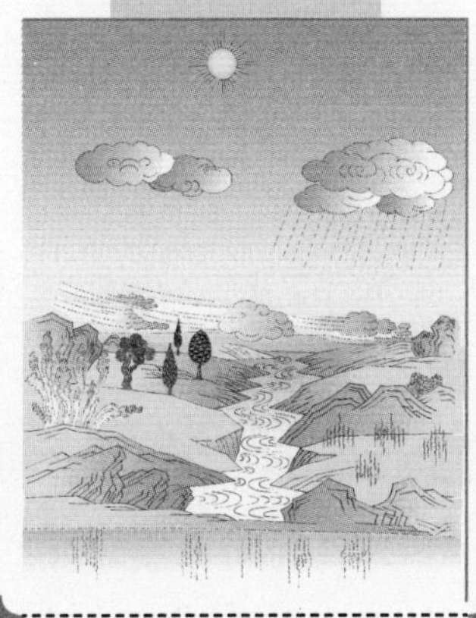

天气开始变得闷热，土地也很潮湿。

三候大雨时行

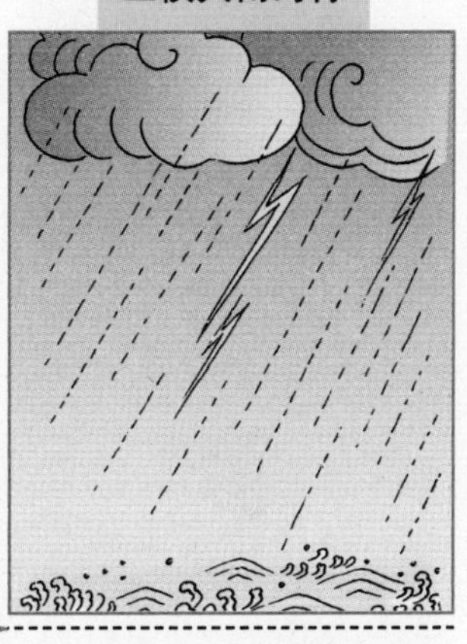

时常有大的雷雨会出现，这时大雨使暑湿减弱，天气开始向立秋过渡。

中医解读中暑

中医解读“中暑”

中暑，又称“伤暑”，有阴、阳之分，“阳暑”是由暑气酷热所造成，主要症状有发热、浑身困重、出虚汗、腹泻头晕甚至昏厥、抽搐等。所谓“暑气”，其实是一种火热之气，体现在人体上称“壮火食气”，若心火过旺则克肺金，通俗地说，就是高温“吃”掉了我们的力气，这个时候如果不及时治疗，便会出现全身明显乏力、头晕、心悸、胸闷、口渴、恶心等症状。而“阴暑”，中医学有：“静而得之”、“避暑乘凉得之”的论述。意思就是“阴暑”是过于避热贪凉引起的。这种中暑的主要症状有腹痛腹泻、全身酸痛、恶心、高热等。

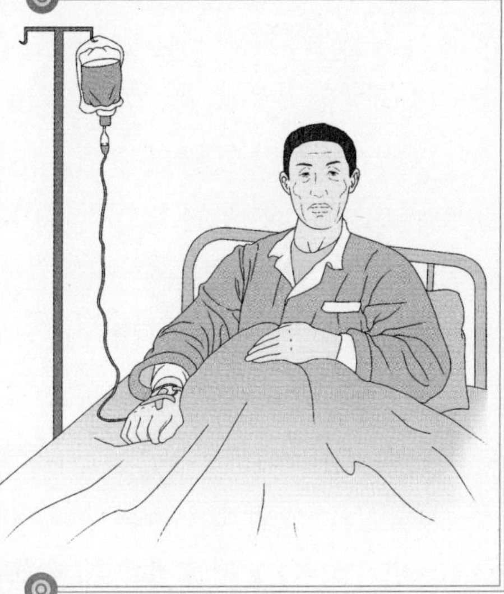

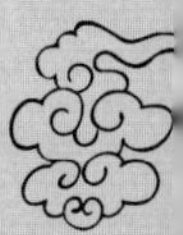

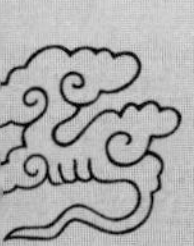

日日高热防暑气，冬季寒病夏天治

注意防暑气

大暑，正处于盛夏之时，此时自然界中阳热下降，水气升腾，空气中湿气较重，在此时节，湿邪之气极易入侵人体，损耗心气，而诱发暑湿之疾，出现诸如中暑等症状。在大暑时节，当人们感觉全身无力、头昏、胸闷、心悸、恶心、口渴、大量出汗时，基本可以确定有中暑迹象，此时应及时到背阴通风处休息，并喝一些淡盐开水以及绿豆汤、西瓜汁、酸梅汤等饮品，这样可以有效缓解中暑症状，减轻中暑危害。

除此之外，在大暑时节，人们还应做好中暑的预防工作。如安排好工作时间，劳逸有度地展开工作；尽量少在烈日下暴晒，如果必须在烈日下工作，要避开中午时气温最高的时间；保持室内温度相对较低；保证充足的睡眠；饮食要营养、清洁、卫生。更讲究一些的人，在大暑时节，可以经常服用一些能够芳香化浊、清解湿热的药膳，如用炒麦芽30克，飞滑石30克，佩兰叶10克，鲜藿香叶10克，甘草3克，水煎后代茶饮；也可以在进入大暑后，服用仁丹、十滴水等防暑解暑气的药品。

冬病夏天治

大暑时节是全年中平均气温最高，阳热最旺盛的时节，中医认为，此时治疗那些冬季里因受寒气而发作的慢性疾病，效果相当好。因此，自古以来，中医就讲究冬病夏治，将诸如肺气肿、风湿痹证、慢性支气管炎、支气管哮喘等阳虚疾病，在炎炎夏日，尤其是大暑时节进行治疗，以获得较大的改善，甚至得以根治。

以患有慢性支气管炎为例，在大暑时节，人们可以内服外用并举来进行治疗。内服：金匮肾气丸、左归丸等药品，这些药品可以温肾壮阳，补充体内阳气，从根本上治疗慢性支气管炎。此类丸药应每日二次，每次一丸，连续服用一个月。外敷：白介子20克、元胡15克、细辛12克、甘遂10克，同研细末后，用姜汁调成糊状，分成6份。每次敷用时，取一份摊于直径约为5厘米的油纸或塑料薄膜上，将其轻贴于后背处的肺俞穴、心俞穴、膈俞穴，或者贴于身体两侧的肺俞穴、百劳穴、膏肓穴，并将其用胶布固定住。一般来说，外敷药需要4～6个小时。当然也有例外，如果感觉

冬病夏治正当时，穴位敷贴治咳喘

“冬病夏治”疗法是我国传统中医药疗法中的特色疗法，它是根据在《素问·四气调神大论》中记载“夫四时阴阳者，万物之根本也”。所以圣人春夏养阳，秋冬养阴，以从其根，故万物沉浮于生长之门。

三伏贴使用方法（呼吸系统）

① 清洁皮肤，局部穴位常规消毒，把药贴在大杼、肺俞、心俞双侧共六个穴位（见下图）。

② 在农历三伏天的头伏、二伏、三伏敷贴，每次4~8小时。

③ 根据“天人合一”的理论，每伏的第一天阳气最旺，是最佳贴敷时机。

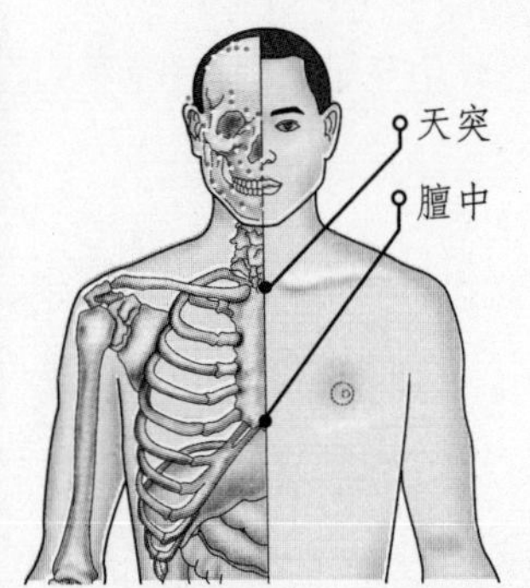

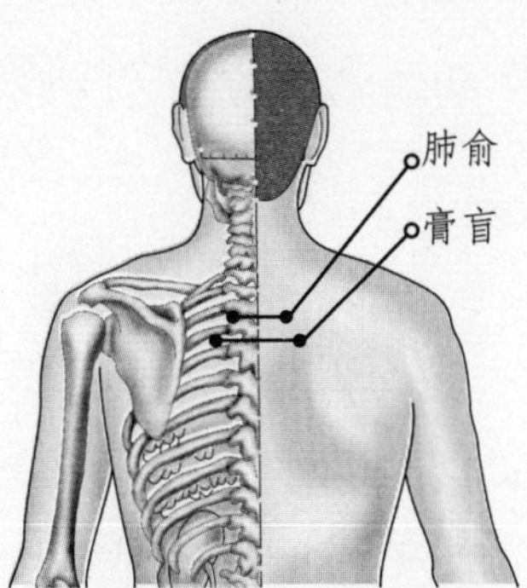

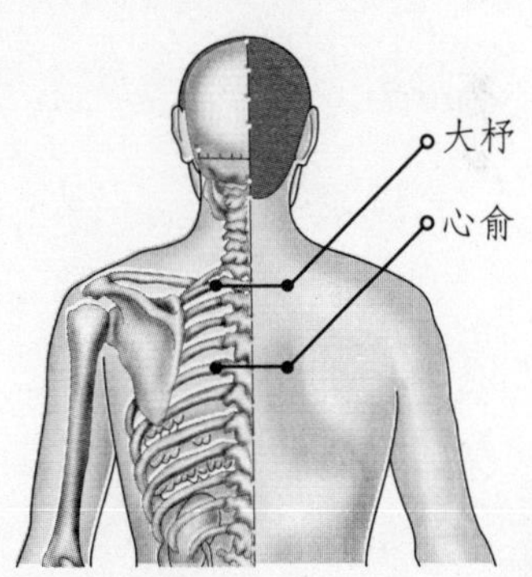

三伏贴注意事项

① 穴位贴敷治疗时，选择在环境温度较适宜的室内休息，以免影响药物固定从而疗效不佳。

② 敷贴当天，不要进食生冷、海鲜、鱼虾或辛辣刺激的食品及冷饮，以免受凉。

③ 穴位敷贴部位，皮肤起疱后治疗效果往往更好。但如果灼热刺痛明显，需缩短贴敷时间，及时取下贴敷药物。

④ 忌过量运动以免汗出过多，导致气阴两伤。

敷药处有灼痛感，也可以提前将其揭下，如果只是感觉局部微痒，或者敷药处有温热舒适感，可以适当延长敷药的时间。要注意：外敷药在每个伏天贴一次，即初伏一次，中伏一次，末伏再贴一次，每年三次，连续贴三年，效果才最佳。通过这样内外结合的方式治疗冬季常发作的慢性疾病，可以较为有效地根除病患，或者大大缓解痛苦。

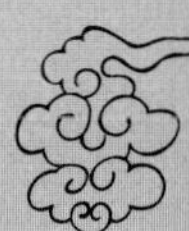

为避宫寒祸害，切记夏天勿贪凉

炎热的夏季，很多爱美的女性衣着单薄，时刻展露着肌肤、美腿、玉臂、香肩。不仅如此，她们还爱吃一些冷饮，像冰激凌、冰镇的汽水、冰镇啤酒，甚至冰镇西瓜等。特别是在运动过后，大汗淋漓，蔬菜、水果全都扔到冰块里给“冰一冰、凉一凉”，然后入口，体会一种透心凉的惬意。但是，也许你的一时痛快，会给子宫健康造成不良后果。

子宫最怕寒凉

对于女性来说，子宫不仅是月经的“温床”，还是孕育宝宝的地方。传统养生学认为，女性体质属阴，不宜贪凉。如果夏季常吃寒凉、生冷食物，容易消耗阳气，导致寒邪内生。当统管子宫的经络内寒气阻滞经脉，气血运行不畅受阻就会凝结，出现经血颜色黯黑、白带色白清稀且带有腥味等症状。宫寒还会造成部分女性朋友不孕不育。

温暖子宫，从细节做起

俗话说 “夏伤于暑，秋必痎疟”。如果盛夏之时贪凉取快，不避风寒，过食西瓜、绿豆等寒性食物，不仅会严重损伤脾胃，导致消化不良、食欲缺乏等症状，还会损害子宫健康，为自己埋下健康隐患。

驱除子宫偏重的寒气，最简单的办法是喝红糖姜茶。生姜具有极强的发汗解表效果，发出的汗不但可以把体内的病毒赶出，也会连寒气一起带走，所有由寒邪导致的一系列不适症状也就消失了。如果放在餐前喝的话，不仅能主动化解所吃食物的寒气，也有助于缓解痛经等症状。

民间有“冬暖脊背夏暖肚”之说，目的就是不要让腹部着凉。毕竟腹部的表皮最薄，皮下没有脂肪组织，但有丰富的神经末梢和神经丛，对外部刺激敏感，一旦不注意腹部保暖，就会使子宫也容易受寒。

温馨提醒

有些女性在夏天时比较耐热，很少口渴，脸色也看上去比一般人苍白，她们大多属于偏寒的体质。这种体质的形成除遗传因素外，与居住环境潮湿寒冷、好吃寒凉食物、过度劳累等后天因素脱不了关系。这样的人，更容易出现宫寒的症状。

大暑时节气血旺盛，易中暑

夏季主阳，为阳盛之极。此时若大量出汗津液外泄。大暑节气气候炎热，酷暑多雨，暑湿之气容易乘虚而入，心气易亏耗，尤其老年人、儿童、体虚气弱者难以承受高温天气，极易中暑。

心态平和，运动适量防中暑

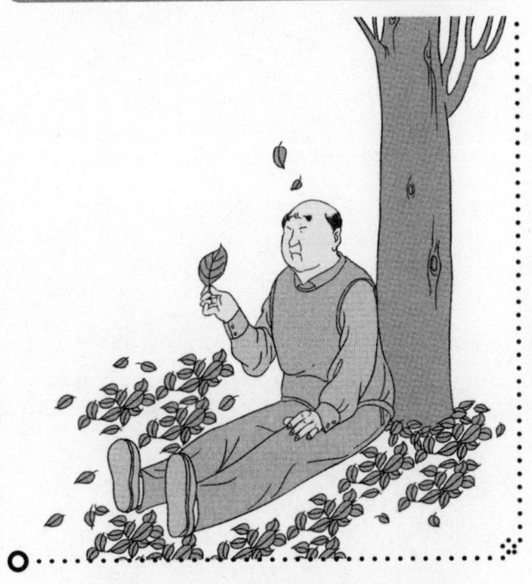

大暑时节防中暑

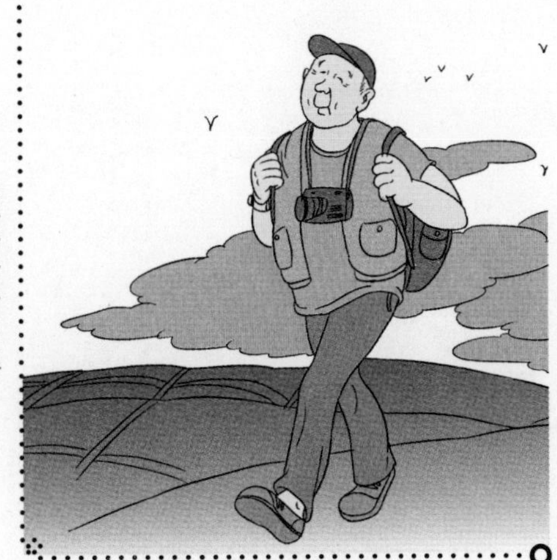

大暑时节高温酷热，人们易动“肝火”，导致心烦意乱、无精打采、思维紊乱。养生宜保持心态清静，天气越热，心越要静，以免不良刺激。

大暑时节，根据人的身体素质不同，则所选择的运动也不一样。如适宜老年运动的项目有太极，慢跑等。中年人的运动有爬山、游泳、快走等。

揉掐穴位防中暑

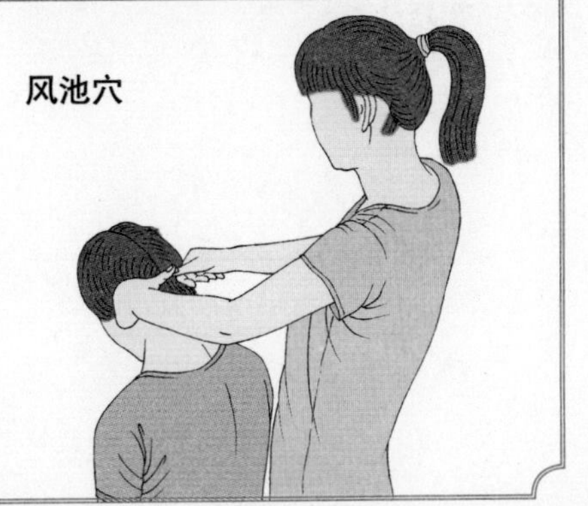

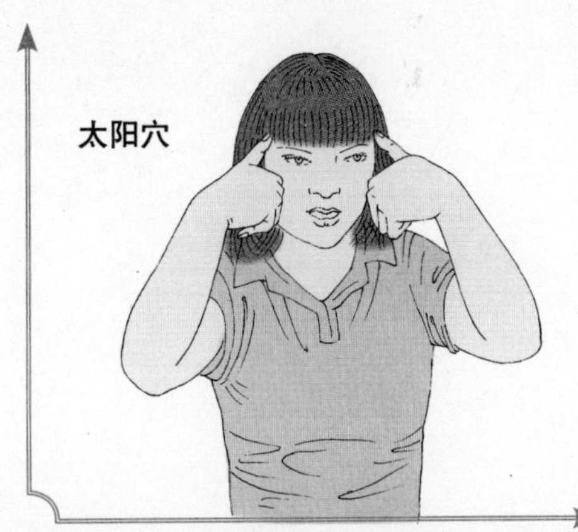

揉按风池穴和太阳穴，能让人忘却夏日的炎热，起到治疗中暑的效果。

风池穴，位于颈项后枕骨下，大筋外侧凹陷处。将双手拇指指尖放在同侧风池穴上，其余四指附在头部两侧，适当用力揉掐0.5～1分钟。此法有疏风清热，开窍镇痛的效果。

太阳穴，位于两眉梢与外眼角之间，向后约1寸凹陷处。将双手拇指指腹放在同侧太阳穴上，其余四指附于头部，适当用力按揉0.5～1分钟。此法有通络止痛，清热除烦的效果。

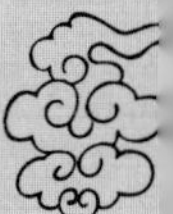

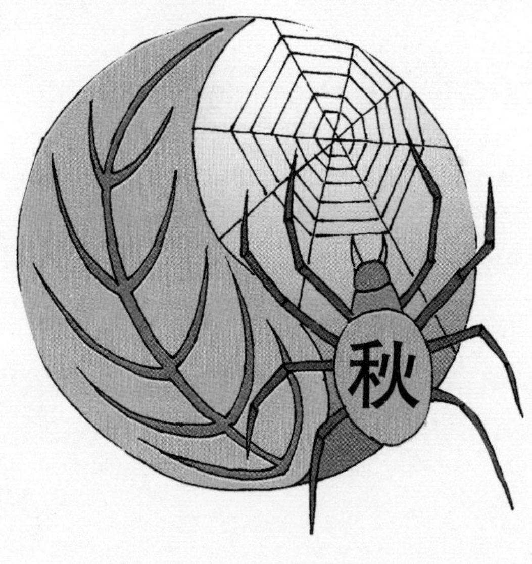
秋

第三章

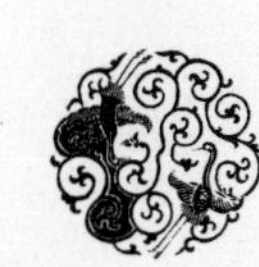

秋季六节气养生

“秋者阴气始下，故万物收。”意思是说秋天阳气渐收，而阴气逐渐强大起来；万物成熟，到了收获之季。从气候特点来看，秋季“由热转寒”即“阳消阴长”的过渡阶段。人体的生理活动，随“夏长”到“秋收”而相应发生改变。正如《黄帝内经》里所说：“秋冬养阴。”所谓秋冬养阴，是指在秋冬养收气、养藏气，以适应自然界阴气的规律，从而为来年阳气生发打基础。

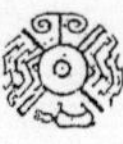

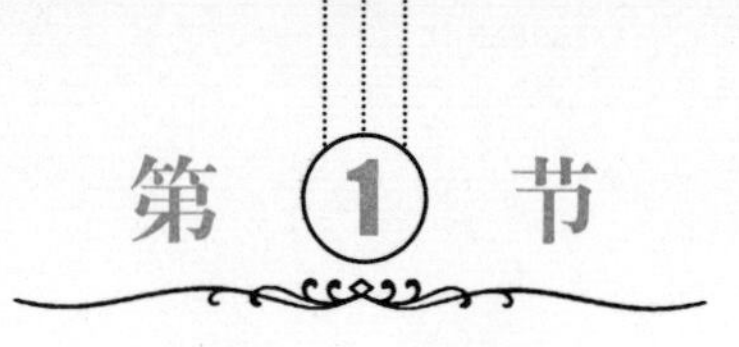

第1节 立 秋

立秋时节，益肺生津顺秋气

每年的8月7日或8日为立秋，也就是农历七月上旬，此时的太阳黄经为135度。从这一天开始，秋高气爽，月明风清，气温也由热逐渐降温。“立”为开始之意，“秋”为庄稼成熟的季节。正如农历书曰：“斗指西南维为立秋，阴意出地始杀万物，按秋训示，谷熟也。”

立秋表示暑去凉来，秋天到了之意。如谚语所说，“立秋之日凉风至”，但从气候特征来看，随进入秋季，但由于盛夏余热未消，秋阳肆虐，尤其在立秋前后，许多地区天气仍很炎热，故有“秋老虎”之称。据气象资料表明，这种炎热的天气，一般要延续到九月的中下旬，天气才能够真正地凉爽起来。

立秋后，阳气渐收，阴气渐长，也就是气候由阳盛逐渐转变为阴盛的时期，因此秋季养生原则为，除了保持愉悦的精神情志，还要注意饮食起居，同时要结合运动锻炼。中医认为，立秋到秋分之间，属于“入地户”，气化由阳入阴，天气慢慢转凉，热渐退，昼渐短、夜渐长，气温由热变凉，大地逐渐转为收藏。所以，进入立秋后，要以养阳为重点。

在进行饮食调养中，要益肺气滋肾阴，养肝血润肠燥为要点。多食滋阴润燥的食物，如芝麻、燕窝、藕、菠菜、银耳、甘蔗、梨等。同时还要注意少辛增酸。为什么呢？因为在初秋时节，仍然为湿热交蒸，以致脾胃内虚，免疫力下降，这时多食些温补食物，尤其是大米或糯米，对健脾胃、补中气有很好的作用。加上辛味入肺，肺气过盛则会损伤肝的功能，这就是秋天增酸的原因。

立秋物语

立秋在每年的8月7日或8日，即农历7月上旬，这时太阳黄经为135°。从这一天开始，天高气爽，月明风清，气温由热逐渐下降。

立秋气候特征

一候凉风至

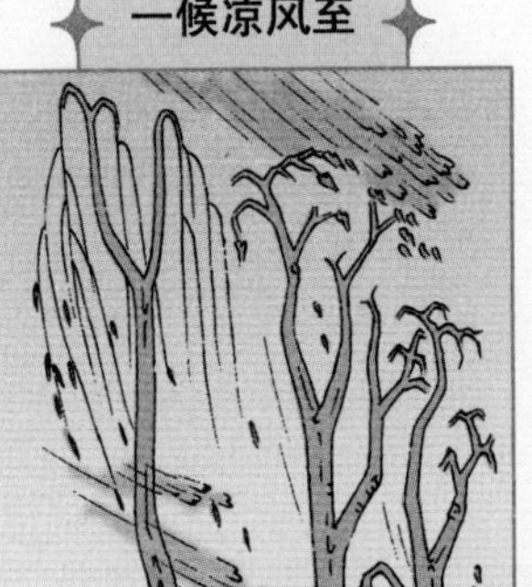

立秋一候，天气已经转凉，开始刮偏北风，凉风拂面，有一种清爽宜人的感觉，因此有“一候凉风至”之说。

二候白露生

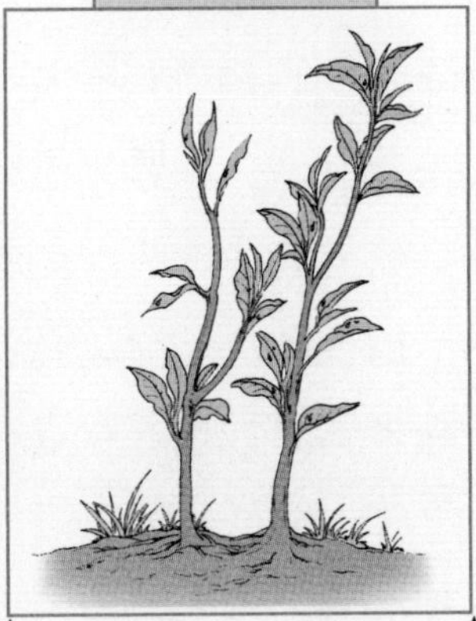

立秋二候，白天日照仍较强烈，与夜晚的凉风刮来形成一定的昼夜温差，空气中的水蒸气清晨在庄稼及室外器物上凝结成了一颗颗晶莹的露珠，也是人们常说的霜降。

三候寒蝉鸣

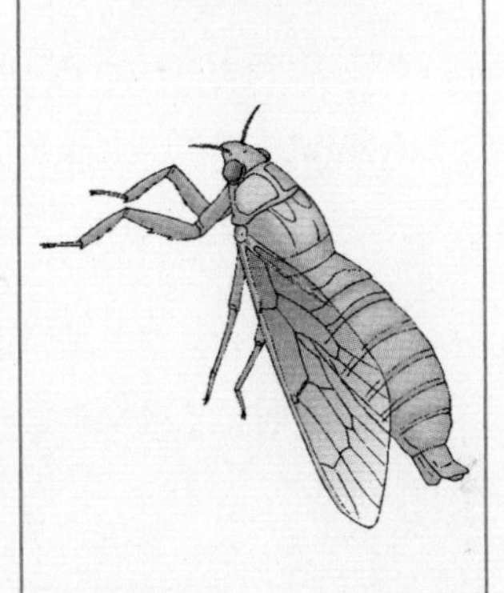

立秋三候，温度适宜，蝉的食物也很充足，微风吹动着树枝，它们在鸣叫得如此惬意，似乎在宣告炎热的夏天过去了。

秋季饮食：益肺气滋肾阴

在进行饮食调养中，要益肺气滋肾阴，养肝血润肠燥为要点。多食滋阴润燥的食物，如芝麻、燕窝、藕、菠菜、银耳、甘蔗、梨等。

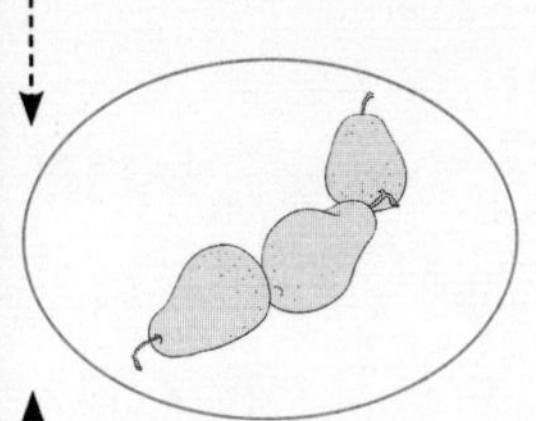

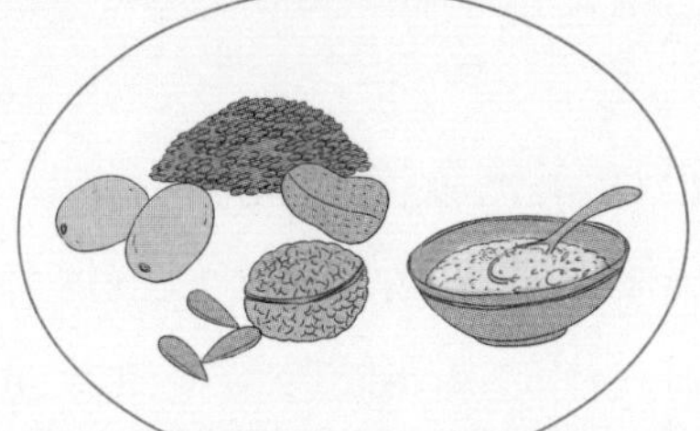

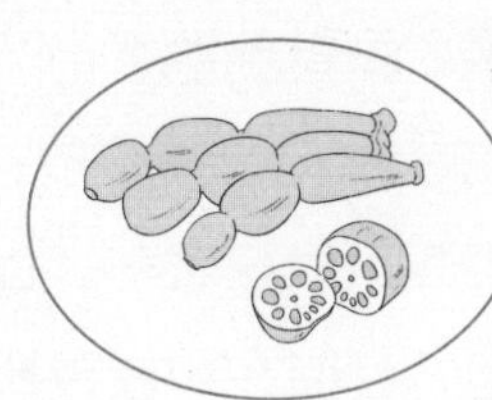

注意少辛增酸。因为在初秋时节，仍然为湿热交蒸，以致脾胃内虚，免疫力下降，这时多食些温补食物，尤其是大米或糯米，对健脾胃、补中气有很好的作用。加上辛味入肺，肺气过盛则会损伤肝的功能，这就是秋天增酸的原因。

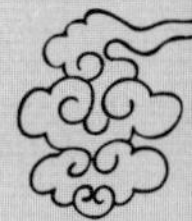

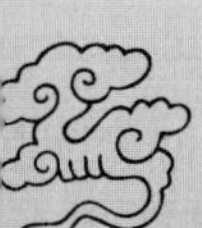

立秋养生养收之道

立秋是进入秋季的初始，《管子》载："秋者阴气始下，故万物收。"在秋季养生中，《素问·四气调神大论》载："夫四时阴阳者，万物之根本也，所以圣人春夏养阳，秋冬养阴，以从其根，故与万物沉浮于生长之门，逆其根则伐其本，坏其真矣。"以上所述正是古人对四时调摄的宗旨，也告诫人们，顺应四时养生就要明白春生、夏长、秋收、冬藏的自然规律。要想身体健康，延年益寿就要遵循自然的变化规律。而自然界的变化过程也是循序渐进的过程。立秋为二十四节气中的第十三个交接节气，其气候由热转凉。也就是阳气渐收，阴气渐长，由阳盛逐渐转变为阴盛的时期，是万物成熟收获的季节，也是人体阴阳代谢出现阳消阴长的过渡时期。因此秋季养生，凡精神情志、饮食起居皆以养收为原则，具体地讲，将事物属性按五行进行分类及归纳：如自然界中的五音、五味、五色、五化、五气、五方、五季。人体中的五脏、六腑、五官、五种形体、五种情志、五声。由此可见，秋内应于肺，肺在志为悲（忧），悲忧易伤肺，肺气虚则机体对不良刺激的耐受性下降，易生悲忧之情绪，所以在进行自我调养时切不可背离自然规律，循其古人之纲要"使志安宁，以缓秋刑，收敛神气，使秋气平；无外其志，使肺气清，此秋气之应，养收之道也"。

精神调养

保持内心宁静，神志安宁，心情愉悦，不要悲叹伤感，如果遇到不顺心或难过的事情，也要及时调整心态，予以排解，以避秋天的肃杀之气，使神气得到收敛，从而顺应秋天容平之气。

起居调养

进入立秋季节，此时正值秋高气爽，人们应"早卧早起，与鸡具兴"。尽量做到"以顺阳气收敛而早卧，以舒展肺气而早起"。早卧早起的目的在于收敛阴阳，同时又要防收敛之气太过。立秋乃初秋之季，暑热未尽，因而着衣不宜太多，否则会影响机体对气候转冷的适应能力，易受凉感冒。

秋季饮食起居

秋季养肺重在养阴

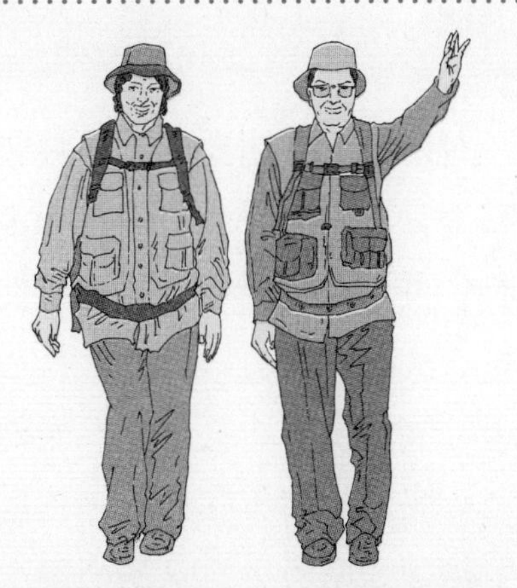

养肺首先要心情舒畅，切忌悲忧伤感，同时还应收敛神气，以适应秋天的万物萧条。通俗地说，心平气和是养肺的最好方法。

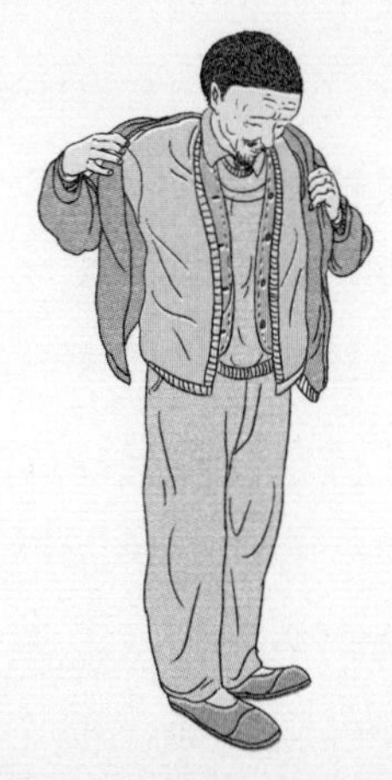

进入深秋以后，天气变化无常，因而着衣要随天气变化而增减，否则会影响机体对气候转冷的适应能力，易受凉感冒。

立秋养肺食谱

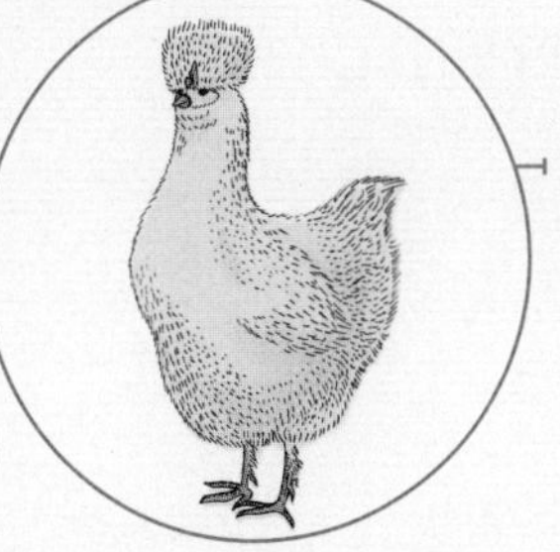

冬笋煲乌鸡

【原料】西洋参10克，乌骨鸡1只，冬笋150克，料酒、葱、姜、盐、鲜汤各适量。

【制作】将乌骨鸡洗净剁块，用料酒腌15分钟，用沸水烫去血污；西洋参用温水泡软切片；葱、生姜洗净拍松；将冬笋切花叶形。将乌鸡块、冬笋片、料酒、盐、葱、生姜、西洋参、鲜汤入压力锅，上火烧沸后10分钟取出，放入容器中，并倒入适量鲜汤，再蒸10分钟即可。

【功效】固精安神。

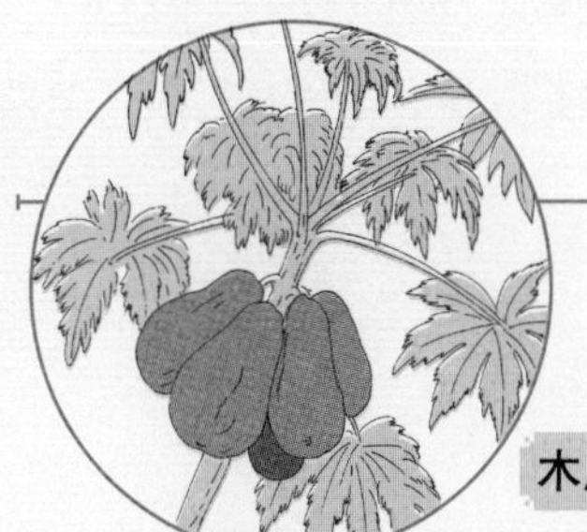

木瓜花生排骨汤

【原料】鲜木瓜半个（250克），鲜猪排250克，花生仁50克，姜1片，盐适量。

【制作】将鲜木瓜洗净去皮除核，切成粗块备用；花生仁用清水洗净杂质，鲜猪排以清水洗净血污，剁成粗块，并用盐拌匀。然后将上述汤料同时放进汤煲内，加适量清水，先用大火，后用水火煲煮，煮至花生仁熟透变软。

【功效】清暑解热，滋润皮肤，润肠通便。

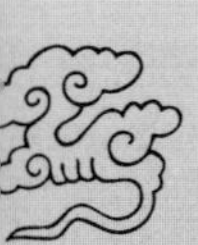

立秋防“燥”要对症

立秋之时的饮食应滋阴润肺为重点，而防“燥”为滋阴润肺之首要问题。因为此时天气由热逐渐转凉，导致空气中的水分减少，易出现“秋燥”。根据气候特点及其症状，秋燥可有“温燥”、“凉燥”之分。

温燥多发于初秋时节，即“秋老虎”时期。此时期发病症状大多为发热、微恶寒，头痛头胀，干咳无痰，咽干，口渴。发病者可服用银翘解毒片。如果咳嗽较重、大便坚涩不畅者，可用食疗来调养效果较佳，患者可食用百合粥或百合银耳羹。

凉燥一般发生在深秋。此时气候干燥，天气转凉，易导致发生的病征为恶寒、不发热，或微恶寒、身微热，头痛无汗、鼻塞鼻干，咳嗽少痰。患者可服用参苏理肺丸。皮肤脱屑、瘙痒为主者，可食用胡萝卜粥或当归生姜羊肉汤进行调养。

如果由于秋燥而伤及胃肠者，则病症为心热烦渴，不思饮食、大便干结等。对于体弱者或老年人，对这种气候变化会有所不适应，从而导致免疫力下降。而寄生在人体呼吸道的病毒和细菌也会乘机繁殖并活跃起来，进而易发生感冒、气管炎、扁桃体炎等疾病，所以，要对“秋燥”引起足够重视，从而预防、减少疾病的发生。

立秋胃口开，食补要讲究

入秋后气候开始干燥，人们常常会出现口干、唇干、鼻干、咽干、大便干结、皮肤干燥等现象，这些中医称为“秋燥”。立秋之时不宜进食羊肉和狗肉等大热食物，而应根据中医四季五补的原则来进行滋补。

立秋之际要淡补

立秋之际属于四时中的长夏，应以淡补为主。所谓“淡补”，是指补而不腻，要适当食用一些具有健脾、清热、利湿的食物或药物。一方面可使体内湿热之邪从小便排出，以消除夏日酷暑的后遗症；另一方面能调理脾胃功能，为中、晚秋乃至冬季健康奠定基础。

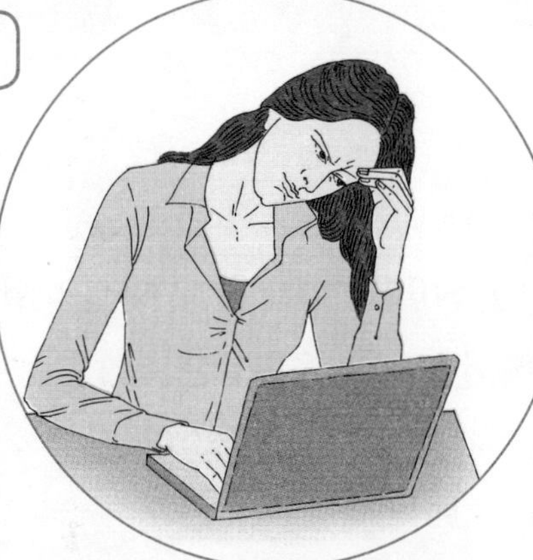

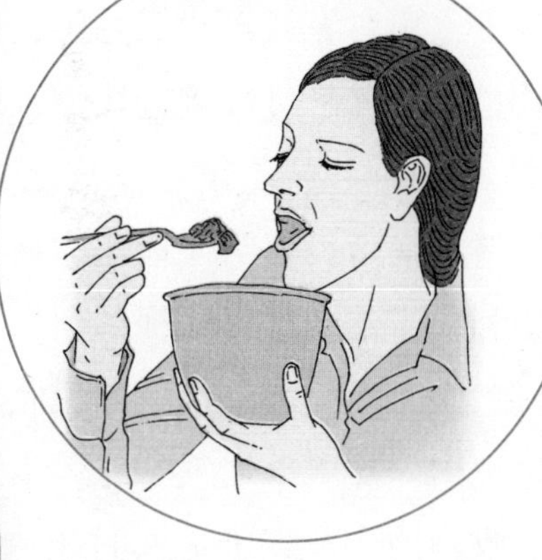

立秋时节，应以滋阴养肺、润燥止干、清心安神为养生要点，适当多进食一些凉性食物，这类食物有鸭肉、兔肉、甲鱼、海参等。但是与肉食相比，新鲜蔬果的淡补功效则更为明显。适当多食则远远胜过补药的作用。这类食物有茄子、鲜藕、绿豆芽、丝瓜、黄瓜、冬瓜、苦瓜等，这类食物具有清暑化湿的功效。

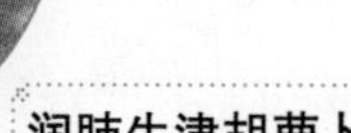

润肺生津胡萝卜粥

胡萝卜300克，粳米100克。

方法：将胡萝卜洗净后切小丁。热锅后将胡萝卜以素油煸炒，放入粳米并加入适量水煮粥。

功效：胡萝卜中含有胡萝卜素，人体摄入后可转化为维生素A，适于皮肤干燥、口唇干裂者食用。

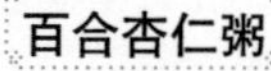

百合杏仁粥

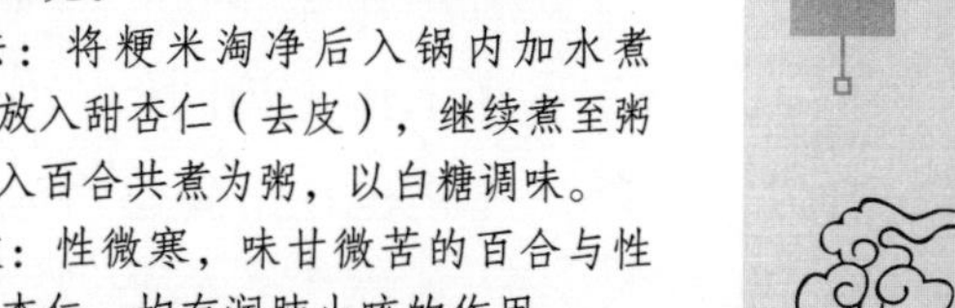

原料：粳米50克，甜杏仁10克,百合（洗净）50克。

方法：将粳米淘净后入锅内加水煮沸，然后放入甜杏仁（去皮），继续煮至粥半熟时，入百合共煮为粥，以白糖调味。

功效：性微寒，味甘微苦的百合与性平味甘的杏仁，均有润肺止咳的作用。

中医养生还提倡立秋后每天早晨喝粥。粥利于健脾，可助脾胃滋阴，平衡健旺的阳气。

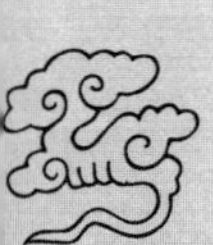

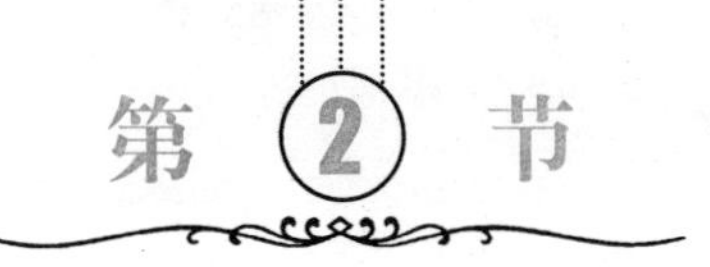

第2节

处 暑

处暑时节，养好肺脏谨防秋老虎

处暑一般在每年的公历8月23日或24日，太阳此时运行到黄经150度，当日正午用圭表测日影，影长为五尺三寸二分（古尺），相当于今天的1.313米，当晚观测北斗七星的斗柄指向申的方位，即西南方。这个阶段一般在农历七月，又叫申月。

处暑，为暑气结束的时节，“处”有躲藏、终止之意，也就是说，暑天将近结束。《月令十二集解》载：“七月中，处，止也，暑气至此而止矣。”表明此时的三伏天气已过或接近尾声，所以称“暑气至此而止矣”。

处暑分三候。一候鹰乃祭鸟，表明大地上的鸟类多了起来，从而为鹰捕食提供了更多的便利，于是老鹰将捕捉到但来不及吃完的鸟儿放到地上，仿佛是在祭祀。二候天地始肃，也就是说此时由于气温下降，田间的草木开始发黄，呈现出一片肃杀之气。三候禾乃登。此时，田间的农作物都成熟了，到了收割的季节，于是人们开始忙碌收割庄稼。同时还会呈现出一片秋收繁忙景象，如“谷到处暑黄”、“家家场中打稻忙”。除此，处暑后的绵绵秋雨也会时常与我们相会，因此，农民朋友对气象预报特别关注，为了做好秋收工作，要抓住每一个晴天。

处暑是真正的收获的季节，田间的果树上硕果累累，正笑眯眯地等待主人来采摘。田间的农作物也到了收获的黄金季节，大豆、玉米、花生等农作物也在争先恐后地使劲成长。

在这鼓舞人心的收获季节，人们满心愉悦地举行着隆重的仪式来祭祀农神。这种祭祀仪式有两层含意，一为答谢神灵，二为祈求神灵保佑能有个好的收成。正如《东京梦华录·秋社》所载，“八月秋社，各以社酒

处暑物语

处暑既不同于小暑、大暑，也不同于小寒、大寒节气，它是代表气温由炎热向寒冷过渡的节气。节令到了处暑，气温逐渐下降。正如民间谚语所说“立秋处暑天气凉”、“处暑热不来”。

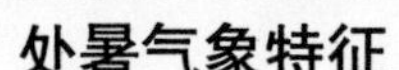

一候鹰乃祭鸟

处暑一候，大地上的鸟越来越多了，从而为鹰提供了更多的食物，而老鹰将捕捉到的吃不完的鸟放到地上，似乎在行祭祀礼。

二候天地始肃

处暑二候，气温开始下降，田间的农作物或草木也开始发黄，出现了一片片肃杀之气，于是称二候为“天地始肃”。

三候禾乃登

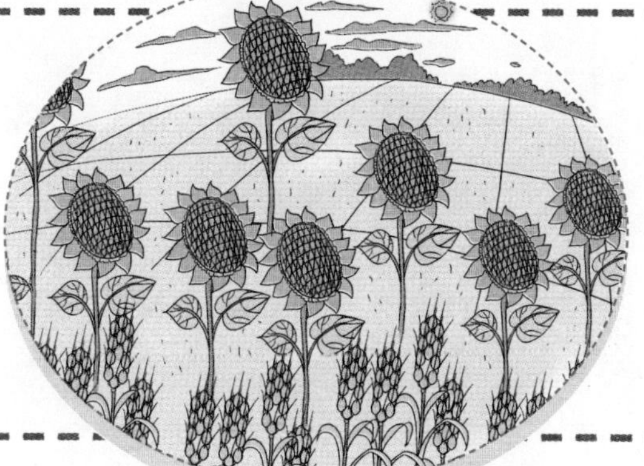

处暑三候，农作物到了收割的季节，人们在田头忙碌收获着，所以说“三候禾乃登”。

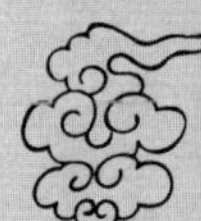

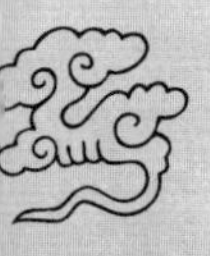

相赍送，贵戚宫院以猪羊肉、腰子、肚肺、鸭饼、瓜姜之属，且作棋子样片，滋味调和铺于饭上，谓之社饭，请客供养。”有些地区还搭起戏台，请戏班子唱大戏庆丰收，有的村庄乡民，白天敲锣打鼓绕村寨游行庆秋社，以此来表达丰收的喜悦心情。

处暑时节好疲乏，睡个好觉得健康

睡眠，古人称为“眠食”，有“养生之道，莫大于睡眠”的名言。而“睡得香”还被确定为是健康的重要客观标志。但处暑过后，虽然白天的阳光依然肆虐，却挡不住天气转凉的脚步，人体此时很容易感到疲倦、乏力，也就是俗称的“秋乏”。此时人的起居应做出相应调整，保证睡眠时间的充足。

早卧早起，与鸡俱兴

《黄帝内经》认为秋季应“早卧早起，与鸡俱兴”，早卧，有利于阴精的收藏，让自己对阳气有所储存和收敛；早起，有利于采集天地之阳气，预防各种寒邪疾病。由此可见，针对睡眠问题，我们仍需要顺应其阴阳变化的科学之理。

按古人习惯定时间

古人认为，到了晚上19：00～21：00，就该上床睡觉了，最迟不超过21：00。而早起是几时起呢？古人将鸡鸣作为时间标志，秋季，鸡多在凌晨5：00～6：00时开始叫，鸡叫之后起床即为早起。起床前适当赖床几分钟，舒展活动一下全身，对预防血栓形成有重要意义。

按四时阴阳定东西

《千金要方·道林养性》说“凡人卧，春夏向东，秋冬向西”，《老老恒言》引《保生心鉴》：“凡卧，春夏首宜向东，秋冬首宜向西。”即认为春夏属阳，头宜朝东卧；秋冬属阴，头宜朝西卧，以合“春夏养阳，秋冬养阴”的原则。

避免北首而卧

《千金要方·道林养性》说：“头勿北卧，及墙北亦勿安床。”《老

处暑睡眠讲科学

处暑过后，虽然白天的阳光依然肆虐，却挡不住天气转凉的脚步，人体此时很容易感到疲倦、乏力，也就是俗称的“秋乏”。此时人的起居应做出相应调整，保证睡眠时间的充足。

按古人习惯定时间

按四时阴阳定东西

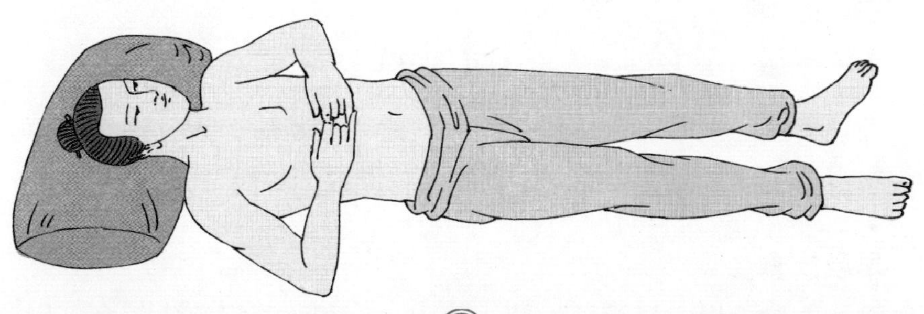

古人将鸡鸣作为时间标志，秋季鸡多在凌晨5：00～6：00开始叫，鸡叫之后起床即为早起。起床前适当赖床几分钟，舒展活动一下全身，对预防血栓形成有重要意义。

《千金要方·道林养性》说：“头勿北卧，及墙北亦勿安床。”古代养生家在这一点上基本一致，认为北方属水，阴中之阴位，主冬主寒，恐北首而卧阴寒之气直伤人体元阳，损害元神之府。

白色食物显神通

白色食物富含蛋白质、维生素等10余种营养元素，不仅具有健脾祛湿、养阴防燥的功效，还能消除因气候的影响造成的情绪不宁。常见的白色食物有莲子、山药等。

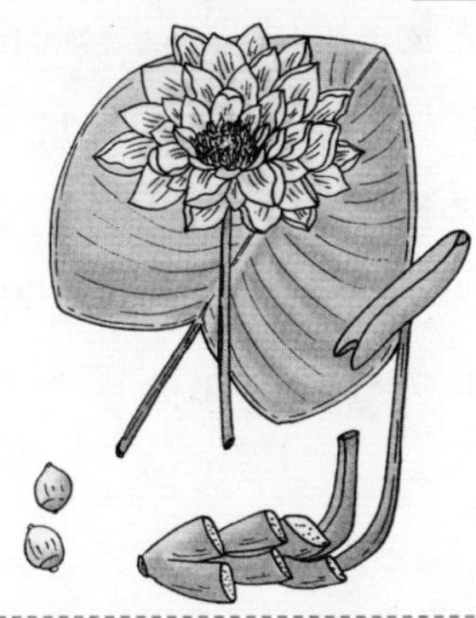

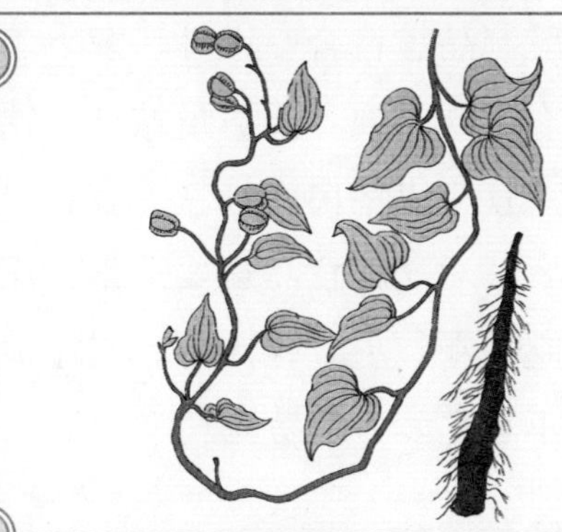

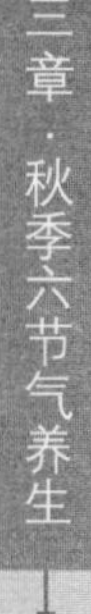

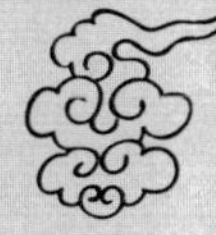

莲子：莲子具有养心、清心火的功效，同时还能健脾补肾，涩精止带、滋补元气。莲子的吃法很多，配上银耳可调制成莲子银耳汤；配上人参和适量冰糖隔水蒸炖，为莲肉人参汤；配上龙眼肉再加大枣、糯米共煮，可熬成莲子龙眼肉汤。

山药：山药既可作主粮又可作蔬菜，具有健脾、养胃和助消化的作用，被中医誉为“物美价廉的补虚佳品”。现代医学研究表明，山药含有多种微量元素和消化酶，能保护胃壁，预防胃溃疡、胃炎的发生。

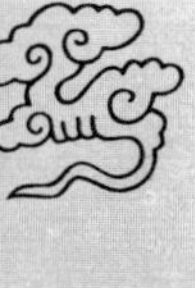

老恒言·安寝》也指出“首勿北卧，谓避地气”，古代养生家在这一点上基本一致。认为北方属水，阴中之阴位，主冬主寒，恐北首而卧阴寒之气直伤人体元阳，损害元神之府。临床调查发现头北足南而卧的老年人，其脑血栓发病率较其他卧向高。国外资料表明，头北足南而卧，易诱发心肌梗死。

处暑饮食，早、中、晚秋应当有别

经过炎热的夏季，人体消耗很大，进入立秋后，天气逐渐转凉，人们的胃口似乎好了起来，而秋季正是饮食调养的好时节。

早秋饮食

早秋气候干燥，汗液蒸发快，体内水分和营养素流失较多，因此要及时补充水分和水溶性维生素。饮食调养应以甘平为主，多食水果蔬菜。少食辛辣、煎炸、烧烤类食物。甘平食物的果蔬，具有增强脾脏活动，协调肝脾活动的作用。这类食物有胡萝卜、藕、番茄、芝麻、银耳、木耳、豆浆、牛奶、蜂蜜、香蕉、梨、大枣、葡萄、莲子等。

中秋饮食

中秋天气渐凉，饮食以清淡甘酸，滋阴敛肺为宜。多进食蜂蜜、核桃、乳制品、百合、银耳、萝卜、梨、香蕉等食物，同时少食辛辣性食物。有饮酒习惯者要适量饮酒，饮白酒、黄酒时一定要加温；爱食辣味者，主食应以精白面补气为宜，对辣椒、胡椒之类的食物要适量；爱食酸味者，对酸味食品也要适量食用，酸味主收敛；爱食甜食者，早上可适量吃几颗红枣、桂圆等；对于泄气之类的萝卜等食物要少吃，中气较弱者不宜吃萝卜，易耗气。

晚秋饮食

晚秋进补应以健脾补肺为主。日常饮食要进补适当，增强体质，可增加身体抗寒力。多食用一些含热量高，富含维生素以及含蛋白质、钾、钙等矿物质的食物。这类食物有山药、大枣、莲子、百合、鸭肉、鸡肉等。

处暑时节饮食保健

从饮食角度来讲，处暑时节宜食清热安神的食物，如银耳、百合、莲子、干贝、海带、海蜇、芹菜、芝麻、豆类等食物。以下几款食品，以供参考选用。

百合脯

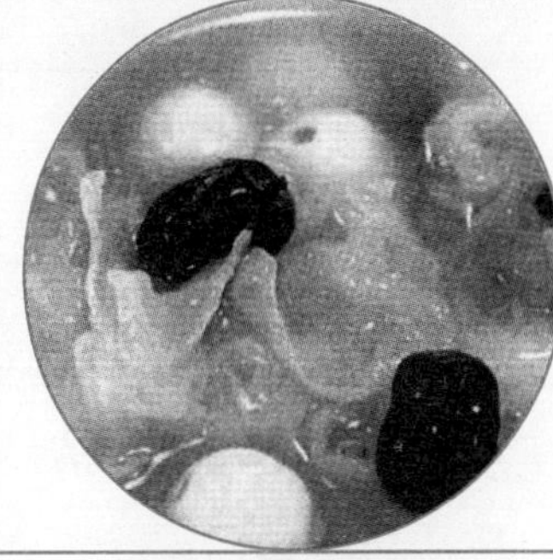

【原料】生百合60克，蜂蜜2勺。

【制作】将百合以清水洗净放入碗内，调入蜂蜜，入蒸锅内蒸30分钟出锅，或烘干、风干也可。分7次睡前服用。

【功效】清心安神。适于睡眠不宁、惊悸易醒者。

惊悸易醒

拌豆腐

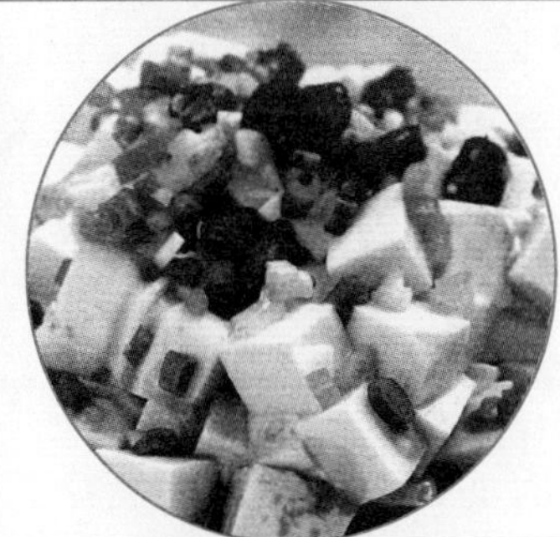

【原料】豆腐1块，青椒3个，香菜适量，香油、盐、味精少许。

【制作】将豆腐以开水烫透，捞出晾凉，切成小丁（1厘米见方）。青椒用开水焯一下，切碎，香菜切末。将豆腐、青椒、香菜及香油、盐、味精等搅拌均匀即可。

【功效】益气宽中，生津润燥，清热解毒。

清热益气

莲子汤

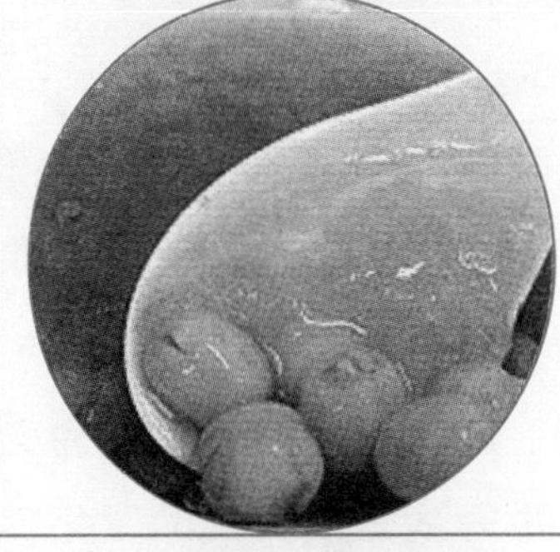

【原料】干百合100克，干莲子75克，冰糖75克。

【制作】将百合浸泡一夜，冲洗干净。莲子浸泡4小时，冲洗干净。将百合、莲子置入清水锅内，武火煮沸后，将冰糖放入，改文火续煮40分钟即可食用。

【功效】安神养心，健脾和胃。

养心健脾

芝麻菠菜

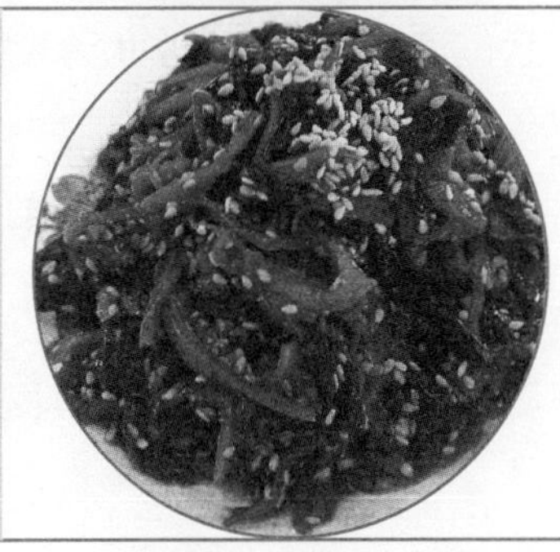

【原料】鲜菠菜500克，熟芝麻15克，盐、香油、味精各适量。

【制作】将菠菜去根洗净，在开水锅中滚烫一下，捞出浸入凉水中，凉后捞出滤干水，切断放入盘内，加盐、味精、香油，搅拌均匀，再将芝麻撒在菠菜上即可。

【功效】补肝益肾，开胸润燥。

益肾润燥

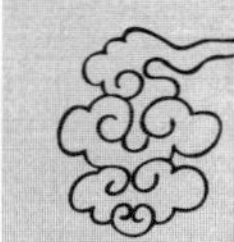

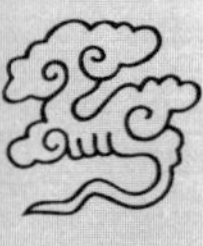

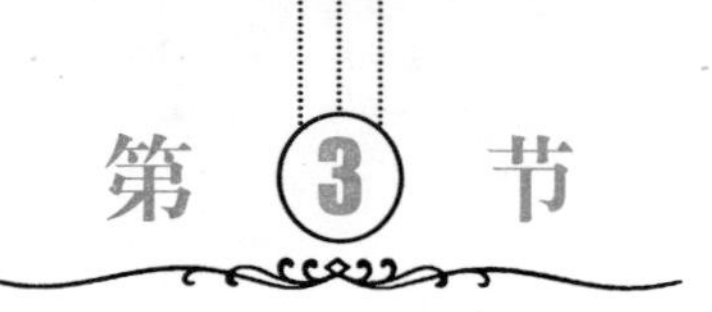

第 3 节

白露

白露时节，养阴为首，冷暖适当

白露是个典型的秋天节气，每年的阳历9月7日至9日为白露。进入白露节气，其气温下降较快，夜间气温甚至水汽可凝结成露，清晨，露水在阳光的照射下晶莹剔透，又因露珠呈白色从而得名白露。正如农历载："斗指癸为白露，阴气渐重，凌而为露，故名白露。"《礼记·月令》篇记载这个节气的景象"盲风至，鸿雁来，玄鸟归，群鸟养羞"。大意是说，这个时节正是鸿雁南飞避寒，百鸟开始贮存干果粮食以备过冬。由此表明进入白露时节，天气转凉。

农谚说："白露秋分夜，一夜凉一夜"，这表明夏季的炎热气候已经过去了，秋季的冷空气来临了。因为此时的太阳的直射位置南移，北半球的日照时间越来越短，于是此时的热量也越来越少，加上冷空气来袭将夏季的热气带走了，所以气温明显下降，导致气温越来越低。

白露"初候鸿雁来"，这时北方逐渐降温，于是大雁就会成群结队地向南方飞去，到南方温暖的地方过冬；"二候玄鸟归"，玄鸟即指燕子，同样因为北方的气温逐渐降低，而燕子也要飞往南方过冬了；"三候鸟养羞"，"羞"在这里指鸟类的食物。进入三候，则天气会更冷，鸟儿们都要换上丰厚的棉衣——羽毛，以更好地适应天气的变化，从而迎接这寒冷的冬季，同时秋季也是一个收获的季节，各种鸟儿都能觅到自己最喜欢的食物。

白露时节太阳照射时间短，气温下降较快，田地里的农作物即将成熟或已经成熟，农民们在田中辛勤地收割庄稼。当然收获之后，农民们又要开始准备播种，特别是黄河中下游地区播种冬小麦是一年中最重要的农事活动之一。

白露物语

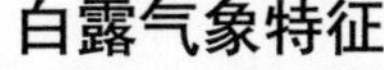

一候鸿雁来

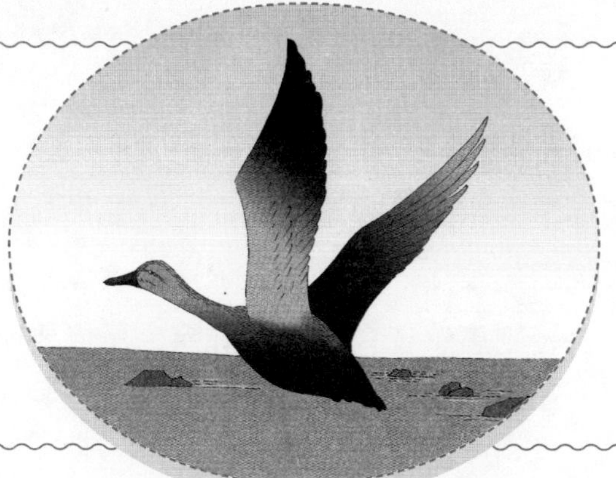

一候是指从这时开始北方温度渐渐变得很低，于是大雁成群结伴地飞往南方过冬，这就是所说的“一候鸿雁来”。

二候玄鸟归

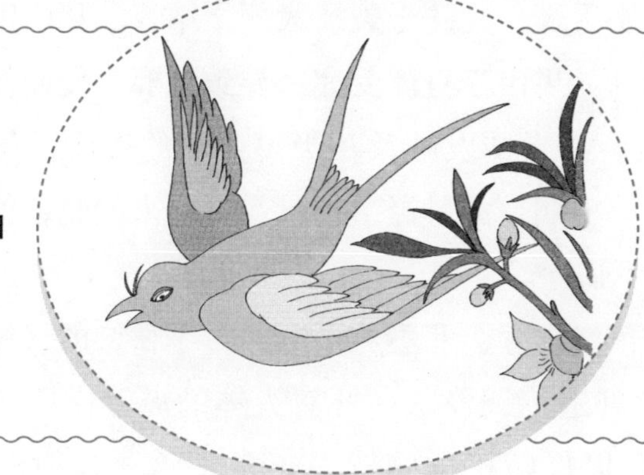

玄鸟就是我们所说的燕子，燕子也是因为北方的气温逐渐降低，而飞往南方过冬。

三候群鸟养羞

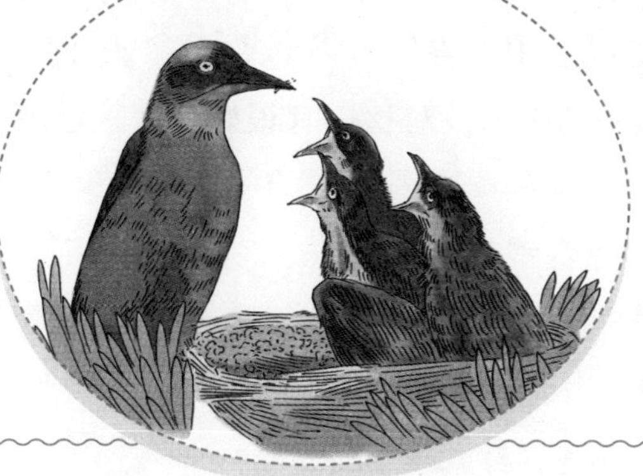

三候的天气会更冷，鸟儿都要换上丰厚的羽毛，来适应寒冷的冬天，同时秋季也是收获的季节，各种鸟儿都可以觅到自己喜欢的食物，所以说“三候群鸟养羞”，“羞”指鸟儿的食物。

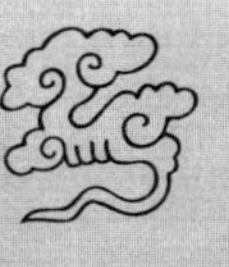

白露对农作物的播种及收获有着重要的影响，于是在有些地区仍有过白露节的传统节日。因为白露时节是收获之季，在这一天人们会将丰收的粮食或果蔬来供奉神灵，祈求神灵保佑明年也有一个丰收的好年成。

秋燥伤身有妙招

白露最显著的气候特点就是干燥，也就是平常所说的“秋燥”。进入白露时节后，气候逐渐变凉，早晚温差大，也就是早晨和夜晚的气温较低，而正午时的天气仍然较热。而有些人依然喜欢像夏季一样赤膊露体，所以很容易受凉，轻则患感冒，重则染肺疾。所以要明白“白露秋分夜，一夜凉一夜。”在天气转凉时，要注意及时添加衣物，以避免季节性诱发疾病。

到了秋季，气候干燥，因此燥邪极易伤人，同时耗损津液，会出现很多不适症状，如口干舌燥、皮肤干裂及大便干结等。从中医学来讲，秋季主燥，燥易伤肺。如果由于身体受凉，导致燥邪入侵而使免疫力下降，无力与外邪抵抗，则会诱发肺及呼吸道方面的疾病，如感冒、咳嗽、支气管炎及肺炎等疾病。如果经络筋骨受风邪入侵时，就会出现筋络阻痹，四肢痹症等不适症。

《内经》载，“正气内存，邪不可干”。对于秋燥的气候特点，最理想的方法还得从食补进行调养。食补对人体的滋养作用非常明显。所以要合理安排饮食以保障机体的营养正常供给，以使充实体内气血，更好地滋养人体五脏，使之功能更加旺盛。人体正气旺盛了，邪气连侵袭机体的机会都没有，自然会身体健康。对一些富含维生素的食品要适当多服，也可选用沙参、人参、西洋参、百合、杏仁、川贝等滋阴益气、宣肺化痰的中药，对秋燥有很好的缓解作用。

经常参加体育锻炼也是预防因燥伤肺的好方法。但是现实中，很多支气管哮喘患者对体育锻炼有所顾虑，因害怕受凉、感冒后哮喘发作，以此心理上始终处于一种紧张状态，这样反而会导致身体免疫力下降，增加发病概率。其实患者可结合自己的身体状况适当选择一些运动，比如练气功、慢跑、打太极拳等。

白露时节要暖身

白露以养阴为先，早晚穿暖勿露身

进入白露节气后，冷空气转守为攻，暖空气逐渐退避三舍。正如农谚所说："白露秋风夜，一夜凉一夜。"

白露节气到了，此时白天天气虽然温和，但早晚已凉，打赤膊容易着凉。

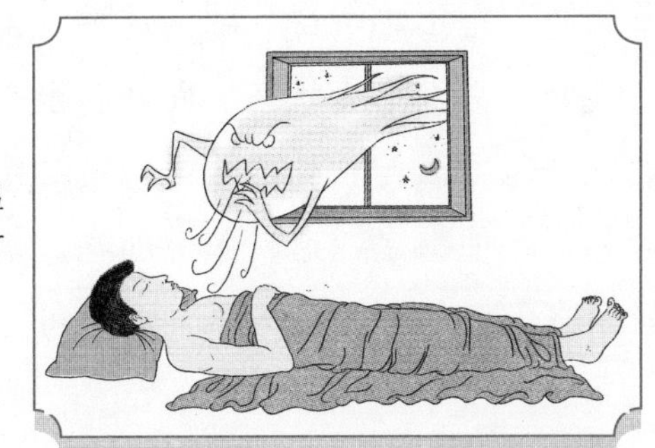

因为冷空气会袭击皮肤，人体因着凉而免疫力下降，无力抵御寒邪，易出现肺部及呼吸道疾病，如发热、咳嗽、支气管炎、肺炎等。如果风邪侵犯经络筋骨，严重者可出现四肢麻痹。

调整饮食，谨防秋燥。白露是典型的秋日节气，是真正凉爽季节的开始，秋季主气为燥。

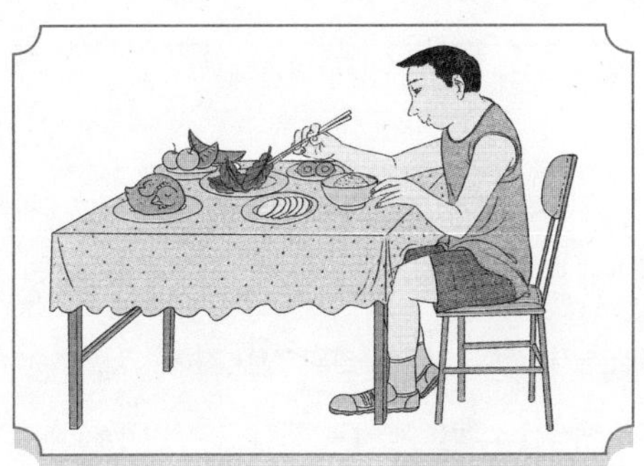

此时易出现口干、唇干、鼻干、咽干及大便干结、皮肤干裂等症状。严重者会出现鼻腔出血。饮食上应多食梨、枇杷、番茄、芝麻、蜂蜜等柔润食物，除此还应多喝水，以保持肺与呼吸道的正常湿润度。

白露时节，秋高气爽。为外出旅游的好时机，但是，在游玩的同时还应谨防"秋季花粉热"。

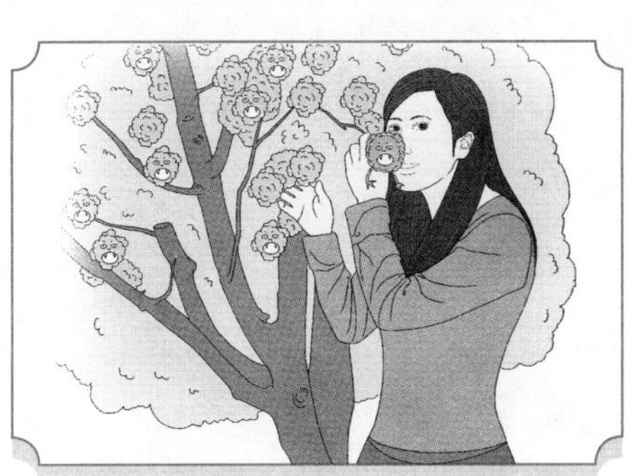

"秋季花粉热"伴随的症状有鼻痒、打喷嚏、流清涕、咽喉发痒等。

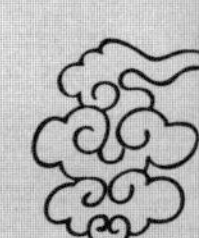

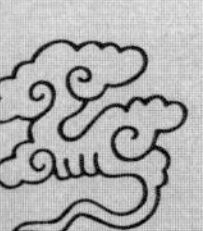

养阴润肺，确保正气十足

我们经常会听到这样一句话，“谁谁谁一身正气”。似乎以此表明这个人凛然不可侵犯，再厉害的歪门邪道在他面前也毫无招法。实际上，这种道理同样在身体上也是这样，如果一个人秉持较高的道德情操，正气内存，内心毫无邪念，则他的身体免疫力会比常人更强，而病邪也不易找上门。道理原因也不难解释，因为这种人正气内存，心态平和，同时体内阴阳二气处于一种平衡状态，而外邪根本无法侵入体内，即便是体内滋生的细菌，也可以与它和谐相处。就好比电影或电视剧里的主人公，在很多情况下，他都是白道、黑道通吃，也就是说白道、黑道的人都对这种人佩服不已，从不与他为难。由此可知，体内的正气相当重要。

那么，如何滋生体内的正气呢，则无疑通过饮食进补是最奏效的方法。进行合理的食补可以促进体内阳气生发、涵养正气。此时不管是药补还是食补，建议选用“补而不缺”、“防燥不腻”的平补之品。

具有平和之气的蔬菜有白菜、茄子、银耳、紫菜、草菇、山药、冬瓜、南瓜、扁豆等。

另外，也可多食用滋润生津的秋季水果，如梨、苹果、葡萄、鲜枣、西瓜、柑橘等；适当选用的肉类食品及奶类制品，如鸡肉、鸭肉、兔肉、鹌鹑肉、鱼肉和牛奶、鸡蛋等，以补热天过多的耗损。若脾胃虚弱、消化不良者，可食用一些莲子、山药、扁豆等之类的食物进行补养，这类食物具有健补脾胃之功能。

对于秋季气候变化导致的一些不适症，如口干唇焦等症状，可选用具有滋阴润肺、益胃生津的补益食物，如银耳、百合等。银耳水泡发后，煮烂，加糖服食，对秋燥有较好的治疗和预防作用；百合具有养肺滋阴、润肺祛燥、清心安神等功效。

如果涉及药补可考虑成品补剂。如选用人参银耳晶、杞菊地黄丸、二冬膏、琼玉膏、二精丸、灵仙散、胡麻散等补剂，选用中药类调养则建议选用百合、茯苓、党参、麦门冬及天冬等。

白露时节话养生

白露时节食补妙方

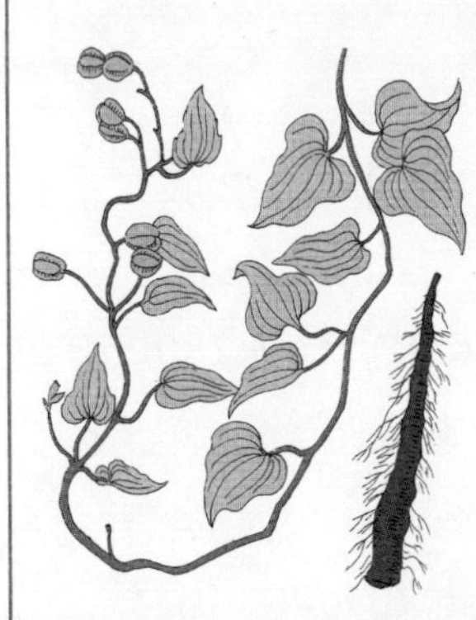

酥山药：健脾补肺

【原料】鲜山药500克，白糖125克，豆粉100克，植物油750克（实耗150克），醋、味精、淀粉、香油各适量。

【制作】山药洗净，上锅蒸熟，取出后去皮，切1寸长段，再一剖两片，用刀拍扁。锅烧热倒入植物油，等油烧至七成热时，投入山药，炸至发黄时捞出待用。另烧热锅，放入炸好的山药，加糖和水两勺，文火烧五六分钟后，即转武火，加醋、味精，淀粉勾芡，淋上香油起锅装盘即成。

【功效】健脾胃，补肺肾。对于脾虚食少、肺虚咳嗽、气喘者更为适合。

柚子鸡：化痰益气

【原料】柚子（越冬最佳）一个，公鸡一只，精盐适量。

【制作】公鸡去毛、内脏洗净，柚子去皮留肉。将柚子放入鸡腹内，再放入气锅中，上锅蒸熟，出锅时加入精盐调味即可。

【功效】补肺益气，化痰止咳。适用于慢性支气管炎患者。

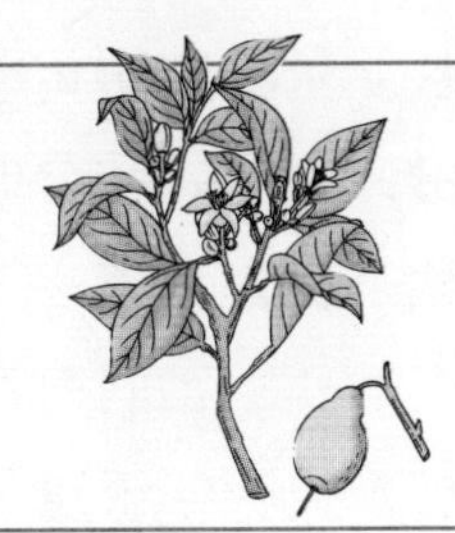

白露时节药补妙方

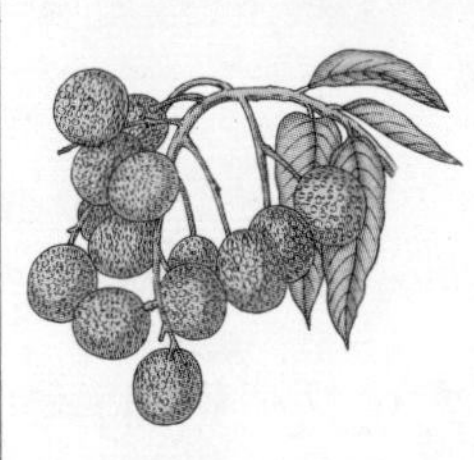

芝麻桂圆膏

【原料】黑芝麻40克，龙眼肉100克，黑桑葚50克，玉竹30克。

【制作】将上药浸水约1小时，各煎煮30分钟，沸后3次，将药液混合后浓缩成膏，再加入适量蜂蜜，稍煮即可，每次用沸水冲服1～2汤匙。

葛根五味子饮

【功效】滋阴去燥。可治疗皮肤干燥综合征。

【原料】葛根100克，五味子50克。

【制作】将上药水煎2次，滤汁，将药汁与炒黑芝麻50克、蜂蜜15毫升隔水蒸2小时，冷却后入瓶，温水冲服。每次服1汤匙，每日服3次。

【功效】凉血生津、养心补肾、护发养发之功效。

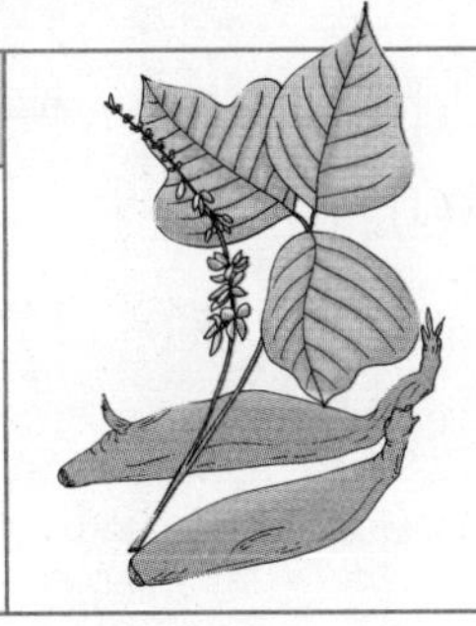

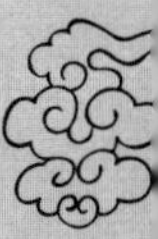

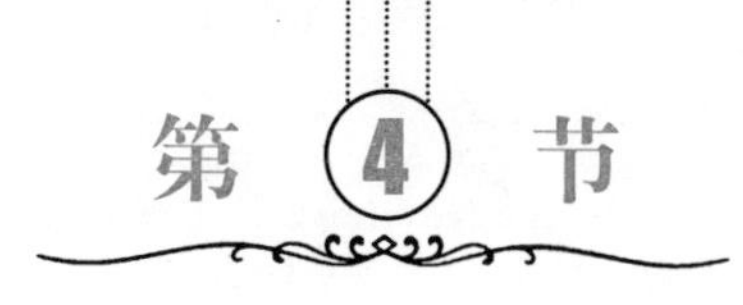

第4节 秋分

秋分时节，地户闭合益养肺

每年的公历9月23日或24日为秋分。秋分日太阳黄经为180度。从旧历上来讲，秋分正好为秋季九十天的中分点。就像春分一样，阳光几乎直射赤道，昼夜时间的长短又一次相等。从秋分这天起，阳光直射的位置继续由赤道向南半球推移，北半球开始昼短夜长。正如《春秋繁录》中所记载："秋分者，阴阳相半也，故昼夜均而寒暑平。"由此表明，秋分时节代表夏季结束了，秋季的开始，我们也可以认为秋季就是从这一天开始的。进入秋分后，我国大部分地区开始进入凉爽的秋季，同时此时节雨水开始频繁，但是降水量却不大，而雨水过后，天气变得更加寒冷起来。秋分是二十四节气中被最早使用的春分及秋分两个节气之一。

秋分"一候雷始收声"，就是说从进入秋分这一天开始，暖空气明显减少，气候越来越冷，水分蒸发也随之减少，如此冷暖空气的交汇也减少了，雷声和闪电现象也就没有了。

"二候蛰虫坯户"，就是说冬眠的动物和昆虫已经开始为冬眠做准备了。"三候水始涸"的意思是说，此时的水开始干枯了。

从以上三候的征象可知，秋分节令反映出季节的变化是根据日照变化而定的。进入秋分后我国全部地区都变得昼长夜短。一般情况下，北方的秋天比南方要来得早一些，而进入冬季也会较早，而南方的秋天则会比北方的要长一些，秋天甚至可以延伸到冬季的开始。

秋分时节，虽然气温渐渐低下来了，但却是一个令人欣喜的收获季节。此时秋高气爽，空气怡人，既不会有夏季那样的炎热天气，又不会有冬日里的寒冷日子，加上是一个收获的黄金季节，如金黄的玉米

秋分物语

秋分时节，阳消阴长，过了秋分这一天，阴就明显胜于阳，如此到了秋分节便代表夏季结束了，秋季到来了，我们甚至可以认为秋季就是从这一天开始的。

秋季气象特征

一候雷始收声

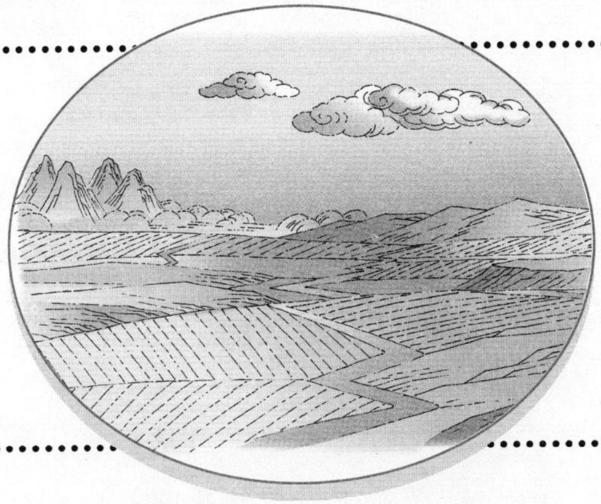

就秋分来说，就是进入秋天的开始，这之后暖空气减少，温度降低，水分蒸发减少，减少了冷暖空气的交汇，也就没有了雷声和闪电，所以一候被说成是“雷始收声”。

二候蛰虫坯户

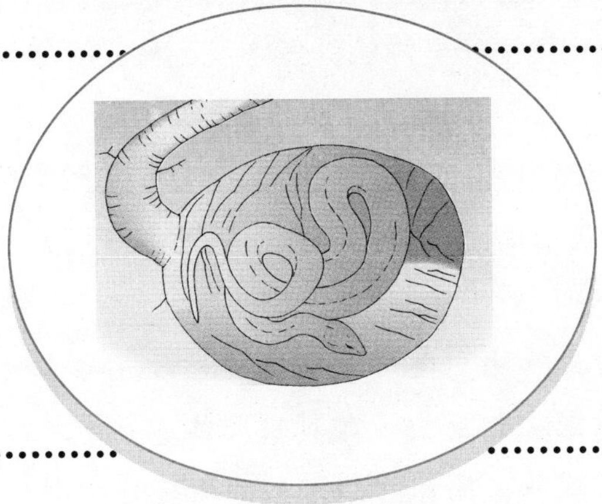

就是说冬眠的动物和昆虫已经开始为冬眠做准备。

三候水始涸

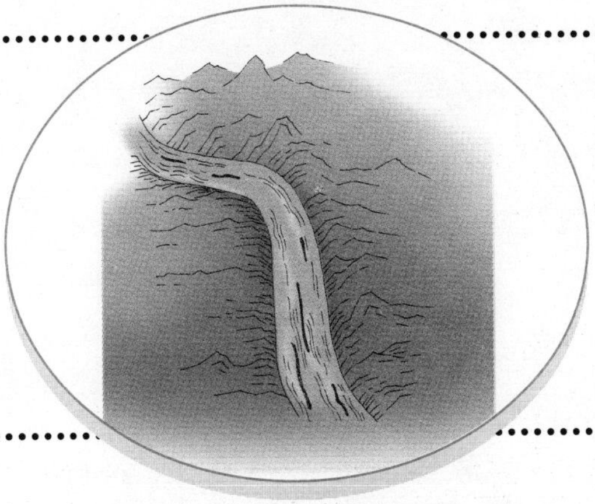

就是指这时的水开始干枯。

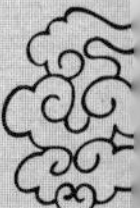

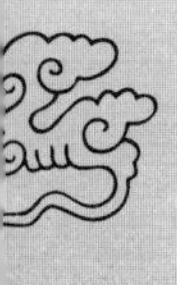

挂满房前屋后，用老南瓜煮成南瓜粥弥漫出阵阵香味，许许多多的秋果也陆续开始收获，枣、苹果、橘子、梨等。农家人望着地上摆满的熟透瓜果，满囤的粮食，五颜六色的果子，更是喜上眉梢。就连秋风也及时地送来了祝福，时不时地吹动着人们的衣襟和头发，悄悄轻吻着人们的脸颊。

虽春捂秋冻，但“冻”时也要适度

秋分节气，其昼夜时间较为均等，养生原则应本着阴阳调和的规律，使机体保持“阴平阳秘”，正如《素问·至真要大论》载，“谨察阴阳之所在，以平为期”，也就是说体内阴阳二气不能出现偏颇、失衡。

常言道秋季往往要“春捂秋冻”。这一点从传统中医来讲，极其重要。虽说“秋冻”，但其自身遵循的自然规律也要明白，盲目“秋冻”，不但不会强壮身体，还会导致诱发疾病。秋冻时节的保健法则建议有：

第一，秋“冻”要适度。如果在深秋，则天气已经很冷，此时如果仍赤膊露背，冻得牙齿直哆嗦，这样不但增强不了抵抗力，反而极易着凉引起感冒或咳嗽。

第二，“冻”时有分寸。在节气变更的时候不要“秋冻”。节气变更的时候对人体的影响非常大，尤其是那些危重患者往往在节气变化之际，病情会突然恶化。所以在秋凉的时候要比平时更注重养生保健，不要轻易尝试“秋冻”。

第三，“冻”要因人而异。对于身体健康者来讲，秋冻无疑是种养生方法。如果换作病人，尤其是患有呼吸系统疾病者，则不宜“秋冻”，如哮喘、慢性气管炎以及感冒患者等。另外，婴幼儿及老年人也不能受冻。婴幼儿年纪小，身体发育尚未成熟，其耐寒能力缺乏。而上了年纪的老人，其身体免疫力正在逐渐下降，形体已经衰老，因此应及时避开外邪，以免诱发疾病。

此时最佳的养生方法就是密切注意天气变化，进行体育锻炼。根据

秋分节气养生要点

秋分时节脾气最旺盛，如果体内湿气过盛，就容易损伤脾，而脾阳的虚弱也进一步助长了湿邪的侵入，从而造成中阴暑、腹泻、腹胀等肠胃疾病。

秋分时节宜收敛神气，以应秋天平容之气

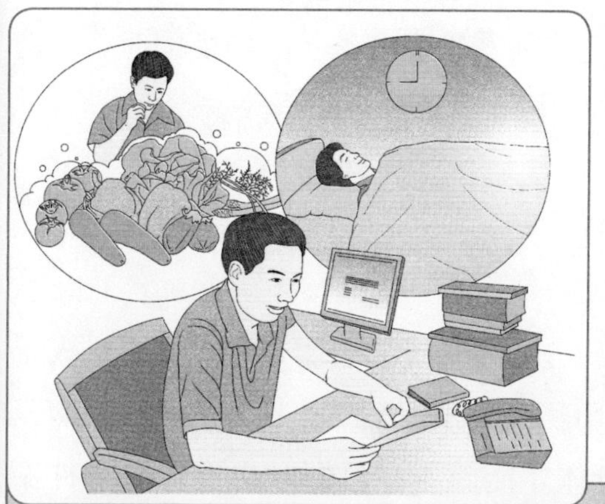

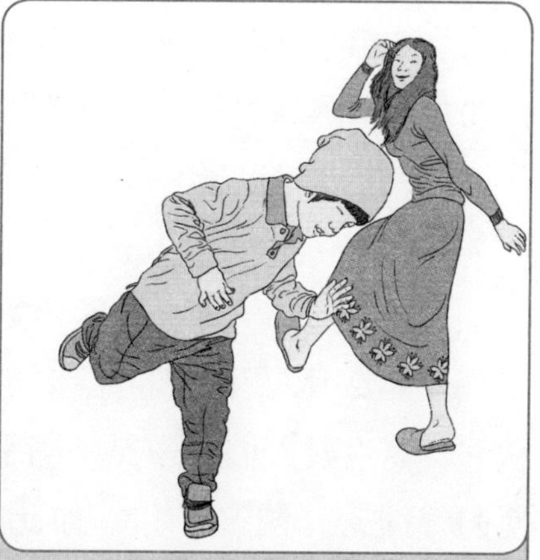

精神调养重在培养乐观情绪，保持神志安宁，避肃杀之气，收敛神气，适应秋天平容之气。

适度秋冻

适当保暖很重要
劳逸结合精神好
饮食有规律，宜清淡

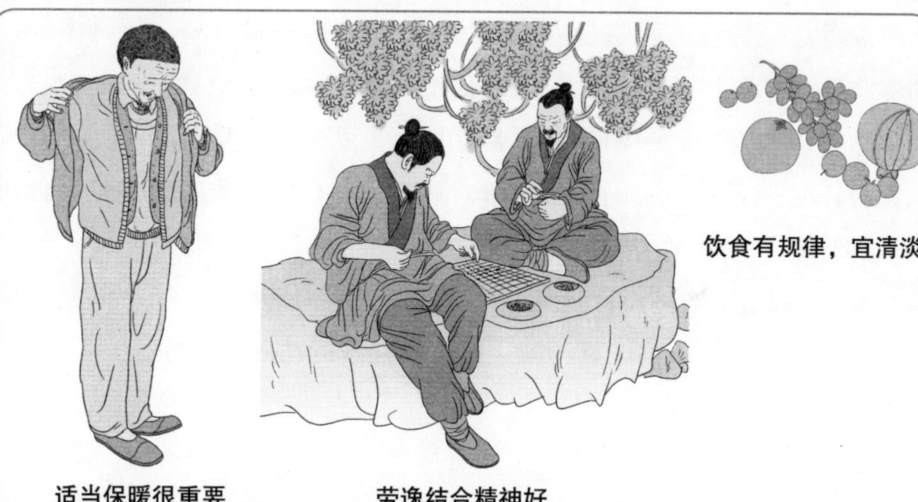

秋分之时，要注重天气早晚的冷热变化，适时增减衣物。饮食以温、软、淡、素、鲜为宜，做到定时定量。同时，应注意劳逸结合，防止过度疲劳，加强适度的劳动锻炼，提高机体抗病能力。

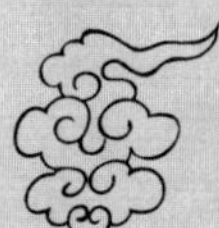

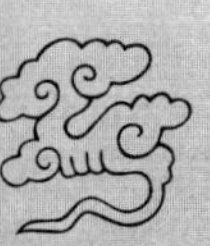

气候变化及时增减衣物，在气温急剧下降还不要一味讲究“秋冻”，这样不但不能强身健体，还会使外邪侵体。秋季锻炼身体，应以益肺润燥为目的，可以练练吐纳功、叩齿咽津润燥功。饮食调节应以温润为宜，多食滋阴润肺的养血食物，如芝麻、核桃、甘蔗、雪梨、蜂蜜、乳品等。

同时，还要保持良好的乐观情绪，神志安宁，保持神气内敛，以避免秋季的肃杀之气，从而更好地适应秋季平容之气。心情郁闷时，可选择九九重阳登高观景，内心的那种惆怅、忧郁感顿时消散。

秋分时节，饮食调养平衡阴阳有要诀

养生要因人因时而异。时值秋分昼夜均等，表明现在已真正进入了秋季，养生时人们应遵循“阴平阳秘”的原则，维护身体的阴阳平衡，使阳气固密，阴气平和，如此身体才能健康，但同时也要保持精神愉快，不可偏颇。

饮食调养要以“虚则补之，实则泄之；寒者热之，热者寒之”为原则，更不要出现由实者更实、虚者更虚所导致的阴阳失衡。打个比方，处在发育期的儿童，不能毫无原因的进补；对于辛辣食物，则体质偏热者应少食甚至忌食；油腻食物，则体质痰湿者应忌食；虾、蟹等海鲜，则皮肤病、哮喘患者应忌食；生冷食物，则胃寒者应忌食。对于食物搭配和饮食调剂方面，阴阳调和更要重视。也就是说食物和药物在补益或调养身体时，对维护阴阳气血平衡的功能也是相辅相通的，这也是食药同源的道理。如果将调养阴阳气血的食物（乌鸡、羊肉、驴皮、葱、姜、枣等食物）与调补胃气的食物（怀山药、黄芪、豆蔻、枸杞、茯苓、丁香、桂皮等药材）相调配，则强身祛病的功效非常好。

秋分经络养生

很多人视物过久就会产生目涩、视物模糊、眼胀痛及眼部充血等症状，这就是视疲劳。如果平时按摩胃经上的承泣、四白穴，就可防止出现视疲劳。

防治视疲劳，按摩承泣穴、四白穴

下眼睑部是胃经经过的地方，胃经又是多气多血的经脉，因此通过按摩四白穴，可以疏通气血，把废物及时运走。

取穴方法：四白穴在承泣穴的下面，在下眼眶骨下面的凹陷处，直对瞳孔。

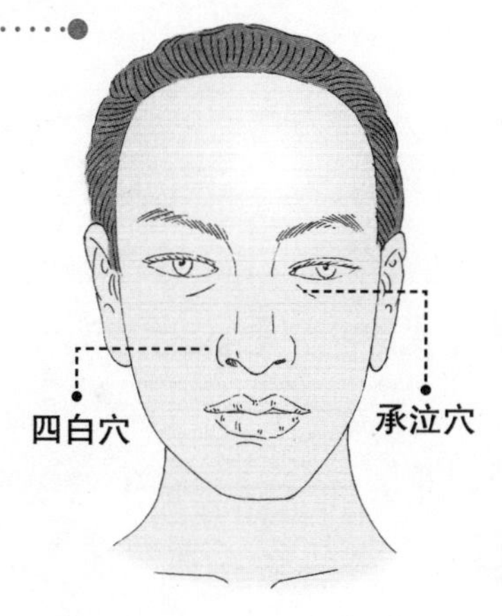

中医里讲“穴位所在，主治所及”，所以经常按摩承泣穴，会使眼部气血旺盛，眼睛得到足够的血液滋养。而目得血能视，它有了血才能看东西。经常揉这个穴位，可预防近视眼，缓解眼部疲劳。

取穴方法：目视正前方，在瞳孔的直下方，当眼球与眶下缘之间即是。

按摩承泣穴可保护眼睛

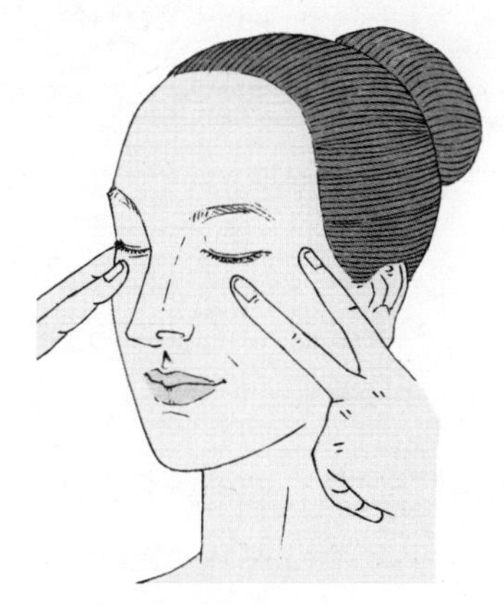

以中指按于承泣穴(即瞳孔直下，眼眶下缘0.5寸的眼肚位置)，并用食指按着瞳子髎穴(即外眼角位置)，轻轻按压1分钟。

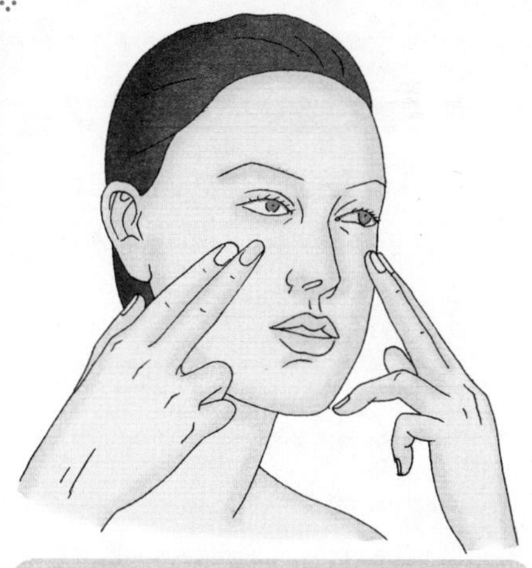

把两手食指和中指并拢，放在鼻子两侧，中指尖挨在鼻子中部，大拇指撑在下颌骨的凹陷处，然后放下中指，食指尖所指处即四白穴。按揉四白穴，共4个八拍。

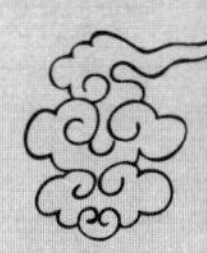

第 5 节

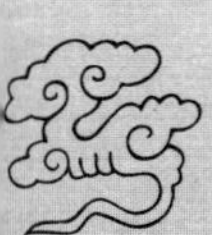

寒露

寒露时节，天气转凉避燥邪

每年公历10月8日或9日这两天为寒露，这一天太阳到达黄经195度。正午用圭表来测日影，则影长为八尺二寸（古尺），相当于现在的2.018米，夜晚观测北斗七星的斗柄正指向戌的方位，也就是西北方，此时期通常在农历九月。与白露时节相比，寒露时节的气温显然要下降很多，此时草地上的露水看上去寒意更浓了，所以称为寒露。

时值寒露时节，南方和北方的气温差别仍然很大，随着天气一天天转凉，北方的气温越来越低，有些地方甚至还会出现零星的雪花，此时，南方的凉意也更加明显了。《清嘉录》载："寒露乍来，稻穗已黄，至霜降乃刈之。"这就是说，南方大部分区域，在寒露节气之后，才表明秋天真正地到来了，进入寒露时节，偶然会看见几片凋零的树叶。而北方的大部分区域，其秋收工作在寒露节气后已大体完成，而这时农民又开始重新耕种农田，深翻土地。因为此时地表的温度也越来低，准备蛰伏越冬的虫子以及一些地下虫卵在翻地时所居洞穴遭到了破坏，有的被翻到了地面，这样一来，这些虫子就会被冻死。正如常言道，"寒露到立冬，翻地冻死虫"。

寒露"一候鸿雁来宾"；此时，鸿雁正大举南迁，在迁徙过程中它们一会儿排成"一"字形，一会儿排成"人"字形；"二候雀入大水为蛤"，大水在这里指大海，在这深秋天寒的日子里，雀鸟们都消失了，海边突然出现了许许多多的蛤蜊，海滩上的贝壳条纹及颜色与雀鸟甚是相似，因此在古人眼里，海边的蛤贝类是由雀鸟变成的；"三候菊始黄华"，在这个时节，满山遍野的菊花都已经开放了。

寒露时节，还有一个重要的传统节日——九九重阳节。重阳节的命名和来历和古代的历法有一定的关系。《易经》中把"六"一般定为阴

寒露物语

白露后天气转凉，露水开始出现。到了寒露，且气温更低了。

寒露气象特征

一候鸿雁来宾

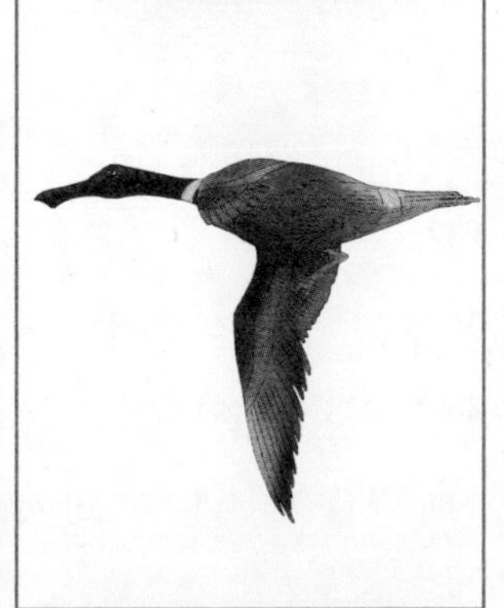

此时，鸿雁正大举南迁，在迁徙过程中它们一会儿排成“一”字形，一会儿排成“人”字形。

二候雀入大水为蛤

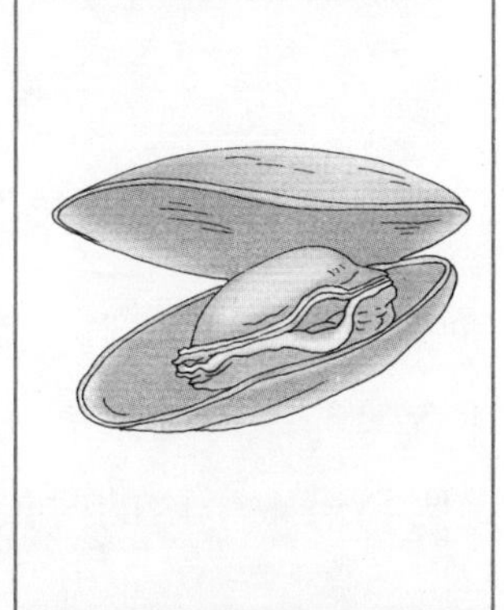

大水在这里指大海，在这深秋天寒的日子里，雀鸟们都消失了，海边突然出现了许许多多的蛤蜊。

三候菊始黄华

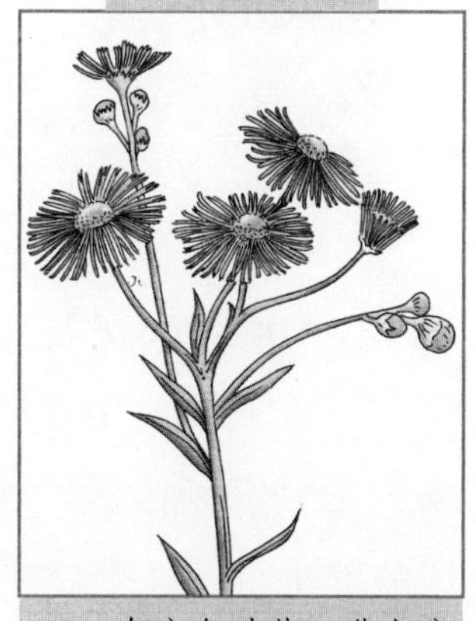

在这个时节，满山遍野的菊花都已经开放了。

九九重阳，赏菊登山好时节

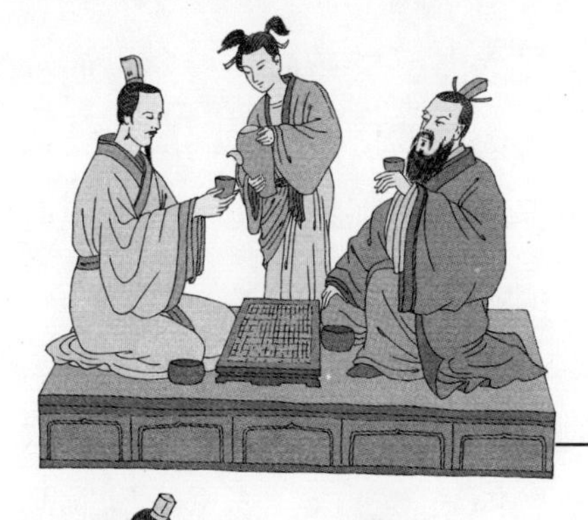

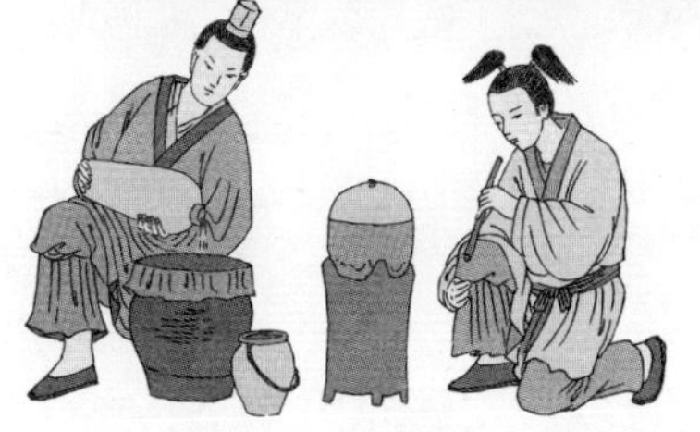

由来

《易经》中把“六”定为阴数，把“九”定为阳数，九月九日，日月并阳，两九相重，故而叫“重阳”，也叫“重九”。重阳节早在战国时期就已经形成，到了唐代，重阳被正式定为民间的节日，此后历朝历代沿袭至今。

习俗

庆祝重阳节的活动多彩浪漫，一般包括出游赏景、登高远眺、观赏菊花、遍插茱萸、吃重阳糕、饮菊花酒等活动。

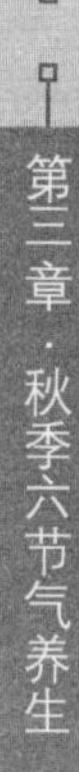

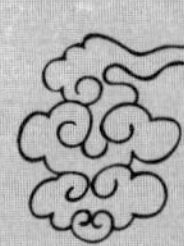

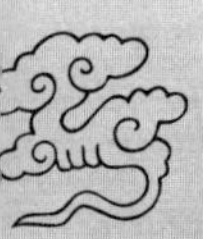

数，“九”定为阳数，九月九日，二九相重，日月并阳，所以称为重阳，也叫重九。九月九日这一天，在古人眼里可是个值得庆祝的好日子，因此在重阳节这一天，很多人都会进行一些利于身心健康的活动。尤其是登山活动，更受欢迎，在登山时不仅可以锻炼身体，还可以纵观大好河山；同时可以在赏菊的同时，陶冶自己的情操，好友相聚可以叙叙旧，增强感情；除此，还可以吃到美味的重阳糕、菊花酒，这些对身体都大有好处。

寒露养生重在强调养阴护肺

以中医养生观来讲，四时养生重在强调“春夏养阳，秋冬养阴”。所以，在寒露时节应该注意保养体内的阳气。当气温逐渐变冷时，体内的阳气开始收敛，正是阴精潜藏于内的时侯，所以保养阴精为此阶段的养生重点。

从古自今，秋为金秋也，又由于肺与五行中的金相对应，所以肺气与金秋之气相吻合。而金秋之时，燥气当令，此时的燥邪之气极易人侵人体，从而大大耗损肺的阴精，如果得不到合理的调养，则会出现一系列秋燥不适之症，如咽干、鼻燥、皮肤干燥等。所以暮秋时节的饮食调养应以滋阴润燥（肺）为原则。

中医认为，“秋气通于肺，肺乃气之海，气乃人之根”。而肺又素有“娇脏”之称，因此相比其他脏腑较为脆弱。而肺喜润厌燥，而秋季受燥邪的概率也大大增强了，如果调养不当，则易伤津耗液，同时会出现许多不适症状，如鼻干咽燥、声哑干咳、大便干结等。

寒露养生要顺应时令变化，内敛及保养肺气，以避免诱发呼吸系统疾患。此时饮食调养应以平补为原则，避免燥邪入侵，不妨多食用一些生津增液、润燥补肺的食物，如糯米、粳米、芝麻、蜂蜜、乳制品等，对牛肉、猪肝、鱼、鸡、鸭、虾、大枣、山药等食物也要适量摄入，从而提高身体的免疫力。那些助阳生炎、灼伤津液的辛辣食物尽量少吃甚至不吃，以免使阴精耗损。

另外，寒露时节更是哮喘病症的高发时段。发病原因如下：

寒露时节吃对食物宜养肺

寒露时节，伴随自然万物的萎黄干枯，人体也反映出“津干液燥”的征象。

寒露时节食物排行榜

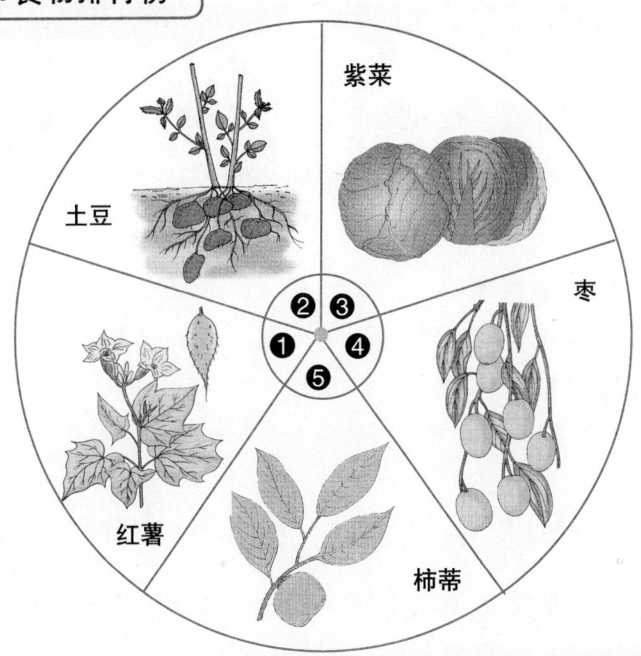

1 红薯

五色五味：色粉；味甘；性平。
营养食谱：薯粉蜜膏。补脾益气、宽肠通便、生津止渴。
不适宜人群：胃酸多者，素体脾胃虚寒者。

2 土豆

五色五味：黄褐色；味甘；性平。
营养食谱：火腿土豆泥。健脾利湿、解毒消炎、降糖降脂、活血。
不适宜人群：糖尿病患者。

3 紫菜

五色五味：紫色；味甘、咸；性寒。
营养食谱：发菜鸡卷。化痰软坚、清热利水、补肾养心。
不适宜人群：腹痛便溏及脾胃虚寒者。

4 枣

五色五味：红褐色；味甘；性平。
营养食谱：山楂大枣莲子粥。补益脾胃、滋养阴血、养心安神。
不适宜人群：肝炎、糖尿病患者等。

5 柿蒂

五色五味：红色；味甘酸；性微寒。
营养食谱：西瓜番茄汁。健胃消食、清热解毒、降低血压。
不适宜人群：糖尿病患者、胃寒的老年人等。

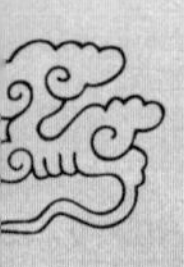

其一，寒露时节，由于冷暖空气变换过于频繁，导致气温下降过快，而那些患有哮喘史的病者来讲，其身体抵抗力根本适应不了这种变化过于频繁的天气，所以极易由上呼吸道感染而诱发哮喘。

其二，秋凉时节，晚上睡觉时要适时增加被褥，因为闲置较长时间的被褥中藏有许多的尘螨，包括死螨、螨粪和螨的分泌物，这些都是哮喘致病的罪魁祸首。

其三，此时大部分区域开始进入谷物收割期。一阵秋风扫过，树叶落了小草枯尽，空气中的过敏物质也随之增多，对于那些属于过敏体质的哮喘患者，一接触到外界的过敏原，就会诱发旧疾。

所以明白了秋季哮喘病的诱发机理，更要注意防止感冒，同时保持室内干净清洁。也可以利用太阳消毒，在天气炎热的三伏天，最好暴晒一下柜子里存放过久的被褥。

汤饮防燥也有很多小讲究

秋冬时节的气候特征就是冷燥。此时人体汗液少，易损津液。因此饮食调养上应以柔润为原则，及时补津液之不足。

第一点：保持体内水分充足：根据自己的身体状况和需求，合理按排生活作息规律，在不同的时段摄取相应的水分。千万别等到口干舌燥时，甚至在嗓子“冒烟”的危急情况下才端起水杯。如果出现口渴时，则表明体内急缺水分，甚至连脱水现象也已经产生了。在营养专家的建议下，清晨起床后要空腹饮1杯温开水，这样对清洁脏腑，促进排泄、防治便秘、稀释血液浓度有很好的效果，同时又增强了抗寒的能力。晚上临睡前1小时可饮半杯水，以此补充睡觉时由于呼吸所消耗的水分。

第二点：饮茶养生要合理：虽然茶饮是秋天不错的养生饮品，不管是红茶还是绿茶，但是茶饮养生也大有讲究，关键是要因人而异。例如，淡绿茶适宜妇女、儿童饮用；红茶适宜老年人及胃病患者饮用；绿茶则适宜便秘、术后病人饮用；浓绿茶适宜体力劳动者饮用。

第三点，煲汤养生有选择。在深秋，具有滋补养生的汤类有很多种，萝卜汤、豆腐青菜汤、红枣百合汤、牛肉炖萝卜汤都是上上之选。

寒露经络养生

膀胱经是人体当中穴位最多的一条经，其经上的每一穴都是人体当中的一味“大药”。不论是眼疾，腿疾，还是脊柱方面的问题，都可以找膀胱经上的“大药”来解决。

经常按摩足心能使人精力旺盛，体质增强，防病能力增强。每天坚持搓脚心1～2次，每次左右脚心各搓100下。足心“大药”为涌泉穴，常搓涌泉穴可以防治健忘、失眠、消化不良、食欲减退等病症。

常搓脚心睡眠好

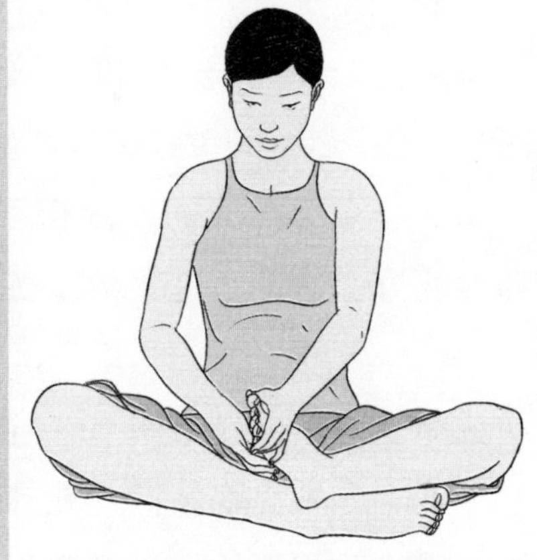

泡洗过程中，脚应在药中不停地活动，让足底接受药渣轻微的物理刺激，最好是用手擦揉足趾，尤其是脚大趾。每次泡脚时间越长越好，最好是能泡至全身微微渗汗。

热水泡脚胜补药

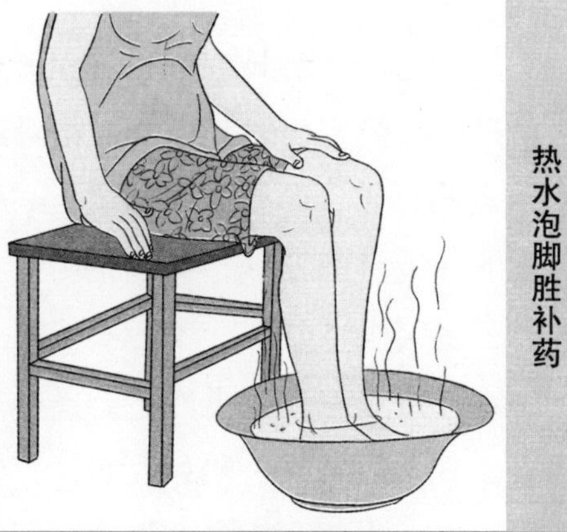

按摩委中穴

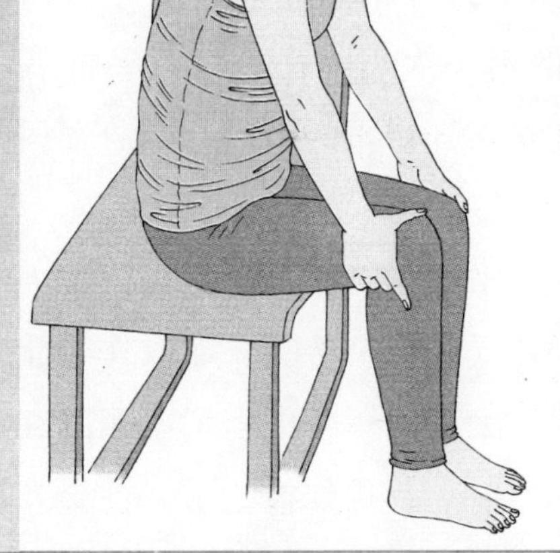

以拇指指腹按压两侧委中穴，一压一松为1次，力度以感到酸痛为宜，同时双腿适当地做屈伸运动。按压时，在按压部位涂少许刮痧油或药酒，效果更佳。

单纯火罐法除肩周炎

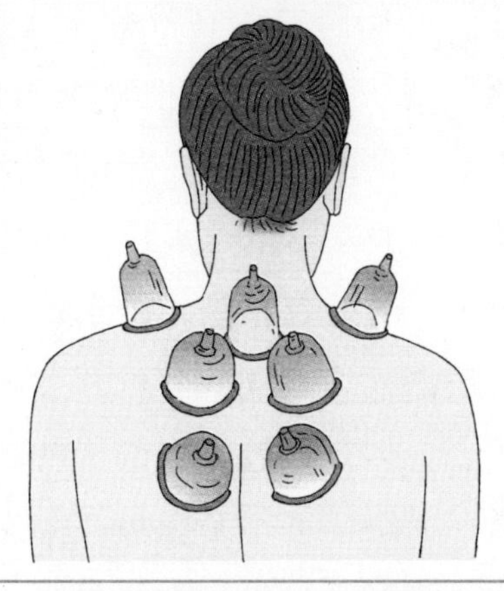

中医学认为，肩周炎多因血气不足，正气下降；或因外伤劳损，气血瘀滞，复感风寒湿邪致肩部气血凝涩，筋失濡养，经脉拘急而发病。以单纯火罐法吸拔肩部肩穴、肩井穴，留罐约15分钟。

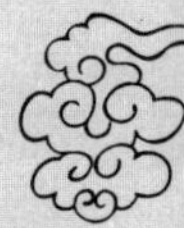

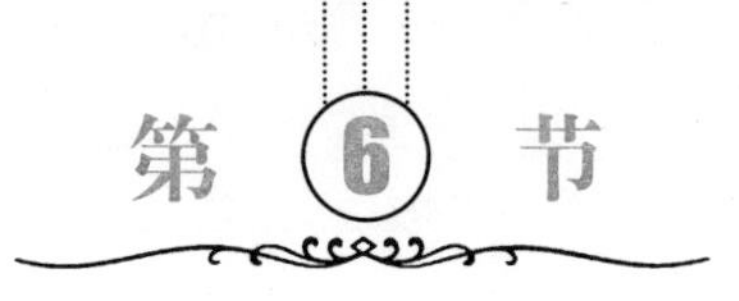

露　水

露水成霜的霜降养生

霜降物语

公历的10月23日或24日，是秋天的最后一个节气——霜降。霜降是一个反映物候变化的节令。在霜降这一天，太阳运行到黄经210度，正午用圭表测日影，影长是古尺九尺一寸六分，也就是今天的2.05米，夜晚观测北斗七星的斗柄指向戌的方位，即西北方。通常，这个阶段在农历九月，也叫戌月。

霜降意味着天气更冷了，露水凝结成霜。古籍《二十四节气解》中说："气肃而霜降，阴始凝也。"《月令七十二候集解》："九月中，气肃而凝，露结为霜矣。"由此可见，"霜降"节气的到来说明天气渐渐变冷，开始降霜。在气象学上，通常把春季出现的最后一次霜称为"终霜"或"晚霜"，把秋季出现的第一次霜叫作"初霜"或者"早霜"。而所谓的无霜期，指的就是从终霜到初霜的间隔时期。在民间，因为菊花一般在早霜时盛开，所以也有人把早霜称为"菊花霜"。

对于此时的农作物，由于霜降的到来，势必会给它们带来很大的影响。时值深秋，天气的丝丝寒意不禁使人打了个冷战，而农作物此时也不再生长，但是它过秋霜的洗礼之后，大量的树叶披上了艳丽的红黄色的衣裳，放眼望去整个山坡在阳光的照射下，犹如披上了一件金光灿烂的锦裳。无疑，这也是大自然赋予秋天的一种如诗如画的胜景，真是令人意想不到。为原本显得萧索悲凉的秋天描绘出了浓墨重彩的一笔；除了深秋的枫霜红叶外，荷塘中的"残荷"也别有一番意境；这样的艺境尤其受无数摄影家和画家所青睐，常常以荷塘为题，描绘出大量别有韵味的"残荷"美景。

霜降物语

霜降时节是秋冬气候的转折点，也是阳气由收到藏的过渡。因此，宜做好“外御寒、内清热”。

霜降气象特征

初候豺乃祭兽

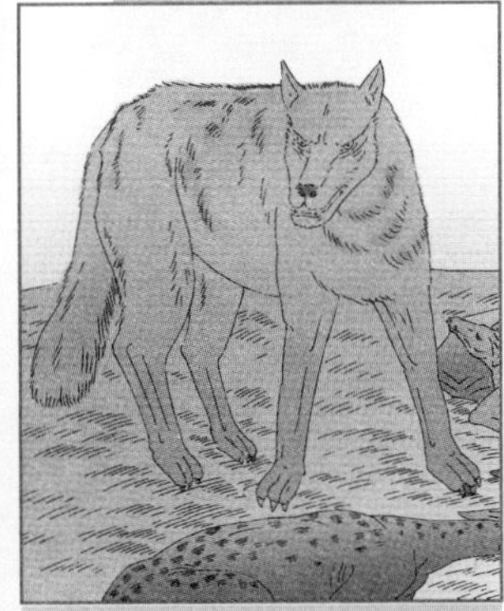

豺在这里指一种野兽，它们在捕获到其他野兽时会按照一定的次序排列好然后食用，看上去似乎在祭拜神灵。

二候草木黄落

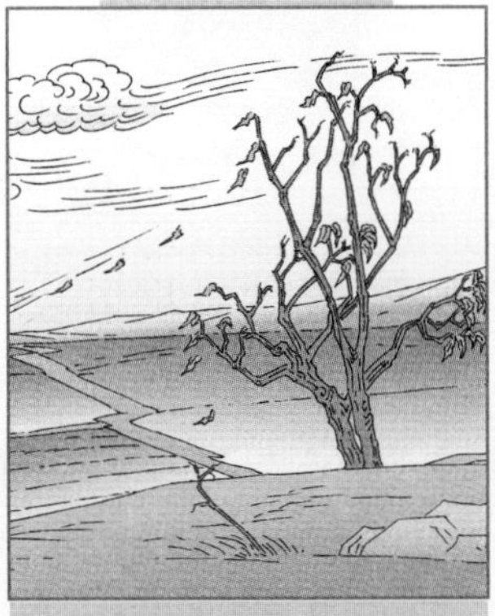

也就是说在这样的季节，绿叶经不起秋风的吹拂，都开始纷纷凋落。

三候蛰虫咸俯

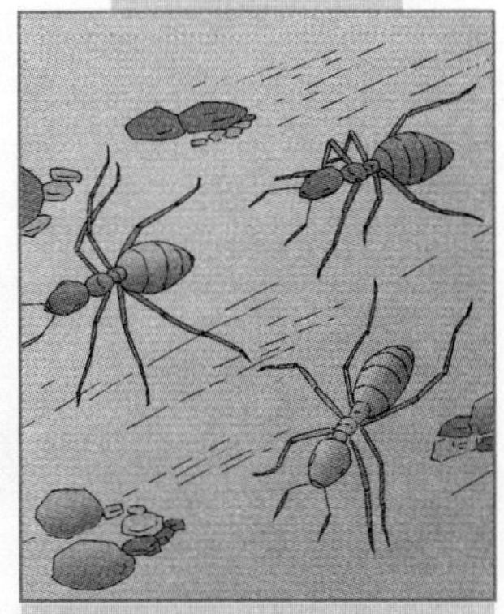

此时，那些准备过冬的小虫开始静止不动，正在严封洞口以过寒冬了。

霜降“初候豺乃祭兽”，豺在这里指一种野兽，它们在捕获到其他野兽时会按照一定的次序排列好然后食用，看上去似乎在祭拜神灵。“二候草木黄落”，也就是说在这样的季节，绿叶经不起秋风的吹拂，都开始纷纷凋落。“三候蛰虫咸俯”，此时，那些准备过冬的小虫开始静止不动，正在严封洞口以过寒冬了。

由霜降的三候迹象表明，霜降是一个过渡节气，此时气温显然已经很低了，已经和冬天的气温相差无几了。

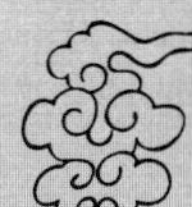

霜降养生莫过勤坐功

霜降节气为秋季的最后一个节气。从中医学来讲，此时段也是慢

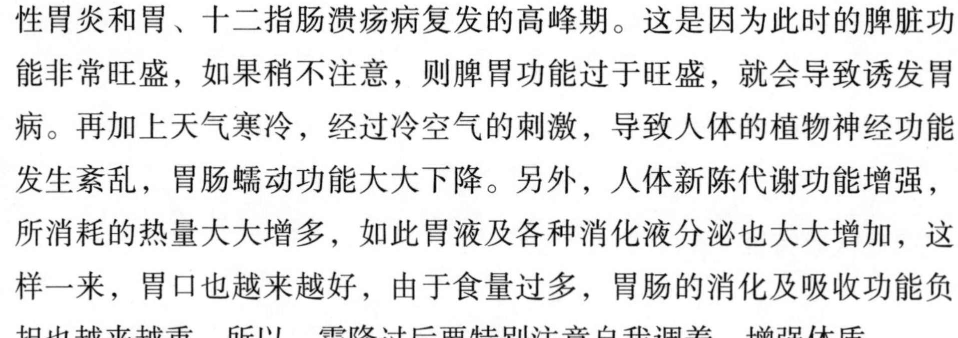

性胃炎和胃、十二指肠溃疡病复发的高峰期。这是因为此时的脾脏功能非常旺盛，如果稍不注意，则脾胃功能过于旺盛，就会导致诱发胃病。再加上天气寒冷，经过冷空气的刺激，导致人体的植物神经功能发生紊乱，胃肠蠕动功能大大下降。另外，人体新陈代谢功能增强，所消耗的热量大大增多，如此胃液及各种消化液分泌也大大增加，这样一来，胃口也越来越好，由于食量过多，胃肠的消化及吸收功能负担也越来越重。所以，霜降过后要特别注意自我调养，增强体质。

霜降坐功利健身

九月，阳气微，万物毕成，阳下入地也。本功适宜从霜降时节开始锻炼，可以从霜降一直练到立冬节气。霜降时节，人体足太阳膀胱经的病变较多。《灵枢·经脉》载："膀胱足太阳之脉……是动则病冲头痛，目似脱，髀不可以屈，是主筋所生病者，痔，疟，狂，癫疾，目黄，泪出，鼽衄。"勤练本养生坐功，对以上病症有好的防治效果。

具体操作方法：每日凌晨三至七点时，平坐，伸展双手攀住双足，随着脚部的动作用力，将双腿伸出去再收回来，如此做五至七次，然后牙齿叩动三十六次，调息吐纳，津液咽入丹田九次。

转腰导引功

具体方法：端坐于椅子上，两脚分开与肩同宽，大腿与小腿成90度角，躯干伸直，全身放松，下颌向内微收。端坐全身放松，两手叉腰。大指在前，其余四指在后，含胸，两肩内收，向左转到极限，再向右，右转到极限为1次，共做64次。

适应病症：肚腹冷，气机不畅，胸闷不舒。

霜降养生莫过勤坐功

霜降转腰导引功

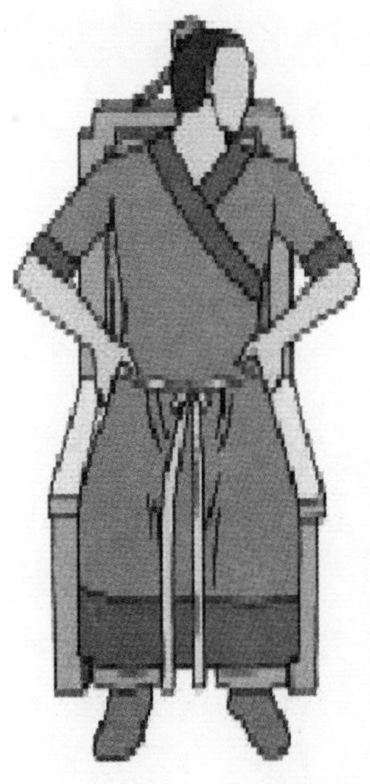

端坐于椅子上，两脚分开与肩同宽，大腿与小腿成90度角，躯干伸直，全身放松，下颌向内微收。端坐全身放松，两手叉腰。大指在前，其余四指在后，含胸，两肩内收，向左转到极限，再向右，右转到极限为1次，共做64次。

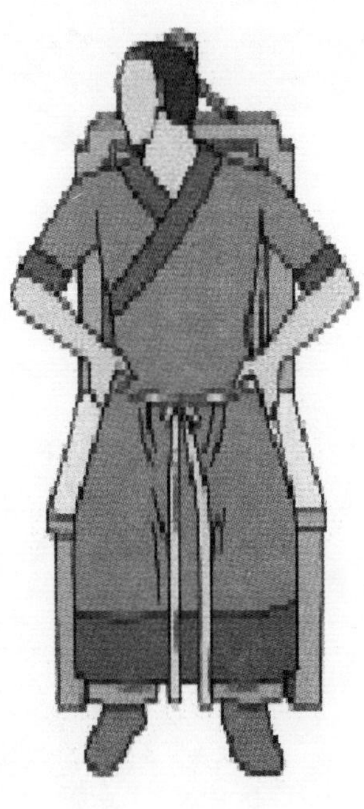

霜降饮食进补食疗方

清炖人参鸡

配料：母鸡1只，人参15克，香菇15克，玉兰片10克，葱、姜、盐、味精各适量。

做法：将香菇、玉兰片、姜、葱均切片；用开水将人参泡开，上笼蒸30分钟；将母鸡洗净，置于锅内，放入切好的玉兰片、香菇、葱、姜和人参，然后加入精盐、味精，加水漫过鸡身，在大火上煮至烂熟即可，有补血益气、滋补肾阴的功效。

萝卜白果粥

配料：白果10粒，白萝卜200克，糯米200克，白糖80克。

做法：萝卜洗净切丝，放入热水焯熟备用。先将白果洗净与糯米同煮，待米开花时倒入白糖文火再煮5分钟，拌入萝卜丝即可出锅食用，有止咳平喘、固肾补肺的功效。

花生大枣烧猪蹄

配料：猪蹄1000克，花生100克，大枣20枚，料酒30克，酱油50克，白糖20克，葱、生姜、花椒各少许，盐适量。

做法：用清水洗净花生、大枣，浸润10分钟；然后将猪蹄出毛洗净，煮熟后用酱油拌匀；接着将猪蹄炸至金黄色捞出，放入炖锅内，注入清水，同时放入花生、大枣及调料，用小火炖烂即可，有补血益气、滋补肾阴的功效。

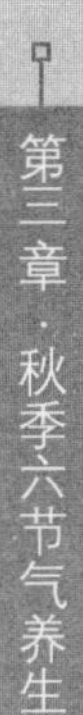

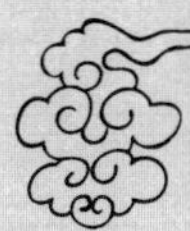

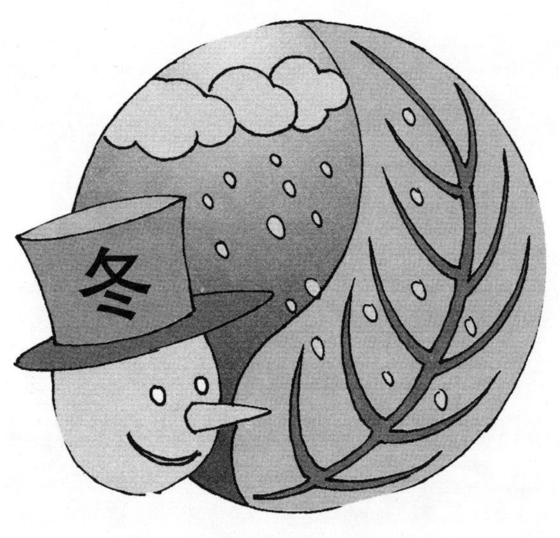
冬

第四章

冬季六节气养生

冬季是从立冬日开始，经过小雪、大雪、冬至、小寒、大寒，直到立春的前一天为止。中医认为冬季是匿藏精气的时节，按照『天人相应』的养生原则，冬季养生的宗旨是敛阳保阴，使二者协调。冬季养生主要指通过饮食、睡眠、运动、药物等手段，达到保养精气、强身健体、延年益寿的目的。

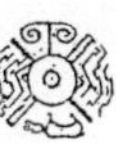

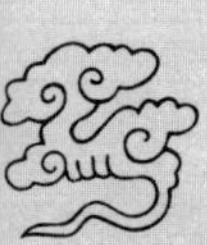

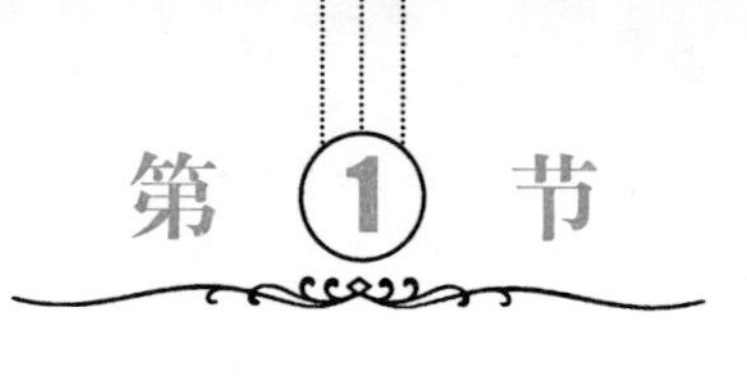

第1节 立冬

立冬时节藏阳补肾促和谐

每年公历的11月7日或8日为立冬。《月令七十二候集解》说："立，建始也"，又说："冬，终也，万物收藏也。"立冬这一天太阳到达黄经225度，正午用圭表测日影，影长为一丈两寸三分（古尺），相当于现在的2.501米，夜观北斗七星，斗柄指向亥的方位，即西北方，此阶段通常在农历十月。

此时节虽然北半球获得的太阳辐射量较少，但是此时由于地表夏秋储存的热量还有一定的余温，因此一般还不是特别冷。在无风晴朗之时，给人一种温暖舒适的"小阳春"天气。但是，在北方其冷空气已经具有较强的势力会常常向南方袭击，有时也会形成大风或降温并伴有少量雨雪的寒潮天气。

立冬"初候水始冰"，这个时节河水已经开始封冻了，时常可以看见河面上的小冰凌；"二候地始冻"，到了二候节气，温降已经降到0℃以下，土地的表层已被冻结了，随着气候持续降温，冻结的土地表层越来越厚；"三候雉入大水为蜃"，雉，即指野鸡，蜃，即指大蛤。进入立冬时令后，便很少看得见野鸡了，只是在海边还时常可以看到大蛤。这些大蛤的外壳与野鸡的线条及颜色很相像。因此，在古人看来，进入立冬节后雉就会变成大蛤了。立冬之后，气候越来越冷，而人的身体就会变得很不灵活，身体代谢功能也减慢了，行动越来越僵硬化了。由于冬季气温很低，易诱发冠心病、高血压、慢性阻塞性肺病及关节炎疼痛等。

立冬时节养生有道

立冬时节，天寒地冻，万木萧凋，生机潜伏闭藏，人体的阳气也随

立冬物语

立冬时节，因刮风北方会出现降温，南方会出现阴雨天气，但气候整体仍偏暖。

立冬气象特征

初候水始冰

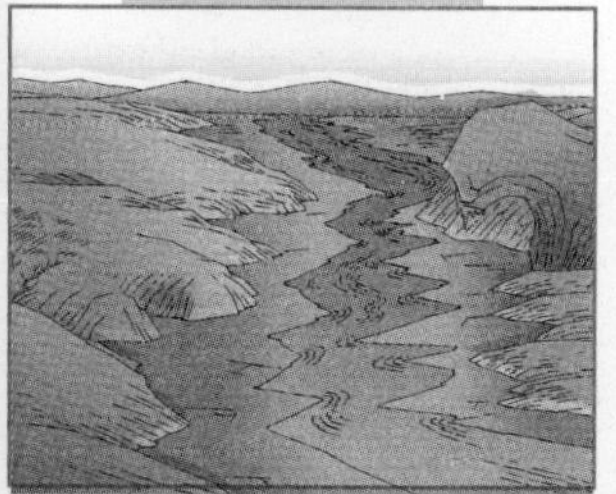

这个时节河水已经开始封冻了，时常可以看见河面上的小冰凌。

二候地始冻

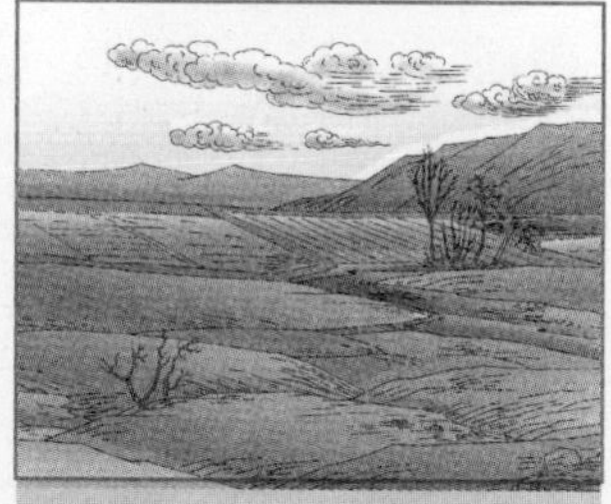

到了二候节气，温降已经降到0℃以下，土地的表层已被冻结了，随着气候持续降温，冻结的土地表层越来越厚。

三候雉入大水为蜃

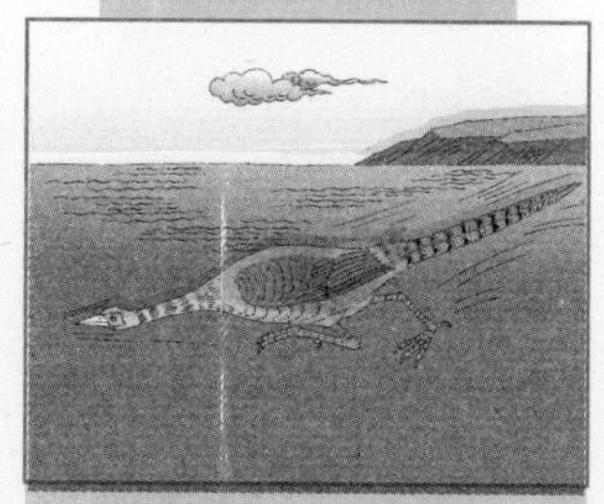

进入立冬时令后，便很少看得见野鸡了，只是在海边还时常可以看到大蛤。这些大蛤的外壳与野鸡的线条及颜色很相像。

寒为冬令之主气，警惕寒邪致病

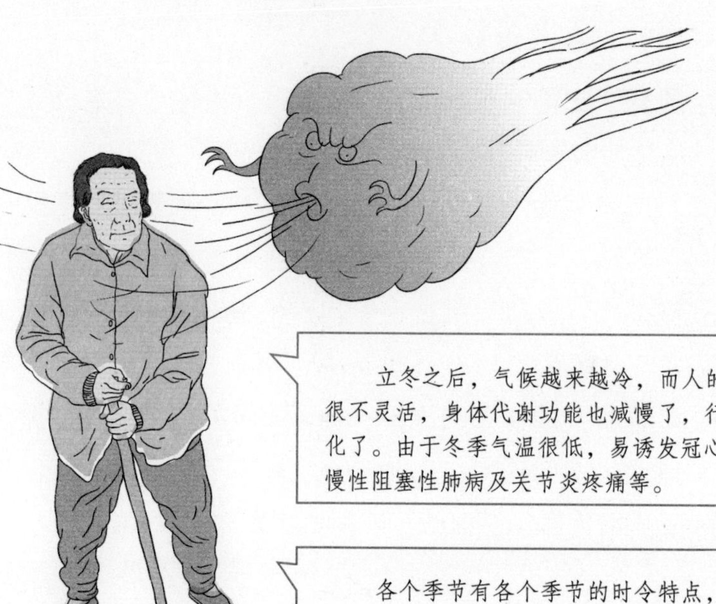

立冬之后，气候越来越冷，而人的身体就会变得很不灵活，身体代谢功能也减慢了，行动越来越僵硬化了。由于冬季气温很低，易诱发冠心病、高血压、慢性阻塞性肺病及关节炎疼痛等。

各个季节有各个季节的时令特点，而冬令的主气可归结为“寒”，感冒的人可以说是前赴后继，数不胜数，这也就是为什么在冬天强调防寒邪的原因了。

着自然界的转化而潜藏于体内。此时应以敛阴护阳为原则，一定要合理安排饮食起居。

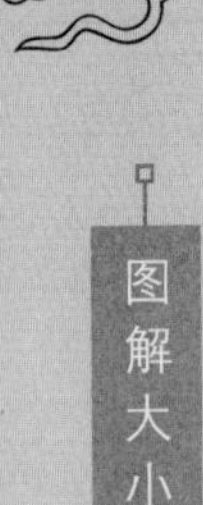

饮食起居有规律

饮食调养：常言道，“寒为阴邪，易伤阳气”。因为人体内的阳气根源于肾，而肾阳也极易受寒邪入侵。所以数九寒冬若欲御寒，护肾养阳应在首位。肾阴虚者应选用海参、银耳、枸杞子等予以滋补，还可服用知柏地黄口服液。肾阳虚者，应选用羊肉、鹿茸、肉苁蓉、补骨脂、肉桂、益智仁等，除此还可服用肾气丸。对于肾阴阳俱虚者，可服用补肾益气胶囊。

居室环境：保持室内环境卫生，注意空气流通，如果室内空气污浊缺氧，易使人神疲乏力，甚至会诱发呼吸道疾病。在冬季应保持一定时间的户外有氧运动，以便提高身体免疫力，增强机体御寒能力。同时注意保护好肺阳，以免为寒邪，导致咳嗽从而影响肺气。但是，室内温度也不能过高，不然，由于室内外温差过大，人外出的话，则会导致人的适应机制出现问题，从而易患疾病。

反季节防病要重视

反季节防病的养生之道也非常重要。正如常言所说“夏病冬治、冬病夏治”。而冬病夏治对调补阴阳、补元气的功效非常明显。

夏病冬治，因其病理症结在于气津两亏或暑热为患。由于酷夏时节，暑热极易耗伤阴液，最终导致阴虚津亏，还有可能由于暑热耗损阳气过度，导致气津两亏，从而使脏腑功能动转机制失衡。另外，由于人体中肾藏精，内寓元阴元阳，肾在五季属冬。通过冬补或治疗，既能滋补体内真阴，充足肾精，加强先天之本；又可以温补元阳，从而避免寒冬之阴邪对阳气造成过多的耗损，以此起到元阳不亏之目的；同时通过改善先天之本的调治增强体质，以防夏病的再次发作或祛除宿根。

立冬时节进补常识要明白

立冬节后，人自然也会遵循大自然的变化规律，其精血内藏，使各

立冬时节食补及药补

食补养生

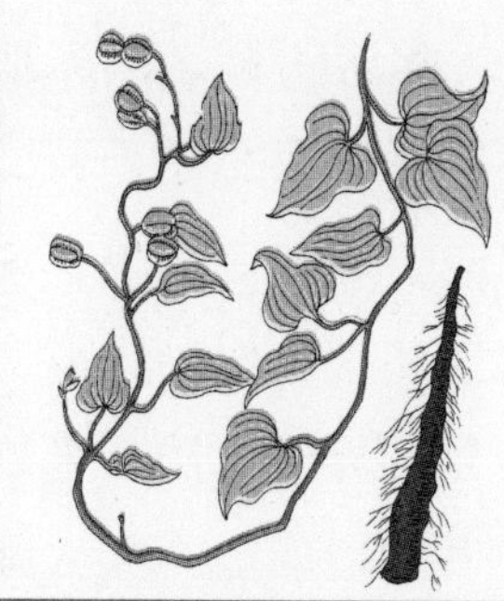

山药羊肉汤

【原料】羊肉500克，山药片150克，葱、姜、胡椒、料酒、盐各适量。

【制作】将羊肉洗净切块，入沸水锅内，将血水焯去；用刀将洗净的姜、葱拍破备用。用适量清水将山药片浸透，与羊肉块同时置于锅中，加入适量清水，将其他配料一同放入锅中，大火煮沸后改用小火炖至熟烂即可。

【功效】补脾胃，益肺肾。

芝麻白糖粥

【原料】芝麻300克，白糖适量。

【制作】将芝麻拣净，放入锅内用小火炒香后放凉，捣碎，装入瓦罐内备用。食用时，每次2汤匙，放入碗中，加适量白糖，用开水冲服。

【功效】补阴血，养肝肾，乌须发。

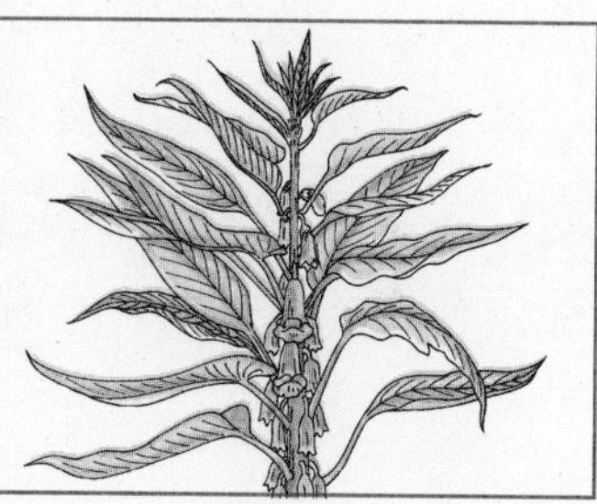

药补养生

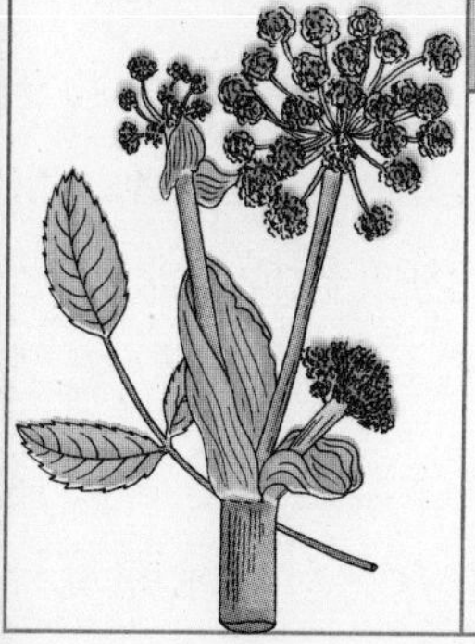

鳝鱼归参汤

【原料】鳝鱼500克，当归、党参各15克，料酒、葱、生姜、蒜、味精、盐各适量。

【制作】将鳝鱼剖背脊后，去骨、内脏、头、尾，切丝备用；当归、党参装入纱布袋内扎口。将鳝鱼置锅内，放入药袋，再加入料酒、料酒、葱、生姜、蒜、味精、盐，水适量；将锅置炉上，先用大火烧沸，打去浮沫，再用小火煎熬1小时，捞出药袋不用，加入味精即可。

【功效】补益气血。

枸杞鸡肉汤

【原料】鸡半只，枸杞子、生姜片各15克，怀山药30克，盐适量。

【制作】将鸡肉洗净切块，倒入沸水中烫一下捞出，除去腥味，然后把鸡块放入砂锅中，加入怀山药、枸杞子、生姜片及适量水，用小火煮至肉烂汤香，加适量盐，煮沸即可。

【功效】补肝益肾，温中益气。

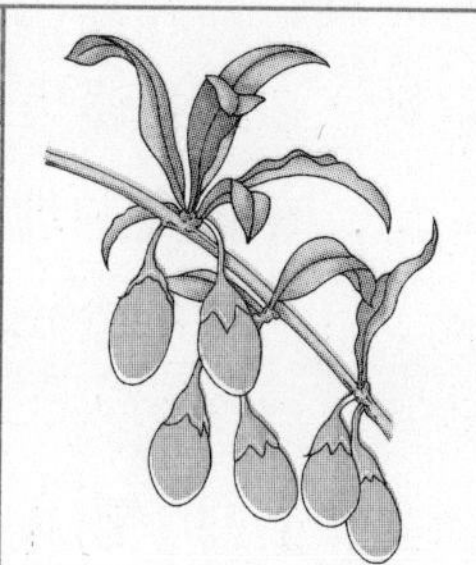

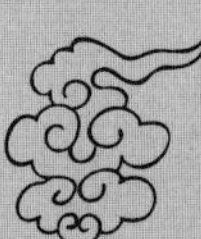

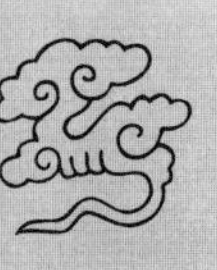

脏腑功能趋于沉静内敛潜藏起来，此时，相对阴气，阳气会易呈现出不足的状态。这时要强壮身体，则可内服滋补膏方是不错的方法。膏方，又有人习惯称其为冬令膏方。也就是在冬令时节服用的膏方。

因为在自然界气候环境的运动变化下，对人体也会产生很大的影响。正如《素问·四气调神大论》指出："冬三月，此谓闭藏，冰冻地坼，无扰乎阳，早卧晚起，必待日光，使志若伏若匿，若有私意，若已有得，去寒就温，无泄皮肤，使气亟夺，此冬气之应，养藏之道也。逆之则伤肾，春为痿厥，奉生者少。"以此表明为适应冬天气候的环境变化，就得选择一种养藏的方法。如果违反了这种冬令的养生方法，来年春天便会发生痿厥一类疾患，从而使人们对春发之气的适应能力大大降低。所以，四季中最好的进补时节当为冬季。而自古以来，人们就讲究"冬令进补"，到了冬天，内服滋补膏方，强健身体，等到来年春天，人自然会精神百倍，步伐矫捷，思维灵敏，正如民间所说"冬令一进补，春天可打虎"，这种说法不是没有道理的。

冬令进补膏注意事项

其一，时间：冬至往往是天地阴阳之气交替的枢机，阴盛阳衰，阴极生阳，一阳萌动，为人体阴阳气交的关键时刻，过后便进入数九寒天，所以，冬令进补应从冬至日开始。其二，补肾为先：精为人体之根本。而肾与冬季相对应。肾主封藏，为藏精之本，内寓元阴元阳，所以冬令进补一般以补肾精为原则。其三，辨证施治：药物有寒热温凉之分，所以选方要因人而异。冬令进补的药性属温性的较多，在护肾养阳的同时，应注意温而不散，热而不燥。对于阴虚者，对阴精的填补尤为重要，充沛阴精，对阳气的生化非常有利。其四，膳药兼施，相得益彰：在进补膏方时，如果与膳食结合调理，则收效更佳。但是同样要注意，在膳食调理时，要结合自身的体质合理选用膳食。偏于阳气亏虚者，可选食的食物有狗肉、鸡肉、海虾等。对气阴两亏者，可选食的食物有鸭肉、兔肉、鳖肉、莲藕等。对于气虚者应配合选食糯米、粟米、粳米、山药、胡萝卜等。

地区不同，立冬进补各不同

因为自然环境不同，东、南、西、北各个区域的人在立季时节进补也各有不同。

南方地区虽已立冬，但气温要温和许多，吃些鸡、鸭、鱼类，能起到清补的效果。

北方人在立冬之日，会热衷于吃饺子，饺子里面既有肉馅，又有蔬菜，既不全是高脂肪的肉类，又不是没有油水的蔬菜，正符合这个时候的饮食特征。

南方

北方

高原

西北

高原山区雨量较少且气候偏燥，应以果蔬、冰糖等甘润生津之品进补。

西北地区天气寒冷，应食牛、羊、狗肉等大温大热之品。

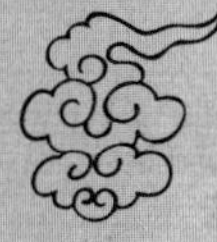

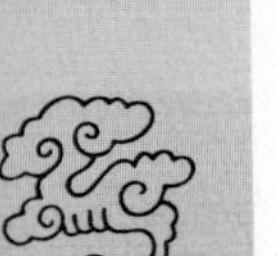

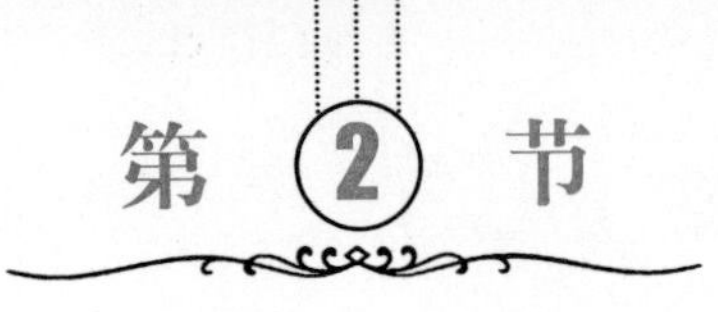

第2节

小 雪

小雪时节，祛寒健肾利除肠道毒素

公历11月22日或23日为小雪。小雪节气反映出了季节的降水变化。这一天太阳运行到黄经240度，用圭表测日影，影长一丈一尺八分（古尺），相当于现在的2.74米，杆影明显比立冬时节要长许多。

古时，对于小雪的记载也较多。《月令七十二候集解》载："10月中，雨下而为寒气所薄，故凝而为雪。小者未盛之辞。"也就是说10月中旬要开始降雪了，但此时的降水量很小。《群芳谱》载："小雪气寒而将雪矣，地寒未甚而雪未大也。"这也表明，小雪节气到来后，天气越来越冷，此时要降雪了，但此时并不是冬季最冷的时节，所以降雪量不是很大，往往只是零星的小雪片，故称小雪。但随着气温越来越低，地面上的露珠也会变成霜，而且天空中的雨也会变成雪花，但雪常常处于半冰半融的状态。此时，除了飘落在地的雪会及时融化外，同时在天气气温的影响下，还会出现雨雪同降，有时还会出现白色冰粒的现象。

小雪"一候虹藏不见"，此时的彩虹是雨后的空气中所含的水滴，在太阳折射下形成的；表明小雪时节空中降雨水的时节已过去了，而空中降落的只是纷纷飞扬的雪花，这时就不会出现彩虹了。"二候天气上升"，到了二候时期，天上的阳气上升，地下的阴气下降，自然万物似乎毫无生机；"三候闭塞而成冬"，此时，气温越来越低，天气越来越寒，农家们只有门窗紧闭以避寒冷。

小雪过后，田间的农活基本没有什么了，人们开始为过冬做好全面准备。这个时候的北方地区非常寒冷，尤其是东北地区，人们早早地生起炉火足不出户了。就连温度相对较高的南方，天气也冷了起来，所以此时人们要注意做好防寒保暖工作，尤其要关照年老体弱者或婴幼儿的保暖。多选用一些热量较高的食物，少吃或不吃生冷或凉食，以防出现

小雪物语

小雪时节到来，气温下降，气层温度逐渐降到0℃以下，此时节开始降雪，但雪量不大。

小雪气象特征

一候虹藏不见

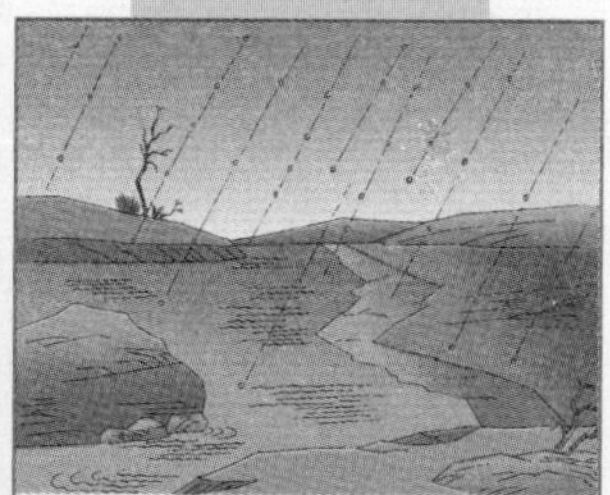

此时的彩虹是雨后的空气中所含的水滴，在太阳折射下形成的；表明小雪时节空中降雨水的时节已过去了，而空中降落的只是纷纷飞扬的雪花，这时就不会出现彩虹了。

二候天气上升

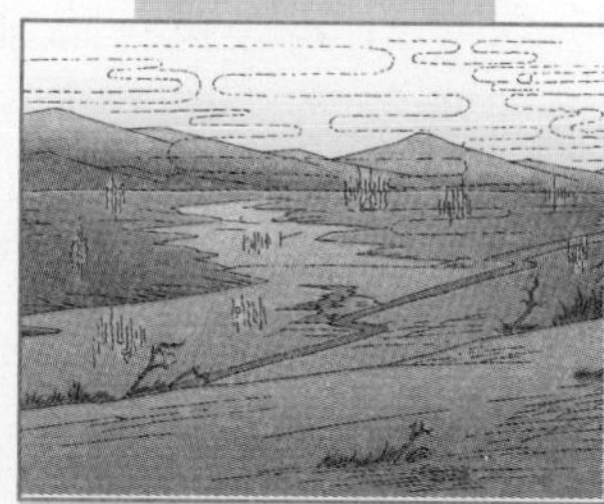

到了二候时期，天上的阳气上升，地下的阴气下降，自然万物似乎毫无生机。

三候闭塞而成冬

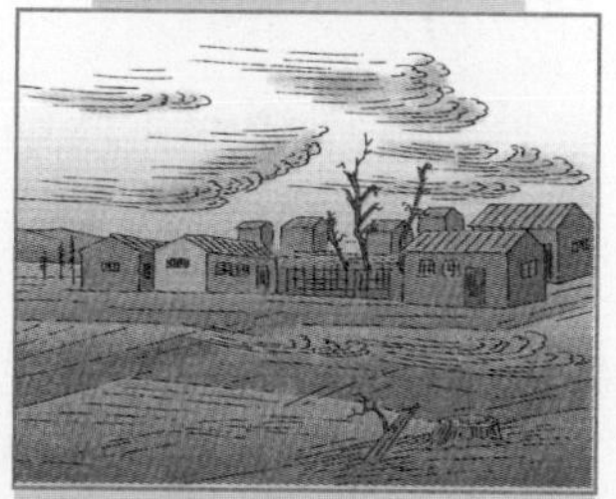

此时，气温越来越低，天气越来越寒，农家们只有门窗紧闭以避寒冷。

小寒时节要防寒保暖

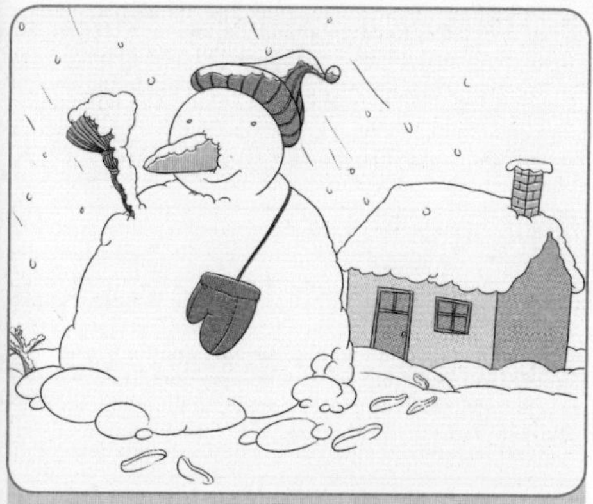

小雪过后，北方地区非常寒冷，尤其是东北地区，人们早早地生起炉火足不出户了。就连温度相对较高的南方，天气也冷了起来，所以此时人们要注意做好防寒保暖工作，尤其要关照年老体弱者或婴幼儿的保暖。

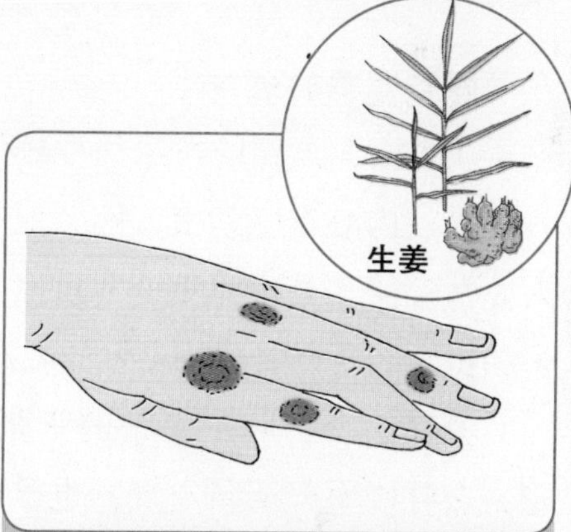

小雪时节，由于阳气不足，外感寒湿之邪，使气血运行不畅，瘀血阻滞所致局限性炎症损害。如不注意保暖，局部易患冻疮，如耳廓、手、足等处。鲜生姜可防治冻疮。将生姜切片，在冬季易生冻疮的皮肤上反复涂擦，每天2～3次，连续涂擦12天，可防止新发或再发。

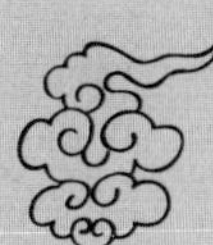

胃口不适或消化不良等。在冬天人们活动量也大大减少了，遇到风和日丽的晴朗天气，不妨外出走走，呼吸一下新鲜空气。

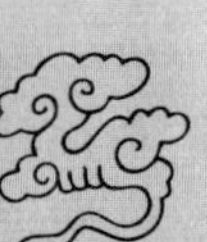

强壮肾气在小雪，健体防寒有高招

从传统中医学来讲，人体的热量来源于肾。就像我们时常会听到这样一句话“某某某‘火力’旺，什么邪魔歪道都不敢惹他”。“火力”旺其实反映出一个人的肾脏功能旺盛，生命力顽强。在冬季，肾脏功能强盛，则可调节机体适应寒冬的天气变化。不然，会导致新陈代谢功能失调而体弱多病。

“春生、夏长、秋收、冬藏”，所以在冬季，人体会随着“冬藏”的气候规律，将体内阳气潜藏起来，以敛阴护阳为养生原则。阳气闭藏不动得到了保护，则人体新陈代谢的功能发挥相应较少，所以此时，体内的热能要依靠肾——生命的原动力来发挥作用，从而使生命活动与自然界的变化相适应。

要想增强体内的火力，据专家建议，最好的方法要严防冬季寒邪的入侵。

自我调节好养身

在冬天，人们的情绪往往较低，更是懒得活动，对于那些感情脆弱者来讲，内心常感到很苦闷，似乎到了垂暮之年，因此会诱发抑郁症。人心情郁闷，其机体免疫力自然会大大下降，从而为寒邪袭身创造了更多的机会。所以要保持良好的心态，同时心情要开朗愉悦。

劳逸结合：除了平常的紧张工作外，不妨在工作之余多到室外走走，多呼吸室外清新空气，也可以在公园散散步、练太极拳或跳健身舞等，这些活动都能对情绪起到很好的调动作用。

营养调补要跟上：易患抑郁症人群可适量服用维生素B类以及谷维素等，以大大调节精神情绪。另外，喝喝浓茶或咖啡等也有很好的提神功能。

总之，对于易患抑郁症者，要积极自我调整心态，乐观豁达，节喜制怒尤为关键。要经常参加一些户外有氧活动，从而增强体质。

小雪时节食补与药补

小雪时节，天气干燥，气温较低，人体中寒气旺盛。因此，在这个时节需要补充一些让我们体内能够“热”起来的食物。

小雪时节食补妙方

小米龙眼粥

【原料】小米1000克，大米10克，龙眼肉15克。

【制作】将小米和大米分别淘洗干净，一起放入锅内，加入龙眼肉，加适量水，置大火上烧沸，再用小火熬熟，加入白糖搅匀即可。作早餐、晚餐食用。

【功效】补心肾，益腰膝。

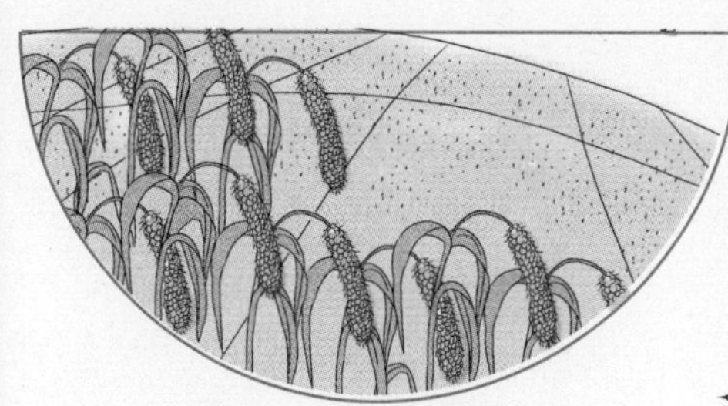

胡萝卜炖羊肉

【原料】胡萝卜300克，羊肉180克，葱、姜、蒜末各适量，料酒3小匙，白糖、盐、植物油各适量，香油半匙。

【制作】胡萝卜洗净切块。羊肉洗净切块入沸水中焯一下，捞起沥干。锅烧热放适量植物油，油热后将羊肉放入，大火快炒至色转白。将胡萝块、水和适量料酒、葱姜蒜末以及白糖、盐一起放入锅内用大火煮沸。改小火煮约1小时，淋入香油即可起锅。

【功效】补虚益气，止咳嗽。

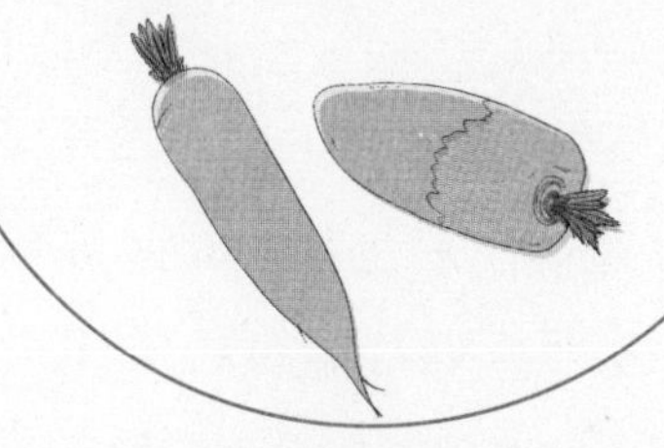

小雪时节药补妙方

补肾润肠饮

【原料】肉苁蓉、栝蒌仁各15克，枳壳（炒）9克，升麻3克，郁李仁6克，怀牛膝、火麻仁各12克。

【制作】水煎50分钟，温服，每日1剂，每日2次。

【功效】补肾降火，润肠通便。

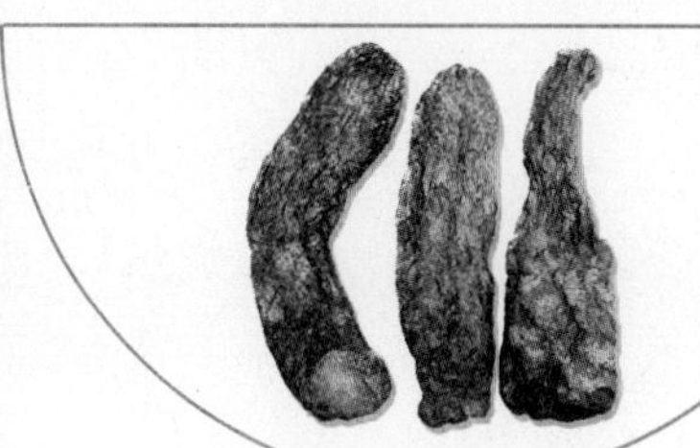

锁阳胡桃粥

【原料】大米100克，锁阳、胡桃仁各15克。

【制作】锁阳煎水取汁，核桃仁捣烂，与大米一同煮粥食。

【功效】温补肾阳，润肠通便。

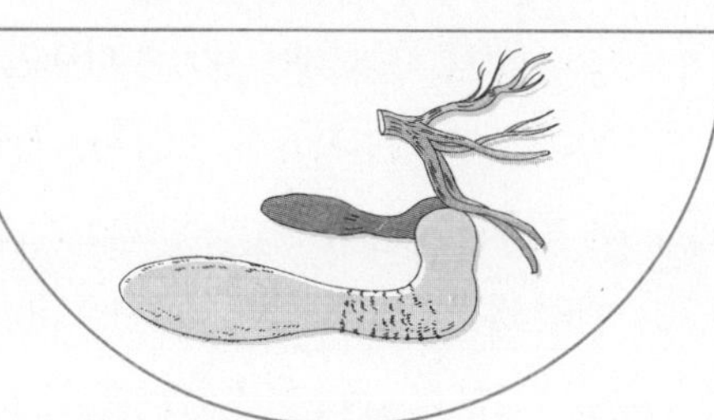

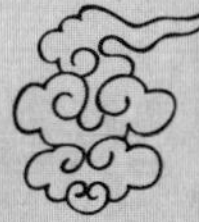

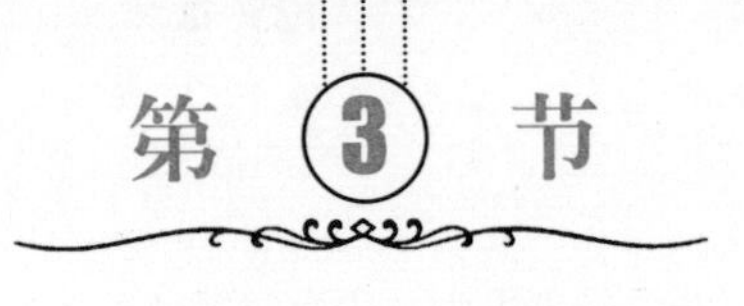

大 雪

大雪时节，温补祛寒促健康

每年的公历12月7日或8日为大雪。这一天太阳运行到黄经255度，正午用圭表测日影，影长为一丈二尺四分（古尺），相当于现在的3.05米，夜晚来观测北斗七星，其斗柄则指向子的方向，即西北方，这个时期通常在农历的十一月。

大雪为冬季的第三个节气，表明此时的气温越来越低，天气越来越冷。《月令七十二候集解》“十一月节，大者盛也，至此而雪盛也。”由此可知，此时节的降雪量要比小雪时节大很多，不过，大雪后各区域的降水量均会减少，12月东北、华北地区平均降水量通常仅几毫米，而西北地区甚至不到1毫米。

大雪时，东北及西北区域平均气温已经降到零下10℃以下，而黄河流域和华北区域气温也在0℃以下，这时，冬麦的生长已经停止。江淮及以南方区域的气温相对要略高，油菜、小麦生长缓慢，这时要注意给庄稼施足够的肥料，使它们安全过冬，同时也是为来春生长做好铺垫。华南、西南小麦此时已进入分蘖期，对施肥和排水的处理工作要做到位。

常言道，“冬天麦盖三层被，来年枕着馒头睡”，冬天“棉被”盖得越厚，春天麦子就长势越旺。这对农业来讲大大有益，特别是对冬小麦有很好的防寒作用。在这里雪被比作了棉被。其因有三，一是由于雪可以在地面上筑起一层保温层，可以为麦苗保温；二是当春天暖和时，雪融化后会渗入土壤，为增加麦苗的水分供应起到了很大的作用。

大雪“一候鹖鴠不鸣”，鹖鴠指寒号鸟。在此时节，因天气非常寒冷，寒号鸟也不叫了；“二候虎始交”，虎本阴类，感一阳而交也，因此这个时候会出现老虎求偶的现象。“三候荔挺出”，“荔挺”为兰草的一种，此时，荔挺因感到阳气的萌动而抽出新芽。

大雪物语

大雪时节，往往会有较大的降水量，也就是雪下得大且降雪范围广。大雪之后，寒气袭人，进入隆冬。

大雪气象特征

一候鹖鴠不鸣

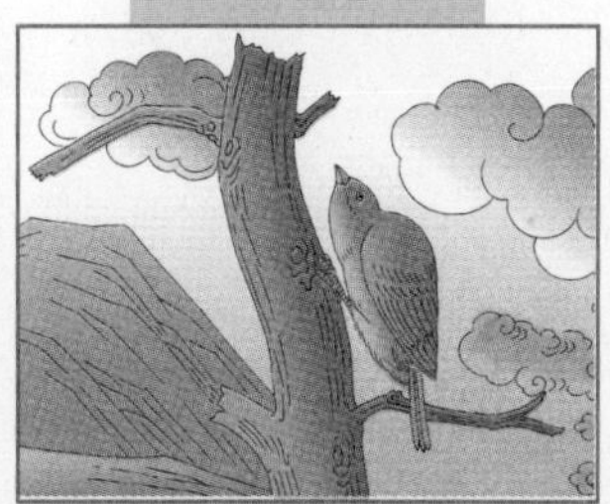

鹖鴠指寒号鸟。在此时节，因天气非常寒冷，寒号鸟也不叫了。

二候虎始交

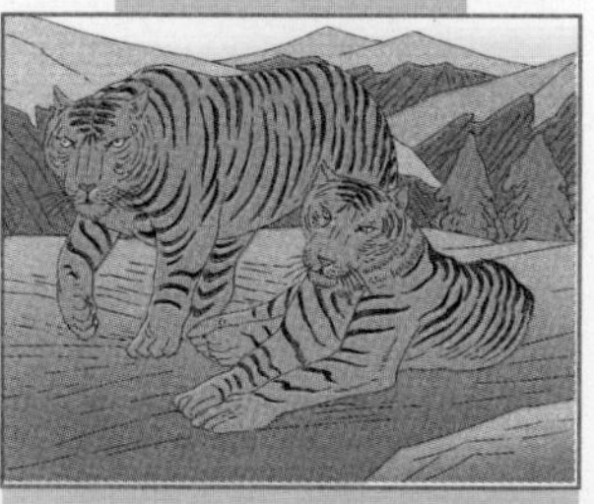

虎本阴类，感一阳而交也，因此这个时候会出现老虎求偶的现象。

三候荔挺出

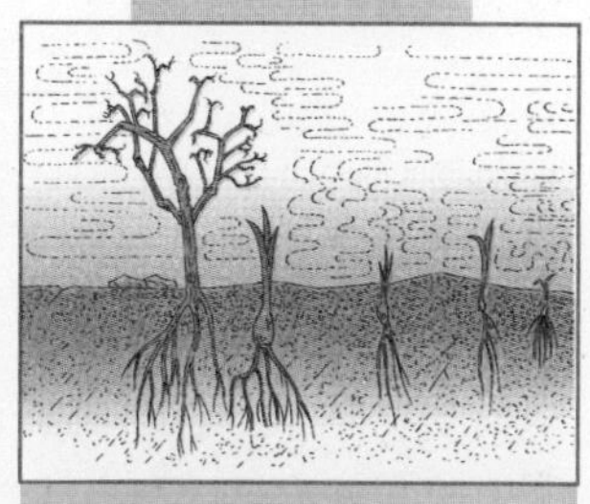

荔挺为兰草的一种，此时，荔挺因感到阳气的萌动而抽出新芽。

大雪进补，先养脾胃

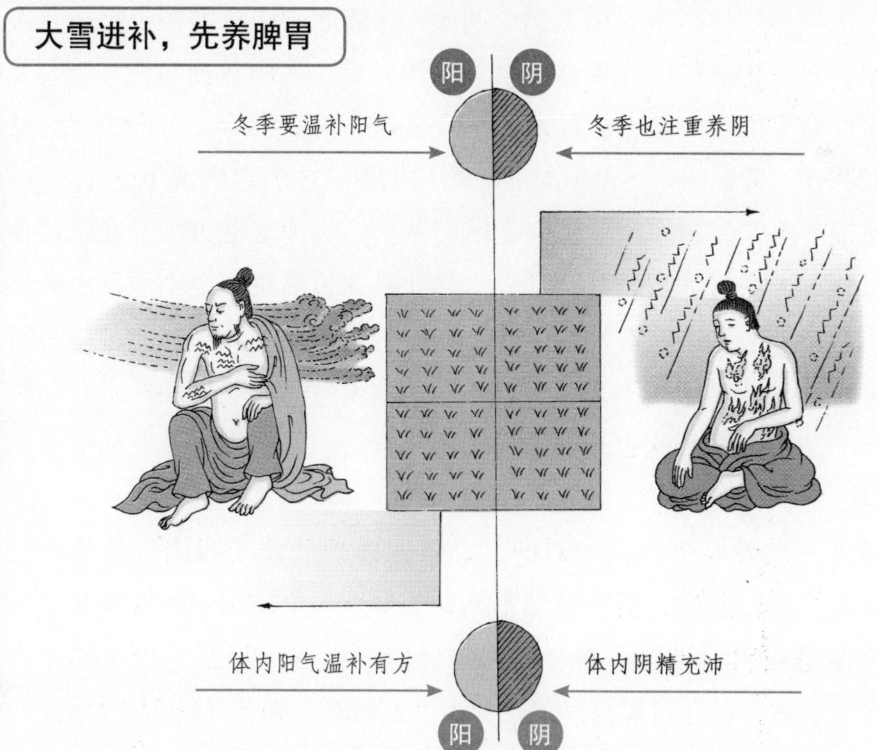

冬不受补者，进补前要先调理脾胃，脾胃功能好，消化功能才会好。

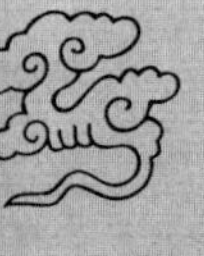

万里雪飘正是养精蓄锐好时机

俗话说“万物潜藏大雪时，养精蓄锐藏元阳”。也就是说到了大雪时节，人们应遵循万物生机潜藏的物候规律，要保持心情愉悦，做到早睡晚起，不要损耗阳气。

冬三月养精蓄锐，养生之道其要诀在于一个“藏”字。一个小小的“藏”字却会为来年春天万物复苏、蓬勃生长提供了充沛的生长环境。古人认为“秋冬养阴”，对于阳虚患者，在冬季温补阳气时，养阴也不可忽视，如此才有利于阳气的生发。

做好御寒保暖工作。冬季室内温度一般保持在16℃～20℃较宜。

动静相合益养生

“养生”除了吃补品之外，还有很多方面都需要认真对待。在养生中，补品只是其中一个很小的范畴。综合来讲，它还要通过养精神、调饮食、练形体、慎房事、适寒温等调养，才能起到强身健体、延年益寿的效果。养生中贯彻的重要法则就是协调，重在强调多种养生方法要互相协调配合。而其中最普遍的两大结合之法有动静相合、劳逸相合。通过动静结合、劳逸结合、补泄结合、形神供养，才能达到延年益寿。

虽说冬季气候很寒冷，但常常闭门不出，再加常常进肥甘厚腻之食物，导致调养太过而行动受到约束，如此既损害健康，更别说尽享天年了。因此，养生必须注意动静结合，静如处子，动如脱兔。而且静时不静，动时不动，则阴气不存，阳气不振，则很容易体弱生病；再者，静过则废，动过则损。这也是强调“动中有静”、“静中有动”的平衡养生法则。

另外，动静养生也是相对的。动重在体现肢体及肌肉骨骼活动锻炼；静则体现出肢体、肌肉骨骼不运动的锻炼，也就是说在安静状态下气血会按遵循自身的运行规律。所以动静平衡养生是最为传统的养生观，唯有通过身动才可保持经络疏通，气血疏畅，如此才能利于静。

大寒时节预防寒邪伤肾

肾为水火之脏，内藏元阴元阳。中医学认为，肾主藏精，为生殖发育之源；肾主津液，调节体内水液平衡；肾主骨生髓，使骨骼健壮、精神充沛。

肾的作用

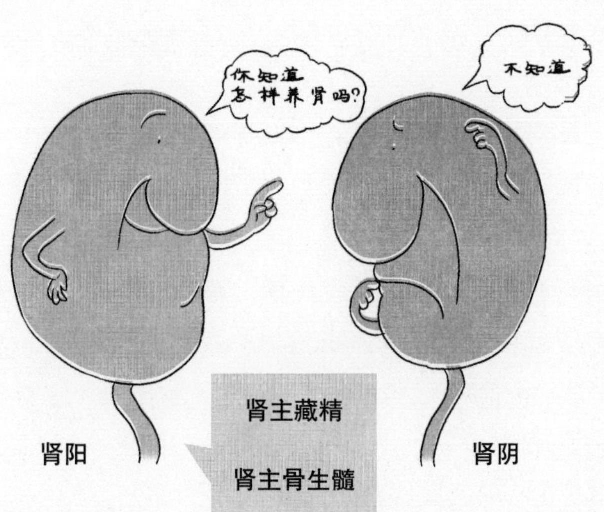

肾主藏精

肾主骨生髓

肾阳

肾阴

肾阳为人体阳气的根本，对各脏腑组织起着温煦生化的作用。

肾阴为人体阴液的根本，对各个脏腑器官起着滋润、滋养作用。

大雪注意御寒，以防寒气伤肾

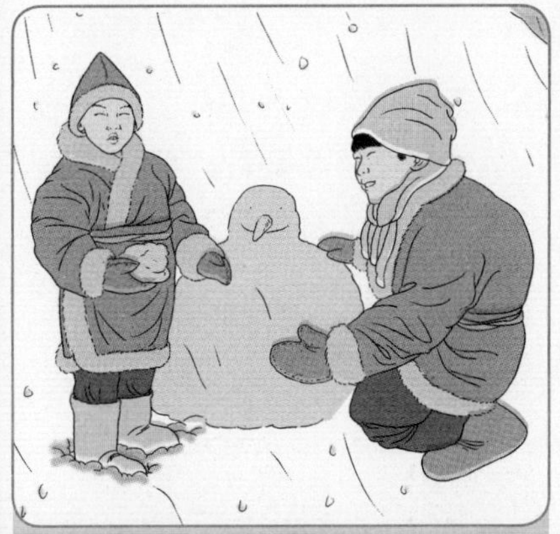

肾阳肾阴为相互制约，相互依存，维持着人体生理上的动态平衡。

肾的阴阳失调，产生相应的病理变化。大雪时节，阴气相应增加，伤及人体的阳气。因此，大雪时节应注意御寒，防止寒气伤肾。

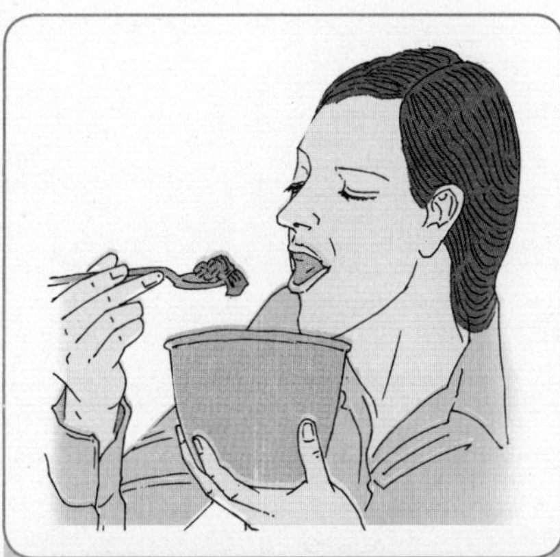

生活中注意改正易伤肾的不良习惯。暴饮暴食会加重肾负担，经常如此，易损肾。房事无节制，人体肾精会过分损耗。

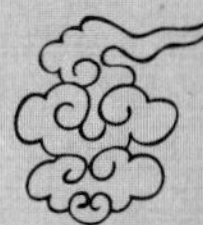

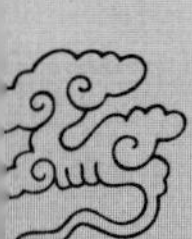

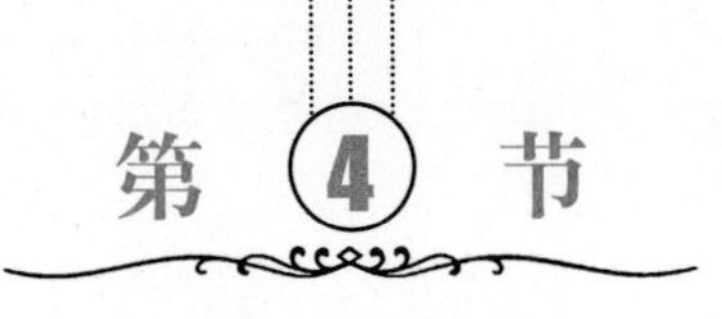

第4节 冬至

冬至时节，阳气初生，补肾藏精不能误

阳历的12月21日或22日为冬至。在冬至这一天，白天最短，夜晚最长；进入冬至节后，昼短夜长开始变化，夜消昼长，最后经过九九八十一天，转向春天。

冬至“一候蚯蚓结”，据古时传说，蚯蚓阴曲阳伸，表明此时阳气虽已生长，但阴气仍然很强盛，土壤中的蚯蚓仍然蜷缩着；“二候麋角解”，在古人看来，麋角一般朝后生，通常为阴，但是冬至一阳生，麋感到阴气渐退从而解角；“三候水泉动”，此时既然阳气初生，则此时山中潺潺流动的泉水是温热的。

在二十四节气中，除了春节，最重要的节日就是冬至了。直到现在，还有一些地方仍将冬至作为一个重要节日来过。在这一天，北方地区会有宰羊，吃饺子、吃馄饨的习俗，南方地区有吃冬至米团、冬至长线面的习俗。有的地区在冬至这一天还有祭天祭祖的习俗。

在古时，由于许多自然现象人们也无法解释清楚，于是在他们眼里，这些自然现象为天神所为。比如夏霜、冬雪、风霾、流星、彗星、日食、月食、水旱、红雨、地震等异常现象，出于原始信仰，他们全认为是天神所操纵，算得上是上天给人的一种惩罚吧。但为了摆脱这种灾害，他们就虔诚地祭祀天神。

在古时民间，在冬至这一天还会有贴绘“九九消寒图”的风俗。消寒图是记载入九之后的天气阴晴变化。以此来占卜来年是不是丰收年。而九九消寒图的记载方式有很多。比如格子消寒图、梅花消寒图、文字消寒图及美人晓妆消寒图等，这些消寒图只在形式上有所不同，但绘制方法是相同的。一共分成九九八十一个，每天画一个，九九八十一天之后消寒图就画完了，同时表明冬天已经过去了，温暖的春天即将到

冬至物语

冬至气象特征

一候蚯蚓结

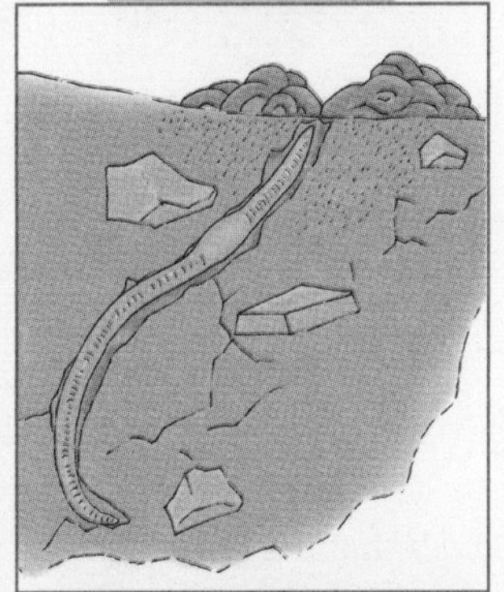

据古时传说，蚯蚓阴曲阳伸，表明此时阳气虽已生长，但阴气仍然很强盛，土壤中的蚯蚓仍然蜷缩着。

二候麋角解

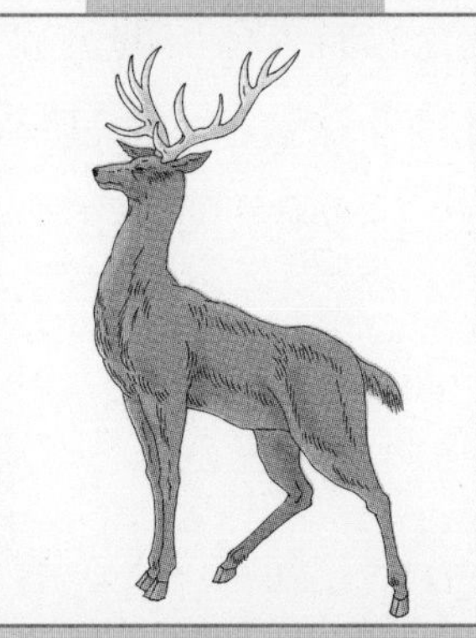

在古人看来，麋角一般朝后生，通常为阴，但是冬至一阳生，麋感到阴气渐退从而解角。

三候水泉动

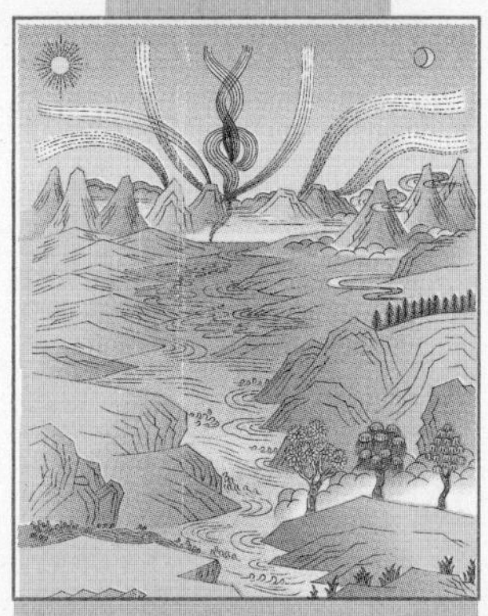

此时既然阳气初生，则此时山中潺潺流动的泉水是温热的。

来。另外，民间还流传着九九消寒歌的歌谣。在古时，进入冬季后，时常会听到小孩子们吟唱歌谣："一九二九不出手，三九四九冰上走，五九六九沿河看柳，七九河开，八九雁来，九九加一九，耕牛遍地走。"这就是民间流传最为脍炙人口的九九歌。

冬至一阳生，自古温补有讲究

《汉书》载，"冬至阳气起，君道长，故贺。"由此看来，在古人的传统养生观中，对这一时期的阳气初生特别重视。在他们看来，阳气初生时期，就和农民育苗、妇人怀孕相差无几，需要细心呵护，精心调养，才能使其茁壮成长。也就是说，唯有体内的阳气充足了，才会祛病延年，安享晚年，在古时民间就流传着"冬至一阳生"这种观点。

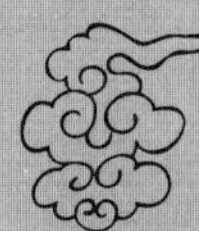

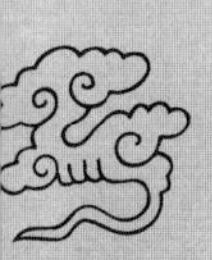

冬至是四季中最寒冷的时节，也是人们常说的“三九”严寒。护好阳气就得防冻保暖，生活起居中，中老年人和儿童相对而言，在这一时节，有很多宿疾极易发作，如呼吸系统、泌尿系统等。所以，中医学对冬令进补特别讲究，以此能够更好地预防这些宿疾，从而增强体质。

冬至时节通常被作为传统进补日，这是因为冬至时节与宇宙间天地的阴阳之气交相应，再结合此时人体内的消耗相对减少，通过合理的进补后，可收到意想不到的健身效果，从而使体内阴阳二气得以最长时间的封存，以最大限度来促进人体阳气的萌生。

防病重在时，养生方有效

古时，民间一直流传着“三九补一冬，来年无病痛”的说法。中医认为“冬至一阳生，夏至一阴生”，同时告诫人们要在最佳的时令节气予以合理养生，此为养生的重要原则之一，尤其是一些长年久病，利用节令来调养从而达到健身防病的效果。

对于一些宿疾重症患者，在冬至时节，由于过度阳衰，导致机体抵抗力差，对阴阳交替的急剧变化无法适应，极易加重病情。如果冬至时令过后阳气来复，则阳衰受阳气之助，病情会逐渐好转。所以“重病难过冬至节，过了冬至可延年”，这种说法不是没有道理的。

冬至节前后要密切注意气温变化，以防止重病、宿疾患者因外邪入侵而感冒导致病情加重，除此，还要通过可口的营养菜肴来增强食欲。明白了自然与人体健康有密切的关系后，我们应当采取积极的有效的防治措施来增强保健意识。

数九寒天话调补，对症药补不可少

知道了冬至为进补的最佳时令节气，除了合理健康的食补外，对症药补的健身作用也不容忽视。

讲究时令、对症下药是药补养生的关键所在。根据药性来分，药通常分为两种类型，即补气或补血，也就是讲助气、升阳之功能，现在将

冬至调补要有方

冬至时节饮食宜谷、果、肉、蔬合理搭配。饮食宜清淡，不宜食浓浊、肥腻和过咸的食品。在药补方面，据药理学研究和临床发现，在无疾病且身体强壮的状态下服用过多的补药，则会产生口干舌燥、鼻孔出血等滋补综合征。因此，冬令进补应注意把握好药补的量，切莫多多益善。

冬至食补

羊肉当归汤

【原料】当归30克，生姜30克，羊肉500克。

【制作】将当归、生姜洗净切片备用；羊肉剔筋膜后洗净切块，入锅内焯去血水，捞出备用。将羊肉、当归、姜片入锅内加适量清水，武火烧沸后改用文火炖至羊肉熟烂为止。喝汤食肉。

【功效】温中散寒。

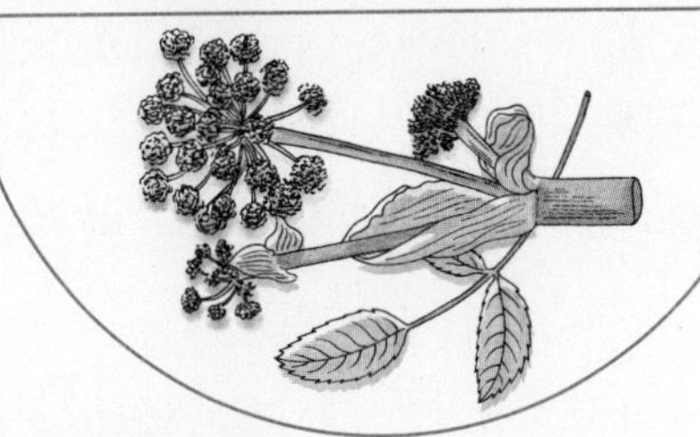

龙眼羊肉汤

【原料】羊肉500克，龙眼肉15克，生姜20克，葱、盐、味精、料酒各适量。

【制作】将羊肉切块，入锅内焯去血水，捞出。将羊肉、龙眼肉、生姜、葱、料酒入砂锅，加适量水（以淹没羊肉为宜），先用大火烧沸，再用小火炖至酥烂，入盐、味精调味即可。

【功效】益气补虚，养心安神。

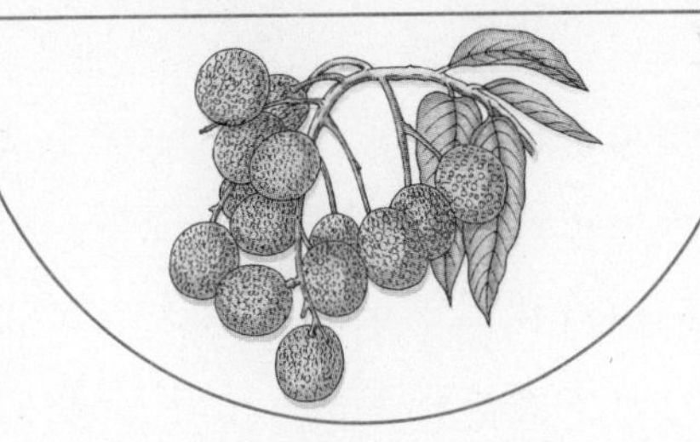

冬至药补

壮肾阳补酒

【原料】雄鸡睾丸4对，龙眼肉200克，巴戟天50克，白酒1 000毫升。

【制作】从公鸡（刚打鸣）身上取下睾丸，蒸熟后剖开、晾干，与龙眼肉和巴戟天一同放入白酒中，密封浸泡2～3个月即可饮用。每日2次，每次20～30毫升，早、晚饮服。

【功效】温补肾阳，养心安神。

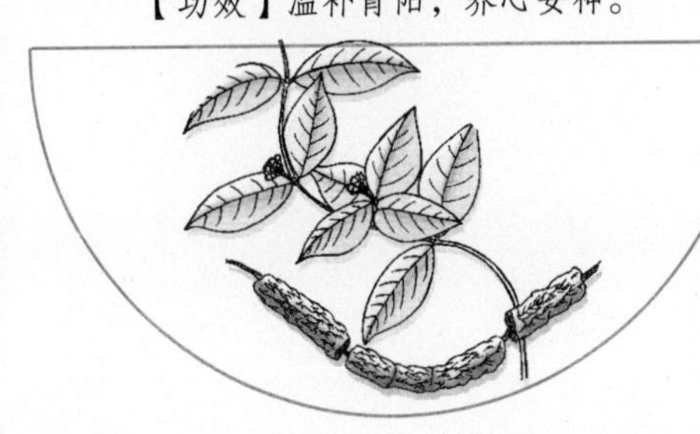

河车粥

【原料】新鲜紫河车1个，猪瘦肉250克，生姜（切丝）10片，大米100克。葱、盐适量。

制法：将新鲜紫河车挑开血管将瘀血清净干净，与猪瘦肉（切块）、生姜、大米一同煮粥，待粥煮熟后加适量葱、盐，每周2～3次，连续15～20次。

【功效】温肾补精、益气养血。

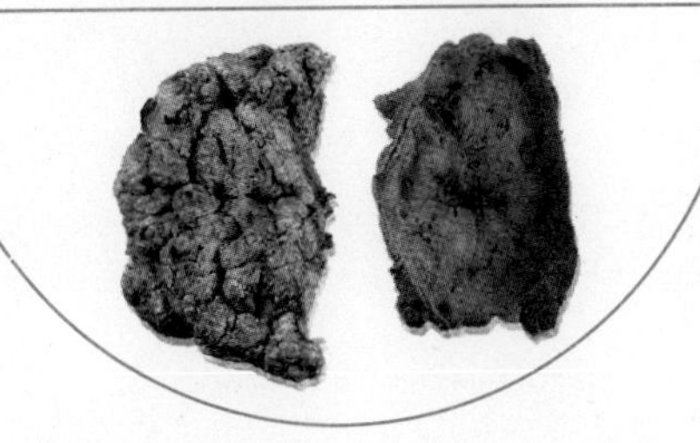

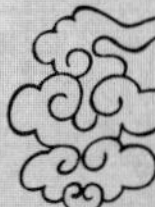

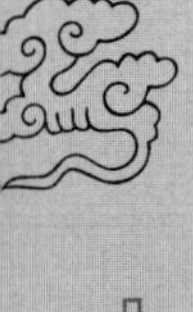

最普遍的情况介绍一下，以供不同体质的病患者酌情选用或参考。

阳虚体质者：阳虚体质者往往表现出的症状有畏寒、肢体发冷、腰膝酸痛、面色晦暗、自汗、阳痿、早泄、遗尿、小便清长、大便溏泻等，一般可选用补阳之药。常见的补阳药物有肉桂、肉苁蓉、锁阳、补骨脂、附子、菟丝子、杜仲、狗鞭、胡桃、海马、鹿茸、鹿角胶、冬虫夏草等。从而增强机体的免疫力及抗病能力。如果因阳虚出现怕冷、自汗、小便清长、少气懒言者，可对症选用益智仁、菟丝子、补骨脂、鹿角等温补药，同时可兼服胎盘片、胡桃、参蛤粉等。

气虚体质者：气虚体质者往往会出现气喘、乏力、自汗、头晕目眩、心悸等症状，一般可选用补气药物，这类药物有山药、大枣、党参、人参、西洋参、黄芪和白术之类的补气药。

阴虚体质者：往往会出现颧红、五心烦热、盗汗、口干、舌燥、干咳少痰、目涩、舌红少苔等症状，可选用补阴之药物，这类药物有女贞子、百合、麦冬、旱莲草、玉竹、石斛、天冬、黄精、灵芝、龟板、黑豆等之类的补阴之药。如果阴虚者出现低热、盗汗、口燥咽干、尿短色赤等，可对症选用天冬、麦冬、沙参、女贞子及龟板等滋阴药，或用选用龟板膏和鸡子黄都可以。

对于血虚体质者，往往会出现头晕、目眩、心悸、失眠、咽干、舌燥、盗汗等症状，对症可选用补助血之类的药物，这类药物有枸杞子、当归、鸡血藤、白芍、熟地黄、何首乌、桑葚、阿胶等补血之药。

但是进补期间要明白食物和药物的相宜相克，如果连阴阳、寒热都不分，到底是虚证还是实证，只知道一味地进补，则进补结果是福还是祸则很难讲了。

冬至时节，偏寒体质温补有方物语

每到冬至时节，有些女性就会嘴唇乌紫，脸色发青，容颜憔悴，看上去气色十分差。

体质偏寒特征

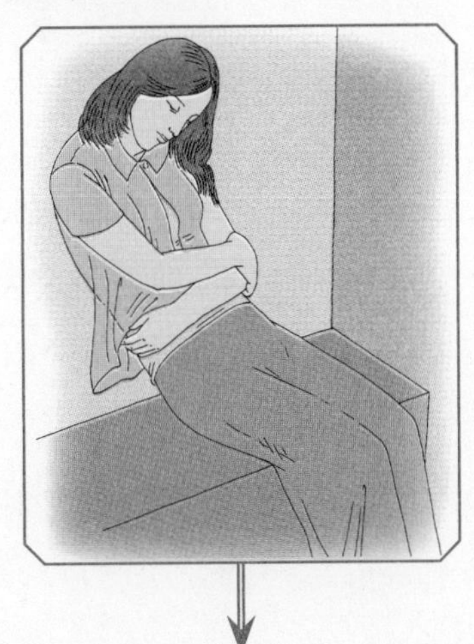

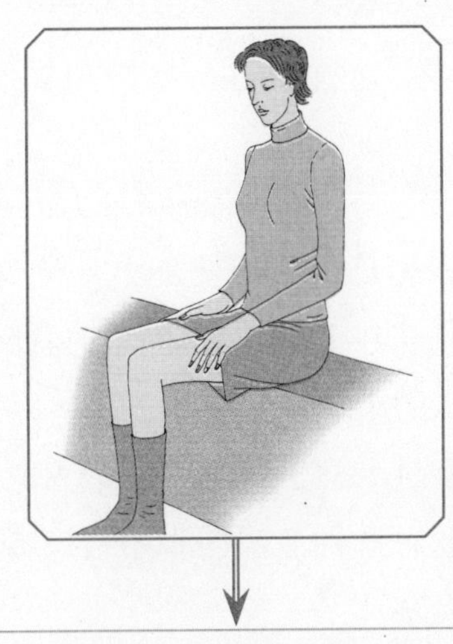

偏寒是一种“闭症”，“闭”即不通。在体内火力不够的情况下，遇到小风吹过，身体只好把体内的阳气大军“调”出来抵御风寒，就会出现手脚冰凉、关节疼痛、容颜憔悴等症状。从中医养生学的角度看，偏寒体质的女性应该温补。

经常晒太阳

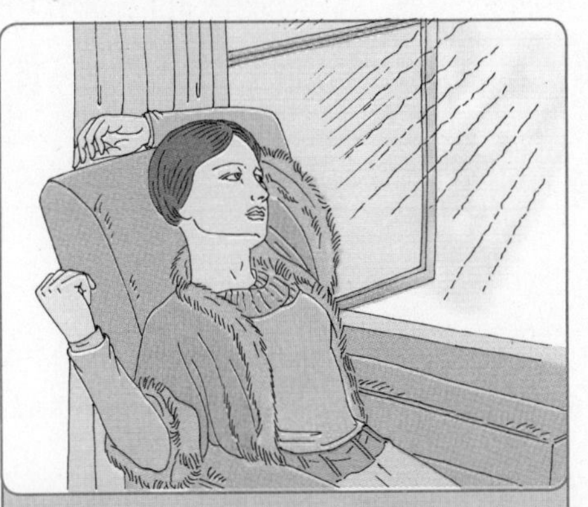

晒太阳是将寒冷关在体外的好方法。冬季处于“阴盛阳衰”状态，而人应乎自然也不例外，常晒太阳能助发人体的阳气，起到温通经脉、补足气血的作用。

脚踏鹅卵石

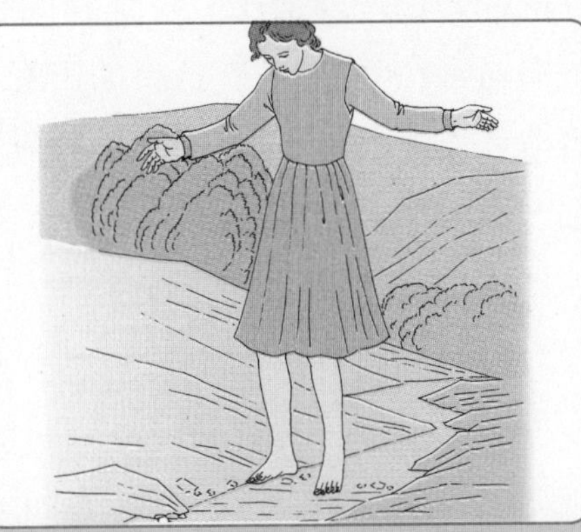

突起的鹅卵石能刺激脚底的经络和穴位，起到疏通经脉、祛除寒气的作用。锻炼时选择阳光充足的日子，这样可以适当地接受阳光照射，以生发体内之阳气。

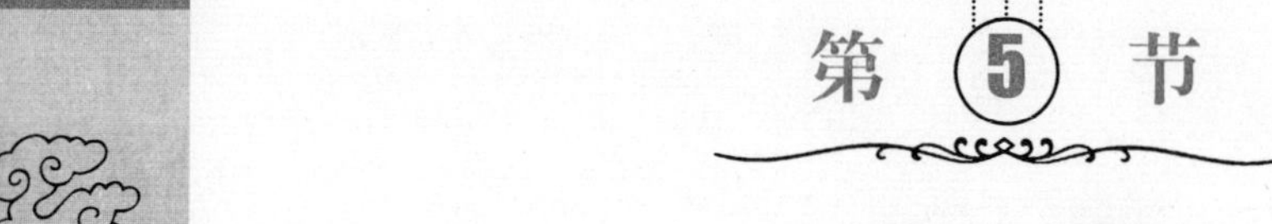

小　寒

小寒物语

每年的公历1月5日或6日为小寒，这一天太阳运行到黄经285度，正午用圭表测日影，影长一丈二尺四分（古尺），相当于现在的3.05米，当晚观测北斗七星，其斗柄正好指向丑，也就是东北方向，这个时期通常指农历的十二月。

小寒时令似乎是四季中最为寒冷的时节。但是如果结合字面意义，则表明此时期并非为四季中最寒冷的日子，可想而知，小寒过后自然还会出现大寒。

此时，我国东北北部区域的气温低至零下30℃，午后最高平均气温也要在零下20℃左右，正是这样一个特殊的自然条件，使东北成了一个冰雕玉琢的世界。黑龙江、内蒙古以及新疆以北的区域，平均气温都在零下20℃左右，附近的河套以西区域，其平均气温也低至零下10℃左右。秦岭、淮河一带，其平均气温往往在0℃上下，这一带以南那些季节性的冻山已经没有了，冬作物的越冬期尚不明显。江南地区此时的平均气温通常在5℃左右，这里的田野似乎仍充满着生机，但有时由于北方的冷空气南下，对其造成的影响还是很大的。

小寒“一候雁北乡”，在古人看来，在那些候鸟中，如大雁往往是顺阴阳而迁移，这个时节，阳气已经萌动，大雁也开始向北迁移了；“二候鹊始巢”，这个时候由于天气实在是太寒冷了，就连耐寒的喜鹊也无法忍受了，只好筑一个温暖的巢穴来度过这个寒暖的冬天；“三候雉始鸲”，时逢三候，已接近四九天，野鸡阳气的生长有所感受而穿行于落叶枯枝中，并在寒天雪地中觅寻食物，还时不时地鸣叫着呼唤自己的同伴。

腊八节是小寒节气中一个很重要的节日。腊八节即指腊月初八这一

小寒物语

小寒时节，我国气候便到了一年中最寒冷的时期。常言道说，冷气积久而寒。此时，天气寒冷，大冷还未到达极点，因此称为小寒。

小寒气象特征

一候雁北乡

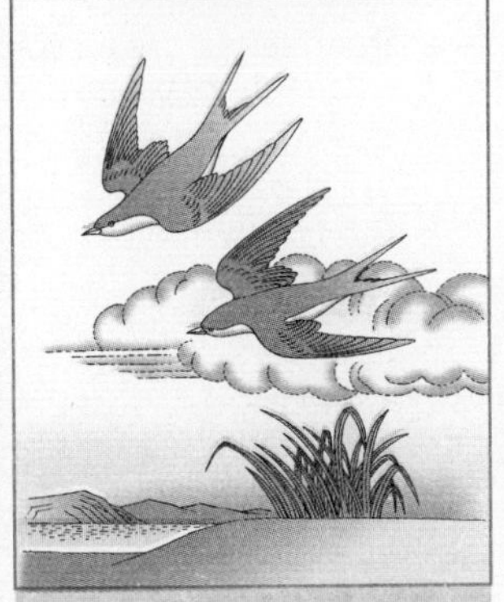

在古人看来，在那些候鸟中，如大雁往往是顺阴阳而迁移，这个时节，阳气已经萌动，大雁也开始向北迁移了。

二候鹊始巢

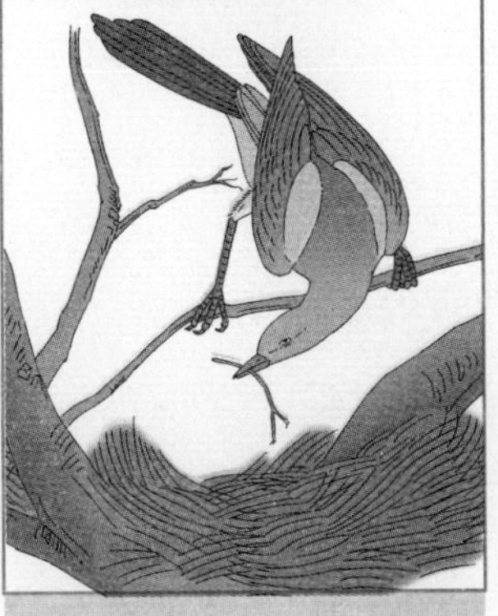

这个时候由于天气实在是太寒冷了，就连耐寒的喜鹊也无法忍受了，只好筑一个温暖的巢穴来度过这个寒暖的冬天。

三候雉始鸲

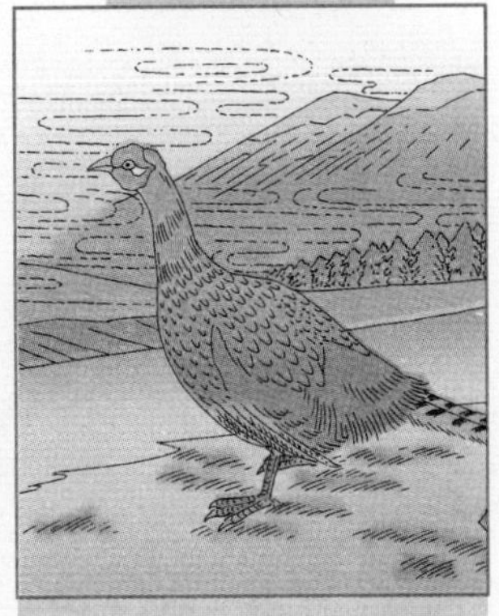

时逢三候，已接近四九天，野鸡对阳气的生长有所感受而穿行于落叶枯枝中，并在寒天雪地中觅寻食物，还时不时地鸣叫着呼唤自己的同伴。

小寒节气中的重要节日——腊八

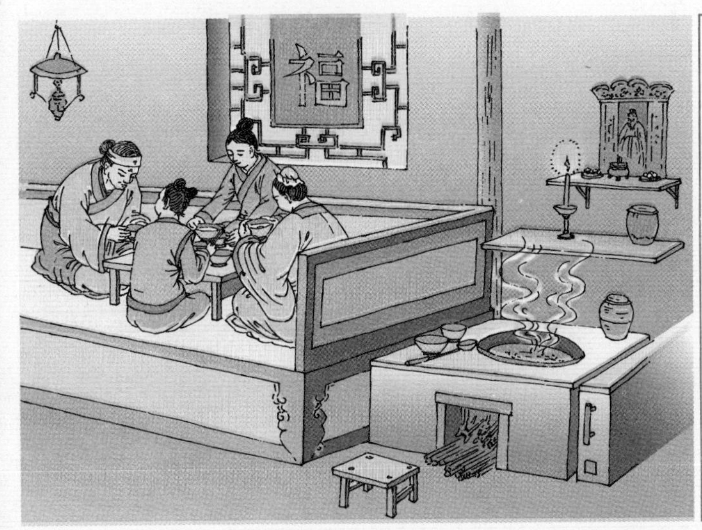

腊八节，俗称“腊八”，是指农历腊月（十二月）初八这一天。腊八节是用来祭祀祖先和神灵，祈求丰收和吉祥的节日；又因相传这一天是佛教创始人释迦牟尼在佛陀耶菩提下成道并创立佛教的日子，故又被称为“佛成道节”。在中国，有腊八节喝腊八粥的习俗。

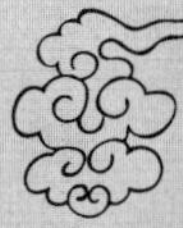

天。此节日据说是佛祖释迦牟尼的成佛之日，在这一天的饮食风俗也很多，如吃腊八粥，民间有腌制腊八蒜，吃腊八豆腐，腊八面的食俗。

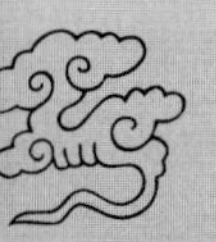

小寒不比大寒弱，“三九”进补须注意

说起小寒，给人的印象似乎远没有大寒更冷，但是在气象记录中，小寒可以说是一年四季中最为寒冷的节气。在此时，多进行体育锻炼则有利于身体健康，正如古言所讲：“冬天动一动，少闹一场病，冬天懒一懒，多喝药一碗。”“夏练三伏，冬练三九”都是表明的一个道理，即使在寒天也要适当地接触寒冷。实践证明同时也表明多参加户外体育锻炼，身体在受到寒冷刺激的同时，肌肉及血管收缩功能加强，促使心脏跳动加快，导致身体新陈代谢功能增强，从而使体内的热量大大增强。再者，在增强大脑皮质兴奋性的同时，调节体温的中枢能力得到了很大的提高。这样一来，人体的御寒能力也大大增强了。

时值三九小寒时节，人们通常最为讲究的是“三九补一冬，来年无病痛”，但是在三九进补的同时，能够真正地做到“促进健康、预防疾病”这一点，还需要注意以下进补小常识。

第一，不要盲目进补。在平常生活中曾出现过很多这样的错误进补。例如，说到进补就会自然想到炖鸡汤。其实鸡汤并不一定适合所有的人，即使鸡汤营养丰富，但鸡汤中的营养物质一般都是从鸡皮、鸡肉和鸡骨溶解出的少量水溶性分子，与鸡肉相比，鸡汤所含的蛋白质仅为鸡肉的7%，但是汤里的鸡油大都属于饱和脂肪酸。也正是如此，鸡汤中特殊的营养成分和刺激作用，并不适宜胆道疾病患者、肾功能不全者饮用。

第二，狗肉进补要对症。虽说在严冬时节，吃着香喷喷的狗肉无疑赛过活神仙。但是，对于那些体质虚弱和关节炎患者而言则不适宜狗肉进补。除此，还要谨记一点，在吃狗肉后不要马上饮茶。

第三，身体无病无灾不要急于进补。无病进补不但对身体无益，反而会起到很大的反作用。就像某些人长期服用过量的鱼肝油，导致中毒；还有一部分人久服葡萄糖结果导致身体肥胖。以上实例重在表明药补并非越多越有效，凡事都得讲中庸之道，过多则会造成不良后果。

小寒时节，食补与药补

冬季是四季进补的最佳时机。冬季天寒，宜食温性食物。小寒时节说到进补，自古就有“三九补一冬，来年无病痛”的说法。冬令进补宜采用食补与药补相结合的方式，以温补为宜。

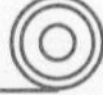

小寒食补

姜丝枸杞炒山药

【原料】山药350克，枸杞子30克，姜25克，植物油15毫升，盐、味精各2克。

【制作】将山药去皮切成片，入沸水焯过；枸杞子用水泡开；姜去皮切细丝。将锅内加植物油烧热，加姜丝炒香，即放入山药片炒，加入盐、味精和枸杞子炒熟即可。

【功效】健脾益胃，以利消化。

山药炖羊肉

【原料】番茄、山药各200克，羊肉400克，香菜30克，葱15克，植物油20毫升，料酒10毫升，味精、胡椒粉各2克，盐、花椒各3克，高汤1000毫升。

【制作】将番茄、山药均去皮切滚刀块，油锅烧热后投入花椒，炸出香味，羊肉（小山羊）切条块，以沸水焯。将花椒捞出后将葱段煸炒，加入羊肉块翻炒，烹入料酒，加高汤、盐烧沸，用小火炖至八成熟，放入山药炖熟，再加入番茄块炖软，入味精、胡椒粉、香菜，最后淋少许花椒油即可。

【功效】补肾实虚。

红参鹿茸饮

【原料】鹿茸、红参各3克。丹参15克、大枣10枚。

【制作】将鹿茸、红参研末，以丹参、红枣煎汤送服。

【功效】益气养心。适用于老年人心跳缓慢、头晕、气短、乏力等。

党参核桃五味子饮

【原料】核桃2枚，党参15克，五味子10克，南沉香（研末后下）7.5克，干蛤蚧（研末）1条。

【制作】将上药水煎后冲服蛤蚧粉，分2次服用。

【功效】治肾虚气喘。

小寒食补

第四，辨别虚实。中医治疗一般讲究“虚者补之”。体虚则补，体不虚则只需要正常饮食就行了。另外，还要分清药物的性能和适用对象，在进补前一定要根据自身情况合理进补。虽说进补以“补虚益损”为最终目的，但是，到底是气虚、血虚、阴虚还是阳虚呢？所以，一定要结合自己的实证，进行对症进补才能起到最大的养生效果。

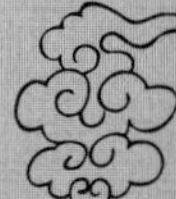

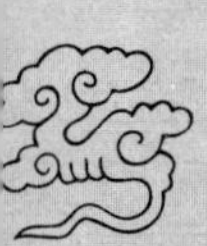

第6节

大寒

大寒物语

每年1月20日或21日为大寒，在这一天太阳到达黄经300度，正午用圭表测日影，影长为一丈一尺八分（古尺），相当于现在的2.74米，与冬至相比，其影长明显短了很多，表明太阳已经向北偏移了而且很明显。当天夜晚我们来观测北斗七星，其斗柄正好指向丑的位置，即北偏东方向，这时是农历的十二月。

大寒和小寒一样，也是象征天气寒冷程度的一个节气，同时也是二十四节气中最后一个节气。我们在前面已经讲过，小寒时节的低温会对农作物的生长带来很大的影响，但是对于一些其他的农作物而言，冬性较强的小麦、油菜对于较低的气温还能适应，对此的生长影响并不是很大。在我国南方，大部分区域终年暖和，小麦和油菜的播种期和抽节期所出现的时间差异，也会对农作物生长带来很大的影响，所以在耕种时，要因时因地选择物种，对于生长过程中出现的病虫害，要及时采取有效措施加以防范。

常言道："大寒年年有，不在三九在四九"。也就是说，大寒时节，会经常降落大雪，大片的雪花落地后会铺成厚厚的积雪，地上的积雪一般要等到立春之后天气暖和时，才会逐渐融化。大寒时节所降落的大雪对冬小麦的生活极为有益，麦苗盖上厚厚的"棉被"足以可保持地温，麦苗被保护得如此细心，自然严寒奈何不了它。待到来年冰雪融化时，消融的雪水还可保证地里的墒情。这也正好应了民间那句俗语："腊月大雪半尺厚，麦子还嫌被不够"。

大寒"初候鸡始乳，大寒初候，鸡妈妈开始要孵化小鸡了；"二候征鸟历疾"，征鸟指凶猛的飞禽，也就是说二候时期，天空中那些振翅高飞的鹰鸟，一旦发现地面有猎物出现时，就会如利箭般地从高空扑向

大寒物语

大寒时节为中国大部分地区1年当中最寒冷的时期，风大，低温，地面积雪不化，呈现出冰天雪地、天寒地冻的严寒景象。

初候鸡始乳

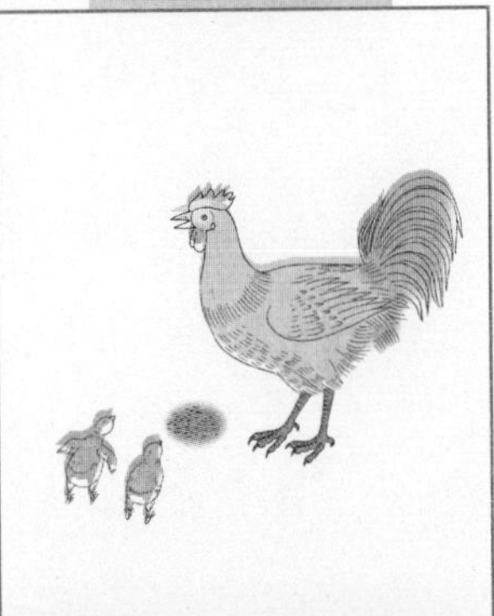

大寒初候，鸡妈妈开始要孵化小鸡了。

二候征鸟历疾

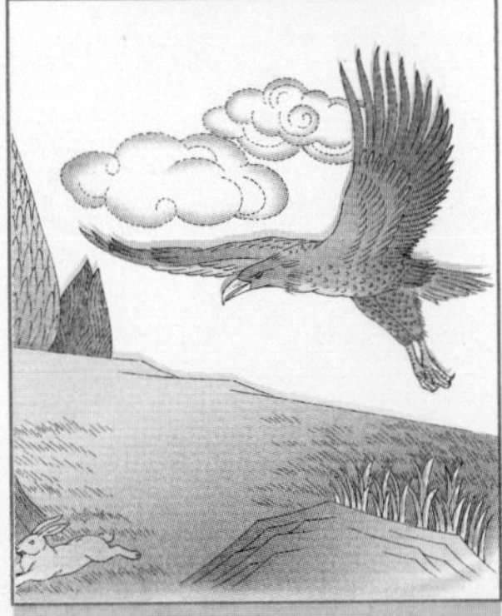

征鸟指凶猛的飞禽，也就是说二候时期，天空中那些振翅高飞的鹰鸟，一旦发现地面有猎物出现时，就会如利箭般地从高空扑向地面。

三候水泽腹坚

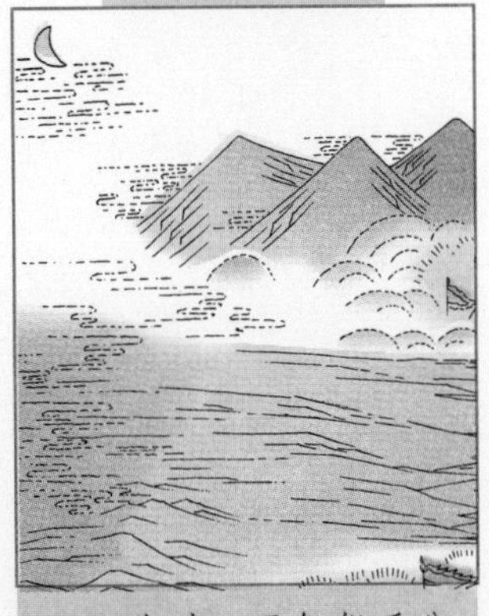

此时，天气似乎分外寒冷，水面上的冰冻层已经很厚了，其冻层明显达到了水的"腹部"。

大寒节气迎新春

辞旧 迎新

过年啦

辞旧		迎新
祭灶，送灶	准备	扫尘
贴门神、春联，祭祖	年三十	守岁，接财神等
占岁，贴画鸡	正月初一	聚财，拜年等

爆竹声中一岁除，春风送暖入屠苏。千门万户曈曈日，总把新桃换旧符。

《元日》 王安石

走亲访友，互送礼品，开展丰富多彩的娱乐活动等。

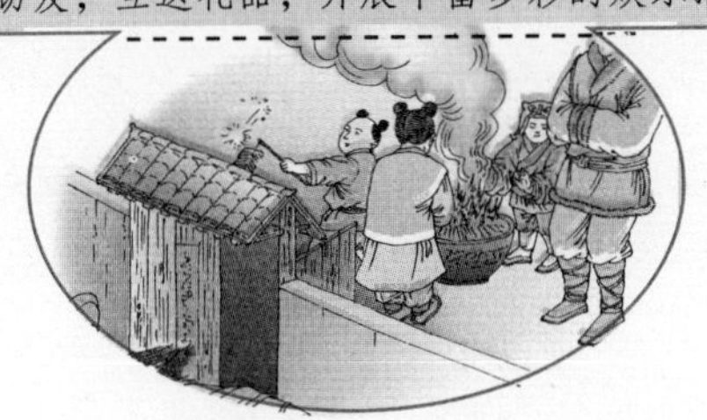

正月初二至十五

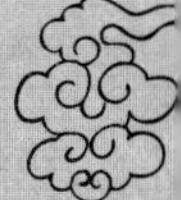

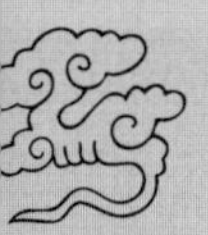

地面；“三候水泽腹坚”，此时，天气似乎分外寒冷，水面上的冰冻层已经很厚了，其冻层明显达到了水的“腹部”。

从以上大寒三候的迹象表明：家禽初候出，二候飞鸟现，三候水结冰。即指寒冷的冬天即将过去，春天自然就不远了。

大寒节气中，人们迎来了最为传统的佳节——春节。正如“爆竹声中一岁除”。节日期间，全国上下、家家户户喜气洋洋，祖国大地气象一片更新，人们将沉浸在这一年一度的欢庆佳节之中。

固精滋阳在大寒，移风易俗过大年

大寒时节时值年节期间，此时也是冠心病、高血压、中风病的高诱发期。因为随着人们的经济条件越来越好，尤其在这新年时节，三餐饮食似乎格外的“丰盛”，除了大鱼、大肉，就是山珍海味，整个节日整天面对这些高蛋白、脂肪、甜食等丰盛佳肴，对肝、肾、大脑来说无疑增添了许多额外的负担，这就是此时节诱发病症的原因所在。

因此，人们要移风易俗，对素食、鱼、杂粮、豆制品也要适量多食。对于体弱易患病的中年者要严防年节“热病少愈，食肉则复”。对于特异体质者，要忌食“发物”，鱼、虾、蟹等之类的食物。同时要注意适当运动，劳逸结合。在喜气洋洋的节日里，不要只顾着走亲访友，大吃大喝，对一些调节情趣，增进健康的体育活动也不容忽视。

固守封藏，防寒进补

结合大寒时节的气候特征，人们应固护精气，滋养阳气。将精气内蕴于肾，化生气血津液，从而大大增强脏腑的生理功能。此时，给青壮年朋友提个醒，对于房事要适当，不应过频，理应培养精气更为重要。在进补方面，一定要顺应季节的变化规律，进补量应逐渐减少。对一些具有升散属性的食物要适当增加，为来年春发特性打下良好的基础。另外，这个时期，更是感冒、呼吸道传染性疾病高发期，所以对于温散风寒的食物也要适当多吃一些，以此能够更好地防御风寒之邪来入侵。

大寒养生重在“藏”

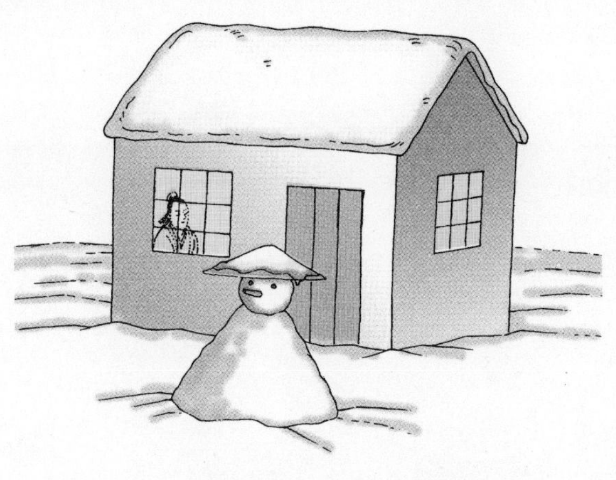

结合大寒时节的气候特征，人们应固护精气，滋养阳气。将精气内蕴于肾，化生气血津液，从而大大增强脏腑的生理功能。

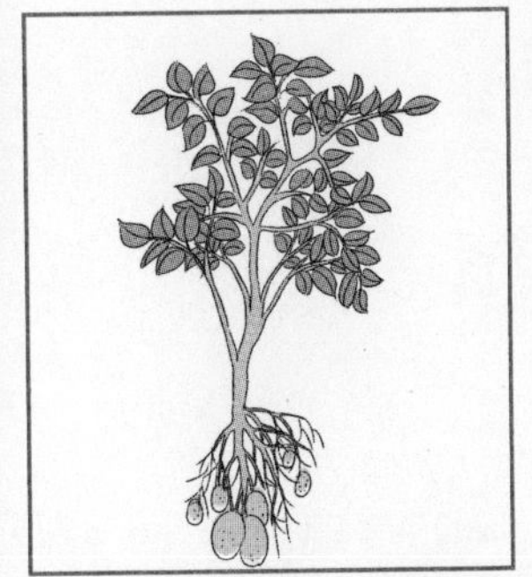

芋头

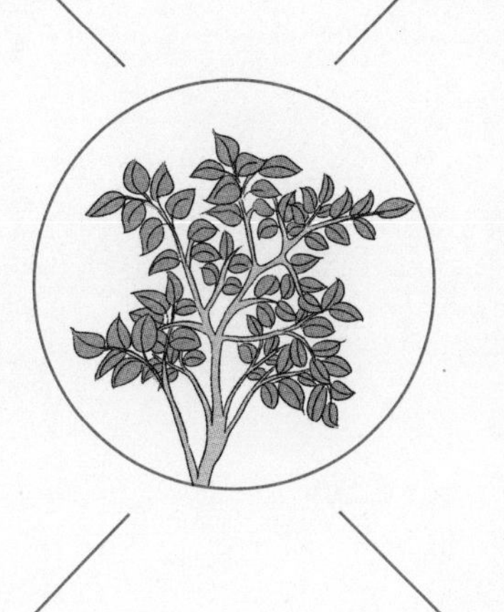

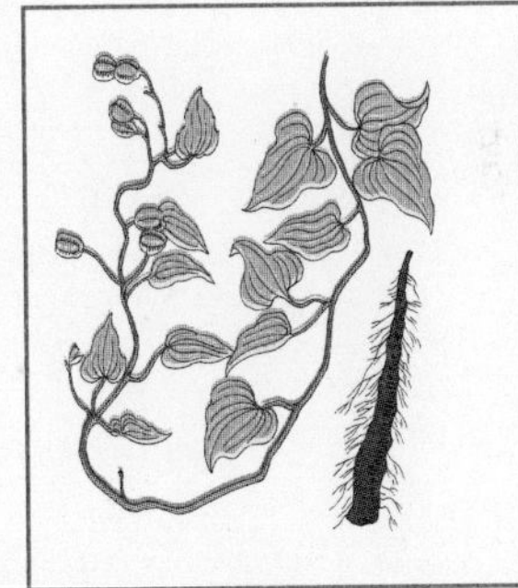

山药

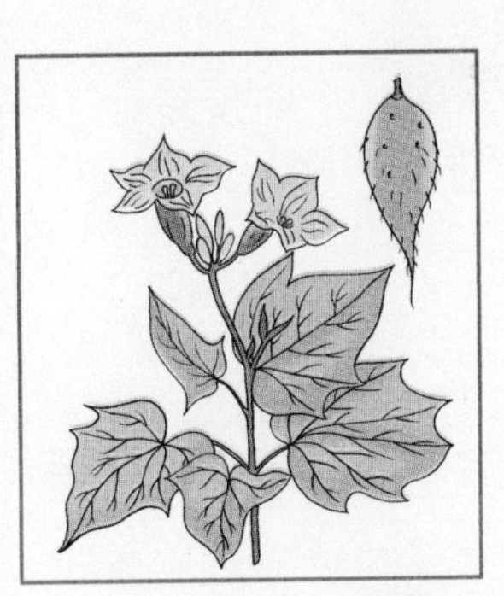

红薯

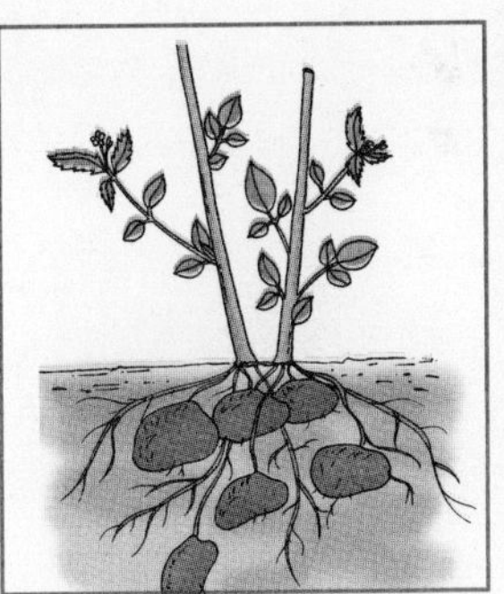

土豆

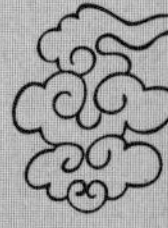

养心迎新春，大寒早准备

进入大寒时节，家家户户都忙着除旧迎新、腌制年肴、准备年货的热闹时节。就连空气中也洋溢着春天般的气息。此时更应遵循自然变化的规律，积极重视自我身心调节。

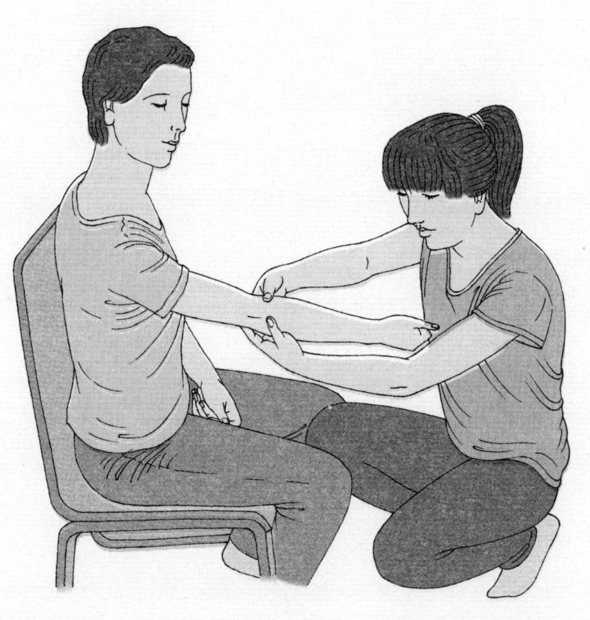

第五章

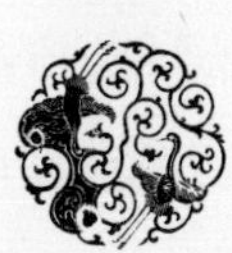

十二时辰保健养生

在中医理论中，不仅四季的变换是一个完整的循环，有一套相应的养生理论，一天24小时也是如此。由于古人将一天划分为十二个时辰，因此这套养生之法又被清代养生家尤乘称为『十二时辰无病法』。

中医认为，人体内的经气像潮水一样，会随着时间的流动，在各经络间起伏流注，且每个时辰都会有不同的经脉『值班』。如果能够顺应这种经脉的变化，采用不同的方法，就可以达到良好的养生效果。

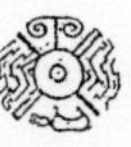

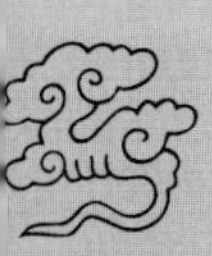

第1节 子时

阴阳交替，胆经当令，养胆护阳

对于人体来说，子时的最大特点是阴盛阳衰，胆经也由此开始工作。中医认为，胆的健康状况直接决定了五脏六腑的运行是否顺畅。那么，如何养胆护阳呢？养生实践证明，看似普通的睡眠正是养胆护阳的最佳方式。

《黄帝内经》明确指出："夜半为阴陇，夜半后而为阴衰。"意思就是说，夜半时分是一个关键的节点：阴气由盛转衰，阳气则由弱趋强。根据这一理论，常人如能在子时正常入睡，就等于为阳气生发提供了便利的条件。否则，如果在这个时间段熬夜，就必然影响人体阳气的生发，其危害难以估量。实际上，大多数人在子时都进入睡眠状态，不是没有道理的。处于睡眠状态之中的人体，看似静止不动，其实仍然存在各种各样的运动。比如，足少阳胆经就在辛勤地工作。

大多数人可能会有这样的体会：晚上就餐之后，会有一段时间特别困；等到11点左右，困意就会消失，转而产生轻微的饥饿感。其实，从中医的角度来看，此时胆经的活动最为旺盛。工作一天之后，胆汁也需要新陈代谢，但这个新陈代谢的过程往往要在睡眠状态中才能顺利地完成。《黄帝内经》所谓"凡十一脏皆取于胆"，就是指人体的五脏六腑能否正常运行，关键取决于胆的少阳之气。简单说来，人体的气血运行与胆的生发密切相关，而子时的睡眠质量直接决定了胆的生发状况。由此可见，只要在子时确保高质量的睡眠，胆就能发挥其正常的功效，促进人体的健康。

如果不注意养胆，导致胆功能受损，就会出现"病口苦，善太息，心胁痛不能转侧，甚则面微有尘，体无膏泽，足外反热"的症状。子时属于阴阳交替的节点，如错过子时才进入睡眠状态，势必耗尽体内

阴阳交替，胆经当令，养胆护阳

子时，正值夜班，人已进入深度睡眠状态，足少阳胆经当令，胆内少阳之气生发，正是养胆护阳的最佳时机。

老鼠繁殖能力强盛，象征子时阳气生发的力量虽小但很持久，慢慢地生发，其积聚的能量却不可忽视。此时，如果不睡觉，阳气不能生发，阴气无法收藏，导致阴阳失衡，百病随之而来。

胆经活动最旺盛，胆汁经过一天的工作，需要新陈代谢。

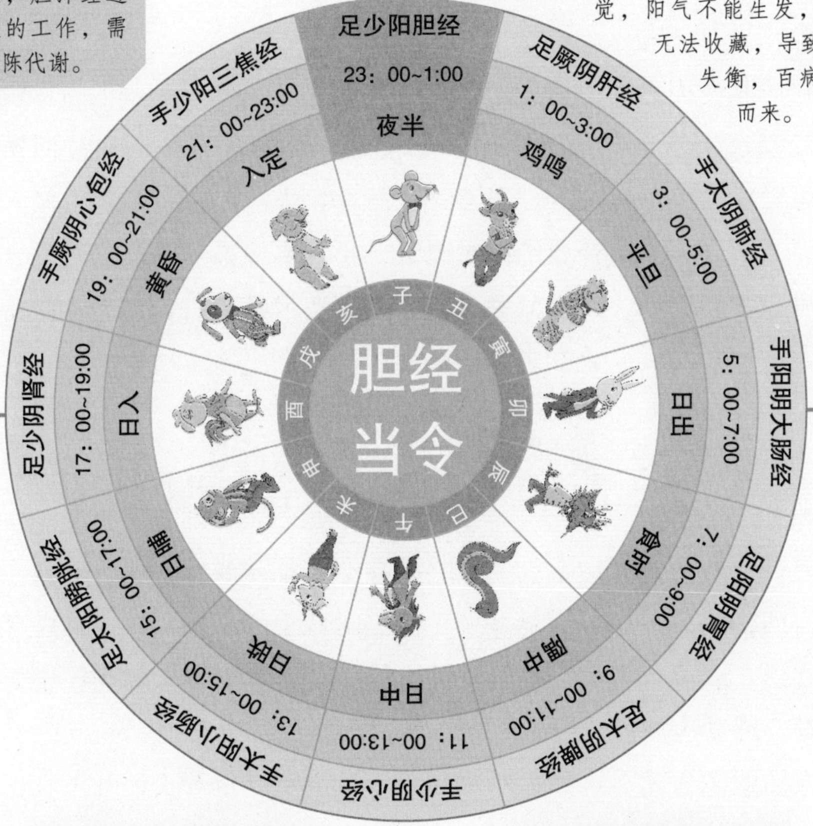

胆经当令

- 足少阳胆经 23：00~1:00 夜半 子
- 足厥阴肝经 1：00~3:00 鸡鸣 丑
- 手太阴肺经 3：00~5:00 平旦 寅
- 手阳明大肠经 5：00~7:00 日出 卯
- 足阳明胃经 7：00~9:00 食时 辰
- 足太阴脾经 9：00~11:00 隅中 巳
- 手少阴心经 11：00~13:00 日中 午
- 手太阳小肠经 13：00~15:00 日昳 未
- 足太阳膀胱经 15：00~17:00 日晡 申
- 足少阴肾经 17：00~19:00 日入 酉
- 手厥阴心包经 19：00~21:00 黄昏 戌
- 手少阳三焦经 21：00~23:00 入定 亥

子时睡觉，助养阳气生发

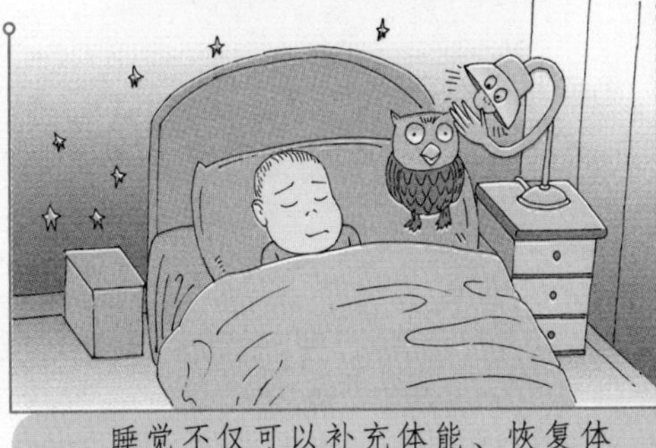

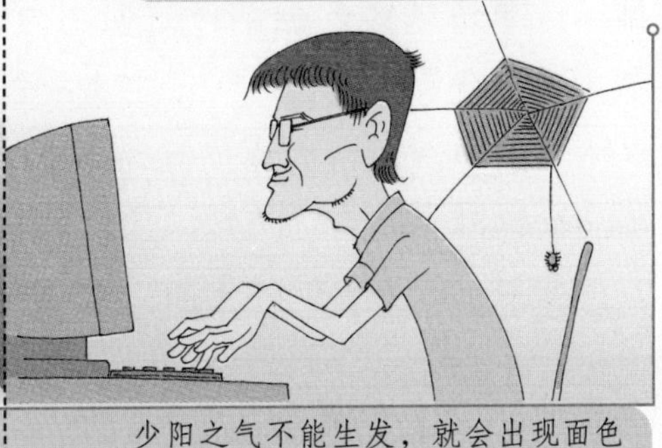

睡觉不仅可以补充体能、恢复体力、还能养胆护阳。因此，“宁舍一顿饭，不舍子午睡”！

顶灯熬夜，阻碍阳气生发

少阳之气不能生发，就会出现面色青灰、气短，大脑思维混乱的现象，影响我们对事物的认知和判断。

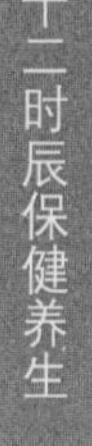

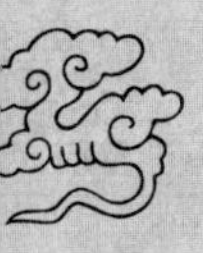

阴气，而阳气也得不到正常的生发，难以维持人体正常的新陈代谢，导致全身气血不顺不畅。长期熬夜的人，常常会感到口中发苦，整天唉声叹气，稍稍活动一下身体就感觉胸胁疼痛。症状严重者，会感觉脸部始终被一层灰尘蒙着。皮肤失去光泽，极为干燥，双脚外侧莫名其妙地发热。这些症状都是缺乏少阳之气而造成的。发现自己存在这些症状，就要注意自己的胆是否有问题，最好及时就医。如症状较轻，也可自行调养。

胆功能受损之后，另一个较大危害就是严重影响大脑的正常的认知和判断功能。观察现实生活中的熬夜者，就会发现他们往往面灰、气短、思维凌乱。究其原因，正是少阳之气难以生发的后果。

综上所述，看似普通的按时睡眠，不仅可以减少消耗、补充体能，而且可以养胆护阳，其功效胜过进服补药。或许，这就是老百姓常说的“宁舍一顿饭，不舍子午觉”的缘由吧！

子时如冬季，睡眠合天时

大自然是巧妙的：不仅一年之中存在春夏秋冬的变迁，而且一天之中也有四季的转换。子时恰好属于十二时辰中的冬季，理应顺应冬季的养生之道，安然进入休眠期。从天人合一的角度看，人体与宇宙万物一样，都要遵循这种自然规律。

天黑就该入睡，这是人所共知的浅显道理。尽管人们并不真正清楚其中的奥妙，但可以肯定的是，违背这个常规就违背了大自然的巧妙安排。《黄帝内经》强调：“朝则为暮，日中为夏，日入为秋，夜半为冬。”这就等于是把一天十二个时辰划分为一年四季，子时正好对应着冬季。试想，冬日来临，万物静穆，人类也理应遵循天时，进入一天之中的冬眠期。

在中医理论中，子时是阴阳交替的节点。此时，人体阴气渐趋巅峰，人体阳气则开始生发，堪称一天之中新一轮循环的起点。大自然的语言是形象、生动而简洁、自然的：白天阳光普照，万物生机盎然；黑夜月色朦胧，万物声息俱寂。按照中医理论，杲杲日光为阳，皎皎月光为阴。太阳

子时阴阳变化的互相转化

阴阳交替的转折点通常在子时，此时阴气处于最旺盛时期，阳气由峰谷之底渐渐生发，开始由弱转盛。

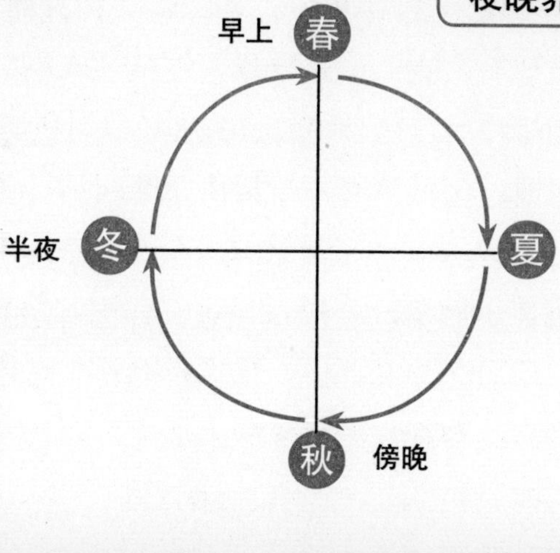

白天养阳
当太阳升起后，可适当增强体育运动，以利于阳气生发通畅。
阳
午时
子时
阴
月亮当空之时，入床酣睡有利于养阴护阳。
夜晚养阴

子时如冬季

早上
春
半夜
冬
夏
中午
秋
傍晚

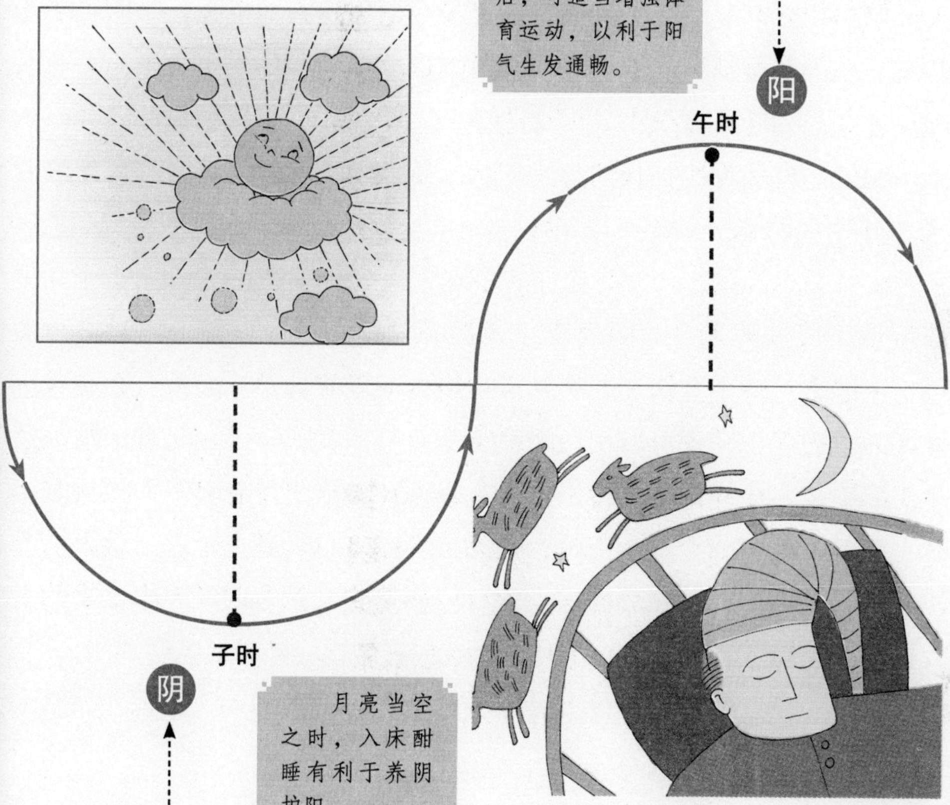

子时好比一年中的冬季。到了冬季，有的动物就要冬眠了，而进入子时，人就要休息进入睡眠状态。

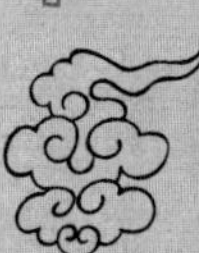

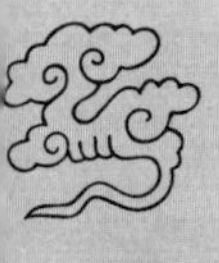

东升，属于运动生发；月亮当空，属于收藏静养。因此，顺应大自然的阴阳变化，巧妙护卫人体的阴阳之气，就是最合理的养生之道。

生肖学说认为，不仅有生肖年之说，而且有生肖月、生肖时之说。所谓生肖时，就是十二时辰对应着十二生肖。一般说来，对应着时辰的那个生肖往往在这个时辰最为活跃，这与鼠年老鼠容易泛滥是一个道理。由于子时对应着十二生肖中的鼠，说明子时是生发的时辰，属于一天之中的“一阳复始”。老鼠身形很小，但繁殖力却极强，一胎可生十几只，一年四季都可繁殖。因此，古人以老鼠超强的繁殖力来比喻子时阳气生发，尽管力量微小，但持久生发，却能积聚难以估量的潜能。如果违反这一自然规律，长期熬夜的话，阳气就无法生发，阴气就无法收藏，阴阳失衡，百病丛生。

按照全息理论，人堪称全宇宙的全息元，本身就蕴含着宇宙中的全部信息。遵循天人合一的规律，人类必须借助天之力、天之时进行养生，才能合情理、合法度，达到形神俱妙的理想境界。有些人存在一个误区，以为晚上熬夜可以用白天睡觉来弥补。其实，无论是理论推演还是实践体验，这样做都会得不偿失，对人体健康更是有百害而无一利。凡事过犹不及：晚上到点不睡，就无法养阴；早晨到点不起，就无法升阳。只有顺天而行、顺势而为，才有可能达到《黄帝内经》中推崇的天人合一的佳境。由此可见，子时安然入眠正是顺应天时的养生妙法。

熬夜代价大，健康无处觅

从中医养生的角度来说，熬夜对身体的危害是相当大的。归纳起来，主要有三点：一是导致人体精气入不敷出；二是引发与胆功能受损相关的病症；三是影响大脑的认知和判断能力。

当前，生活节奏不断加快，晚间活动丰富多彩，真正能在子时定时入睡者越来越少。究其原因，有的人是迫于工作压力而加班熬夜，有的人是沉迷于网络、电视、游戏，有的人是歌舞、饮食，有的人是失眠、多病。不管是什么原因，他们都有一个共同点：难以在子时安然入睡。相对而言，熬夜一族以年轻人居多。因为年轻，他们不明其理、不得其

挑灯夜战，就是与健康较量

随着社会的竞争越来越激烈，如今在子时能够静静入睡的人也越来越少了。不是因工作加班敖夜，就是沉迷于网络等。

挑灯夜战等于透支健康

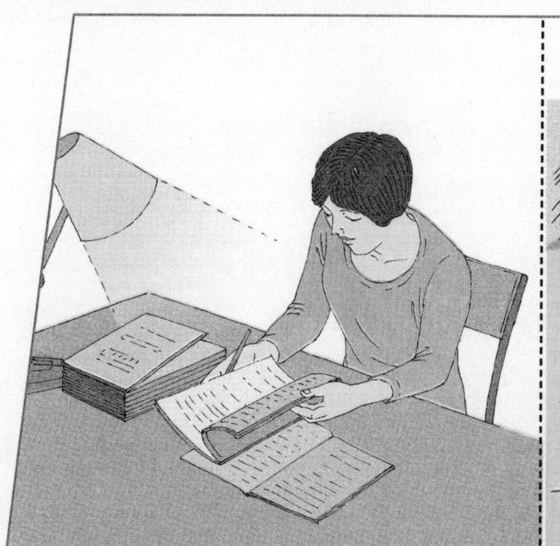

如果过了晚上12点还没有上床入睡者，往往因睡眠不充足会导致次日精神不佳，工作效率也随之下降。

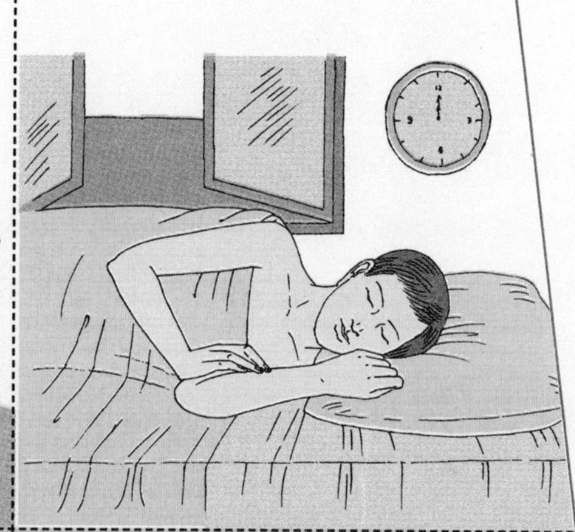

如果作息时间有规律，则人的精神状态良好，自然工作效率也大大提高了。

胆气不足会影响决断力

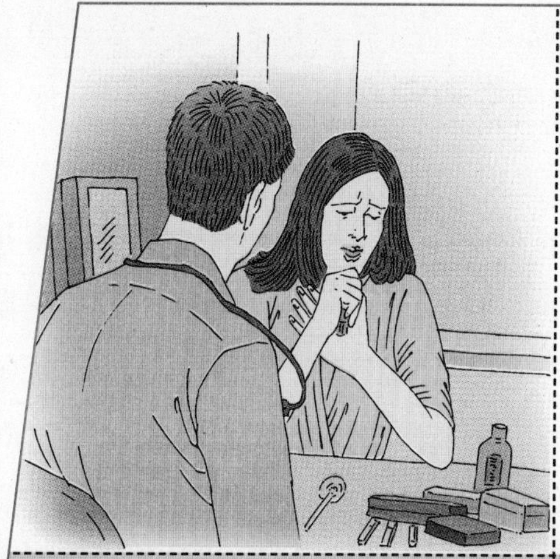

长期熬夜，则会阻碍胆气生发，如此就胆气不足，办起事情来就会犹豫不决。

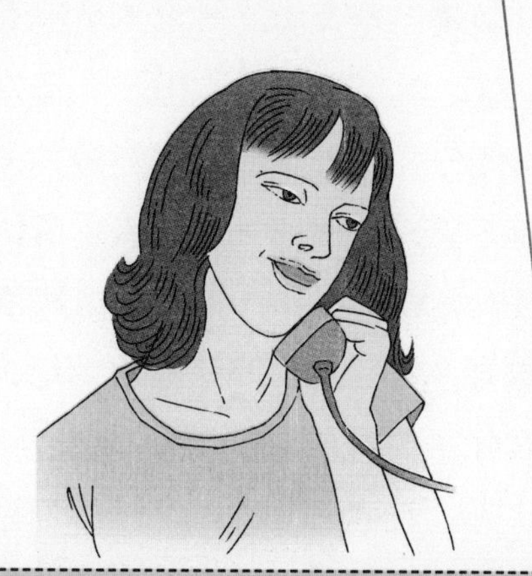

作息有规律，则人体内胆气充足，则外邪不易侵入体内，则身体强壮，办事果断麻利。

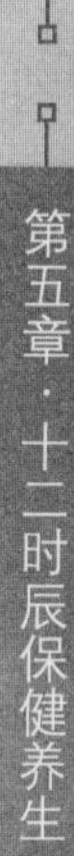

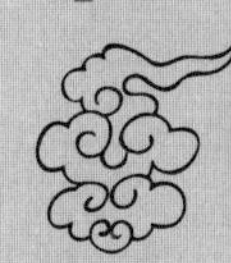

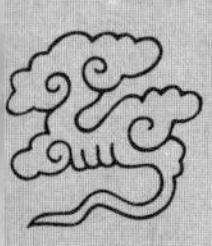

法，违背了养生之道，透支生命，放弃健康。

据统计资料显示，我国目前处于亚健康状态的人已接近70%。其中，大多数人的年龄在20岁至40岁之间。毋庸讳言，这个年龄段的人压力很大，为了自立，为了创业，为了养家，不惜以牺牲身体健康为代价，长期处于熬夜状态。一旦身体不适，他们往往不是改变自己的不良生活习惯，而是购买各种各样的保健品，或者去医院诊治。其实，最简单的对策就是学一点养生之道。

子时，人体的肝胆经气血最旺。这部分气血的主要价值是促进人体新陈代谢，不仅要供应大脑、四肢和肠胃的生理需求，而且还要将人体废物尽快排泄出去，便于生成新鲜的气血。可是，经常熬夜的人却打破了这个规律，导致胆汁无法及时代谢，反而变成结晶。长此以往，就会形成典型的胆结石。一旦胆汁上溢，人就会感觉口苦、面灰、头痛，情绪不佳，愁眉不展。在此基础上，身体其他部位也会深受其害，坐骨神经痛、乳腺增生、两胁疼痛等病症就随之出现。客观地说，熬夜的危害在年轻时的表现还不是特别严重，因为年轻人气血普遍旺盛，调节能力相对较强。但是，等到年纪大了，年轻时熬夜的恶习种子就会开花结果，各种毛病都会如期而至，使你痛苦不堪。

一旦养成熬夜这一不良生活习惯，人体素质就逐步下降，不仅容易生病，而且还会影响大脑正常的认知、判断能力。由于长期熬夜，胆气难以生发，导致胆气严重不足，办起事来就会优柔寡断，难以做出果敢的决定。对于其中的机理，《黄帝内经》说得非常清楚："气以壮胆，邪不能侵，胆气虚则怯，气短，谋虑而不能决断。"原来，人体胆气充足的时候，外邪就很难侵入，身体自然健康、强壮；但在人体胆气不足的时候，就会胆小怯懦，无法决断。当今社会是一个竞争社会，不仅要拼体力，而且还要拼脑力。无论是为工作、为事业、为前途而谋，还是为人际、为健康、为情感而虑，都需要我们随时保持清醒的头脑。可是，熬夜这一恶习却会严重影响你的思虑与决断。不仅影响事业的发展，而且会导致人体肝胆通道堵塞，甚至引发精神错乱。所以，民间一直有"胆有多清，脑有多清"的说法。如果能在晚上11点之前定时入睡，胆汁就会正常代谢，肝胆就能正常运行，就能确保清晰的思维，就

胆为中正之官

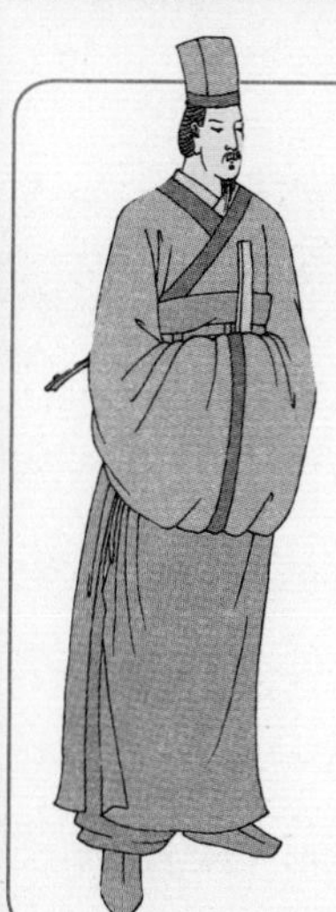

● 胆居六腑之首，又属于奇恒之腑。胆与肝相连，附于肝之短叶间。胆与肝又有经脉相互络属而为表里。《素问·本输》称"胆者，中精之府"，内藏清净之液，即胆汁，胆汁有助于饮食物的消化。

● 胆的生理功能是贮藏和排泄胆汁。胆汁的化生和排泄由肝的疏泄功能所控制和调节。其由肝之精气所化生，汇集于胆，泄于小肠，以助食物消化吸收。若肝失疏泄，则可导致胆汁生成和排泄异常，影响饮食消化吸收，则可出现多种消化不良症状，如厌食、腹胀、便溏等；胆汁外溢则发为黄疸，表现为目黄、身黄和尿黄等。

● 由于胆本身并无传化食物的生理功能，且贮藏精汁，故又属奇恒之腑。

急性胆囊炎的病理表现

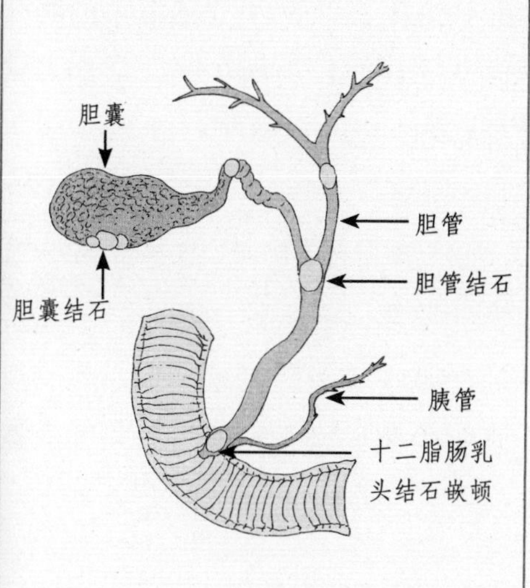

胆经上有两个很重要的穴位，一个是日月穴、另一个是中渎穴。经常按摩和拍打日月穴和中渎穴，则可有效防治胆囊炎与胆结石。

疏胆通经按摩法

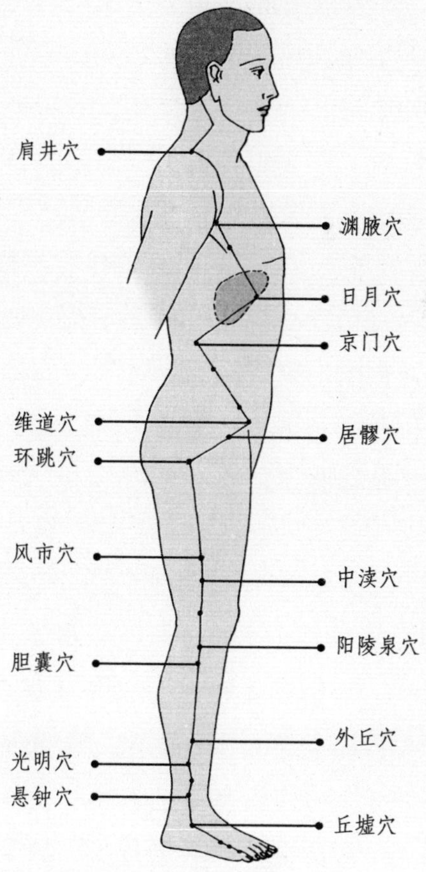

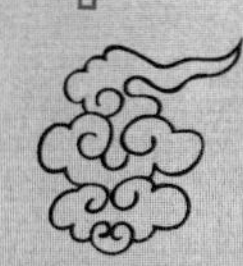

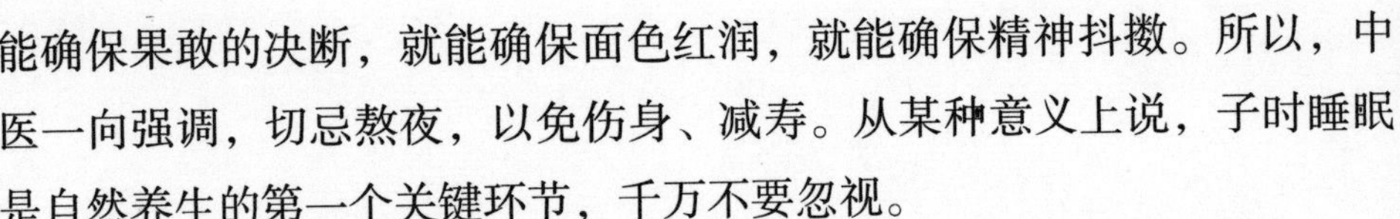

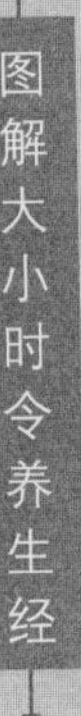

能确保果敢的决断，就能确保面色红润，就能确保精神抖擞。所以，中医一向强调，切忌熬夜，以免伤身、减寿。从某种意义上说，子时睡眠是自然养生的第一个关键环节，千万不要忽视。

有些读者可能会问，能预防当然最好，万一我的胆功能失常，除了去医院诊治，是否还有理明、法简、效宏的养生对策呢？有的，这就是促使胆功能正常发挥的敲打胆经法。我们知道，胆囊好比一个储存胆汁的容器。如果胆囊被切除了，敲打还管用吗？虽然这个容器切除了，但气血还在正常运行，胆经也在正常运行。因此，敲打胆经依然管用。在正常情况下，人体在就餐之后，就开始释放胆汁，便于食物消化和营养吸收。对于切除胆囊的人来说，因为没有储存胆汁的容器了，胆汁就会四散流失，无法为人体及时提供。这样一来，无疑会加重肠胃的负担，进而出现消化不良、腹胀腹泻等症状。中医认为，经常敲打胆经，可疏通胆经气血，避免瘀滞，进而确保肝胆经络的畅通。

在这方面，一是确保定时睡眠，二是早上定时进餐。胃经一般在早上工作，伴随着胃的蠕动，胆汁也逐渐分泌出来。这些分泌出来的胆汁如果得不到食物的消化营养，就会出现空运状态，久而久之，就会形成结石。许多年轻人为了省事，往往将早餐和午餐合二为一，增加了罹患胆结石的风险。

那么，如何防治胆囊炎、胆结石呢？最简单的办法就是敲打中渎穴、按揉日月穴。这个中渎穴就在胆囊的位置，在人体中焦中，极易形成瘀阻。经常敲打中渎穴，有助于疏通肝脏中瘀滞的毒素。而日月穴则位于心窝下边，乳房旁开 4 寸处，在乳头内侧。经常按揉日月穴，有助于疏通胆经。

阳气补足后，老人睡得香

与年轻人相比，老年人的气血往往不足，无法对五脏六腑滋养到位，因而极易出现失眠、食欲不振等症状。从这个角度来看，老年人的养生之本应当是补足阳气。

俗话说："人老觉少，树老褶多。"在现实生活中，我们也能观察

影响睡眠质量的主要因素——年龄

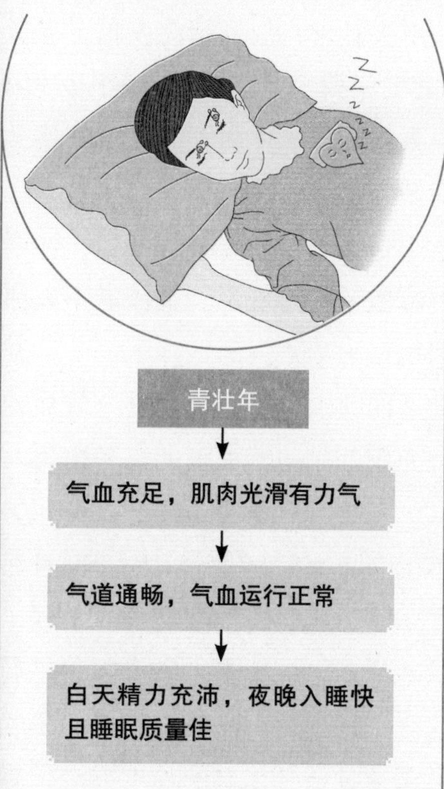

青壮年

气血充足，肌肉光滑有力气

气道通畅，气血运行正常

白天精力充沛，夜晚入睡快且睡眠质量佳

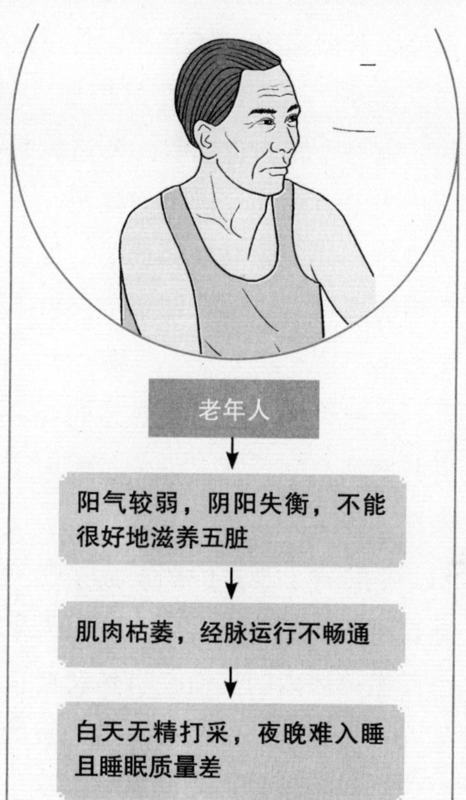

老年人

阳气较弱，阴阳失衡，不能很好地滋养五脏

肌肉枯萎，经脉运行不畅通

白天无精打采，夜晚难入睡且睡眠质量差

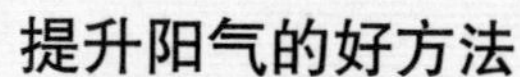

提升阳气的好方法

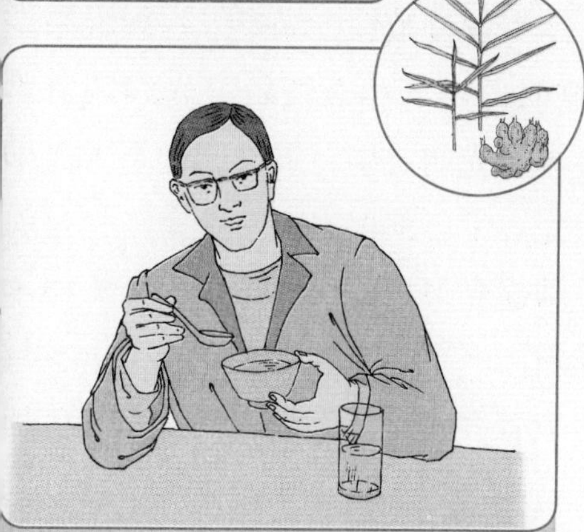

用生姜和红糖以及大枣一起煮水喝，生姜可以升阳散湿，大枣、红糖补气血。

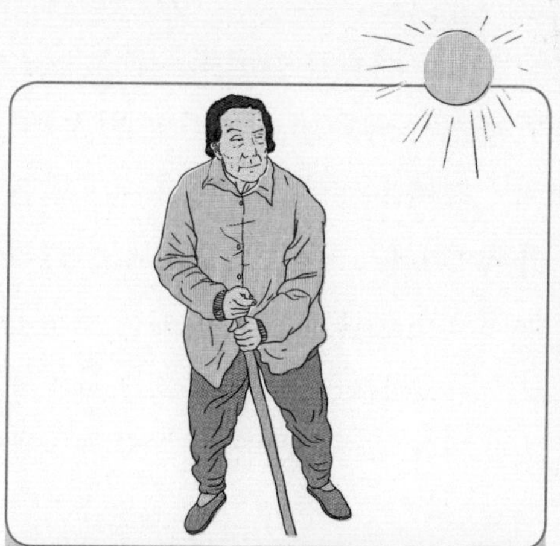

晒太阳是人体补充阳气最简单也是最有效的方法。因为阳气在体内不是独立存在的，它与天地的阳气是息息相通的。

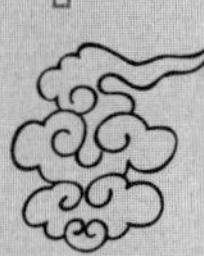

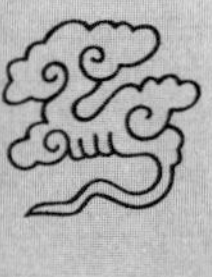

到：年轻人早上睡不醒，老年人早上睡不着。总体而言，老年人的睡眠减少，这是自然规律。对此，《黄帝内经》早有具体分析："壮者之气血盛，其肌肉滑，气道通，营卫之行，不失其常，故昼精而夜瞑。老者之气血衰，其肌肉枯，气道涩，五脏之气相搏，其营气衰少而卫气内伐，故昼不精，夜不瞑。"这就是说，人到壮年，体内气血充足旺盛，肌肉光滑有劲，气道极为顺畅，白天就精力充沛，晚上就安然入眠。人到老年，体内阳气日趋衰弱，气血严重不足，难以滋养五脏六腑，便会出现肌肉枯萎、经脉堵塞、气血不通、体质下降等现象。难怪老年人白天精力不济，晚上觉少、易失眠，严重时还会食欲不振。

由此可见，老年人要想拥有一个舒适的睡眠，首先就要补充气血，尤其要补充阳气。对于老年人来说，补充阳气是防治失眠的当务之急。那么，老年人如何补充阳气呢?

平时善于观察的朋友会注意到，不少老年人很喜欢晒太阳，而且还眯着眼睛，甚至睡着了。老年人坐在太阳底下，就能吸收充足的阳气，进而滋养体内的气血，自然就会很舒适地睡着了。原来，晒太阳就是老年人补充阳气的最简单、最有效的方法。人体内的阳气与大自然的阳气是息息相通的，不可能单独存在。晒太阳这种极其简单的养生方法，有助于将大自然的阳气转化成人体内的阳气。这也是完全符合天人合一理论的。但是，老年人千万不要在烈日下暴晒。否则，不仅没有补充阳气的效果，而且还会严重灼伤皮肤，甚至引发过敏性日光炎。一般说来，最好选择清晨旭日东升时晒太阳。这时的空气相对清新，光线相对柔和，自然不会晒伤皮肤。为了增强吸收阳光的效果，最好面朝东方太阳升起的方位，双手平举，掌心对准阳光。手心部位有一个劳宫穴，可引导阳气更迅速地进入体内，并对心、肺起到保护作用。不少老年人原本就有晨练的好习惯，运动本身就有助养阳气之效。如能在此基础上，每天坚持沐浴十分钟阳光，动静结合，双管齐下，补充阳气的效果就更加明显。

有读者会问，如果在南方，或者在阴雨天，该怎么办呢？别急，还有一招替代的方法，这就是刺激关元穴。这个关元穴在任脉上，具体位置就是常说的丹田——人体正中，脐下三寸。古往今来，很多练武的人都喜欢说“意运丹田”、“气运丹田”，认为这种锻炼方法能强身健体、扶阳辟邪。古人认为，丹田乃“精神之所藏，五气之根元”。通俗地说，丹田就是元气归藏的地方。因此，如能经常刺激丹田，就能提升阳气，还能理气补肾。在具体方法上，武者以练为主，普通人则适合温灸。点燃艾条的一端，距离皮肤3厘米，以感觉湿热而不灼烫为宜。此外，可将生姜切成2毫米厚的薄片，扎几个小孔，敷在关元穴上。然后，将艾炷放在上面点燃。一般每次可灸10分钟，每月连灸10次。如能按法长期温灸此穴，不但强身健体，而且延年益寿。作为辅助方法，最好每天能揉搓手心、脚心各100次。揉搓具体位置是手心的劳宫穴和脚心的涌泉穴。

再梳理一下养生思路：补足了阳气，气血就顺畅了；气血顺畅了，五脏六腑就得到很好的滋养；五脏六腑正常运转了，睡眠质量就会提高；睡眠质量提高了，人体健康就能得到保障。

宵夜不减少，身体好不了

与白天相比，夜晚的阴气往往较重。在这时候进食宵夜，就会阻止胆内的少阳之气的正常生发。于是，食物很难消化，健康自然会遭受极大的损害。

从大自然的角度来看，夜幕降临，正是一个万籁俱寂的世界。然而，在人类社会，却很难拥有这份宁静，取而代之的是无处不有的喧嚣之声。霓虹闪烁，将漆黑的夜晚装点成了明晃晃的白昼。到了夜深时分，仍有许多人在推杯换盏、歌舞升平。即使在普通家庭，也往往有男女老少吃宵夜的习惯。很多人抱怨自己过于肥胖，担忧自己体质下降，为此费尽心思，却难以收到理想的效果。其实，简单有效的方法之一，就是远离宵夜。

俗话说：“马无夜草不肥，人无夜食不壮。”这固然不是歪理邪说，而有其一定的道理。但是，从养生的角度来看，宵夜对健康是弊大于利的。宵夜确实能解一时之饥，但就在你尽享口福之时，就已经给将来的肥胖创造了条件。何以见得呢？吃宵夜一般是在人睡前，这种习惯必然阻碍

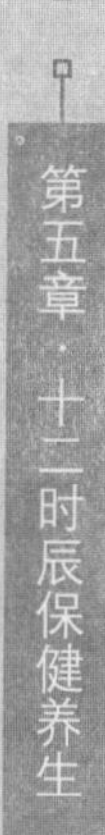

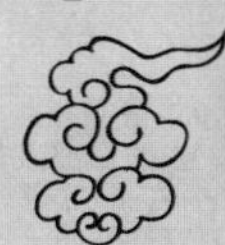

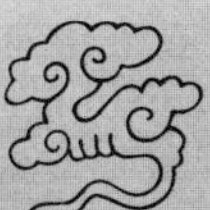

宵夜会引发肥胖

宵夜也要有所选择

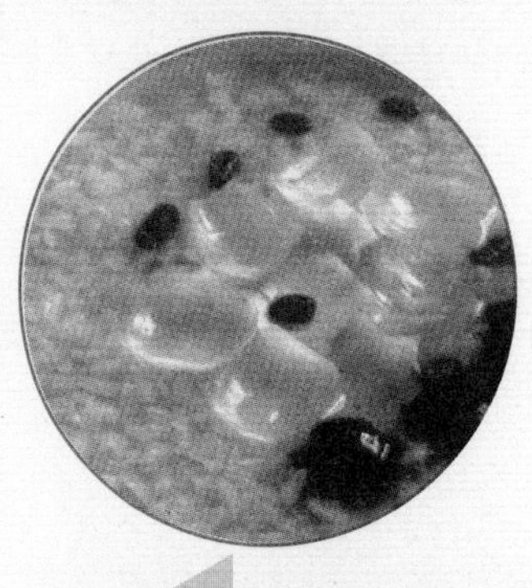

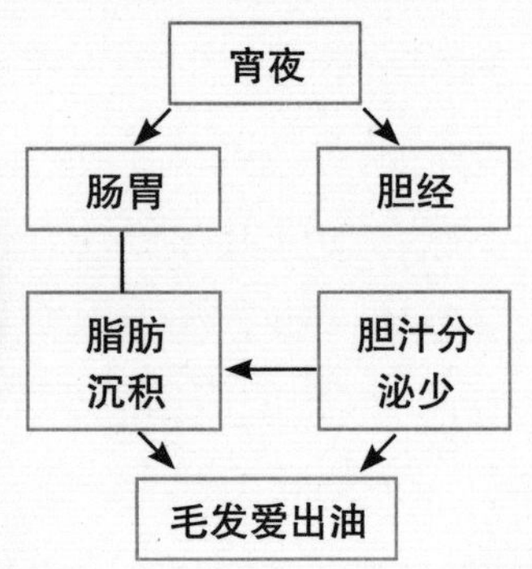

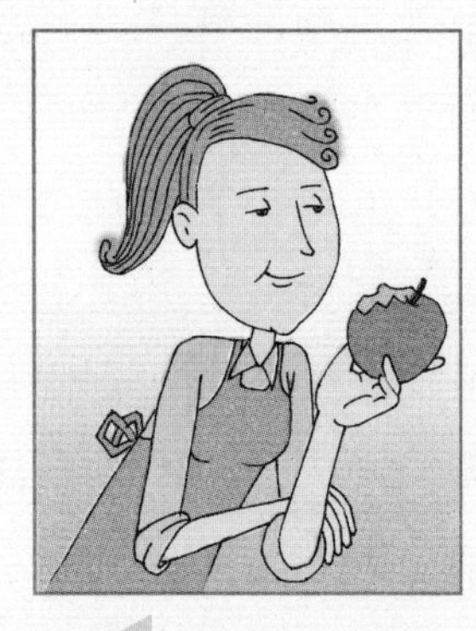

对于晚上加班的人，为了保存体力，则可选择清淡的粥为宜，有利于消化。

要想保持身材不发胖，就要管住嘴，远离宵夜。

别轻易吃减肥药

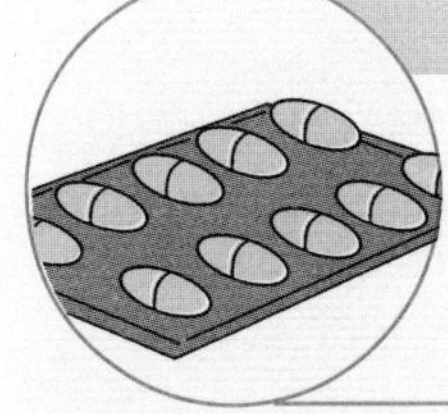

利尿药

使人频繁地排尿，身体水分少了，体重暂时下降，造成脂肪减少的假象。只要停止用药，体内的水分上升，体重又上来了。但由于身体长时间的脱水常会出现呕吐、头晕、虚弱等问题，还有可能造成肾功能损伤。

泻药

吃了它，会有腹泻的情形发生，人的食欲也随之下降，不吃东西，营养供不上，人看起来消瘦了，但是只要一停止服用，体重又会回升，经常使用除了会损伤肠胃道的功能，也会发生肠松弛、贫血等问题。

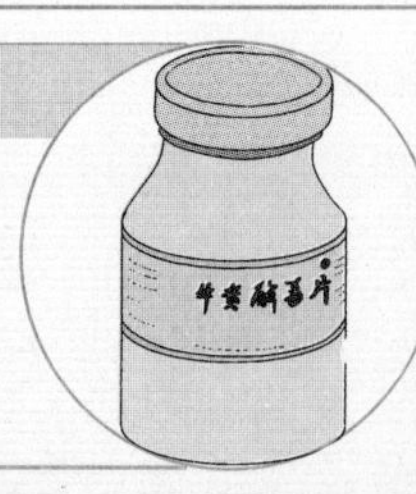

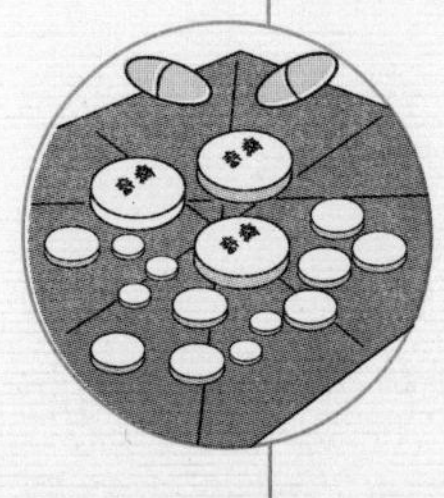

膨胀剂

膨胀剂以精制蛋白质为主，这东西能使胃肠产生饱胀感，不想吃东西，但是容易导致维生素及营养素的缺乏，造成营养不良。尤其当超量使用时，会使血管壁增厚，造成高血压、糖尿病症等问题。减肥药，顾名思义就是具有减肥作用的药物。是随着审美观念的改变，衍生出来的一种能够使女性达到瘦身目的药品。减肥药因为其快速的减肥效果受到女性的喜爱，但是目前较多其他对女性身体有害的减肥药也充斥着市场，使目前的减肥药市场鱼龙混杂。消费者一定要以正确的心态对待减肥药。

胆汁的分泌，而胆汁的作用之一就是消耗脂肪。如果胆汁分泌严重不足，脂肪就会逐渐在体内堆积，身体就一天比一天“壮”。当然，这个“壮”并非真正的强壮，而是脂肪堆积后形成的虚胖。明白了这个道理，就应当果断地改掉宵夜的习惯，既能促进健康，又能美化形象。

有人会辩解说，一到晚上就有饥饿感，吃了宵夜就睡得香，不吃宵夜就很难入睡。但要知道，虽然你睡着了，可肠胃依然在工作，它得消化掉你刚进食的宵夜。肠胃的运动离不开阳气的滋养，这样就很容易将刚刚生发的阳气消耗掉。久而久之，胆内的少阳之气难以生发，胆汁的分泌量就会大大减少，胆功能就会明显减弱。一般说来，胆气受损的典型症状就是头发容易出油。究其原因，就是食物中的油脂无法有效分解，就从头发里排出了。要想解决这个问题，一方面要改掉吃宵夜的毛病，另一方面可经常敲打胆经。

当然，有些人晚上必须加班，为了增加体能而只好吃宵夜。在这种情况下，不要吃过于油腻的东西，最好选择清淡的食物，比如粥。粥易于消化吸收，还有滋补身体的效果。但是，从长远的养生角度来说，宵夜还是不吃为好。

一梳解千愁，百梳消百病

中医认为，人体之所以会过早地出现白发，往往源于胆经气血不足。要想解决这个问题，可以选择每天梳头的养生方法。实践证明，该法简便易行、效果卓著。

对于“早生华发”的问题，《黄帝内经》有过明确的结论：就女子而言，“六七，三阳脉衰于上，面皆焦，发始白”；就男子而言，“六八，阳气衰竭于上，面容憔悴，发鬓斑白”。换句话说，女子从42岁开始，男子从48岁开始，由于体内阳气逐渐衰竭，便会导致头发慢慢变白。其中，两鬓处往往会最早出现白发。在我们周围，很多人年纪轻轻，就过早地出现了白头发。这往往是生活习惯或者不良原因造成的。究其根源，关键是体内气血不足。懂得了这个机理，我们就不会再像以前那样去拔、去染了，因为这些做法根本解决不了问题。要想根治，还

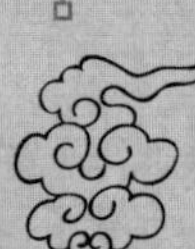

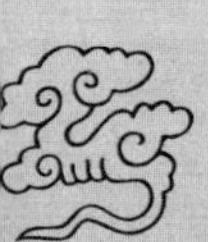

得从胆经着手。

中医认为："发为血之余。"也就是说，头发是气血的末梢，从头发的状况可以判断气血的状况。一般说来，胆经气血不足，就会出现少白头。如果胆经失去了生机，胆气就无法生发，体内气血就会明显不足。头发由于得不到气血的滋养，就必然会干枯变白。反之，如果每天晚上都能在子时按时入眠，胆气就会自然生发，胆经的气血就会自然充足。于是，头发得到滋养，自然不会变白。

如果已经出现了少白头，该怎么办呢？最好的办法就是梳头，有效地疏通胆经。那么，怎么梳头呢？不一定非要用梳子不可，完全可以用我们的双手十指来代替梳子。梳头时，必须从前往后梳，先梳中间，再梳两边。用力要适中，不可过重，关键是持之以恒。每天梳头300次，然后用手指轻轻按压头皮。如头皮感觉微微发热，就可以停止。人的头部分布着很多经络，如胆经、胃经、膀胱经等。如果你的胆囊有问题，梳到与胆囊相应的点，就会感觉痛。头的侧面全是胆经，要想知道胆经的情况，从前往后一梳，感觉痛的地方就说明有堵塞。找到痛点之后，可以反复地轻揉。如感觉疼痛消失，就可以停止。

俗话说："经常梳头，能消百病。"这并非空话。头部清爽了，全身都舒畅。这与理完发往往精神焕发，有异曲同工之妙。养生实践证明，梳头既能防治少白头，又能防治脱发和头发干枯，还能抵御风寒、预防感冒。事实上，老年人常见的头晕、脑供血不足、老年痴呆等与头部有关的症状，都可以通过科学的梳头方式得到显著的调理。

胆经常锻炼，治疗需对症

从宏观上看，足少阳胆经的起止路线是从头部到足底。具体说来，以外眼角为起点，向上到达额角，然后往下，绕经耳后，再折向上，经额部到眉毛上方，返回耳后，沿着颈部侧面，走在手少阳三焦经之前，到肩膀上退后，与出于手的少阳三焦经相交，再往前进入缺盆部。

从行经路线来看，胆经属于比较复杂的经络，存在多条分支。一条分支是从耳后分出，进入耳朵，出来经耳前，到眼外角的后方。从眼外

体内气血不足则早生华发

少白头的主要原因

如果胆经没有生机，胆气就生发不起来，体内的气血就不足。头发得不到足够的养分，就会干枯变白。

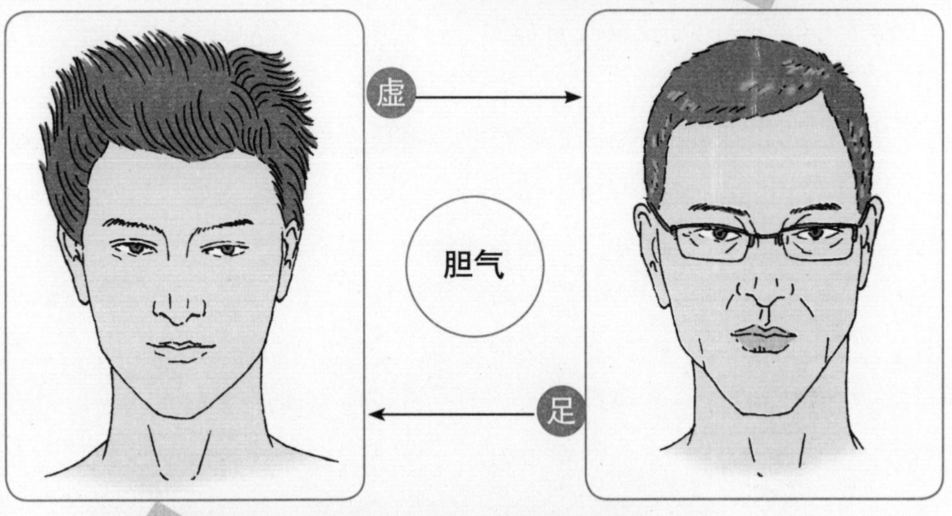

如果晚上11点前入睡，胆气就会生发，胆经的气血充足了，头发得到了所需要的营养，自然不会变白。

梳头发疏通胆经，消百病

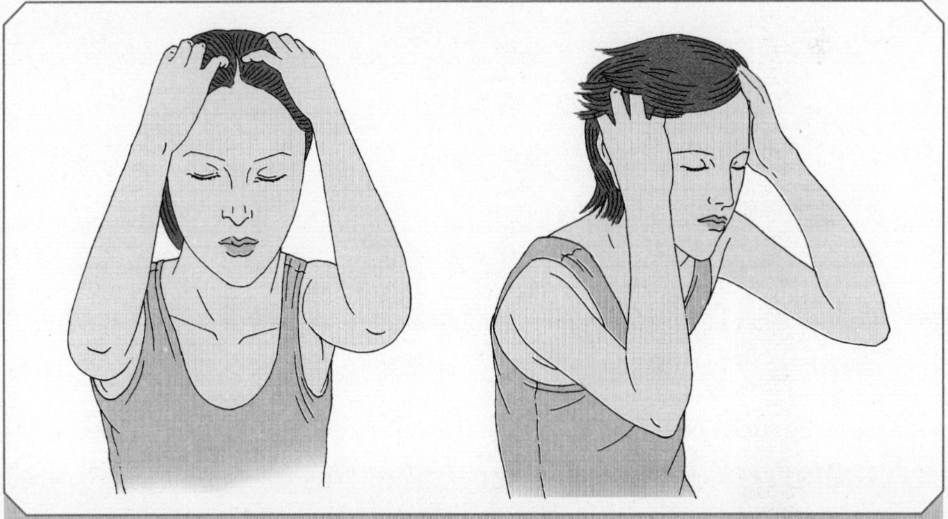

用我们10个手指的指肚当梳，从前发际梳到后发际，先中间，后两边，用力要适中，这样每天梳理300次，并且手指轻轻按压头皮，至头皮微微发热为止。

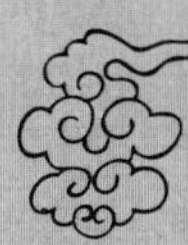

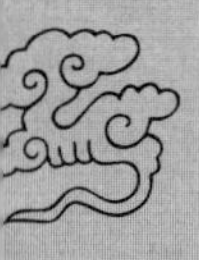

角再分出一支，往下到下颌部大迎穴，与手少阳三焦经相合，经眼眶下到下颌角至颈部，与前一条会合于缺盆，进入体腔，穿过横膈，联络肝脏，沿腰胁，经下腹，横向进入髋关节环跳穴。直行的经脉从缺盆部分出，向下到腋窝，沿胸侧部，经季胁，下行至髋关节与前一条会合，往下沿大腿外侧、膝关节炎外侧、小腿外侧，直下到外踝尖前，沿足背进入第4趾外侧端。另一支从足背分出，往前出大足趾外侧端，折回穿过趾甲，分布于大足趾趾甲后，与足厥阴肝经相交。

拍打胆经时，不必专门考虑时间与地点。如取站式，手可随意放在大腿两侧，中指指尖处就是风市穴。望文生义，这个风市穴是风的市场，意思是：风很容易从这里进入人体。一般人按压这个地方，往往觉得有点硬。在拍打时，可稍稍下蹲，两手适中地拍打两边，就有明显的锻炼效果。有些人一拍就发青发紫，原因是风的瘀滞被你拍出来了。不必疑虑，继续拍打，直到青紫色变小，就证明是通了。此外，还可拍打两胁、头部两侧，都能起到刺激胆经、促进气血运行的作用。为了增强治疗效果，应当注重针对性。下面，介绍几种常见的对症疗法。

一是治疗各种眼疾与头痛，可轻轻按揉瞳子穴和光明穴。这个瞳子穴属于胆经的起点，位于眼角旁的一点凹陷处。至于光明穴，则位于足外踝尖上 5 寸处。实践证明，经常按揉瞳子穴和光明穴，可有效缓解近视、白内障、青光眼等眼疾给你带来的各种不适症状。

二是治疗消化不良、酒后头痛、肚子难受，可轻轻按揉率谷穴。这个率谷穴位于头的颞部角孙直上方的凹陷处。从字面上看，“率”是指循着，“谷”是指山凹。一般说来，进食过量、酒后头痛、恶心、呕吐等，按揉这里就管用。

三是减肥或治疗便秘、偏头痛、乳腺增生、妇科病、前列腺疾病，可轻轻敲打带脉穴，侧推腹部。带脉穴位于与肚脐眼相平的腰两侧，肥胖者往往不易找到。最简单的办法，就是平躺在床，全身放松，轻轻敲打肋下两边、胯骨以上处，也就是俗称“游泳圈”的位置，每次敲打200次。不同的人敲打此处，会有不同的功效：年轻人敲打此处，有助于减肥；女士敲打此处，可防治乳腺增生，并缓解痛经症状；老年人敲打此处，可治疗便秘。

足少阳胆经循行路线

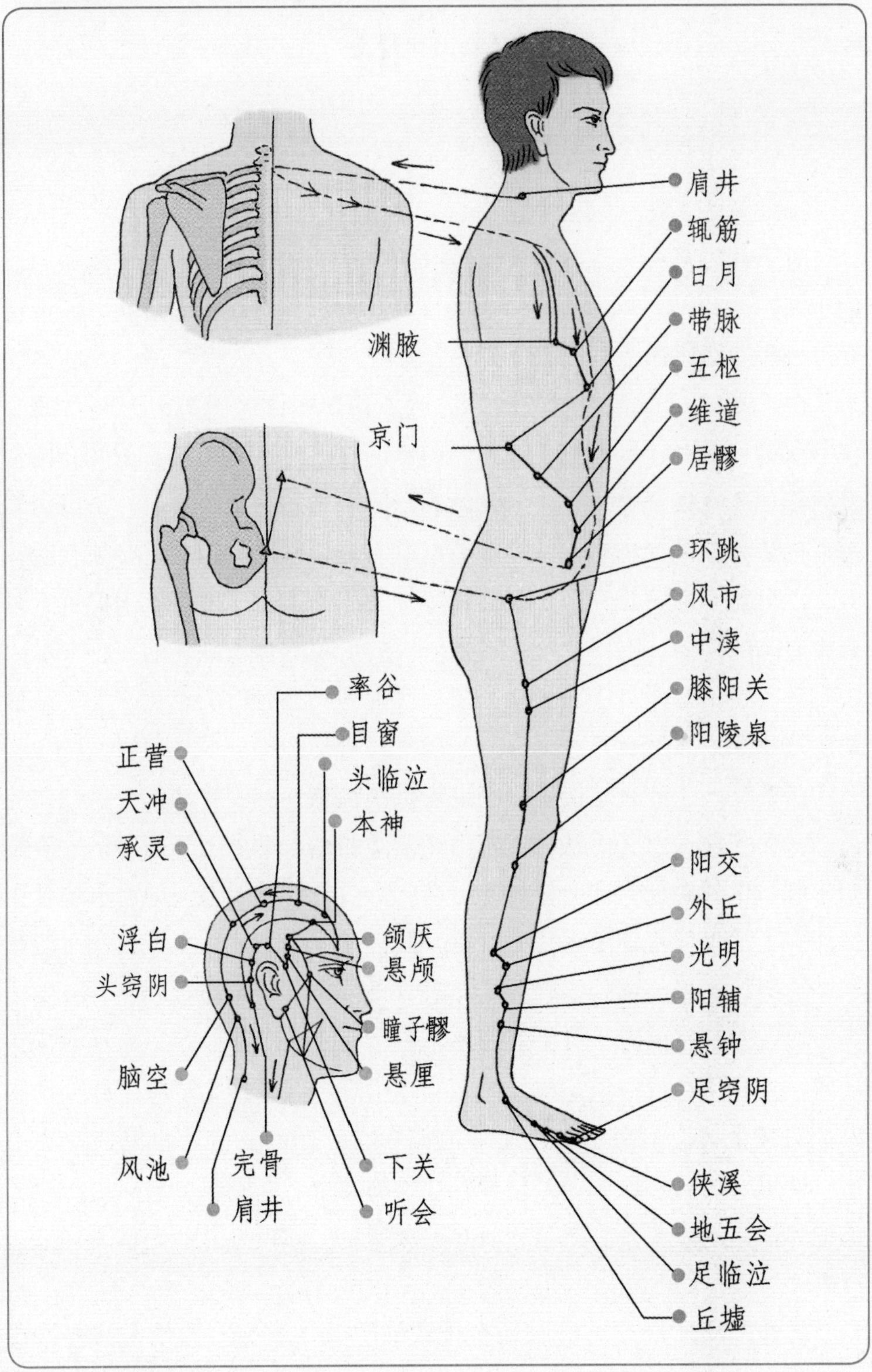

肩井
辄筋
日月
带脉
五枢
维道
居髎
渊腋
京门
环跳
风市
中渎
膝阳关
阳陵泉
阳交
外丘
光明
阳辅
悬钟
足窍阴
侠溪
地五会
足临泣
丘墟
率谷
目窗
头临泣
本神
正营
天冲
承灵
浮白
头窍阴
颔厌
悬颅
瞳子髎
悬厘
脑空
风池
完骨
肩井
下关
听会

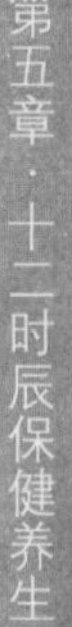

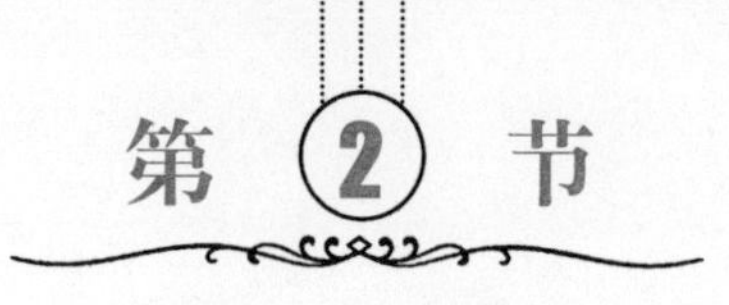

第2节

丑 时

丑时养生秘法

对于人体来说，丑时的特点是肝胆交接。中医认为，肝主藏血，血润于筋。因此，一旦人体储血不足，就会出现头昏乏力的症状，韧带和肌腱也往往缺乏弹性。

白居易有一首名为“醉酒”的诗，其中提到“黄鸡丑时鸣”的现象。所谓“丑时”，是指凌晨1点到3点。在丑时这个阶段，子时开始生发的阳气还在继续生发，子时开始衰退的阴气还在继续衰退。不过，养生理论认为，阳气的生发并非随心所欲、毫无限制。因此，必须有所收敛，不可能升而不降。在传统文化里，人们习惯用“丑牛”来揭示丑时升中有降的现象。在甲骨文中，“丑”的形象酷似被勒住的手，表示约束之意。在十二生肖中，“牛”堪称最温和、最有力的动物，无论是耕地还是拉车，都少不了它。

在丑时，肝经开始接替胆经进入工作状态。肝主管的是全身气血的运行。关于这一点，可从《黄帝内经》中的“人动血运于诸经，人静血归于肝”得到验证。当人体处于运动状态时，机体对血液的需求量迅速增加。为了确保机体所需要的能量，肝脏就排出储藏的血液，气血便在经络上运行。当人体处于静养状态时，机体所需要的血量就显著减少，大量血液便自然储藏于肝脏。因此，肝具有贮藏血液、调节血量的特殊功效。人在休息的时候，机体回归静止状态，气血便会贮藏于肝脏。从这个意义上说，肝脏恰似一个血液储存库。同时，肝不仅藏血，还主筋。这里所谓的“筋”，是指具有弹性的韧带、肌腱等。筋要想保持足够的弹性，就需要得到大量的血液的滋润。由此可见，筋的状况直接与肝有关。

此外，众所周知，肝脏还有排毒的功效，堪称人体最大的解毒器

阴降阳升，肝经当令，养肝藏血

丑时，肝经当班。则体内的阳气正在生发，阴气逐渐下降。此时要充分睡眠，以养肝藏血。而肝脏内储存的血量会随着人的状态变化会出现相应地增加和减少。

肝为人体中的“血库”，“血库”充盈，肝的疏泄功能正常，我们的身体才能取之不尽、用之不竭。

在我国传统文化里，用“丑牛”来对应此时的升中有降。“丑”在甲骨文中，像手被勒住了，蕴意着约束。“牛”在十二生肖里，是最踏实、最温和谦逊的，也是最有力量的动物，耕地、拉车都少不了它。

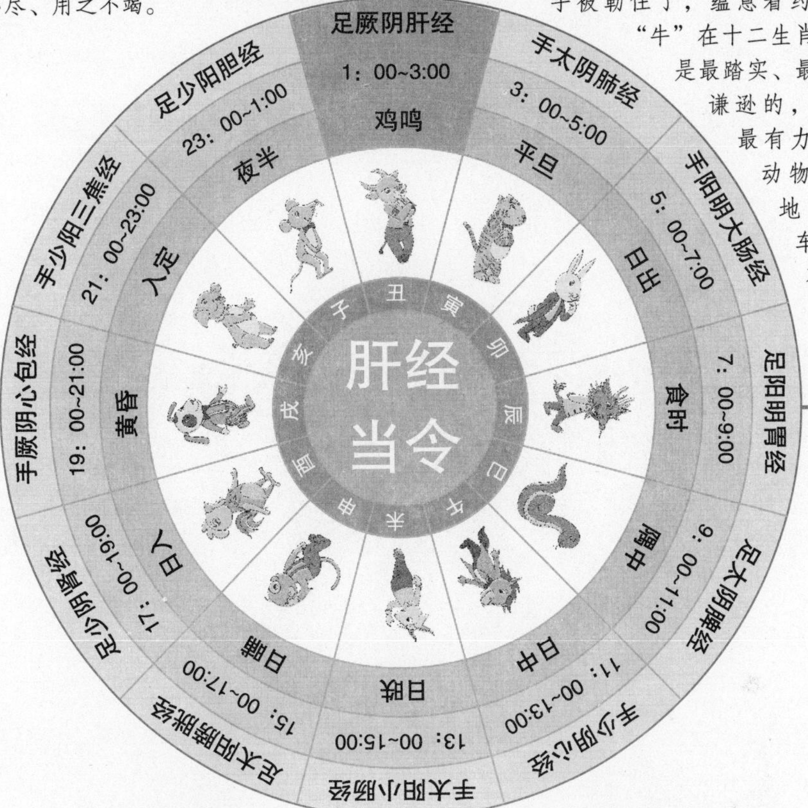

肝经当令

子 丑 寅 卯 辰 巳 午 未 申 酉 戌 亥

足厥阴肝经 1：00~3:00 鸡鸣
手太阴肺经 3：00~5:00 平旦
手阳明大肠经 5：00~7:00 日出
足阳明胃经 7：00~9:00 食时
足太阴脾经 9：00~11:00 隅中
手少阴心经 11：00~13:00 日中
手太阳小肠经 13：00~15:00 日昳
足太阳膀胱经 15：00~17:00 日晡
足少阴肾经 17：00~19:00 日入
手厥阴心包经 19：00~21:00 黄昏
手少阳三焦经 21：00~23:00 人定
足少阳胆经 23：00~1:00 夜半

人动血归于脉

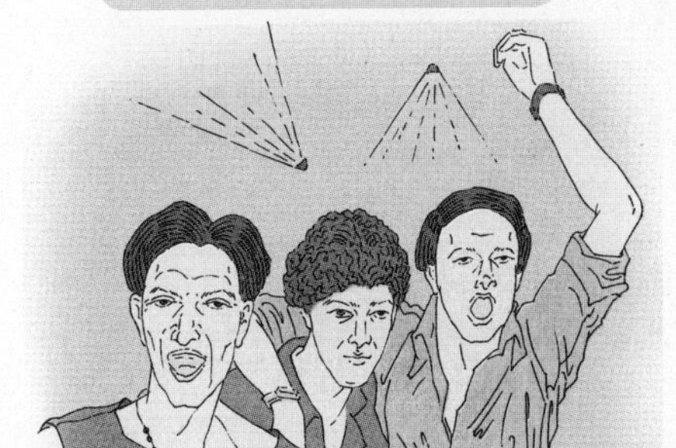

过了子时，人还没有上床休息，则机体所需要的血量增加，肝脏为供应机体所需排出其所储藏的血液，气血动行于诸脉之上。

人静血归于肝

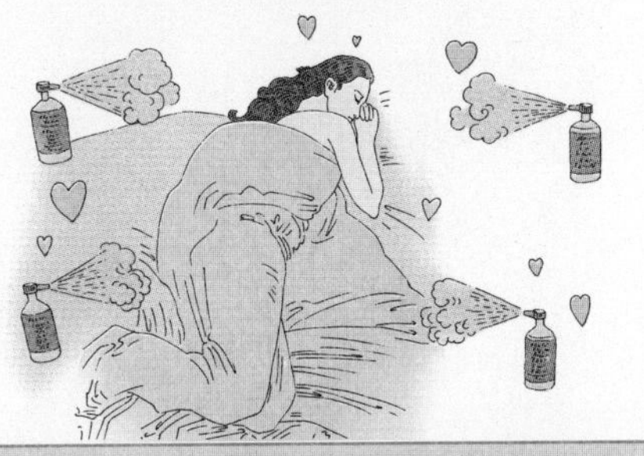

人体处于休眠状态时，情绪稳定，机体处于静止状态，所需的血量较少，大量的血液储藏于肝脏内。

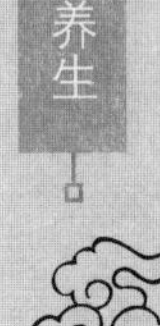

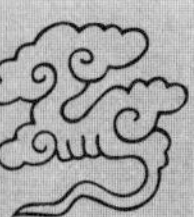

肝脏是人体重要的解毒器

肝脏是如何解毒的

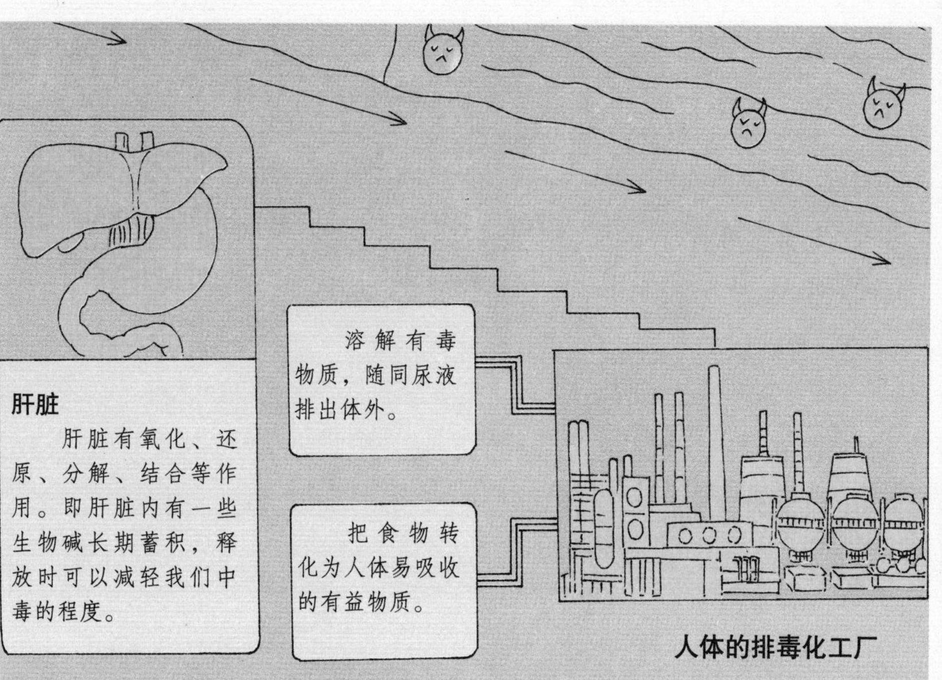

肝的分工

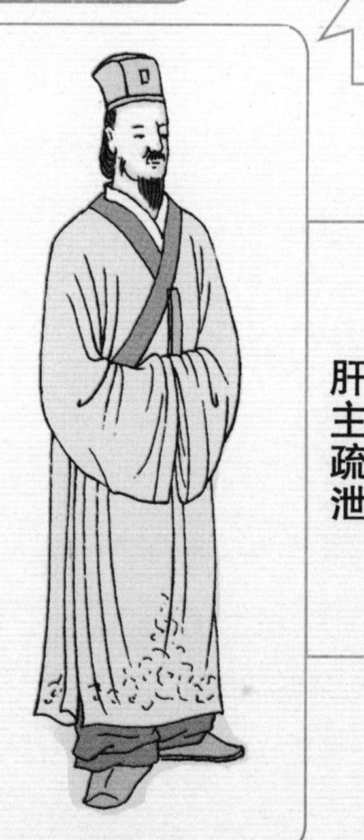

泛指肝气具有疏通、条达、升发、畅泄等综合生理功能。肝主疏泄的功能主要表现在调节精神情志，促进消化吸收，以及维持气血、津液的运行三方面。

肝主疏泄

调节精神情志

中医认为，人的精神活动除由心所主外，还与肝的疏泄功能有关。肝功能正常，人就能较好地协调自身的精神、情志活动；疏泄不及，则表现为精神抑郁、多愁善虑、沉闷欲哭、嗳气太息、胸胁胀闷等；疏泄太过，则表现为兴奋状态，如烦躁易怒、头晕胀痛等。

促进消化吸收

肝的疏泄功能有助于脾胃的升降和胆汁的分泌，以保持正常的消化、吸收功能。

维持气血、津液的运行

肝的疏泄功能直接影响着气机的调畅。如肝失疏泄，气机阻滞，可出现胸胁、乳房或小腹胀痛。

官。实际上，人体每天都会接触甚至摄入不少有毒物质，成为人体内部的垃圾。这些含有毒素的垃圾如果不能及时清理出去，就会在人体内为非作歹，严重威胁身体健康。那么，肝脏是如何将这些含有毒素的垃圾清理出去的呢？首先，肝脏会对这些有毒物质进行分解，无论这些有毒物质是由身体哪个部位制造或吸收的。然后，肝脏会将分解后形成的无害物质分泌到胆汁或血液里，再通过胆汁或血液排出体外。这个过程看似简单，实际上却异常复杂。在肝脏解毒的过程中，充足的气血提供了人体所需的能量，起到了关键的作用。肝脏工作一天之后，同样需要有一个新陈代谢的过程，用再生的新鲜血液逐渐淘汰陈旧的血液。丑时，气血流经肝脏，进行的正是这种新陈代谢的工作。如果这时候还不休息，人体的血液就会不停地在经脉上运行，导致无法回归肝脏进行代谢。打个比方，这个肝脏就像人体的血液银行，可以随时支取，但也需要随时存入。如果天天透支，使得肝脏长期处于高负荷运转状态，人就很容易生病。

丑时如初春，深睡即养肝

中医认为，肝为魂居之所，其荣华往往显露在爪甲上，有生养血气的功效，“其味酸，其色苍青，为阳中之少阳，与春气相通”。因此，从四季养生的角度来看，养肝的最好季节是春季。

春季养生的重点是养肝。五行之中，肝为木，与春天的生发之气相合。在一天的十二时辰中，丑时恰似初春。丑时如能进入深度睡眠状态，就可明显地促进肝血的正常代谢。冬天结束之后，大地开始回暖，万物逐渐复苏。但是，初春时节，人们却普遍感觉非常疲乏，头脑昏昏沉沉，似乎还未睡醒。究其原因，是人体为了抵御冬季的严寒，消耗了大量的阳气。所以，人体在冬天储存的阳气普遍偏低，气血往往不足，进而产生了“春困”现象。按照《黄帝内经》的理论，人体的阳气严格地遵循着“春生夏长，秋收冬藏”的原则。因此，人们的饮食、睡眠、活动等都应遵循大自然的固有节奏。只有顺应东南西北这“四时”，顺应金木水火土这“五行”，才能促使人体与自然同步共振，这就是古人

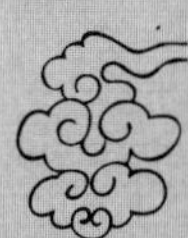

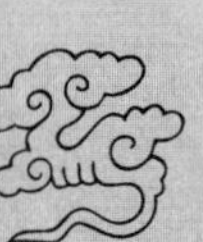

常说的天人相应的境界。

五脏之中，肝与春季对应，主生发，恰好符合春季生机勃勃的气象。五行之中，木与肝对应。树木在春季抽枝发芽，为夏季、秋季结果打好基础。春季养生应以养肝为主。肝脏的功能很多，其中最重要的是调节全身气血。只有气血充足了，脏腑才能得到足够的滋养，机体才能增强抗疲劳的能力。当然，春季中的肝气也不宜过旺。否则，就会导致脾胃湿困，进而出现脾胃运转失常。人体中气严重不足，疲劳、头昏、眼花之类的不适症状就接二连三地出现。

那么，如何在春季养肝呢？对此，《黄帝内经》有非常精深的论述："春三月，此谓发陈，天地俱生，万物以荣，夜卧早起，广步于庭，被发缓形，以使志生，生而勿杀，予而勿夺，赏而勿罚，此春气之应，养生之道也。逆之则伤肝。"也就是说，春天是阳气生发的季节，满眼都是欣欣向荣的景象，这主要源于冬季的收藏。要想进一步滋养生机，就应早睡早起。如有条件，不妨在早晨披散头发，身穿宽松的服装，在庭院里悠闲地散散步，使形体舒展、精神愉悦。这个时候，切忌产生任何生杀的念头和其他各种不良想法，便能自然达到人与自然和谐相处的理想境界。

前面说过，春季的养生重点是养肝。正所谓："丑时如春，肝经当令。"在丑时，气血会自然流经肝脏，这正是肝血新陈代谢、肝脏自我修复的最佳时辰。如能进入深度睡眠状态，就非常有利于肝血的新陈代谢。从某种意义上说，睡得越深沉，肝脏的代谢效率就越高。如果丑时不注意休息，还在没完没了地工作，肝血就只好不停地输出能量予以配合，维持人体基本的思维与活动。于是，气血便在经脉上不停地运行，无法及时回流肝脏，导致肝脏的新陈代谢严重失常。由于新陈代谢无法正常进行，肝血就无法更新，肝功能就会严重受损。肝脏功能失常之后，工作、生活都会受到严重影响。由此可见，最简单的养肝办法就是确保高质量的睡眠。另外，在睡前最好不要从事高强度的脑力活动。如果大脑思虑过多，也会影响肝脏的正常运转。即使按时睡眠，也会影响睡眠质量，还可能导致白天身体疲乏。

《黄帝内经》生动地论述了血液对人体的重要价值："人卧血归于

肝与四时、五行、五味等的关系

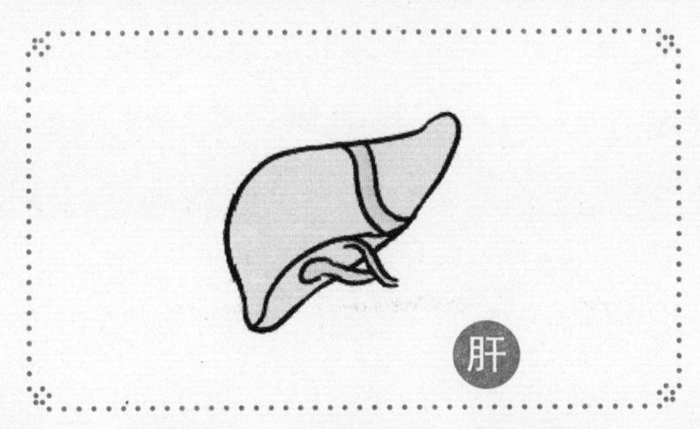

四时	五行	五味	五色	五体	五志	五谷
春	木	酸	青	筋	怒	麦
春天万物生发，人要注意早睡早起，早晨披散头发，穿宽松的衣物，在院里散散步，放松身心，这样有利于护肝，否则会伤肝。	肝五行属木。因为肝脏与草木比较相似，草木在春季萌发生长，肝脏在春季功能比较活跃。	肝喜酸。适当地吃些酸的东西有利于养肝，但不可过量，过食酸味，便会使肌肉粗糙皱缩，口唇干裂发枯。	肝喜绿。多吃些绿色的食物能有效舒缓肝胆压力，调节肝胆功能。像李子、芹菜、空心菜、绿豆等都是不错的降肝火食物。	肝主筋。筋依赖于肝脏气血的滋养。肝脏气血充足，则筋力强健；肝精肝血不足，筋得不到滋养，会出现手足震颤、肢体麻木、屈伸不利等。	怒伤肝。过度生气容易导致肝气上逆，血随气而上溢，故伤肝。生气者常出现面红耳赤、头痛、眩晕，甚至吐血或昏厥卒倒等情形。	麦仁、粳米具有收敛的功效，常喝麦仁粳米粥可以敛肝护血，滋阴降火。

肝。肝受血而能视，足受血而能步，掌受血而能握，指受血而能摄。”当人卧床休息时，气血就会自然回归、储藏于肝脏。一旦气血充足了，滋养到眼，眼就能看到东西；滋养到足，足就能行走；滋养到掌，掌就能把握；滋养到指，指就能抓取。由此可见，只要处于休息或静养状态，身体自然放松，气血就会自动完成其更新再生的过程。这与民间一些修炼门派所强调的“归元法”有异曲同工之妙。其实，养肝不一定局限于夜晚，白天同样可以抽空卧床，小睡一会儿，效果也很好。有些人

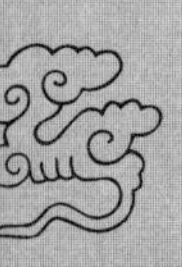

在晚上进餐之后，习惯稍稍休息一下。这种做法有助于肝脏得到必要的休息，及时消除疲劳。按照养生的研究成果和实践体会，最好在子时之前进入睡眠状态，就可以让肝胆得到最好的休养。只要肝气充足，人的思维就会敏捷起来，反应自然更加灵敏，工作效率也会显著提高。否则，你就会反应迟钝、效率低下。所谓“将军之官，谋虑出焉”，正说明思维与肝是息息相关、密不可分的。

养肝也需要注重饮食，不妨多喝些鸡汤。在五禽之中，鸡对应肝，鸡汤具有非常好的养肝效果。

养眼先养肝，肝亏眼无神

人体器官都有一定的使用限度。如果长时间用眼，就会消耗大量的肝血。一旦肝血得不到正常而及时的补充，就会损伤身体、危害健康。实践证明，闭目不仅可以养神，而且也可以养肝。

现代社会，电视、电脑、手机的普及为我们提供了丰富多彩的生活。但是，电视、电脑、手机使用时间过长，眼睛就必然会出现模糊、干涩等症状。久而久之，原本正常的视力也会每况愈下。其实，模糊、干涩这些症状正是眼睛不堪重负的预兆，理应引起高度的重视。《黄帝内经》对此说得很清楚：“久视伤肝，久坐伤骨。”前面提到，“肝受血而能视”。如果长时间坐在电视、电脑前，用眼过度，就必然消耗大量的肝血。特别是晚上熬夜，会严重影响肝血的及时回流。于是，肝血只有不断消耗，却得不到任何有效的补充。作为一种警示，眼睛就会模糊、干涩，身体就会出现各种症状。这就说明，已经达到临界点了，你需要好好休息。这时候，如能卧床休息，血液就会回流，持续滋养眼睛，眼睛的功能便能得到恢复。所谓“养眼必先养肝”，说的正是这个道理。

《黄帝内经》分析道：“肝气通于目，肝和则目能辨五色矣。”在肝功能完全正常的情况下，肝脏所提供的血液就可以有效地滋养眼睛，眼睛就能清晰地分辨各种颜色。所以，我们可以从中得出一个结论：如果双眼顾盼有神，就说明肝血充足；如果双眼呆滞无神，就说明肝血亏

用眼过度即伤肝

长时间坐在电视、电脑前，眼睛需要大量的肝血来消耗，再加上晚上熬夜，就会影响肝血的及时回流。肝血只有消耗，却得不到补充。

注意眼睛保养，避免用眼过度

长期加班熬夜

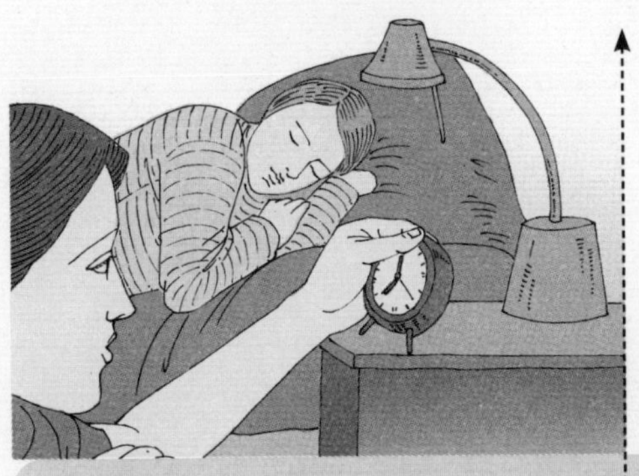

随着社会的竞争压力越来越大，年轻族中出现了越来越多的加班族，长此以往，眼睛因不堪重负从而亮起红灯——视线模糊、双眼干涩等不适。

长时间上网玩游戏、聊天

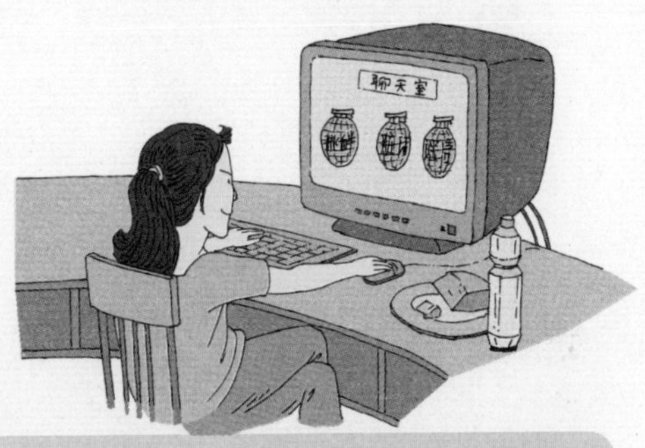

《黄帝内经》记载："久视伤肝，久坐伤骨。""人卧血归于肝。肝受血而能视"。长时间坐在电脑前，眼睛需要大量的肝血来消耗。

养肝就是养血

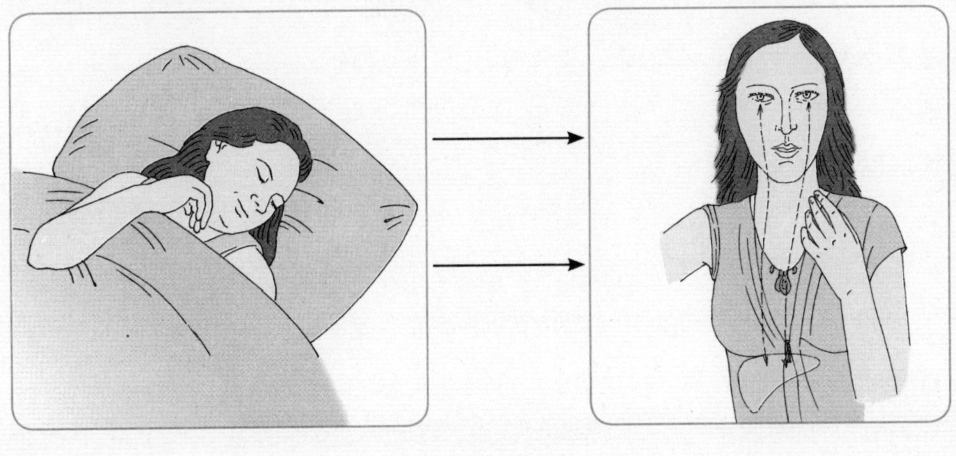

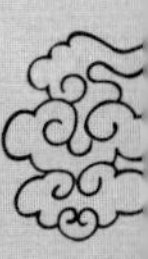

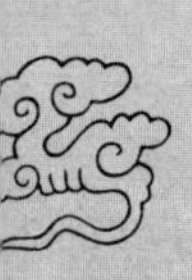

损。所谓“老花眼”、“老花镜”，字面上都与“老”有关。实际上，这个“老”主要还是指生理年龄，而非日历年龄。随着年龄的增长，又不注意养生，或者养生不得其法，肝血就会逐渐亏损。眼睛得不到充足的肝血的滋养，肯定就会老眼昏花。但如果注意养生且养生得法，即使年龄很大，也完全可能双眼有神，精神矍铄。

中医认为，肝主目，也开窍于目。所谓“窍”，相当于通道。这个说法很形象：肝的功能恰似一个阀门，眼睛的睁与闭就好比阀门的开与关。一睁眼，阀门开了，血开始运化，心动之后就开始思维；一闭眼，阀门关了，接收不到任何信息，自然无法引起机体的任何变动。从养生的角度来看，每次集中用眼1个小时，就要闭目养神，或者远望一会儿，给双眼充分休息的时间。否则，过度用眼，其危害不堪设想。

动手又动脚，养肝效果好

我们的双手双脚就能为我们调理身体。以下三法，不仅人人可行，而且效果显著。

一是搓动颈部法。首先，将双手掌心相对，稍稍用力搓热。然后，将双掌置于颈部，上下或左右搓动。一般在三分钟之后，就会产生热感，可明显促进颈部的血液循环。只要颈部的血液循环正常了，头部就能得到更多的气血，双眼也会相应地从中受益。由此可见，用双掌搓热颈部是促进大脑供血、提升双眼视力的养生小诀窍。

二是按摩两胁法。双手从腋下肋骨间隙开始，一直按摩到胸前。等两手交叉时，再原路返回。这样算1次，反复按摩30次。两胁为肝、胆、胰所在位置，如能坚持按摩此处，可以迅速增强肝功能，进而收到养肝护肝的实效。

三是穴位刺激法。选择站式或坐式，先用左脚轻轻踩压右脚的足大趾和太冲穴、行间穴，后换右脚轻轻踩压左脚的足大趾和太冲穴、行间穴。如选择卧式，可先用左脚的外踝按摩右腿的足三里、丰隆穴，后用右脚的外踝按摩左脚的足三里、丰隆穴。此外，还可以用双手轻轻按摩耳垂和耳尖的后上方。实践证明，这些刺激穴位的方法都具有很好的护肝效果。

按摩颈部改善眼部供血功能

按摩颈部

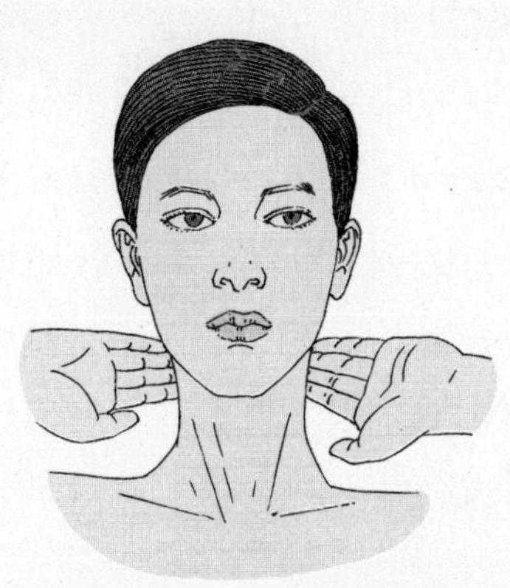

将手掌放在颈部，上下或左右来回搓动3～5分钟，至有微热感为止，这样可以起到促近颈部血液循环的功效。颈部血液循环正常，上升到头部的气血就会增多，而头部的供血又直接影响到眼睛。所以搓热颈部对改善眼睛及整个大脑的供血都是有好处的。

推搓两胁法

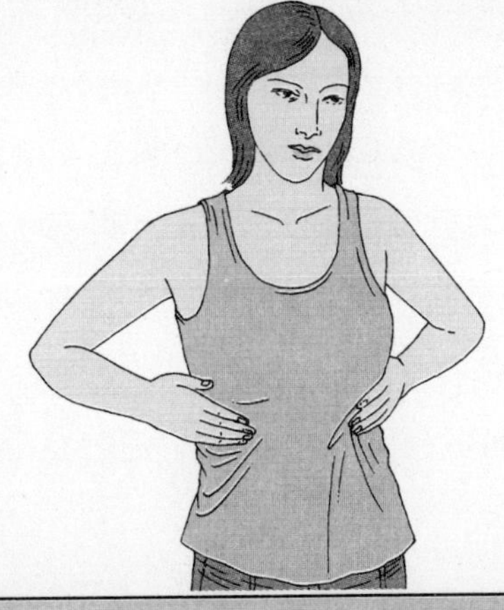

将双手按于腋下肋骨间隙，推搓至胸前，至两手交叉时返回。如此反复推搓30次。两胁指两侧下胸肋及肋缘部，为肝、胆、胰所居之处，经常推搓此处，可起到增强肝功能、养肝护肝的效果。

肝脏反射区体现肝脏病症

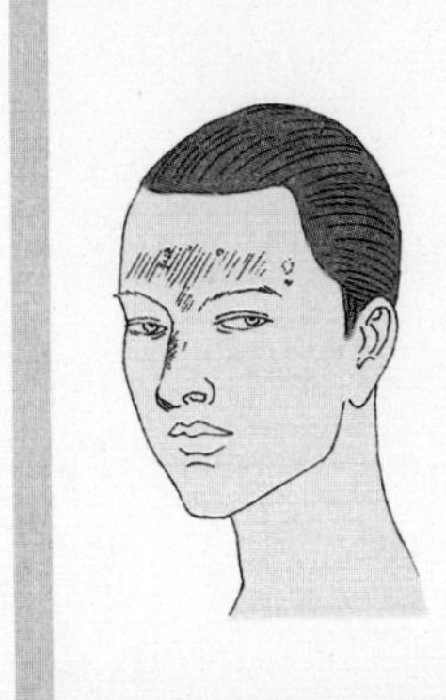

可能患有脂肪肝的表现。

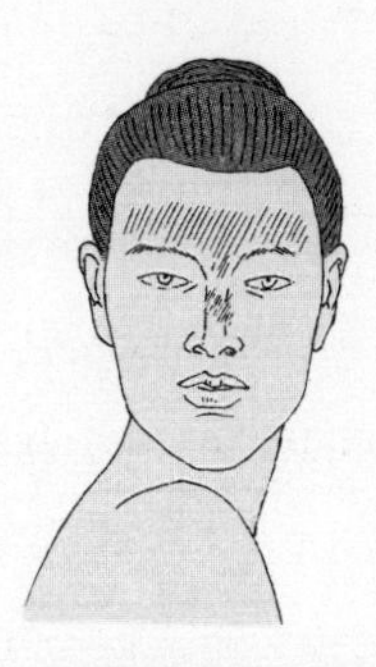

患有肝炎或者肝硬化的表现。

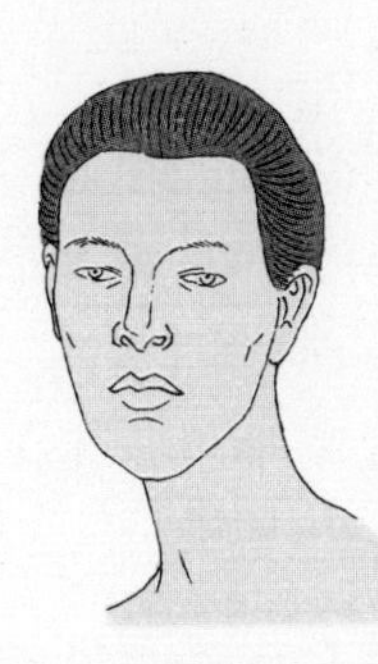

乙肝表现。

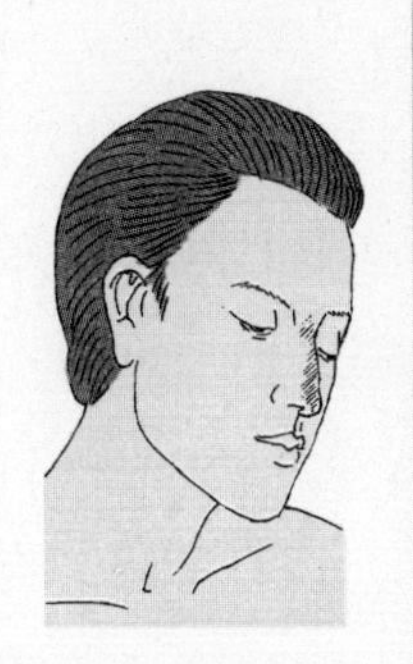

可能是癌症或者肿瘤的表现。

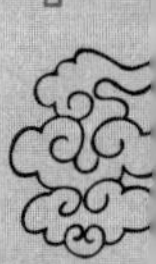

食疗功效大，补肝又明目

食疗也可以养肝护肝，这里介绍一汤一菜。

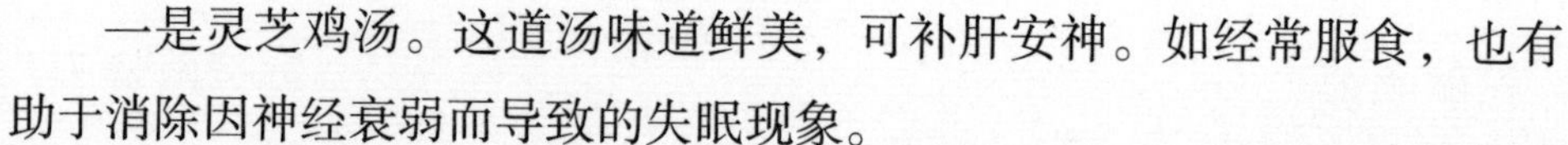

一是灵芝鸡汤。这道汤味道鲜美，可补肝安神。如经常服食，也有助于消除因神经衰弱而导致的失眠现象。

二是韭菜炒羊肝。这道菜的最大特点就是养肝明目。按照中医的观点，羊肝性凉，味甘，入肝经。早在《千金·食治》中，就有“补肝明目”的说法。经过中医的长期实践，如能将羊肝与韭菜搭配，其养肝明目效果更为明显。这道菜可每天吃1次，但每次量不必太多。具体做法是：首先，将150克韭菜、120克羊肝洗净；然后，将韭菜切成3厘米长的段，将羊肝切成薄片；接着，将植物油倒入锅内，八成热后用姜丝爆锅，依次下羊肝片、黄酒炒匀；最后，放入韭菜。

女性重保健，养肝是古训

在女性的一生中，每个阶段都会消耗大量的气血。针对女性的这一特点，可以得出一个结论：确保女性健康的根本是养肝养血。

在现实生活中，不同女性之间往往存在较大的差异。比如，有些女性面色红润，肌肤丰盈，毛发光滑，精神饱满；有些女性却脸色发暗，肌肤枯瘦，毛发干涩，精神恍惚。从中医的角度来分析，造成这种巨大差异的根本原因还是肝血问题：前者肝血充足；后者肝血亏损。

中医强调，肝主藏血，血乃人之本。对于女性来说，血的价值更加重要。女性自出生开始，就在无形中与肝结下不解之缘。女性在青春期每月会有一次月经，在孕育期、分娩期、哺乳期，女性的每一个重要阶段都会消耗大量的气血。因此，对于女性来说，如果没有充足的气血滋养，每一个阶段都很难维持正常的生理状态。前面说过，肝脏相当于人体的一个天然“血库”。只有在这个“血库”血量充足的前提下，肝脏的疏泄功能才能正常发挥。否则，就会严重威胁身体的健康。因此，注重实践与总结的古人才留下了“女子以血为主，以肝为养”的千年不易的养生古训。

女性健康，以肝为本

女人一生中的每个重要阶段，都要耗费大量的气血。没有充盈的气血滋养做后盾，每个阶段都不能顺利地进行。肝相当于身体里的“血库”，只有这个“血库”充盈，肝的疏泄功能正常，我们的身体才能取之不尽、用之不竭。因此，才会有“女子以血为主，以肝为养”的养生古训。

女性生长周期

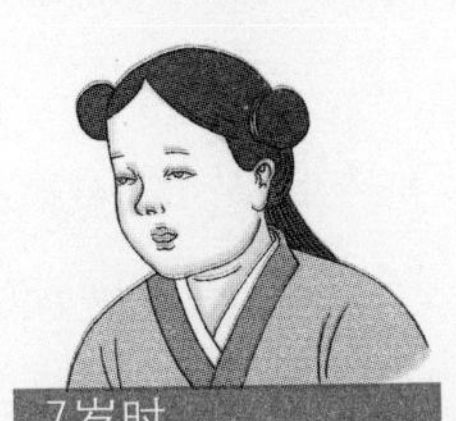

7岁时

肾气逐渐旺盛，毛发渐密，更换牙齿。

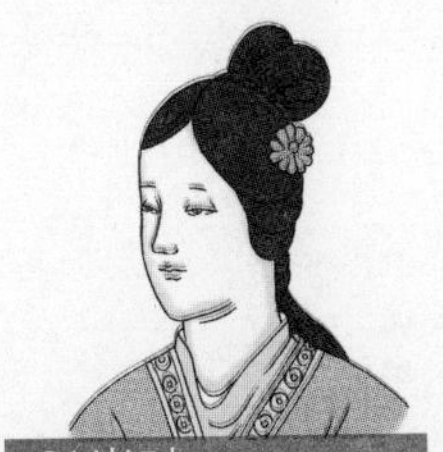

21岁时

肾气饱满，智齿长出，状况极好。

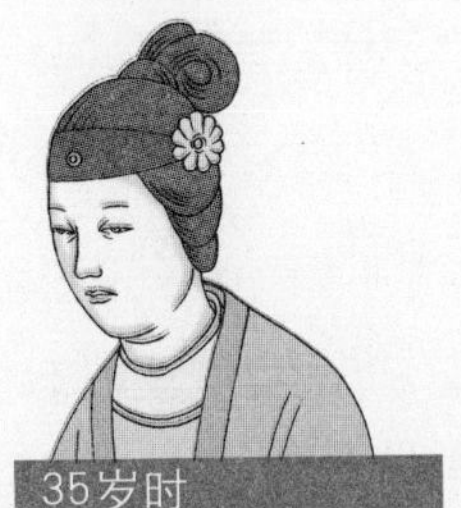

35岁时

阳明经衰退，面色憔悴，头发渐落。

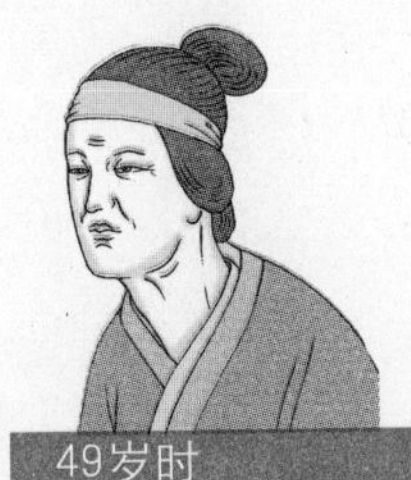

49岁时

天癸枯竭，月经停止，丧失生育能力。

14岁时

天癸成熟，月经来潮，可以生育。

28岁时

筋骨坚实，肌肉丰满，达到巅峰。

42岁时

三阳经衰减，面容枯槁，头发变白。

女性要保养肝脏

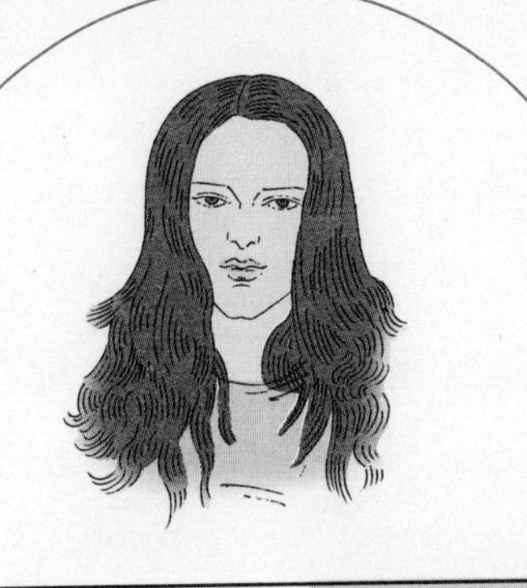

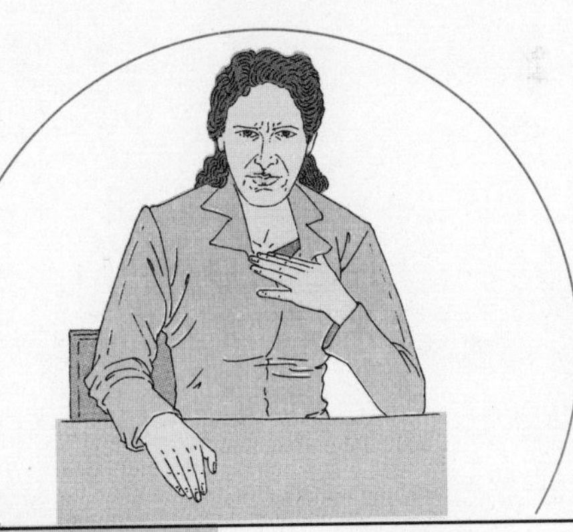

肝脏功能好

女子肝脏功能好，气色红润，美丽动人。

女人生气会伤到乳腺和子宫。对于女性来说，乳房是肝脉所经之处。如果肝失疏泄，气机不畅，肝气郁结，就会出现胸闷乳胀、乳房疼痛。

肝脏功能差

肝功能不佳，气血虚损，易情绪不稳，火气大。

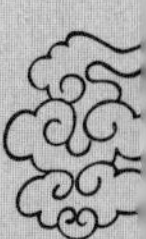

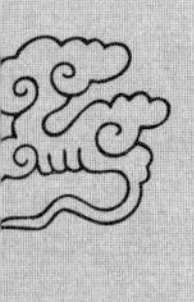

考虑到女性的特殊性，女性的肝脏似乎比男性更容易受伤。事实上，每月一次的生理现象往往使人体血液处于一定程度的亏损状态。由于血虚会直接影响肝功能的正常发挥，所以，月经前的女性的情绪往往很不稳定，火气也非常大。这只是一个方面。另一方面，女性在怀孕、分娩、哺乳期间，也需要消耗大量的气血。如果身体健康，“血库”储备充足，月经就会准时，怀孕、分娩及哺乳也会顺利进行。一旦由于某种原因导致“血库”存量不足，或者出现肝功能不正常，就会导致月经紊乱、白带异常。个别严重的，还有可能导致不孕不育。由此看来，注重对肝脏的保养必须引起女性朋友的高度重视。

俗话说，男女有别。实际上，男女之间，不仅生理上不同，而且就连生气所伤之处也不同。常言道：“怒伤肝。”男性生气，就会出现典型的伤肝症状。但女性生气时，却会伤到乳腺和子宫。道理其实也很简单，因为乳房是女性肝脉必经之路，肝脏如果失去正常的疏泄功能，气机不畅，肝气郁结，就容易导致胸闷乳胀现象。子宫本身有弹性，所以才会变大或缩小。肝主筋，子宫走的正是肝。因此，女性生气和发火时，一定要关注自身的变化。这就充分说明，心理的变化会引发生理的变化。女性朋友若想养肝阴、滋肝血，就一定要调整好自己的情绪，避免消极情绪对身体造成不良影响。

有火何须忍，适度即养生

从某种意义上讲，肝并无补法，而只有破法。既然怒则伤肝，一旦郁积就会伤及健康。因此，有火何须忍，只要及时地、适度地破掉就行了。有些人有一种误解，以为有气不发是有涵养的表现，也对身体有益。其实，有火不发，百般忍耐，反而对身体不利。所谓抑郁成疾，说的就是这个道理。

人生在世，不如意者十之八九。因此，怎么可能不遇到生气的人、生气的事呢？在家里，孩子不听话，老人爱唠叨，夫妻有争执；在单位，工作压力大，领导瞎批评，待遇不理想；在社会，办事遇推诿，出行不顺利，环境受污染。诸如此类的事情，都是生气的火苗。有些人一旦遇到不如意的事情，就会面红耳赤、声嘶力竭，严重者还会头晕目眩、胸闷腹痛。究其原因，主要是肝气上逆，无处发泄，进而积聚成满腔的怒火，最终伤及肝脏、危害健康。

《黄帝内经》说得很清楚："怒伤肝，喜伤心，思伤脾，悲伤肺，恐伤肾。"意思是说，过度的喜怒哀乐都对身体健康不利。以"怒伤肝"为例，肝的主要功能是疏泄理气。人一旦发怒，往往肝气上逆，血也随之上溢，对肝伤害极大。对于这种情况，需要掌握两个原则：一是尽量不发怒；二是一旦发怒，要适度宣泄，不宣泄或大发雷霆式地宣泄都会损害肝功能。

在《三国演义》里，"诸葛亮三气周瑜"的故事是家喻户晓、尽人皆知的。诸葛亮之所以能智破周瑜，关键在于攻心。通过以荆州为主的几件事，促使周瑜因气而怒，因怒伤肝，肝血随之上逆，导致急火攻心。周瑜悲叹"既生瑜，何生亮"后，便吐血而亡。这就充分证明，真正气死周瑜的并不是诸葛亮，正是他自己。心胸狭窄，又不懂得适度宣泄，最终落得一个因怒伤肝、血损气伤而死的结局，实在令人惋惜。

无独有偶，在《黄帝内经》中也提到了"大怒则形气绝，而血菀于上，使人薄厥"的说法。意思是说，人在大怒之后所导致的后果是根本无法控制的，其危害也难以估量。肝脏一旦失去正常的疏泄功能，肝气便会在人体内部四处瞎闯：如果肝气犯脾，就会导致脾失运化，于是腹胀难忍；如果肝气犯胃，就会导致呃逆现象，不仅吃不下东西，而且还会导致吐血。由此可见，养肝护肝的关键是不生气。一旦生气，也要适度发泄，切忌走极端，或者暴怒失控，或者抑郁隐忍，必然损伤身体，给健康带来无妄之灾。

有些女性比较内向，有什么事情总藏在心里。一旦生气，总是憋在心里，爱生闷气。久而久之，肝气就无法正常宣泄，便通过肝经走两胁，殃及乳房，严重者便会出现乳腺增生。肝一旦受损，是很难补救的，只能采取破法，最简单、最实用的办法就是哭。借助哭泣，将人体内部郁结之气宣泄出来。肝为木，有生发之象，在志为怒；肺为金，在志为悲。按照五行生克理论，金克木，悲克怒。实际上，适度的哭泣也是一种特殊的"排毒大法"，哭得顺畅了，心中的郁闷就得到化解，对

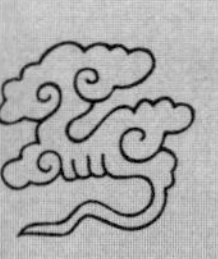

身体的伤害就会大大减低。当然，哭泣必须适度，那种哭天抢地的做法只会适得其反。从气机升降运行的角度来分析，肝气理应通达。肝气顺柔则血和，肝气抑郁则气逆。可想而知，一股怒火憋在体内，当然危险之至。所以，平时应多注意修养，尽量少生气；一旦生气了，既不要雷霆暴怒，也不要一味隐忍，适度宣泄反而有助于养生。

养肝有极品，韭菜数第一

前面我们介绍过一道韭菜炒羊肝，这里再重点谈谈韭菜这一养肝极品的特殊价值。从中医的角度来看，韭菜顺应春季生发之机，吸纳天地精华，堪称养肝极品。在《黄帝内经》中，最推崇的养生境界就是天人合一。春季万物复苏，大自然的阳气在一年之中最为旺盛。在这种情况下，养肝的思路就有两个：一是借助天时以养肝，主要方法就是科学睡眠；二是借助食物以养肝，在众多的食物中首推春季的韭菜。

在《本草纲目》中，李时珍明确指出："韭叶热，韭根温，功用相同，生则辛而散血，熟则甘而补中，乃肝之菜也。"一般说来，春季的韭菜富含天地精华，具备非常理想的养肝功效。韭菜"其性温"，有助于壮阳补虚，并增强肝、脾、胃功能。春季仍有一定的寒气，人体依然需要护养阳气。韭菜很适合担当养护人体阳气的重任，能有效地增强人体的抵抗力。一般说来，四季的韭菜都可食用，但还是存在差异的：初春的韭菜最为理想，夏季的韭菜就稍差一些。《本草纲目》也提醒后人："韭菜春食则香，夏食则臭，多食则神昏目暗，酒后尤忌。"这就证明，吃韭菜也有讲究，也需要考虑季节和数量的因素。临床观察发现，过量食用韭菜，会导致鼻出血、痔疮出血，反而对健康不利。

现代医学研究证实，韭菜中富含挥发油及硫化物，其降低血脂、防止动脉硬化的功效十分明显。每100克韭菜中，就含有15克纤维素，高于大葱和芹菜。由于进食韭菜可促进肠道蠕动，能预防习惯性便秘和大肠癌，因此，韭菜又被人们誉为"洗肠草"。所以，在一般情况下，胃溃疡患者、十二指肠溃疡患者可以常吃韭菜，但每次的进食量不宜过多。

便秘患者如想进食韭菜，可按照下面的方法制作：首先，将300克韭

怒发冲冠易伤肝

在日常生活中，难免会碰到一些不开心、不顺心的事情，而生气也是常有之事。生气时就会感到血气上涌、面红耳赤、吃不下饭，严重者还会出现头晕目眩、胸闷腹痛等症状。这是因为肝气上逆，没处发泄，积聚成怒火，就会“怒发冲冠”、“怒气冲天”，伤到了肝。

有火就要发出来

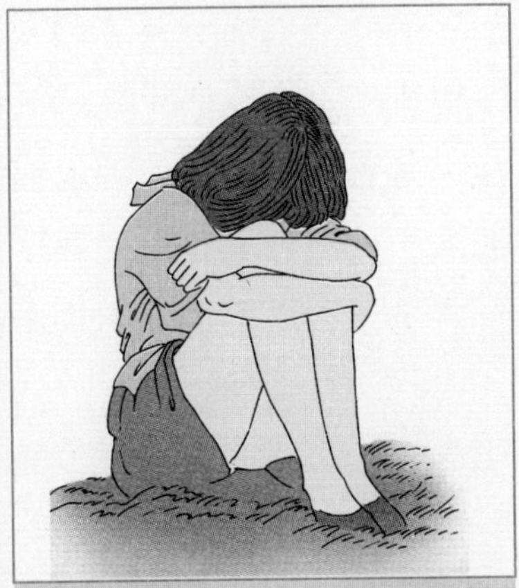

即便生气后，也要把火气发泄出来。把“火”窝在心里，会比发脾气更伤肝。

保护肝脏少生气

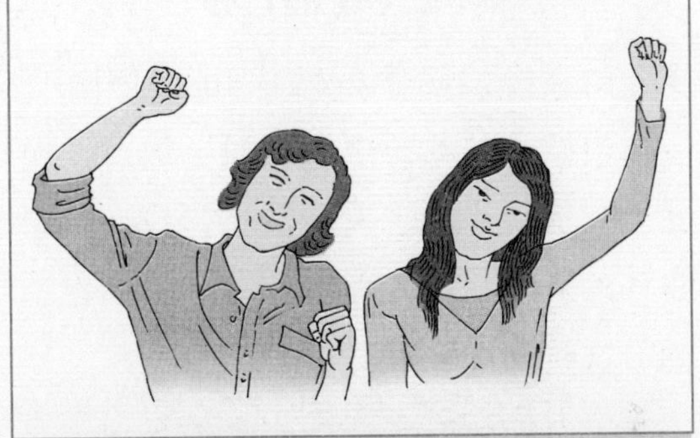

肝失疏泄，肝气在体内到处瞎闯。肝气犯脾，脾失运化，会感到腹胀；肝气犯胃，就会出现呃逆、吃不下东西，严重时甚至还会导致吐血。所以，想要保护肝脏，一定要做到少生气。

肝脏的原则性

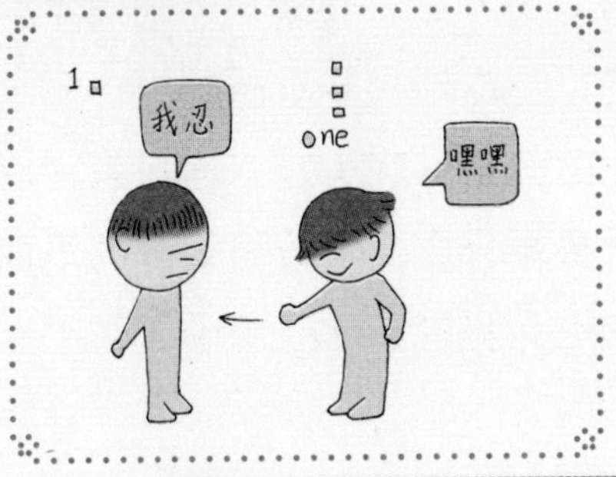

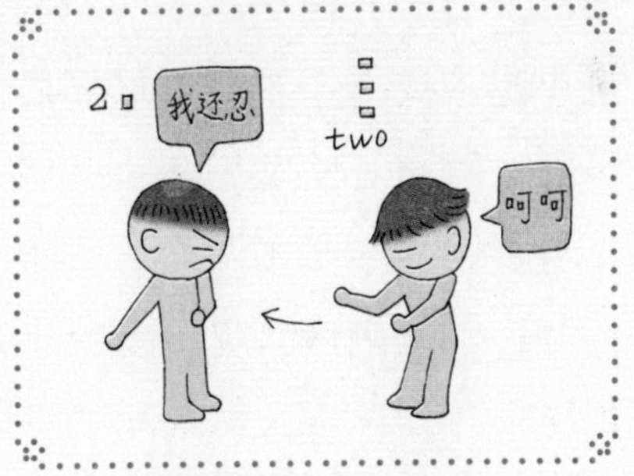

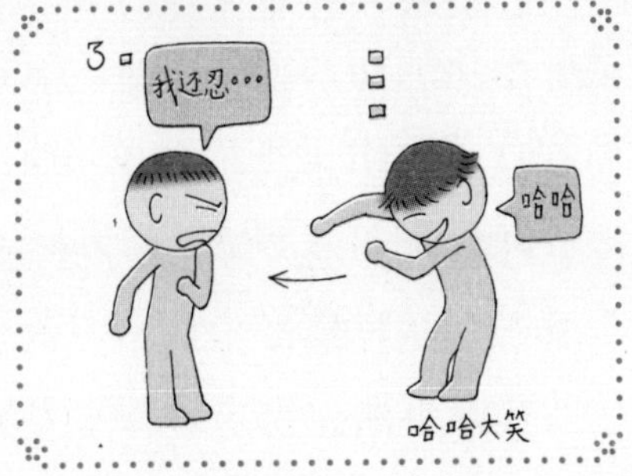

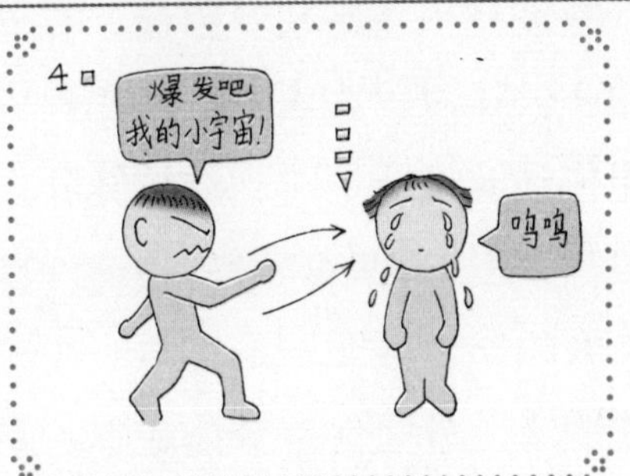

第五章·十二时辰保健养生

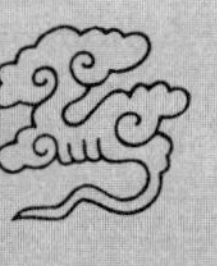

菜洗净并切成小段；然后，锅热后倒入35毫升食用油；接着，放入12枚鸡蛋或适量猪瘦肉；最后，放入韭菜轻炒。在炒韭菜的过程中，要先翻炒韭菜根部，再放入韭菜叶。只要韭菜变色，即可出锅，不宜长时间翻炒。每天吃一次，1周左右就能促使便秘好转或痊愈。平时也可以经常进食，确保大便畅通。

韭菜的做法是很多的，除了韭菜炒鸡蛋，还可以韭菜炒虾米等。对此，可以针对每个人的口味，选择不同的烹饪方式。韭菜还有“起阳草”的美称，具有调节性功能的作用。

当然，韭菜虽然具备以上优点，但也不能过量食用，尤其要因人而异。一般说来，患有口臭、口疮、咽干喉痛的人，患有手心足心发热、盗汗的人，最好不要吃韭菜。孕妇也不宜进食韭菜，否则有可能引发胎动。这些都应当牢记在心。

肝经需锻炼，得法是关键

要想确保肝功能正常，可以在调理经络上做文章、下功夫。

足厥阴肝经的起止路线如下：首先，以足大趾二节间丛毛的边缘为起点，沿足背上缘行至内踝前1寸，再至踝上8寸，交出于足太阴脾经的后面，上行过膝内侧，沿大腿内侧入阴毛中，左右交叉，环绕阴器，向上抵小腹，挟行于胃旁，联属肝脏，络于与本经相表里的胆腑，向上穿过膈膜，散布于胁肋，再沿喉咙后绕到面部至喉咙上窍，连目系，出额部，与督脉会于头顶百会。一条支脉从目系分出向下行至颊部的里面，再环绕口唇的内侧。又一支脉，从肝别出穿膈膜，注于肺中，与手太阴经相接。

一般说来，肝胆区比较容易找，但肝经就不太好找。为此，有一个简单实用的办法：首先，做一个劈叉动作；然后，在大腿根部找到一根硬筋；最后，顺着这条硬筋往下，就能找到肝经。平时，要想健肝，可以按摩肝胆区，也可以按摩肝经上的一些穴位，效果都不错。

由于女性容易产生情绪上的波动，因此，女性朋友最好学一些疏肝理气的按摩手法，可有助于调控自身的情绪，进而促进身体健康。要想

对肝脏有益的蔬菜

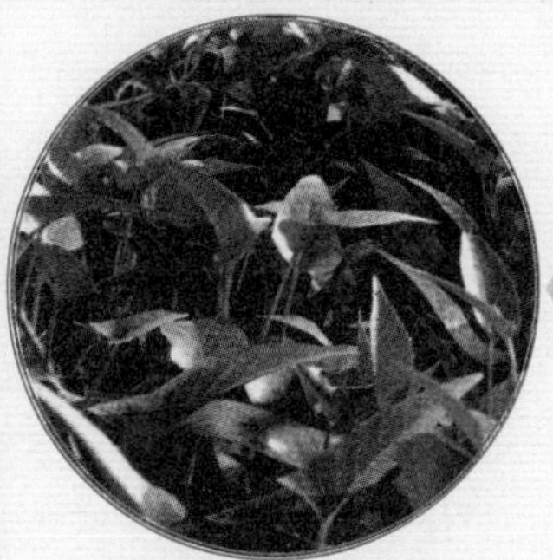

空心菜

又名蕹菜，性平、味甘，含蛋白、脂肪、无机盐、烟酸、胡萝卜素等，具有解毒、清热、凉血等作用。

荠菜

为十字花科植物，性平、味甘，含维生素B、维生素C、胡萝卜素、烟酸及无机盐。动物实验表明荠菜可缩短凝血时间，具有止血功效，适合于慢性乙肝有鼻出血、齿龈出血等症。

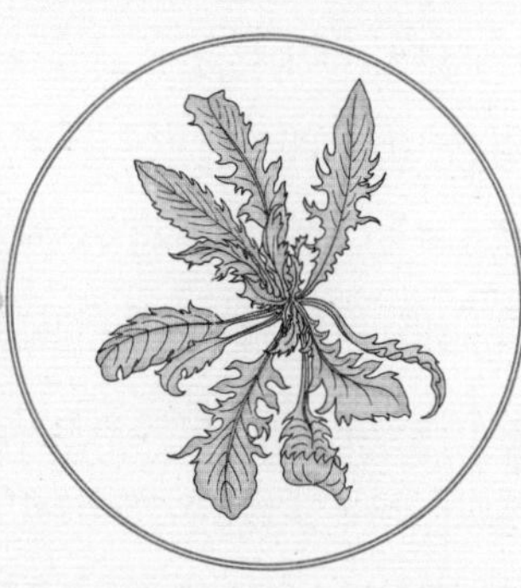

包菜

即圆白菜、卷心菜、甘蓝，性平、味甘，富含维生素C、维生素B_1、维生素B_2，还含有胡萝卜素、维生素E，生食对胃及十二指肠溃疡和疼痛有效。

蘑菇

种类较多，现多为人工培植，包括菜蘑、口蘑、香菇等，同为蕈类。性平、味甘，含多糖类、维生素类、蛋白、脂肪和无机盐等。实验证明其多糖有调节免疫、抗肿瘤的作用，乙肝病人宜常食用之。

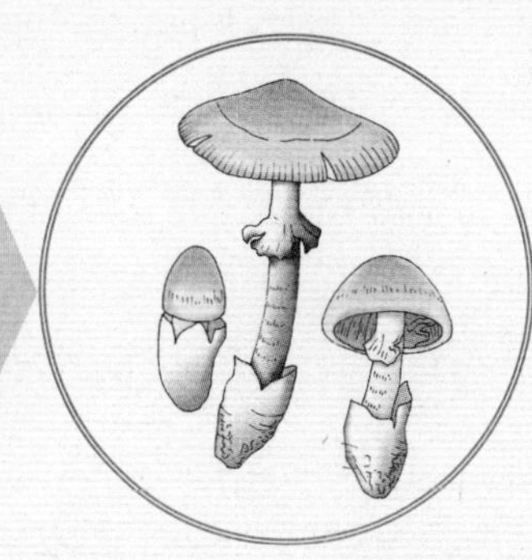

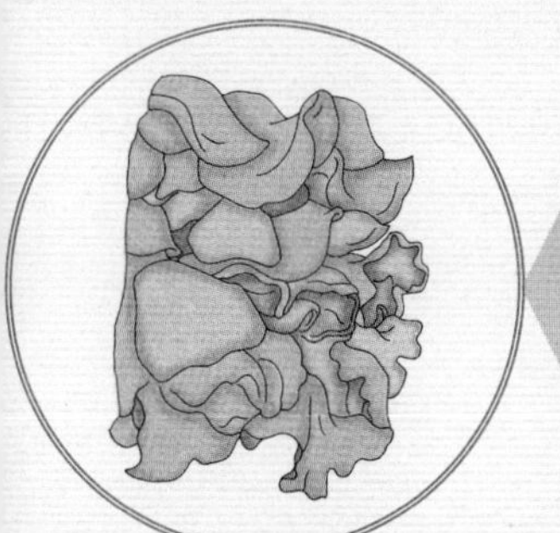

木耳

有黑色与白色不同，性平而味甘，含脂肪、蛋白质、多糖。可益胃养血，具有滋养作用。

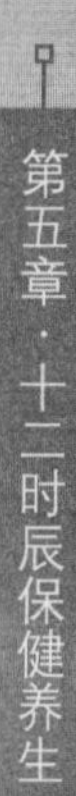

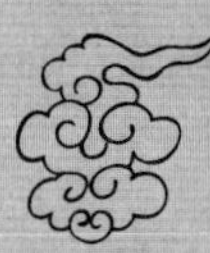

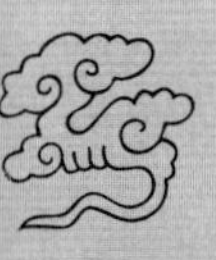

疏肝理气，就应将按摩的重点放在右季肋部肝胆区。这个地方是肝脏所在的位置，肝脏下面是胆囊。经常按摩这个区域，可以直接刺激肝脏和胆囊，收到疏肝理气的功效。按摩时，手法可以多样。比如，可以尝试捏拿法，也就是指腹用力，一边捏拿一边移动。有些人经常处于郁闷状态，采用捏拿法进行按摩，往往会达到疏肝解郁的效果。下面，介绍两个穴位，如法按摩，可有针对性地起到独特的防治效果。

一是章门穴，主调五脏六腑。“章”同“障”，意为屏障；“门”即门户。归纳起来，章门就是内脏门户，聚集了体内的五脏之气。其重要性可想而知。章门穴的具体位置是腹部两侧，与肚脐相平。正身直立，将双臂紧贴两侧裤缝下垂，再抬手屈肘。这时，肘尖所对之处就是章门穴。具体按摩方式是：两手叉腰，拇指内扣，用指尖按揉章门穴。章门穴位于内脏要害部位，按揉动作宜轻巧自然。每天按揉1次，每次轻揉三分钟。经常按揉章门穴，可有效调理肝脏，进而增强五脏的固有功能。不过，按揉章门穴也有时间限制：一是饥饿的时候不宜按揉；二是疲劳的时候不宜按揉；三是饭后1小时内不宜按揉。如果违反这些限制，就有可能损伤内脏。

二是太冲穴，主增排毒功能。太冲穴的具体位置是足大趾和第二趾的趾缝往足背上4厘米处，堪称人体第一大要穴。从中医的养生实践来看，经常按揉太冲穴，将有助于排除人体内部的浊气、浊物。实际上，太冲穴是肝的原穴，经常按揉此穴将有助于增强肝的排毒功能。有些人经常头晕，浑身乏力，似乎也找不到原因。其实，就是肝功能衰弱了，难以为心脏补充足够的气血了。五行之中，肝属木，心属火，木生火。但如果木不足，火就不可能旺。在这种情况下，就要经常按揉太冲穴。那么，具体如何按揉呢？为了进一步增强效果，可在每天晚上先用热水泡脚十分钟。这样一来，足部的气血就被有效地激活了。然后，用两手拇指从太冲穴一直推揉到行间穴，动作应缓慢而有力。这个行间穴在肝经上也很关键，属于第二大穴位。采用这种方式推揉，可以刺激肝经上的两大穴位，效果自然非常理想。在此基础上，可以用双手交替按摩两脚脚心，时间上各应在五分钟以上。

足厥阴肝经循行线路

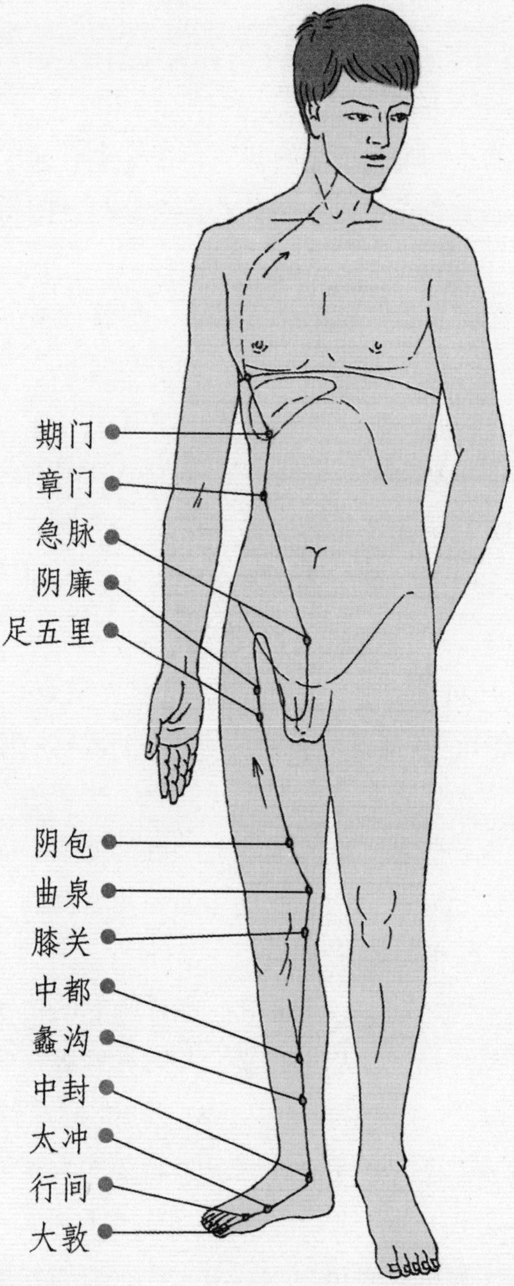

期门

章门

急脉

阴廉

足五里

阴包

曲泉

膝关

中都

蠡沟

中封

太冲

行间

大敦

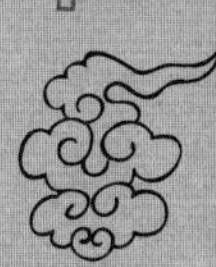

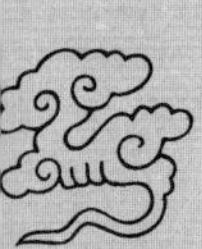

第3节

寅 时

寅时养生秘法

对于人体来说，寅时是阳气的开端。在这个时间段，接替肝经工作的是肺经。当人体由静态转为动态时，离不开大量的新鲜气血。肺正好担当起这个重任。

汉字的奥妙之一，就是象形字比较多。尽管“寅”字并非象形字，但其形状却酷似一头威风八面的猛虎。对于“寅”字，《说文解字》的解释是：春天即将来临，阳气自然上升，尽管上有冻土，也定能破土而出。在十二生肖中，与“寅”对应的是虎，极具阳刚之气。从某种意义上说，一天是从寅时正式开始的。按照中医经络理论，寅时全身气血流注肺经，属于肺经当令，是人体从静态变为动态的开始。因此，人体气机是从肺经开始的。

寅时的具体时间是凌晨3点到5点。这时，昼夜正在交替，天地之气也开始由阴转阳。《黄帝内经》强调：“肺者，相傅之官，治节出焉。”在古代，“相傅之官”类似于我们所说的宰相。“治节出焉”是指辅助朝政，意为“节制”、“调理”。也就是说，在人体五脏之中，肺脏堪称宰相，辅助心脏这个“君主”调理四肢百骸。由此可见，肺在五脏之中占据着非常重要的地位。

肺既然是“相傅之官”，自然有“朝百脉”的功效。寅时，气血开始运行到肺，促使肺经活动趋于旺盛，及时将肝脏存储的大量新鲜血液向百脉输送，为人体迎接崭新的一天做好必要的准备。从这个意义上说，肺起着“均衡天下”的重大责任，重新分配人体的气血。因此，肺这个时候正在专心致志地工作，最忌讳有杂事干扰。否则，受到干扰的肺的工作效率就会偏低，直接影响到对人体气血的分配。道理很简单，肺在寅时正常工作时，往往需要人体各个器官进入安静的休眠状态。如果人体某一器官过于活跃，肺就只好将气血多分配给这个器官，从而导

日夜交替，肺经当令，均衡分配

日夜在进行交替，天地之间阴阳之气也在互相转换。此时肺经当令，全身气血都流注肺经，人由静开始转动，需要新鲜的气血，肺担当起重任，均衡全身的气血。

肺经为相傅之官，协助心脏调养身体。

在《说文解字》中“寅”字解释为春之将至，阳气上升，虽上有冻土，一定能破土而出。显示虎的阳刚之气威不可挫。从中医经络上讲，此时肺经当令，也正是人从静变为动的开始，所以说人体的气机也就是从肺经开始。

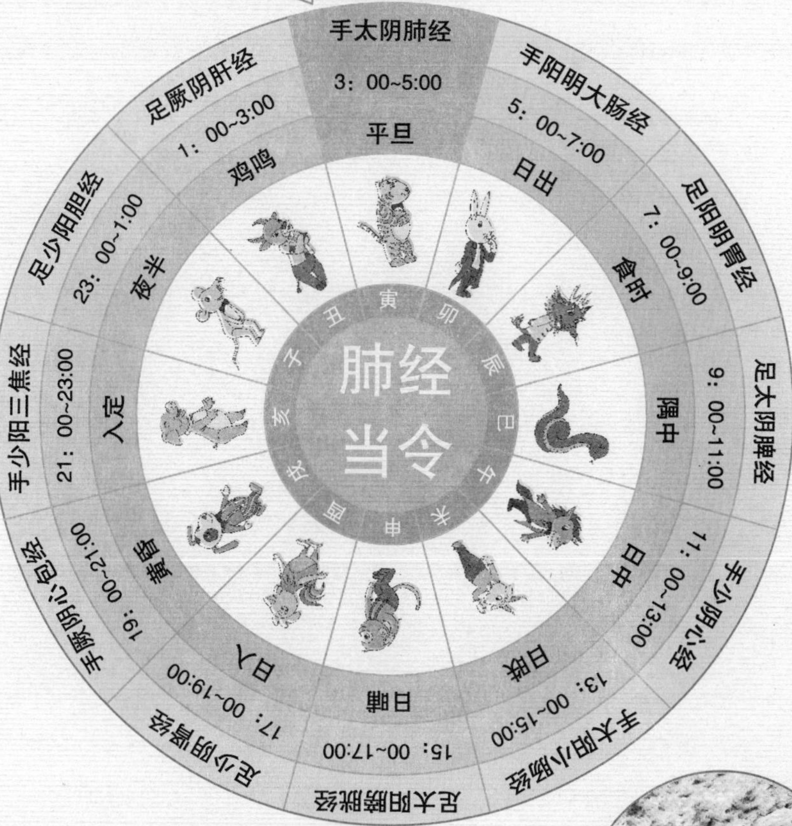

肺经当令

手太阴肺经 3：00~5:00 平旦 寅

手阳明大肠经 5：00~7:00 日出 卯

足阳明胃经 7：00~9:00 食时 辰

足太阴脾经 9：00~11:00 隅中 巳

手少阴心经 11：00~13:00 日中 午

手太阳小肠经 13：00~15:00 日昳 未

足太阳膀胱经 15：00~17:00 日晡 申

足少阴肾经 17：00~19:00 日入 酉

手厥阴心包经 19：00~21:00 黄昏 戌

手少阳三焦经 21：00~23:00 人定 亥

足少阳胆经 23：00~1:00 夜半 子

足厥阴肝经 1：00~3:00 鸡鸣 丑

阴阳交替之时，睡眠助养阳气

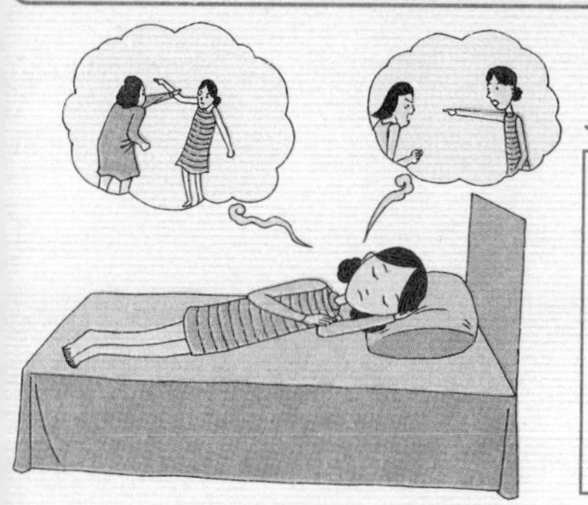

对人体而言，这种现象是十分危险的。所以，为了肺能正常工作，寅时各器官最好都进入“休眠”状态。

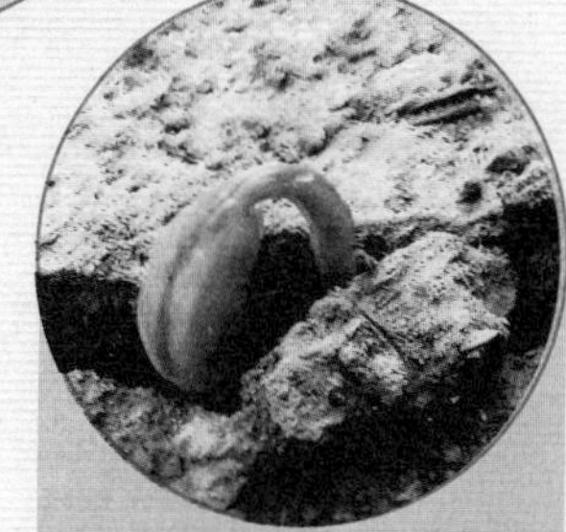

在《说文解字》中，“寅”字解释为春之将至，阳气上升，虽上有冻土，一定能破土而出。

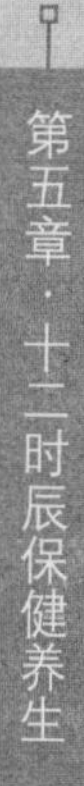

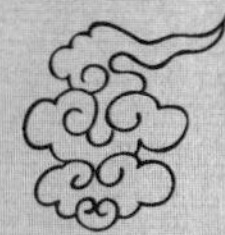

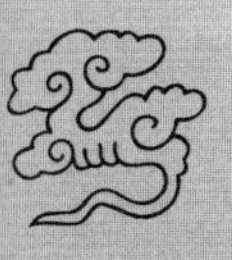

致人体气血严重失衡。对人体而言，这种气血失衡现象是极为危险的，容易损害健康。

由此可见，肺身为“相傅之官”，从事的是“均衡天下”的重要工作。具体说来，肺的主要功能是宣发和肃降。所谓宣发，是指肺气推动气血津液向全身输布，在内滋养脏腑，在外润泽皮毛。如果肺的宣发功能得以正常发挥，人体百脉便自然通顺。所谓肃降，是指肺气具有宜清宜降的特点，引导气血津液逐渐下行，确保水液顺利抵达膀胱，促使小便通利。人体经由肺的这种宣发、肃降功能，气血重新得以分配，各个器官才能正常发挥其固有功能。一旦由于某些原因导致肺的宣发和肃降功能失常，人体便会出现种种不适。

睡眠状态深，气血更均衡

肺的主要工作是调理全身气血，但前提是人体必须进入休眠式的熟睡状态。只有在人体处于较深层次的休眠状态时，肺才能自如地、均衡地分配全身的气血。

在寅时，肺经当令，人体周身的气血都流注肺经，肺经也由此开始运行。这就需要将存储在肝脏里的大量新鲜的血液，尽可能均衡地分配到全身。当人体各个器官都进入理想的休眠状态时，肺就能更合理、更顺畅地分配气血，实现全身气血均衡的目标。由此可见，要想支持肺的正常工作，寅时必须睡眠，而且还应当进入深层熟睡状态。只有这样，人体各个器官才会相对静止，不至于干扰肺的调理气血的工作。

反过来说，如果寅时不睡，或者未能进入深层睡眠状态，就势必严重干扰肺对人体气血的正常输布。在清醒状态或者浅睡状态下，人体各个器官是不平衡的，分配气血时自然就会失衡。一般说来，哪个器官活跃，肺就不得不为它提供更多的气血，以便维持其正常的功能。这样一来，人体气血就不可能分布均匀，这种气血失衡状态将严重损伤身体的健康。所以，按照中医理论，有两种情况对肺损害最深：一是熬夜到天亮；二是寅时就醒来。

既然睡眠状态的深浅如此重要，我们如何判断自己的睡眠状态是深

肺为相傅之官

丞相的职责是辅佐皇帝处理好朝政。我们人体的肺就像丞相一样，协助好心脏这个“君主”调节全身功能活动。

相傅之官，治节出焉

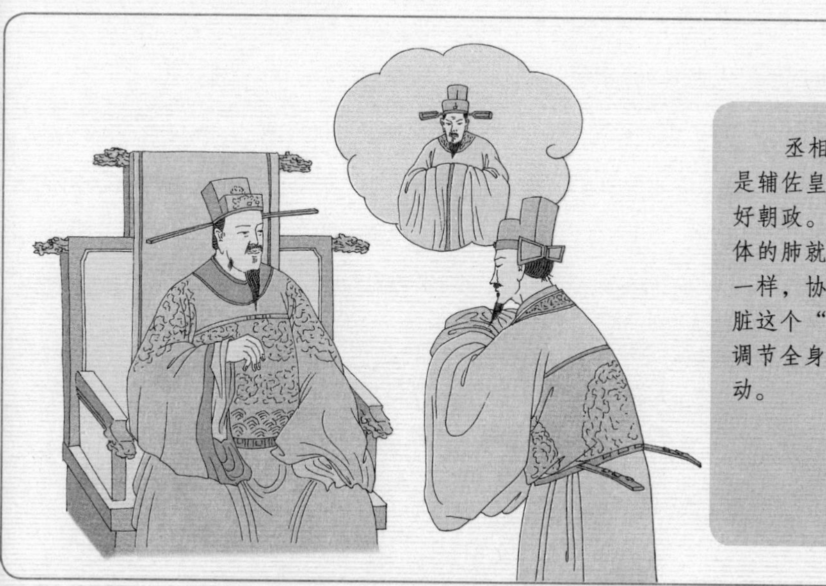

丞相的职责是辅佐皇帝处理好朝政。我们人体的肺就像丞相一样，协助好心脏这个“君主”调节全身功能活动。

相傅之官，能朝百脉

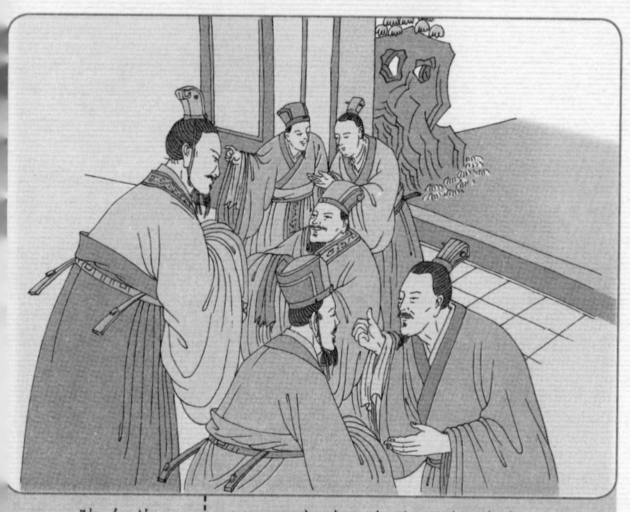

肺在处理政务时，最怕有人来“打扰”。

寅时，气血运行到肺，肺经当令正旺盛，肺负责将肝脏储藏的新鲜血液输送给全身百脉，并对气血进行重新均衡分配。

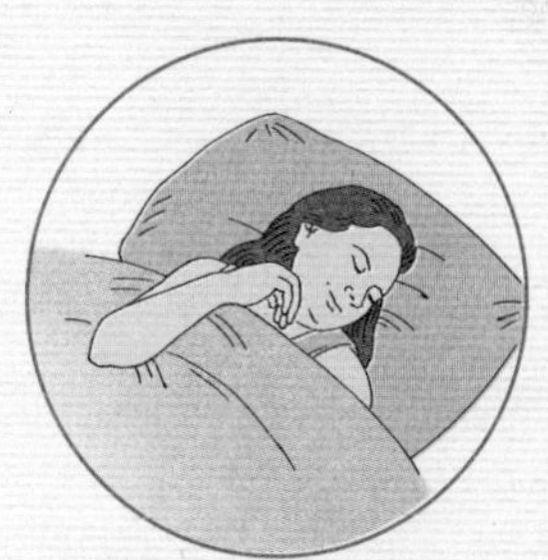

为了不影响肺正常运行，在寅时最好进入“休眠”状态。

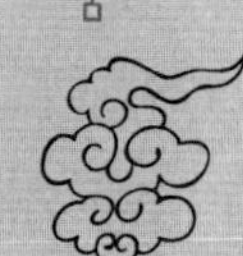

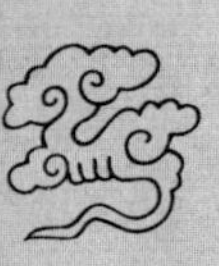

还是浅呢？总体来看，深层睡眠具备三个特点，我们可以根据这三个特点进行判断。特点之一，入睡速度快，夜间基本不醒，即使醒了也会在短时间内再次入睡。特点之二，夜间梦少，清醒后往往记不住梦境。特点之三，白天头脑非常清醒，工作效率很高。如果与以上三点相反，就说明是浅层睡眠状态。那么，如何才能尽快进入深层睡眠状态呢？很简单，你可以在每天晚上10点上床睡觉，这是最理想的。按照人体的生化规律，一般会在入睡40分钟后自然进入较为理想的睡眠状态。如果11点之后再入睡，此时人体阳气已经开始生发，大脑容易兴奋，反而影响入睡。即使睡着了，也往往处于浅层睡眠状态，要么一直做梦，要么时常被惊醒。于是，人体各个器官无法得到最彻底的休息，肺的固有功能也由此受到影响，气血分布势必失衡。这样一来，白天就会感觉疲惫不堪，头脑容易混乱，工作效率也偏低。

现在，很多年轻人养成了不良的生活习惯。比如，在睡眠问题上，有时熬夜到天亮，有时在寅时就睡不着了。这两种情况都对肺的正常工作极为不利。有些人还伴有比较明显的盗汗现象，那危害就更大了。长期盗汗，必然会伤及五脏六腑。这里面，还分为阴虚和阳虚两种情况，但都会损害身体健康。一般说来，偏于阳虚者往往喜热，偏于阴虚者则往往喜凉。

睡眠常中断，练气可补血

有些人经常在睡眠中醒来，这种情况属于气血不足。长此以往，肺就难以发挥其固有的宣发和肃降的功能。针对这种现象，可以采取练气的方式进行补血。

有些人一到半夜，尤其是寅时，就会准时醒来，然后就再也睡不着了，白天则昏昏沉沉，痛苦不堪。寅时属于肺经当令，人体原本应当进入较高层次的熟睡状态。如果总是在这个时辰醒来，就证明人体肺气严重不足，进而导致气血虚亏。中医理论强调：“气为血之帅。”就是说，气行血就行，气滞血就滞，气虚血就虚。气的状况直接影响血的状况，肺气不足就会使血失去前进的动力，无法顺畅地抵达全身。缺乏了气血的滋养，心神就会惊慌失措，其直接表现就是失眠或惊醒。由于全身气血亏虚，老人和一些体质偏弱者的肺功能逐渐衰退，肺在分配气血时往往勉为其难、力不从心。气血严重不足，心神就难以得到滋养，就会出现失眠。不少老人常常因为气血亏损而每天早醒，既然睡不着，就干脆出去晨练，认为一举两得。殊不知，人体由静态转向动态时，各个器官对气血的需求量会瞬间增大。如果是年轻人，气血相对旺盛，调节能力也强。但如果是年老体弱者，这种时候就会加重心脏负担，很容易引发心脏病，其后果不堪设想。

从中医来讲，肺主一身之气，寅时属于肺经当令，需要对人体气血进行重新分配。一般在这个时候，健康人往往会睡得很沉。如果你总是在寅时醒来，那可能就是身体发出的健康预警。寅时无法入睡，肺所固有的宣发和肃降的功能就难以正常发挥，严重影响身体健康。相反，寅时如能安然入眠，就是对人体最好的保护，也是非常实用的养生之道。

在现实生活中，很多人容易在寅时醒来，越睡不着就越着急，越着急就越睡不着，从而形成恶性循环。从理想的角度来看，寅时不醒并进入深层睡眠状态是最好不过的了。但如果此时睡不着，也不必背上沉重的思想负担。针对这种情况，我们可以在寅时醒来时练练气，自能获得补血的功效。寅时醒来后，如果睡不着，可穿上衣服，面朝南方盘坐。双手可以握拳，自然放置膝盖上，双眼微闭。舌头在口中旋转搅动，也可用双手食指轻轻点按耳垂后凹陷处。这两种方法都能刺激唾液迅速产生。等到唾液较多时，就可以分几口慢慢咽下。在中医看来，唾液又称“津”，堪称“金浆”、“玉液”、“人参果”。这并非妄言，唾液富含各种对人体健康有益的成分，这已经被现代科学的研究所证实。中医一向有“津血同源”的说法，认为津与血同为饮食的精气所化，因而完全可以相互转化、相互滋生。所以，在一般情况下，如果气血亏损了，津液就会严重不足；如果津液损耗了，气血也会随之产生亏损现象。一言以蔽之，气血充足，就阴阳平衡，不仅能确保睡眠质量，而且能够消除人体大多数疾病。很多老年人苦于睡眠质量低、白天精神差，一直找不到有效的对策。现在好了，只要按照上面介绍的方法，持之以恒地锻炼，气血相对虚弱的老年人就定能收到理想的养生效果：一是可以化气

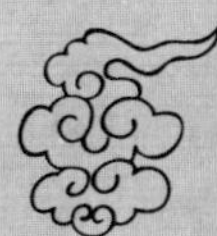

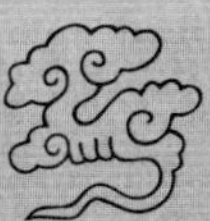

中途醒来，睡眠中断，不妨练练气补补血

有很多人晚上睡到半夜就会醒来，之后就再也睡不着了，尤其是睡到3点或4点的时候。此时是寅时，肺经当令，人体应该进入熟睡的状态。如果此刻醒来，则表明肺气不足、气血虚。

肺气不足引发失眠

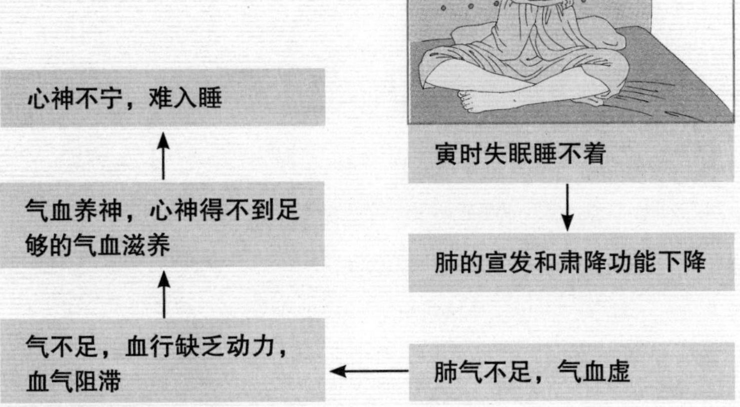

寅时失眠宜练气

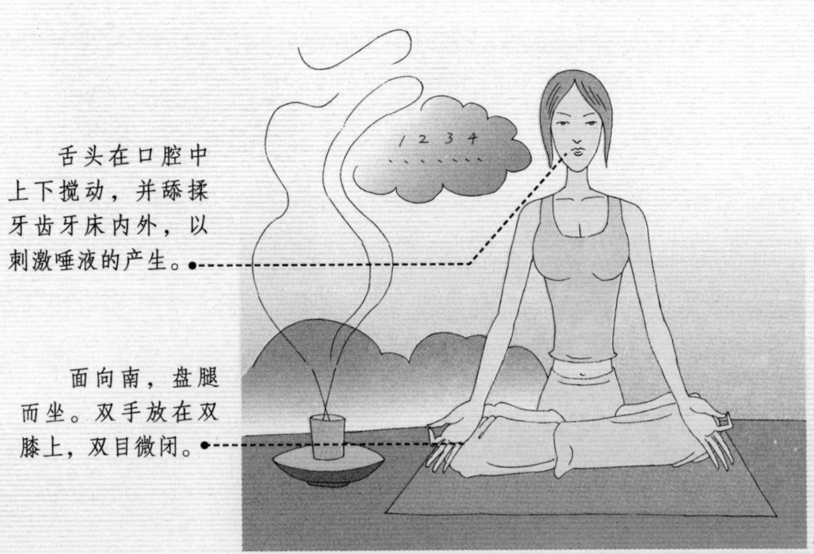

生血；二是可以益肺护肾；三是可以防治失眠。总之，寅时醒来睡不着，就正好练练气，一举几得，何乐而不为？

心脏功能弱，赖床亦养生

锻炼必须符合养生规律，关键是持之以恒。对于心脏功能不好的人，早起锻炼反而对身体有弊无利。但是，完全可以懒懒床，或者躺在床上做些小运动，同样能够达到养生的效果。

过去，练武的人往往“闻鸡起舞”，也就是鸡叫第一遍就起床。很多追求事业发展的人，也常常用这个成语来激励自己。但从养生的角度来看，这种锻炼方式未必符合养生之道，也不可能适合所有的人。如果寅时就开始晨练，就容易阻碍肺功能的正常发挥，对身体健康是得不偿失的。肺经具备肃降的功能，但前提是必须在深层睡眠中才能正常发挥。现在你却进行晨练，人体由静态转为动态，各个器官对气血的需求量直线上升，导致肺的肃降功能无法正常发挥。清晨时分，原本是人体阳气生发之际，安静地休息就不会干扰人体生发阳气。如果在寅时晨练，反而容易消耗阳气。尽管晨练本身也有一定的健身价值，但总体效果对人体健康还是不利的。此外，寅时由于太阳还未升起，温度偏低，人体为了抵御寒气，就会消耗掉刚刚生发的阳气。况且在太阳升起来之前，地面存在很多瘴气、浊气。晨练时，往往会加速呼吸。一旦吸进这些秽浊之气，对身体更为不利。

多数老年人往往体质虚弱，气血不足，导致早上寅时就醒了，无法再次入睡。有些老年人就起床运动，认为是注重锻炼的表现，也肯定有利于身体健康。然而，气血原本就严重不足，还要在此基础上造成进一步的气血分布失衡，心脏的负担自然大大增加。更有甚者，很多心脏不好的人就因为晨练不当而导致猝死。那么，什么时候最适合起床呢？一般说来，7点之后起床就比较适宜。如果醒得过早，可以有三种对策：盘腿打坐，练气补血；闭着眼睛，懒一会儿床；做些小运动。寅时阳气上升，无论是静坐还是静卧，都有养阳之效，可使神志安定。只要阳气充足了，人体的抵抗力就会明显增强，就可以免受疾病的袭扰。下面，我

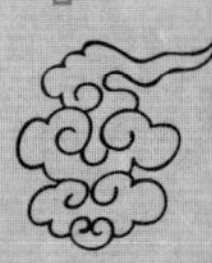

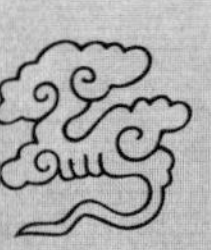

们介绍一些适合寅时醒来后进行的床上小运动。

一是干梳头。将双手十指作为梳子，从前向后轻轻梳理头发。这种干梳头，可以促进头部的气血循环，对于防治脱发具有不错的效果。

二是揉拍耳轮。用双手十指轻揉或者轻拍两个耳轮，发热之后就可以停止。拍打耳轮时，双掌离耳部10厘米以上，每次拍打100次。力量不宜过重，要尽可能轻柔。耳部分布着全身的穴位，揉拍耳轮可以促进耳部气血循环，并能活跃肾气、增强听力。

三是转眼。双眼先顺时针转动1分钟，再逆时针转动1分钟。这个动作可有效地锻炼眼肌，使双目炯炯有神。

四是叩齿。闭目凝神，全身放松，上下牙齿轻叩100次。叩齿之后，可呼出三口浊气，并将津液分三次咽下。叩齿有固齿生津的效果。

五是按摩肚脐。左掌置于肚脐位置，右掌盖在左掌之上，两手劳宫穴与肚脐对准。先顺时针按摩肚脐三分钟，再逆时针按摩三分钟。肚脐的位置名叫神厥穴，四周还有关元穴、气海穴、丹田穴、中脘穴等重要穴位。轻轻按摩肚脐，可提神补气。

六是收腹提肛。在收腹的同时，稍稍用力提肛。长久坚持，有防治痔疮的奇效。

七是搓揉脚心。脚心有涌泉穴，先用左手揉搓右脚100次，再用右手揉搓左脚100次。揉搓时，应尽量用手心劳宫穴对准脚心涌泉穴。该法长期习练，可补肾强心。

夏季莫贪凉，养肺须保暖

肺是一种很娇嫩的脏器，特别怕凉。无论是内寒还是外寒，都会直接影响肺功能的正常发挥。从这个意义上说，养肺必须保暖。

冬天防寒保暖，人们往往比较注意。但到了炎热的夏天，人们就难免出现贪凉的毛病。不少人将门窗打开，或者将空调、电风扇打开。这样一来，凉快倒是凉快了，可身体却已在无形中暗暗受损。到了第二天，全身就会疲乏无力、骨节酸痛。这种症状表明，肺已经受寒了。关于肺的作用与特点，《黄帝内经》说得很清楚：“肺主宣发肃降，肺是

床上健身小运动

干梳头

张开手指做梳状，由前向后梳理头发，可促进头部气血的循环且起到护发防脱的作用。

轻揉耳轮

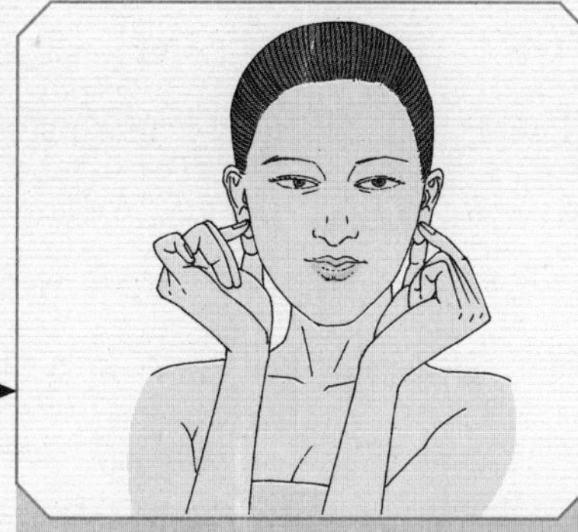

用双手轻揉左右耳轮，至发热时为止。

转眼睛

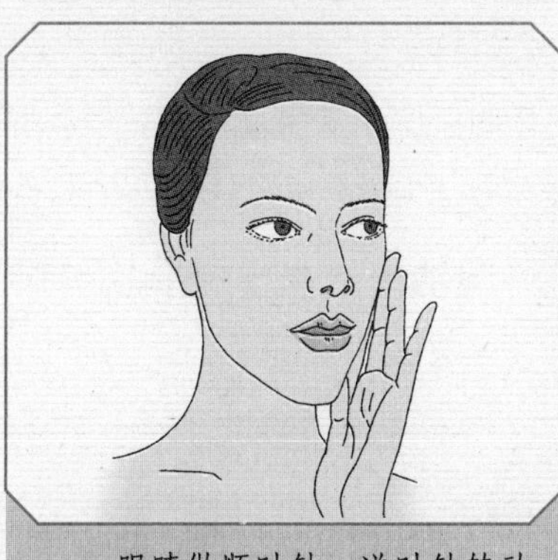

眼睛做顺时针、逆时针转动约1分钟，可锻炼眼肌，使双目明亮有神。

叩齿

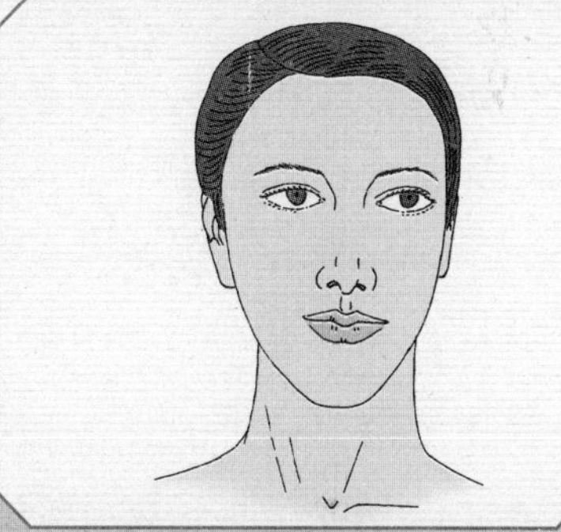

凝神静心，口唇紧闭，上下齿有节律地互相轻叩约100下。

按摩肚脐

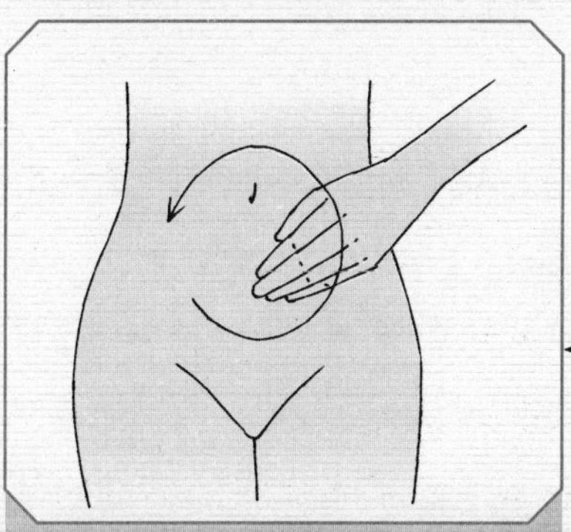

将双手手掌重叠在一起，按顺时针方向轻轻按摩肚脐3分钟。

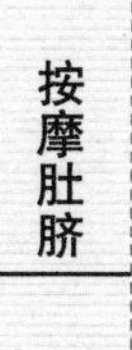

摩搓足心

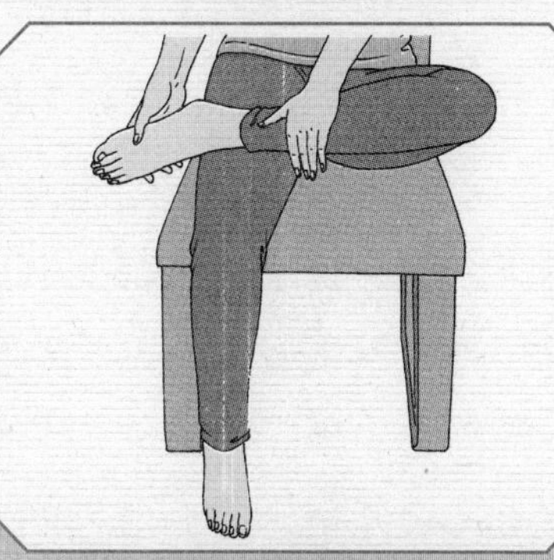

足心为肾经涌泉穴的位置，手心为劳宫穴的位置，以手心按摩足心100次，可起到补肾强心的效果。

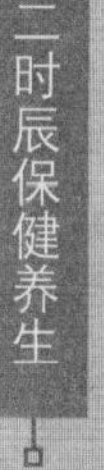

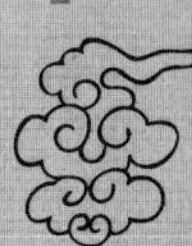

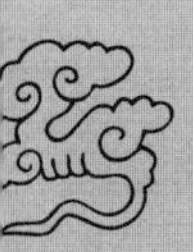

水上之源，肺开窍于鼻，肺主皮毛，诸气郁，皆属于肺，在志为忧悲，在液为涕，在体合皮毛，在窍为鼻。”也就是说，肺具备宣发和肃降的作用。当人忧愤不已时，就会向上宣发，直通鼻部，进而转化为鼻涕。在五脏之中，肺是最娇气的一个，又堪称五脏六腑之华盖。一旦外寒进入人体，首当其冲的就是肺，首先受损的也是肺。

要想养阴护阳，就要保持夜间室内的温暖。所谓“万物生成靠太阳”，说明万物的生死兴衰都与太阳息息相关，阳气堪称生命之本。无论是生长发育，还是生成津液，都离不开阳气的功劳。“阳强则寿，阳衰则夭”的说法，也验证了这个道理。养生之道，必定要重视养阳。一般说来，当人体处于睡眠状态时，气血流通渐趋缓慢，体温也会逐渐下降。此时，在人体体表会出现阳气保护层，其作用就是阻止外邪入侵。只要人处于睡眠状态，这层阳气是不容易被破坏的。但是，彻夜开门窗、开空调、开电风扇，就会导致人体阳气消耗过多。体表的阳气层在抵御外在寒气的时候，就会受到破坏。人体失去了保暖的屏障，寒气自然侵入。一旦外邪入侵体内，肺就极为敏感，肺功能首先出现异常。肺原本具备的肃降功能形同虚设，肺气上逆，就会引发咳嗽。久而久之，痰就逐渐增多，进而导致肺气虚。这时，人体更加虚弱，更加难以抵御外邪的侵袭。于是，不仅肺病无法根治，而且也会引发脾、肾、心的失调失衡，最终导致“百病丛生”的惨状。

因此，要想保护好自己的肺，就一定要避免任何可能伤害肺的不利因素。在生活习惯上，无论多热，最好少开甚至不开空调。实践证明，开空调之后，肺脏产生疾病的概率是很高的。

《黄帝内经》在论及养生之道时，有一个基本的思路，那就是人的思维方式、行为方式都要顺应天时。如果违背了自然规律，就不可能获得理想的养生效果。夏天虽然很热，但还是要让毛孔张开，将体内热量逐渐散发出来。郁结的内热散发出来后，很多病就无影无踪了。但是，在空调房屋里，空调散发的冷气往往导致毛孔全部紧闭，将郁结的内热全部堵在体内，无法排出。等到空调关闭或者离开空调屋，毛孔又会自然张开。这一进一出、一关一闭，会严重毁伤皮毛的气机。时间长了，还会引发各种皮肤疾病。因此，冬天尽量不要开空调。否则，温差太

夏季贪凉，易受邪气入侵

夏季往往由于炎热，很多人为了睡个安稳觉，于是把门窗都打开，但还是不能解一时之热，最后干脆将空调或风扇打开。这下倒是凉快了不少，但是一整夜下来，身体却吃不消了。第二天，浑身乏力、骨节酸痛，这就表明肺受寒了。

夏天贪凉，易引起肺寒

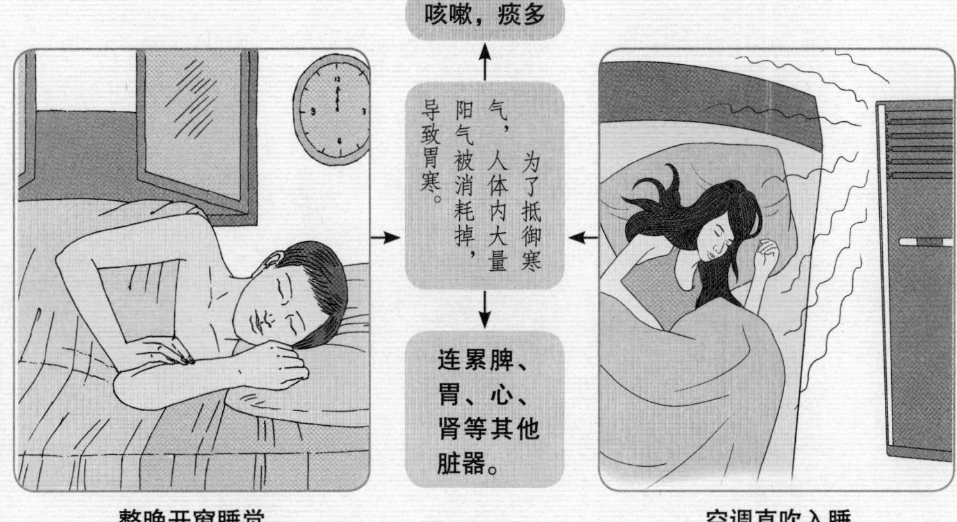

整晚开窗睡觉

空调直吹入睡

肺部反射区体现肺部疾病

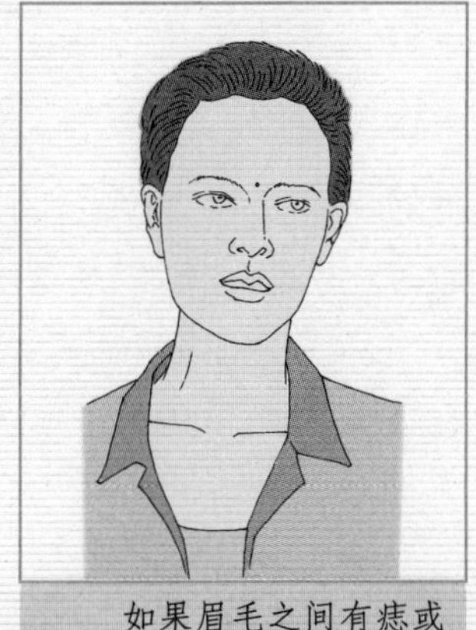

如果眉毛之间有痣或者痦子，就说明这个人有咽炎或者扁桃体炎。

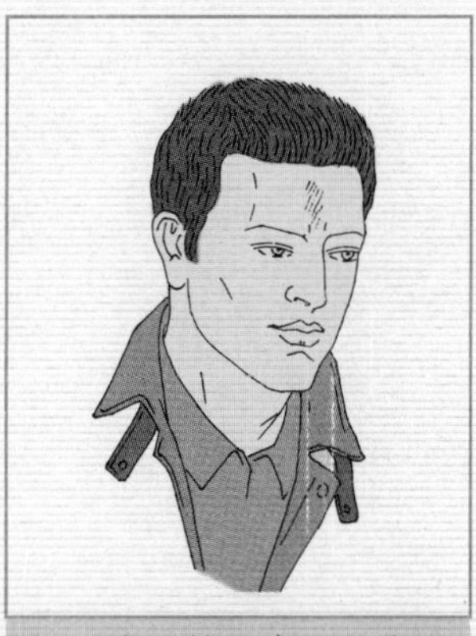

肺反射区在两眉或者额头以下区域，如果说额头中间凹陷，并且颜色晦暗，则表明肺部有病患。

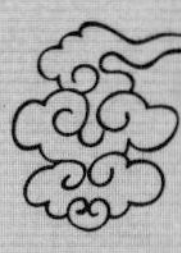

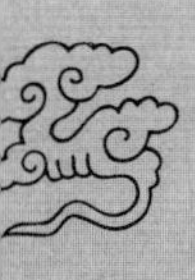

大，会对身体健康不利。中医认为，肺主皮毛。如果一味贪凉，冷气会第一时间作用于人体皮肤，直接影响气血的运行、汗液的排泄，无法发挥肺所固有的宣化功能。所以，如果天气实在太热，非开空调不可的话，开的时间也应短一些。要避免空调开关前后的巨大差异，尤其要避免睡前、睡中开空调。在养肺方面，洗澡也非常有效。人体皮毛堪称肺的屏障，洗澡有助于促进气血循环，维护整体气机的稳定，进而实现润肺、养肺的目的。

道家有一句话，叫作："天开于子，地辟于丑，人生于寅。"这句话中，蕴藏着许多大自然的奥秘。天、地、人原本就是相应相生的，人只有顺应天地的变化，才能真正做到天人合一。婴儿呱呱坠地，往往是应着哭声而来的。这是因为，婴儿一哭，肺叶就自然张开了，就可以自如地呼吸。否则，肺叶无法张开，对呼吸极为不利。从这个角度来看，哭声堪称肺的声音，可帮助婴儿强健肺脏功能。

要想收到养肺的功效，不妨练习一下呼吸吐纳，效果也不错。在"养生六字诀"中，"呬"音与肺相对应。常发这个音，可排泄肺脏的秽浊之气，进一步调理肺脏的功能。发"呬"音时，上下牙齿一定要对齐，中间可留一点细缝，并将舌尖抵在齿缝中间。在发音的同时，还要配合呼吸。一般采用鼻吸口呼的腹式呼吸法：鼻一吸气，胸腔就扩张，腹部就内收，此时应直达小腹，同时舌抵上腭；口一呼气，胸腔就内收，腹腔就扩张，此时应将舌头放平。

相对其他三个季节，夏季人体偏寒，阳气往往聚集在皮毛上。由于天气炎热，不少人特别喜欢冷饮。这种饮食习惯也应当调整，因为进食冷饮会将寒气引入体内，直接影响肺功能的正常发挥。所以，平时应少吃或不吃冷饮及寒凉食物。应牢记一个观点："肺恶寒。"只有注意保暖，才能真正养肺护肺。

食疗可养肺，食材选白色

《黄帝内经》对肺脏的特点进行了全面总结："西方生燥，燥生金，金生辛，辛生肺，肺生皮毛，皮毛生肾，肺主鼻。其在天为燥，在

肺气顺畅身体健

寅时全身气血都流注肺经，对全身的气血重新进行分配，此刻肺是最忌打扰的。而且最容易受寒，切记晚上一定要盖好被子。

寅时，肺经将流注于肺的气血重新分配到全身的各个器官，使得人体健康精神。

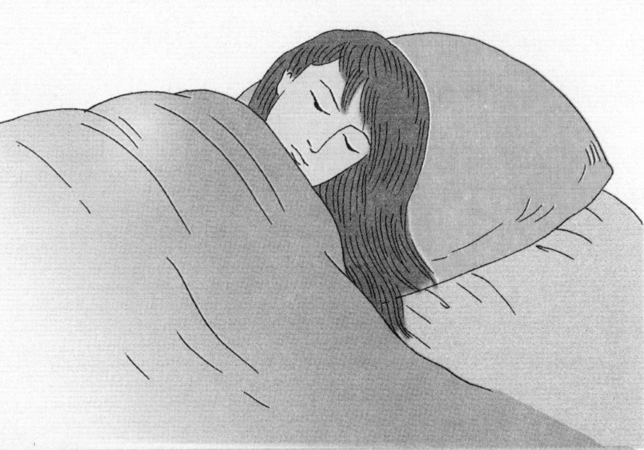

如果遇到受寒导致宣肃失常引起的咳嗽，可以用按摩太渊穴的方法治疗。

肺气受寒，按摩太渊穴

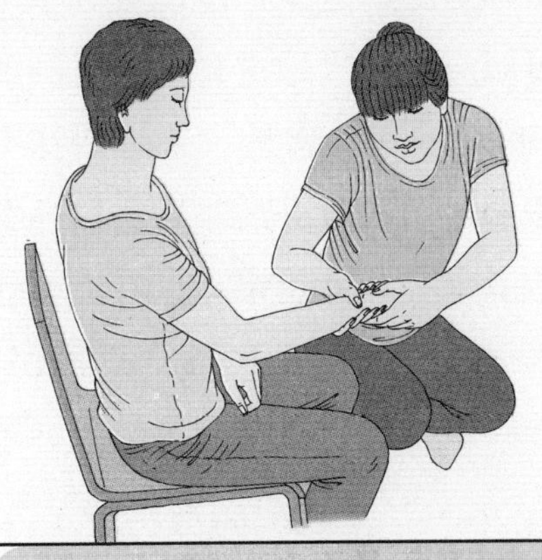

正坐，以拇指的指端来掐按这个穴位2～3分钟，当感到有酸胀感就说明得气了，按摩此处对治疗咳嗽、肺寒有良好功效。

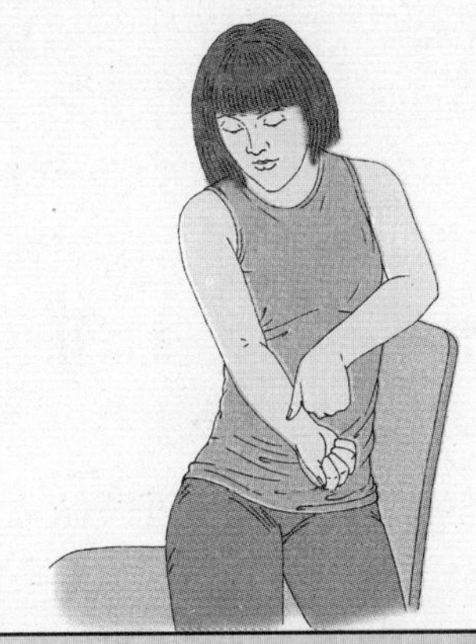

患者正坐,医者一手按压住患者手掌部的鱼际穴，一手按压住患者手腕处的太渊穴，两手同时用力，要使患者有强痛感,按压5秒后松开，2秒后继续按压，每手应按压50次左右。

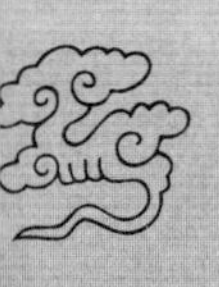

地为金，在体为皮毛，在藏为肺，在色为白，在音为商，在声为哭，在变动为咳，在窍为鼻，在味为辛，在志为忧。”按照五行理论，五脏对应四时，五脏又可归入五色。具体到肺脏，就对应秋季与白色。所以，要想在秋季养肺润肺，就要多吃一些白色食品。

“白露”是秋季的一个节气。在这个节气里，白天气候干燥，夜晚露水浓重。气候干燥，气温偏低，人体体表的水分很容易流失，体内的津液很容易受损。于是，就会出现干燥、脱皮等症状。肺主皮毛，皮毛恰似肺与外界沟通的渠道。如果皮毛失养，肺当然会受到影响。

肺气与秋气是一脉相通的，秋季的肺气十分旺盛，极具制约和收敛的功效。入秋之后，人体的气血运行趋于衰落，就要顺势收敛。否则，肺就会因为干燥的气候而受到伤害，容易罹患肺热病。一旦肺气过盛，就会出现脸色枯槁、胸背和四肢疼痛的现象，还容易引发上呼吸道感染、鼻塞和打喷嚏。情况严重的，还会导致慢性哮喘和肺气肿。所谓“秋燥伤肺”，指的就是肺阴气重而阳气弱，生理上就容易导致黝黑、虚弱、怕冷、疲惫等症状，心理上就容易导致忧伤、悲愁等不良情绪。

尽管秋季容易伤肺，但秋季同样也是养肺的理想时机。中医认为，五脏与四季相应。因此，春季适合养肝，夏季适合养心，秋季适合养肺，冬季适合养肾。在一年四季之中，秋季的肺气是最旺的，肺功能是最强的。从养生的角度来看，秋季养肺是顺应天时之举，定能收到事半功倍之效。既然“秋燥伤肺”，我们就可以有针对性地进食一些养肺的食物。《黄帝内经》告诉我们：“燥者润之。”意思是：要想治疗干燥，就可以选用水分多的东西来滋润。按照五色入五脏的原理，白色食物往往性平味甘，具备很好的润肺除燥的效果。尤其是银耳，其滋补效果非常理想，被中医认定为“有麦冬之润而无其寒，有玉竹之甘而无其腻”，属于滋阴润肺的极品。如果鼻、唇经常干燥，也可选用雪梨、萝卜、芝麻、豆腐、豆浆、白木耳、核桃等。

下面，具体介绍三种具有润肺功效的食疗方法。

一是将银耳泡发开来，摘去蒂头，撕成片状。然后，将5克银耳、10枚大枣10枚、1个雪梨（去皮切块）、50克莲子放入锅中，加适量的水。先用武火煮开，再用文火煨熟。加入冰糖，溶化之后即可食用。这里所

肺与四时、五行、五味等的关系

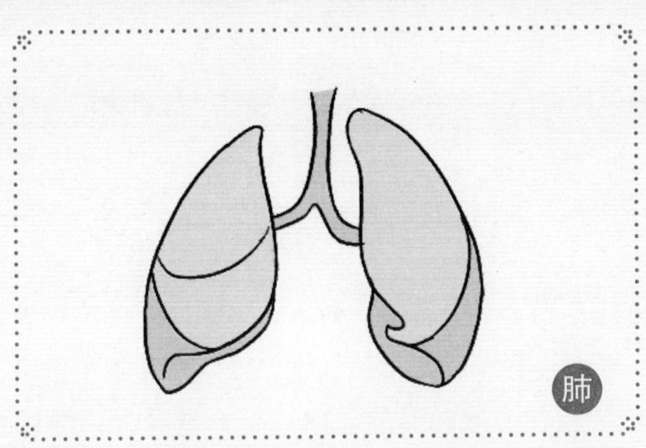

四时	五行	五味	五色	五体	五志	五谷
秋	金	辛	白	皮毛	忧	黍
秋天容易肺燥，但也是养肺的最好时机。人们应该早睡早起，同时注意收敛神气，保持肺气通畅。	金的特点为干燥，这与肺脏有相似之处。肺主管人体中的干燥功能，它通过呼吸和调节皮毛将体内大量的水分排出体外，使水分转化为蒸气挥发。这种办法和大自然中将水分蒸发的方式雷同。	辛味的食物有发汗、理气、调理气血、疏通经络的作用，经常食用，可预防风寒感冒，如生姜、胡椒、辣椒、葱、蒜、韭菜、花椒等。	白色食物具有补气、滋阴、养肺的作用，如银耳、百合、白萝卜等。	肺有宣发的功能。人体的皮毛需要肺气来滋养。肺气宣发使卫气和血气输布全身，以温养皮毛，使得皮毛润泽光亮。皮毛健康无恙便能发挥保卫身体、抵御外邪侵袭的屏障作用。	人在悲伤忧愁时，可导致肺气抑郁，耗散气阴，出现感冒、咳嗽等症状。中医认为，肺主皮毛，过度的忧伤还容易产生皮肤病，如荨麻疹、斑秃、牛皮癣等。所以养肺要注意放松身心，保持豁达开朗的心态。	肺合于黍。黄黍，北方称为黄米，煮熟后有黏性，可以酿酒、做糕等。黄米营养价值很高，具有滋阴利肺的功效。

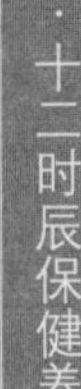

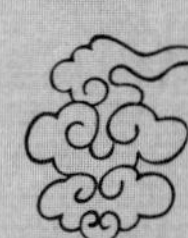

选的食材中，银耳、雪梨、莲子有润肺之效，大枣可养胃、和脾。

二是选用50克鲜百合、30克蜂蜜，煎汤服食。

三是选用2只生梨、10克川贝母，加水炖服。

第二、第三种食疗方法对肺燥久咳、慢性支气管炎的治疗效果极佳。

肺经需锻炼，调理有秘诀

手太阴肺经，起始于中脘部，向下联络大肠，回绕沿着胃下口到胃上口，上贯膈膜，连属肺脏，再从气管、喉咙横走腋下，沿上臂内侧下行，走在手少阴经和手厥阴经的前面，直下至肘内，然后顺着前臂内侧，经掌后高骨下缘，入寸口动脉处，行至鱼际部，沿手鱼际部，出拇指尖端；它的另一条支脉，从手腕后直走食指内侧尖端，与手阳明大肠经相接。

由于外邪侵犯本经所发生的肺部气膨胀满、咳嗽气喘、呼吸紧促、喘声粗急、心中烦闷、胸部满闷、臑臂内侧前缘疼痛厥冷，或掌心发热。这个时候按摩本条经脉上的尺泽穴，能够达到很好的治疗效果。尺泽穴位于手臂肘部，找该穴位的时候，先将手臂上举，在手臂中央的粗腱外侧就是尺泽穴。按摩尺泽穴对由于肺部受外邪侵犯引起的咳嗽、气喘、支气管炎等病症有很好的疗效。而且，尺泽穴还是最好的补肾穴位，通过降肺气补肾，适合上实下虚的人。还有肘臂肿痛、皮肤痒、过敏等病症，长期按压此穴，有很好的调理保健功效。

本经气盛有余，可发生肩背疼痛、畏风寒、汗出等中风症，小便次数多而量少。本经气虚，可发生肩背疼痛、气短、小便颜色不正常。在出现这些症状的时候，可以按摩中府穴，使得肺腑畅通无碍。中府穴属于手肺经脉的穴道，两手叉腰立正，锁骨外侧端下缘的三角窝中心，由此三角窝正中垂直往下推一条肋骨的地方就是本穴位。中府穴在针灸经络上是肺与脾脏经络交会的穴道，所以可以泄除胸中及体内的烦热，是支气管炎及气喘的保健穴位。而且对于常见的扁桃体炎、胸肌疼痛、头面以及四肢水肿等症也有保健功效，长期按压此穴位，对于肺炎、气喘、胸肺胀满、肩背痛等病症也有很好的调理保健功效。

手太阴肺经

手太阴肺经主治咳、喘、咳血、咽喉痛等肺系疾患，及经脉循行部位的其他病症。这条脉络上有中府、云门、天府、侠白、尺泽、孔最、列缺、经渠、太渊、鱼际、少商这些穴位。

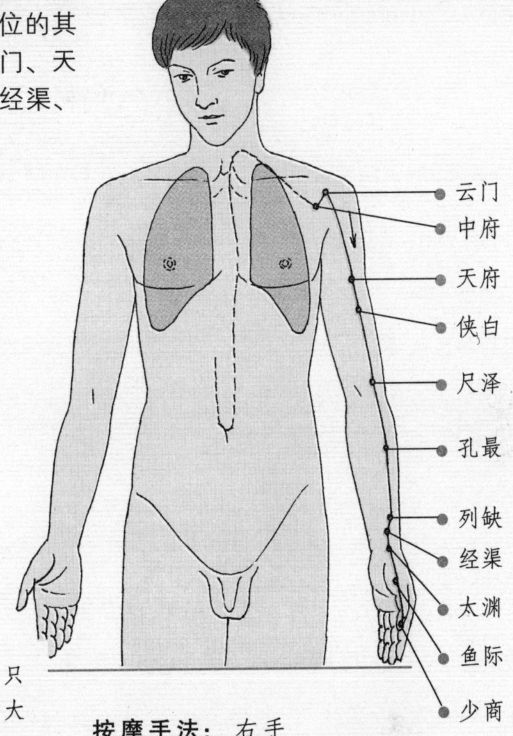

如果本条经络出现病症，属实证就用泻法，属虚证就用补法，属热证的就用速刺法，属寒证的就用针法，脉虚陷的就用灸法，不实不虚的从本经取治。

按摩手法： 按摩尺泽穴的时候一只手从下面握住另一只手的手腕，大拇指弯曲，用指甲按压这个穴位。

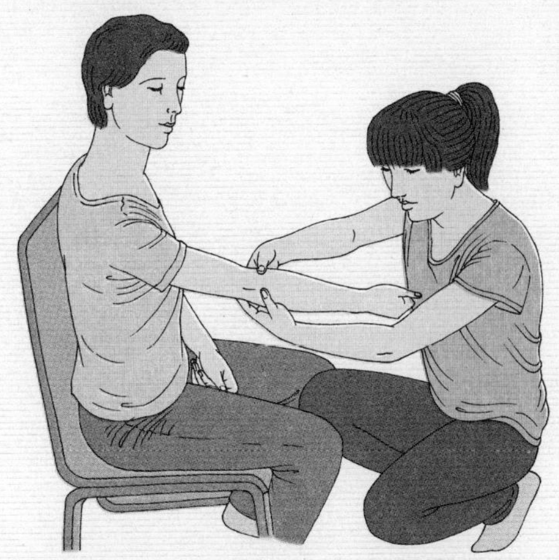

按摩尺泽穴对由于肺部受外邪侵犯引起的咳嗽、气喘、支气管炎等病症有很好的疗效。

按摩手法： 右手食、中、无名三指并拢，用指腹按压穴位，顺时针方向按揉。

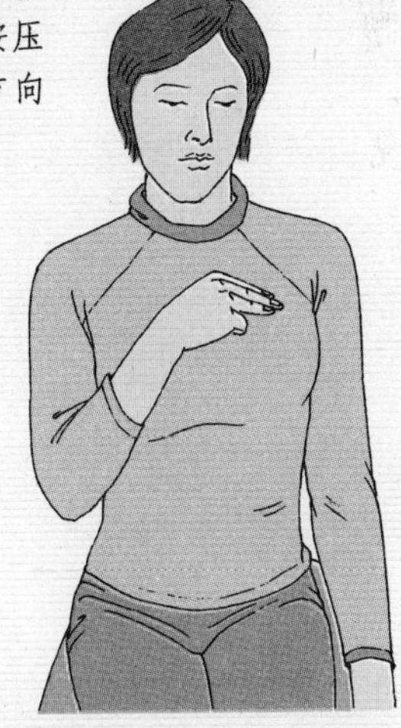

按摩中府穴可以肃降肺气，和胃利水，配合膺俞、缺盆、背俞等穴位可以治疗胸热。

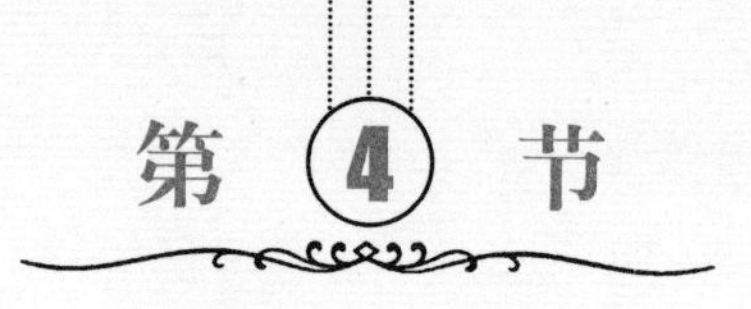

第4节

卯 时

卯时养生秘法

卯时是指5~7点。这个时辰正是日出之时，古人称之为天门洞开。与之相应，地户也要打开。卯时属于大肠经当令。在这个时间段，作为“传导之官”的大肠将充分发挥作用。

所谓“日出而作，日落而息”，这一说法早在《诗经》中就有了。在这里，“日出”指的是太阳升出地平线。这个时候，天门开了，地户自然也要开。这里所说的地户就是肛门。地户开就是指排除体内储存的各种垃圾，对健康非常有利。

在十二生肖中，卯年、卯月、卯时对应的都是兔。兔子的主要特点：一是胆小，一旦受到惊吓，转身就跑，动作极为迅速；二是皮毛呈现灰色，天冷时则会变成白色；三是喜欢啃食东西，似乎一刻也不闲着；四是非常爱干净，特别讨厌脏东西。事实上，兔子的这些习性，恰恰是大肠的特点。一般说来，大肠的变化往往与阳火有关：如果阳火盛，就趋于干燥；如果阳火衰，就趋于潮湿。总之，大肠喜燥厌湿。俗话说：“白天拉硬屎。”这指的就是兔子，也是大肠。由于白天阳多阴少，人体便以阳的运化功能为主，燥火较旺，大便就干。由于夜晚阴多阳少，人体便以阴的吸收功能为主，燥火不足，大便就稀。懂得这个道理，我们完全可以通过对自身大便情况的仔细观察和分析，了解自身的健康状况。一言以蔽之，大便情况堪称人体健康的晴雨表。

大肠经的主要功能是传送体内糟粕，并及时清理出去。如果每天能够按时排便，就说明大肠经的功能正常。

《黄帝内经》早就强调：“大肠者，传导之官，变化出焉。”大肠作为“传导之官”，掌管的就是运输。饮食进入人体后，小肠就开始工作，将这些饮食逐渐进行消化。在此基础上，清者上升，浊者下降。营

朝阳初升，大肠经当令，专职运输

卯时即早晨5～7点，此时太阳从地平线刚刚升起，肺经的工作已经结束，当由大肠经工作了。它就是称职的运输员，将体内的垃圾、糟粕给清理运输出去。

阳气盛即燥，反之湿气就盛一些。大肠喜燥而恶湿。

大肠的特点就像胆小的兔子。一旦遇到惊吓，则动作极快；天暖的时候外表呈灰色，天冷变成白色；兔子会不停地啃食东西而且很爱干净，不喜欢泥泞。

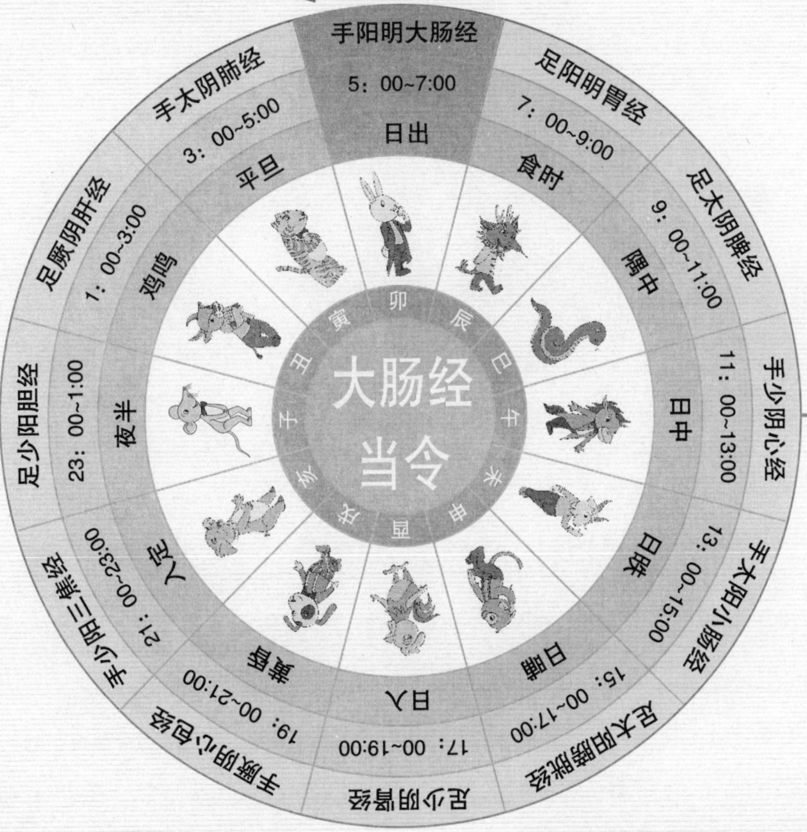

大肠经当令

手阳明大肠经 5：00~7:00 日出 卯
足阳明胃经 7：00~9:00 食时 辰
足太阴脾经 9：00~11:00 隅中 巳
手少阴心经 11：00~13:00 日中 午
手太阳小肠经 13：00~15:00 日昳 未
足太阳膀胱经 15：00~17:00 晡时 申
足少阴肾经 17：00~19:00 日入 酉
手厥阴心包经 19：00~21:00 黄昏 戌
手少阳三焦经 21：00~23:00 人定 亥
足少阳胆经 23：00~1:00 夜半 子
足厥阴肝经 1：00~3:00 鸡鸣 丑
手太阴肺经 3：00~5:00 平旦 寅

卯时天门开，地户也要开

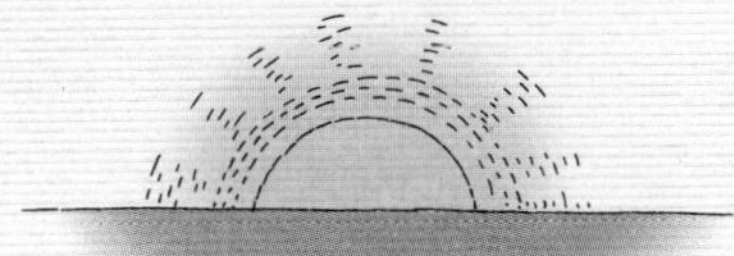

每天早晨5～7点，太阳初升即天门打开，则地户也要开。

大肠经要清理体内糟粕

太阳从地平线升起，天门开了，人体也要打开地户，排泄体内积存的垃圾了。

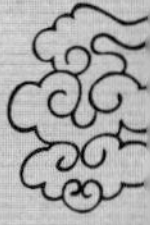

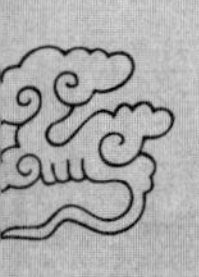

养物质经由脾的运化，转而遍布全身，供养五脏六腑。那些剩余的残渣则被运送到大肠进行处理。这时候，大肠会吸收这些残渣中的部分水液。剩下的糟粕就成为大便状，通过肛门这一人体地户，顺畅地排出体外。由此可见，大肠在这个过程中，堪称居功至伟。因此，古人又将大肠誉为“监仓之官”、“传导之府”。

以上所述，强调的是大肠的“传化糟粕”的功能。事实上，大肠还有“主津”的功能。从饮食中的糟粕离开人体的角度来看，大肠是体内最后一关。大肠并非将糟粕全部抛弃，而是会吸收食物残渣中的水液。在这之后，就是我们平常看到的粪便了。那么，大肠的这种“主津”功能有何奥妙呢？中医将大肠吸收的那部分微少津液称为“津”，并认定它具备维持肠道水液平衡的功能。换句话说，这种“津”就是肠道的润滑剂。只有当肠道津液正常时，才能正常排便。所谓正常，是指不能过强，也不能过弱。如果“津”的能力过强，大肠内原本应当留存的液体也被吸收掉了，整个肠道就无法润滑，显得极为干涩，排便起来就非常困难。如果“津”功能过弱，肠道内的水液留存过多，就会拉肚子。

洗肠排内毒，始于一杯水

在现实生活中，很多朋友都深受便秘之苦。他们想了不少办法，却往往效果不佳。其实，要想洗肠排内毒，要想解决便秘问题，可以从每天清晨喝一杯水开始。这种方法很简单，效果也不错。清晨起床，可以在空腹情况下喝一杯水。如能长期坚持，就能升清降火，有助于加快身体洗肠排毒的进程，从而保持一天的清爽。

回过头来，看看《黄帝内经》中所说的“大肠者，传导之官，变化出焉”，就很清楚了。在这里，“传”指的是传递，“导”指的是疏通。意思就是说，大肠是专门负责传递和疏通工作的，可将人体内积存的各种糟粕排出体外。因此，我们平时应主动配合大肠经的工作，最简单的方法就是定时排便。

在中医看来，大肠与肺关系密切。密切到什么地步呢？两者是相互表里的关系。我们肯定留意过这样的现象：一旦排便困难时，就会憋一

朝阳初升，大肠经当令，专职运输

大肠是如何工作的

排毒大通道

大肠是身体排便的主要通道，食物经过了唾液和胃酸的洗礼之后到达我们的大肠，此时，它们中所含的营养物质已经被吸收殆尽，剩下的只是一些残渣粪便。即便如此，我们肠道内的纤维质和微生物群会对它们发起又一轮的“猛烈进攻”。

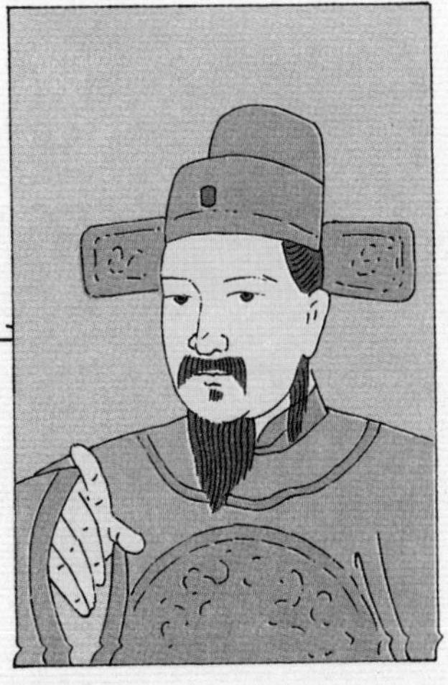

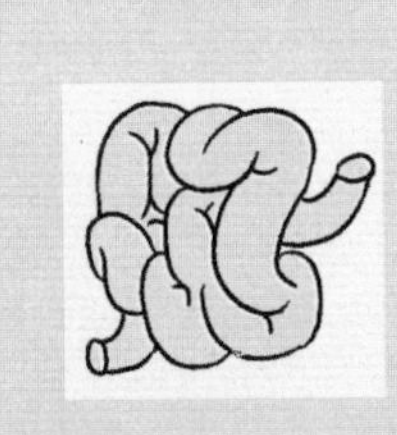

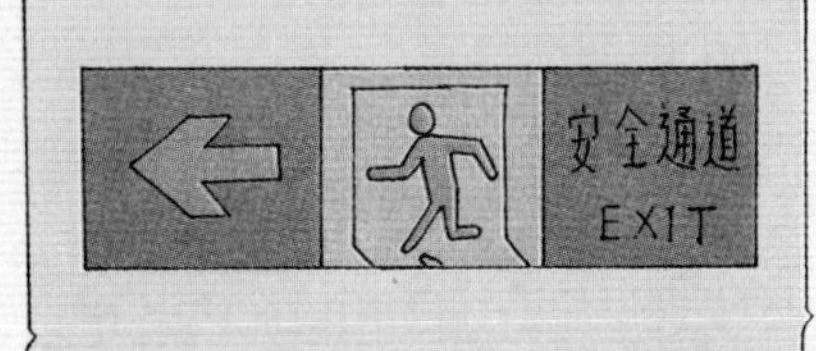

大肠分工

“传导之官”是掌管运输的。大肠专门运输我们体内的糟粕，将人体内的垃圾清理出去。当食物摄入体内后，小肠将其进行消化并升清降浊，营养物质经过脾的运化而布散全身，供养脏腑；残渣则下降到大肠。大肠再将残渣中的部分水液吸收。这样经过燥化后的糟粕便成为大便，通过地户（也就是肛门），将其排出体外。所以，古代大肠又有“监仓之官”和“传导之府”之称。

大肠除了“传化糟粕”外，还有“主津”的功效。大肠是人体内最后一道关卡，吸收小肠下注的食物残渣和剩余水分中的水液，最后将残渣变为粪便排出。

大肠吸收的是津液中微少部分，所以称为“津”。津液维持着肠道的水液平衡，相当于肠道的润滑剂。肠道津液正常，人才能正常排便。如果大肠有热，“津”的能力过强，大肠内本应留存的液体也会被吸收，肠道缺少津液的润滑就会干涩，从而造成排便困难。

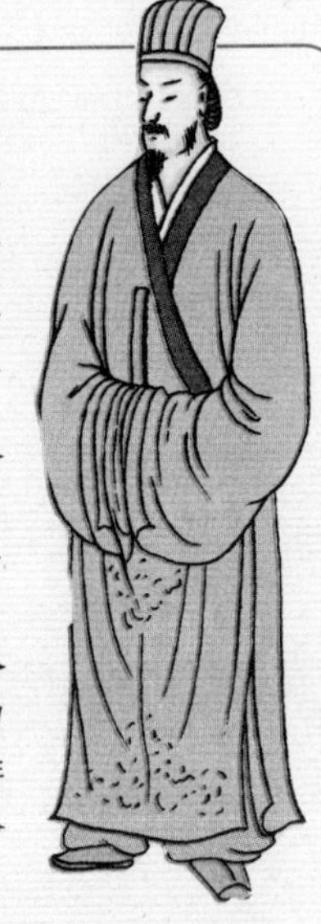

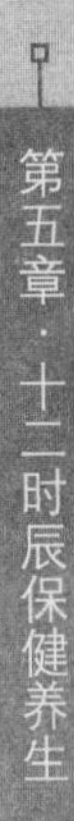

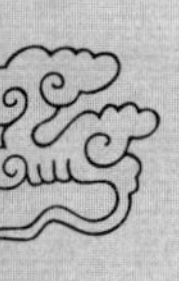

口气使劲。这就说明，身体不太健康了，所以大便起来才这么费劲。实际上，大便如果存在问题，就预示着肺气有可能出问题了。实际上，便秘的危险不仅仅是难以将体内糟粕排出体外，更关键的是有可能诱发心脏病。所以，中医师问诊时，往往会问患者大小便的情况。为什么呢?因为大小便的情况可以反映人体的心肺功能。说白了，问的实际上是心肺的情况。

如果大肠经出了问题，不仅标志着肺气出了问题，而且还会进一步加重这种状况。肺主皮毛，如果大肠经有问题，就会显示在脸上：一是冒出小痘痘；二是面色灰暗无光。所以，如果发现自己“颜面无光”，就可以检查一下自己的大小便状况。最好是在大肠经最活跃的时候排便。这样一来，大肠经正常了，因此而导致的脸部出痘、无光等不适就很容易消除。当然，客观地说，这只是脸部问题的一个原因，还存在其他的可能。

有些人的排便极不规律，有时一天几次，有时几天一次。这对身体健康非常不利。对于那些排便不规律的人，最好每天清晨起床后就定时排便。也许刚开始并不习惯，也没有明显的便意，但还是要养成这种好习惯。时间长了，每天就能形成条件反射，对促进健康非常有益。对于长期便秘的人，可以在排便之前喝杯白开水。这杯水下肚，就能起到冲洗肠胃、清理毒素、促进排便的效果。早上空腹喝一杯水，可以生清降火，不仅有助于去除体内糟粕，而且也能增强大肠的清理功能。

有些人本身有清晨起床喝水、排便的好习惯，却喜欢在水里加盐，认为这样做更有利于健康。但事实证明，这种做法非常危险。人体经过一晚上的睡眠，往往滴水未进。但是，无论是呼吸、排汗，还是上厕所，都消耗了不少的水分。一般说来，人在清晨的血压是最高的。如果此时饮用盐水，必然造成血液浓缩。尤其是那些心血管病患者，清晨起床时的血液黏稠度是最高的。这一杯盐水下去，简直就是雪上加霜!

有些人愿意清晨喝水，但总觉得白开水太淡，没有滋味。在这种情况下，可以在水里适当加些蜂蜜。蜂蜜本身也有两大好处：一是有润肠通便的功效，对缓解便秘颇有帮助；二是营养丰富，正好可以弥补人体一晚上的能量消耗。

预治五更泻，须补脾与肾

所谓五更泄，又叫鸡鸣泻、晨泄，也就是我们经常听到的腹泻。五更泻的特点是每天天一亮就开始拉肚子，酷似鸡在五更打鸣。大便有时如水状，有时如泥状。从表面上看，五更泻之后，人体暂时舒畅，似乎没事一样。但长此以往，体质就会逐步下降，出现手足冰冷、浑身酸软等症状。

中医认为，之所以会出现五更泄，是因为命门火衰，阳气难以发动，导致大肠经无法提升。肾为先天之本，脾为后天之本。所以，要想治疗五更泻，一定要先从调理脾与肾开始。脾的功能是运化，其正常运化的前提是需要得到命门之火的温养。也就是说，要得到两肾间的动气、原气的温养。明代名医张景岳将命门之火称为“灶底之火”，视为生命的根源。如果“灶底之火”正常，就能滋生脾胃的阳气。如果“灶底之火”微弱，脾就容易丧失运化功能，就容易出现五更泻。

究其本质，五更泄产生的根源还是脾肾阳气不足，对治的原则就是提升脾肾的阳气。思路明确了，方法也就呼之欲出了。为了提升脾肾的阳气，我们建议读者朋友从以下两个方面入手：

一是在足三里穴上做文章。只要每天刺激足三里穴，就能起到温脾助阳的功效。不仅能治愈五更泻，而且还有助于延年益寿。在《灵枢》中就有相关记载，认为阴阳不调时，“有寒有热，皆调于足三里”。足三里穴的具体位置是外膝眼下4横指处、胫骨边缘。如果找不准，可以用掌心自然盖住膝盖骨。这时，中指指尖就正对着足三里穴。至于刺激足三里穴的方法，一般有两种，即按摩法和艾灸法。按摩时，用拇指稍稍用力按揉足三里穴。时间不少于5分钟，以感觉酸胀、发热为佳。至于艾灸法，是将点燃的艾条沿着足三里穴缓缓移动。皮肤应感觉微烫，但切不可灼伤。一般每周两次，每次可灸20分钟，两个月算一个疗程。经过实践，调治肠胃功能的效果很好。

二是采取食疗法，多吃一些温热的食物。最典型的，应属当归羊肉汤。据《金匮要略》记载，当归的功效是“养血补血”，生姜的功效是“温中散寒，发汗解表”，羊肉的功效是“温中补虚”。因此，这道汤对那些气血亏损、阳气不足的人，具有明显的补益效果。当然，也有禁

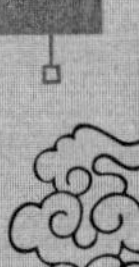

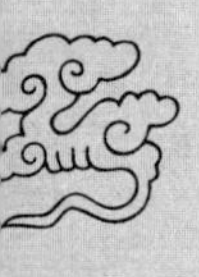

忌。一般说来，容易上火的人、正在感冒发热或咽喉疼痛的人，都不适宜饮用此汤。如何制作当归羊肉汤呢？先将羊肉（500克）放入沸水锅，焯去血水后洗净。除去筋膜，切成小块。将生姜（30克）切成薄片。再将当归（5克）与羊肉、姜片一起放入锅中，加入适量清水、料酒及盐。大火煮开后，用小火煨两小时。放适量味精，撒上葱花。

肠道不健康，心态自然糟

很多人认为，心态不佳主要是修养问题。殊不知，心态问题其实也有生理方面的原因。比如说，肠道要是不健康，就很容易影响心态。

国外曾经做过一个实验，给50位自闭症儿童进行体检。结果让人大吃一惊：在这50名儿童中，居然有47名儿童存在不同程度的肠道炎症。这个实验轰动一时，引发了医学界的深思。很多科学家由此得到启发，开始采用更加宏观的思路去研究儿童自闭症，重点是关注自闭症与肠道疾病之间究竟存在着怎样的关联。有一位神经学专家的孩子也得了自闭症，却久治不愈。后来，他发现孩子的肠道不好，就让他服用益生菌。没想到，肠道问题解决后，孩子的自闭症竟然消失了。美国有一位教授，曾经做过一个调查。他重点选择了一些肠炎患者，分析他们究竟存在哪些精神上的共同点。结果，他惊奇地发现，有70%的肠炎患者有过童年时期的灰色记忆，诸如父母离异、亲人去世等。这些悲惨的事件深深地贮藏在孩子的脑海里，对他们的心态产生了消极影响。沉重的心理负担也给他们的身体带来极大的压力，慢慢转化成久治不愈的肠道病症。

以上实例充分证明，肠道问题是导致自闭、消沉的一个重要原因。原来，心态不好也与肠道是否健康有关。

那么，进一步分析，心态不佳是否会加重肠胃病症呢？确实是这样，情绪的变化很容易引发并加重肠道病症。比如在夏天，酷热难耐，很多人就容易变得脾气暴躁、情绪低落，甚至食欲不佳。这种状况持续一段时间，就会产生一个后果：腹泻、肠炎等肠道问题随之出现了。由此可见，保持乐观的心态，注重肠道的健康，这两者都很重要。处理得当，就能促进良性循环；处理失当，就会导致恶性循环。

解决晨泻，要补脾肾

肾虚、阳气不足是造成五更泄的根本原因，护好大肠经，远离腹泻，一定要先从调理脾肾开始。

肠道通畅，减轻大肠负担

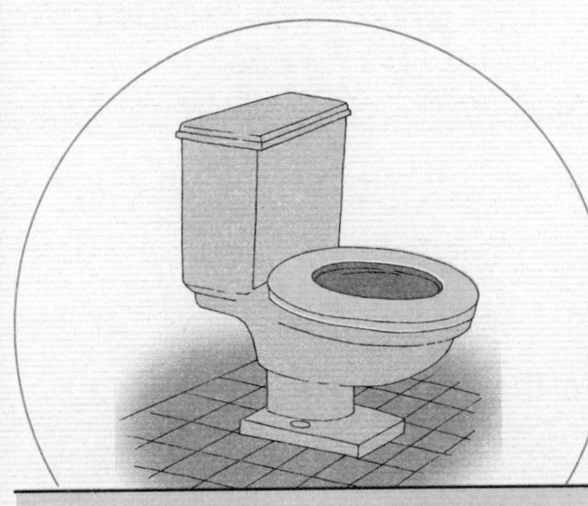

每天按时排便，就可以减轻大肠经的负担，达到润肠排毒的养生效果。

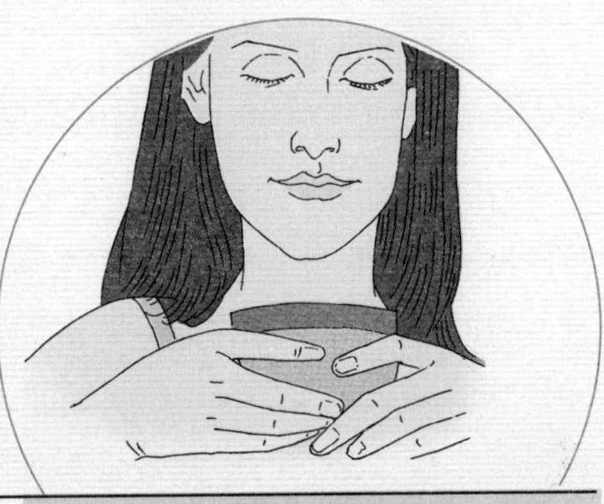

每天起床后喝杯温开水，有冲洗肠胃、清理体内毒素、促进排便的效果。

便秘、五更泻按摩手法

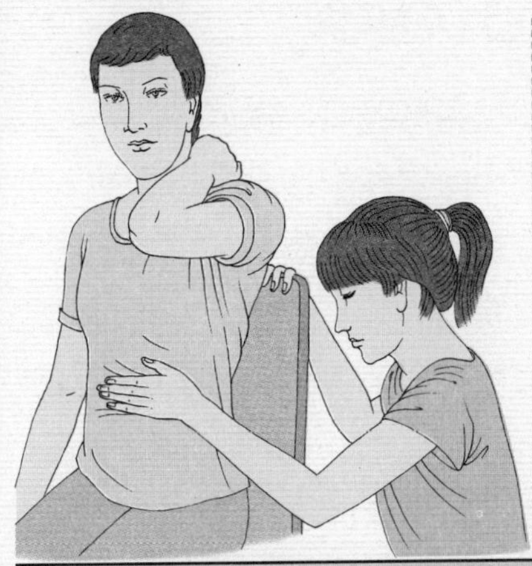

患者正坐或仰卧，医者用手掌以天枢穴为中心，进行上下推运，力度应沉，动作应缓，时间以1～3分钟为宜。

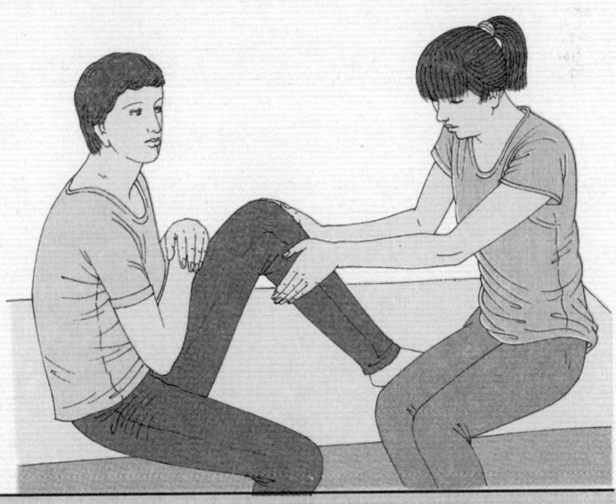

患者正坐或仰卧，医者双手分别置于膝关节的内外侧，内侧包括血海到阴陵泉的穴位，外侧从风市到足三里的穴位，两手交替着上下搓捋，搓时直行缓慢，捋时旋转急速，左右两手交替按摩。

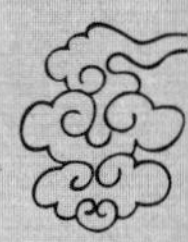

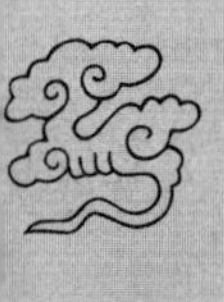

从西医的角度来讲，在炎热的夏季，人的自主神经系统很容易紊乱。自主神经主管的是消化系统和内分泌系统，既受中枢神经的支配，又受情绪的影响。因此，如果情绪不稳定，自主神经系统就容易出现故障，消化吸收就容易受到影响。其结果，就是肠道出现问题。有些人还会伴生一些失眠、多梦之类的现象。

所以，肠道的状况与人的心态是互相影响的。只要肠道健康了，心态就自然平和，很容易趋向健康与快乐。如果肠道不健康，心态往往不佳，严重者还会出现自闭症状。反过来也一样：保持良好的心态，包括肠道在内的五脏六腑、四肢百骸就神清气爽；心态严重失衡到一定地步，也极易引发肠道之类的疾病，而且久久难以治愈。

由此可见，所谓"笑一笑，十年少"的说法尽管家喻户晓、耳熟能详，其深意却并不是每一个人都能真正领悟的。观察生活中的健康者、长寿者，最大的共同点都是乐观开朗。他们与患者、与处于亚健康的人的最大区别就在于：身心之间究竟是互相促进的良性循环，还是彼此加重的恶性循环。保持良好的心态，注重肠道的健康，我们就等于跨入了一条养生的金光大道。

饮食习惯好，肠道疾病少

常言道："病从口入，祸从口出。""祸从口出"讲的是修养，我们在这里重点谈谈这"病从口入"。实际上，很多病都是吃出来的。健康饮食重在养成良好的饮食习惯，这不仅包括饮食的质量，也包括饮食的数量；不仅包括饮食的内容，也包括饮食的方式。所以，不是将自认为对身体健康有益的食物买回来、吃下去就万事大吉了，这里面的讲究还是很多的。

在饮食方面，要注重饮食的卫生，要注重饮食的平衡，甚至要注重饮食的速度。中医提倡细嚼慢咽，如果狼吞虎咽，咀嚼不够，即使饮食本身对身体有益，也很难收到理想的效果，反而会危害人体健康。

不可否认，现在的生活水平不断提高，人们的饮食越来越丰盛，选择余地也很大。宏观上看，人们很讲究饮食，力求吃得更卫生、更可

情绪变化可导致肠道不适

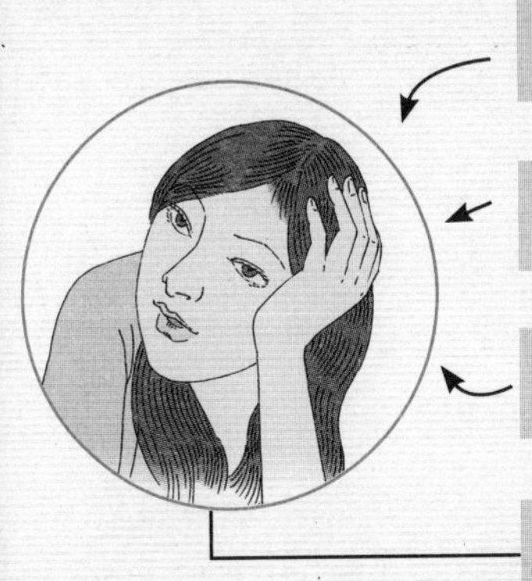

情绪压抑或烦闷

自主神经系统紊乱

食欲下降，消化不良

内分泌紊乱

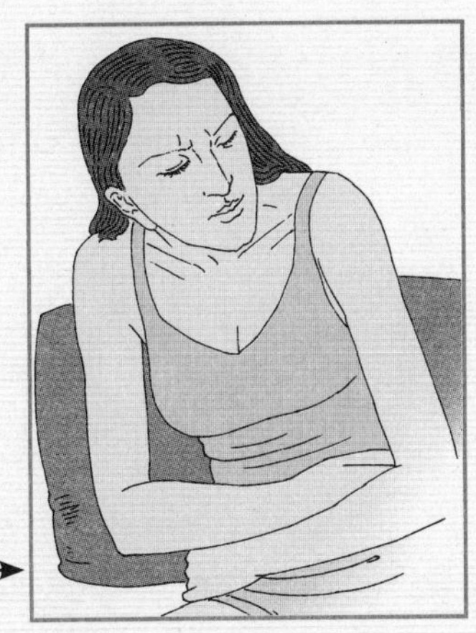

肠道与心理互为影响

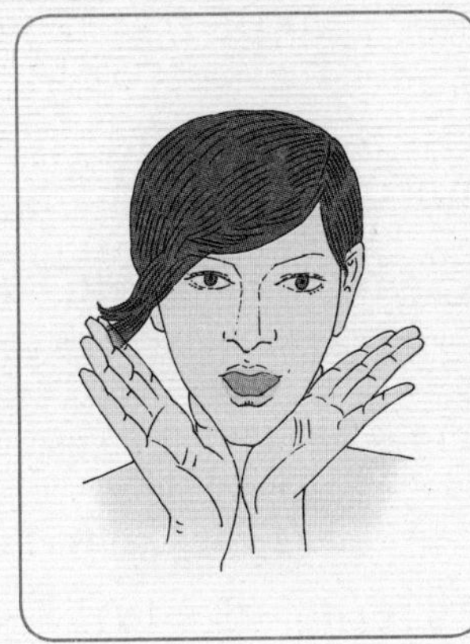

心胸豁达，心态平和者，则肠道通畅无疾病。

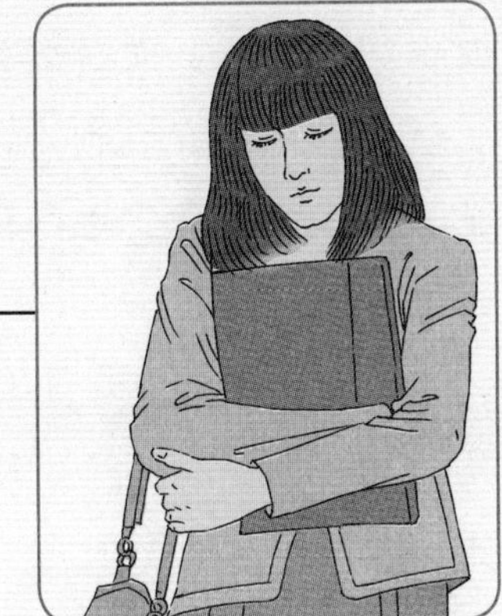

心中阴郁，悲观失望，内心焦躁烦闷者，则肠道疾病丛生。

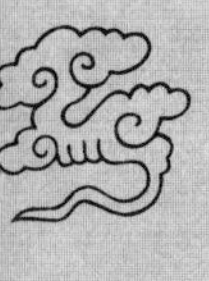

于长期不吃主食，人体必然缺少膳食纤维，进而导致便秘。便秘如果长治不愈，就很容易诱发大肠癌。

有的人在选择主食时，只吃精细的米面。这种饮食习惯也不好，仍然不利于大肠健康。很多人感慨，过去的人生活条件很艰苦，有吃的就不错了，饮食条件那么差，身体素质却不错。事实上，在老红军中，长寿者并非少数。为什么现代人生活条件如此优越，身体素质却比不上这些老前辈呢？其实，过去的人在饮食上不像现在这么讲究，五谷杂粮什么都吃，反倒健康长寿。最关键的，还是因为现在人的饮食结构不平衡、饮食方式不科学。吃得杂一些、粗一些，对健康确实是有益的。除了大米与面粉，还可以吃些玉米、小米、紫米、高粱、燕麦、荞麦、麦麸、黄豆、青豆、赤豆、绿豆，可以增加体内的粗纤维，增强肠道的消化、吸收功能。此外，土豆、红薯、芋头也应适当吃一些。这些根茎类的食物含有丰富的膳食纤维，维生素含量也不低，还具备通便、增强免疫力的功效。至于粗粮与主食的摄取比例，可以按照个人的喜好，不要太多，也不要太少。当然，对于老年人来说，粗粮不宜过多，最好按照主食的1/3来确定。

联合国教科文组织曾经通过研究，得出一个有助于健康长寿的饮食方案，提倡多吃四种东西：一是蔬菜；二是水果；三是薯类；四是菇类。这是一个宏观的建议，值得我们借鉴。

饮食不仅要注意均衡，而且还要注意饮食的速度。实践证明，饮食速度过快对肠道养生极为不利。充分的咀嚼有助于饮食的消化，如果省略这个环节，让饮食迅速进入胃肠，胃肠的负担必然大增，不仅对饮食的消化、吸收功能偏弱，而且很容易产生诸多健康隐患，如肠道疾病、肥胖、记忆衰退、因营养过剩导致的营养不良等。我国对青少年饮食速度的调查显示，大多数青少年都存在着饮食过快的现象。其中，尤以早餐和午餐最为典型。不少学生还有不吃早饭、边看电视边吃饭等不良的饮食习惯。如果不能纠正这些不良的饮食习惯，就很容易导致儿童营养不良或过度肥胖。据分析，不少学生上课注意力不集中、思维迟钝，也往往与不良的饮食习惯密切相关。

由此可见，饮食习惯好，肠道疾病少。只要我们养成良好的饮食习

饮食也要讲科学

俗话说“病从口入”，不单我们要吃得卫生健康，还要注意平衡膳食，注意精细搭配、充分咀嚼。平时主食和副食比例失调，吃饭速度太快，也能导致很多肠道疾病，如大肠癌、直肠癌等。

主食摄取过少则有损健康

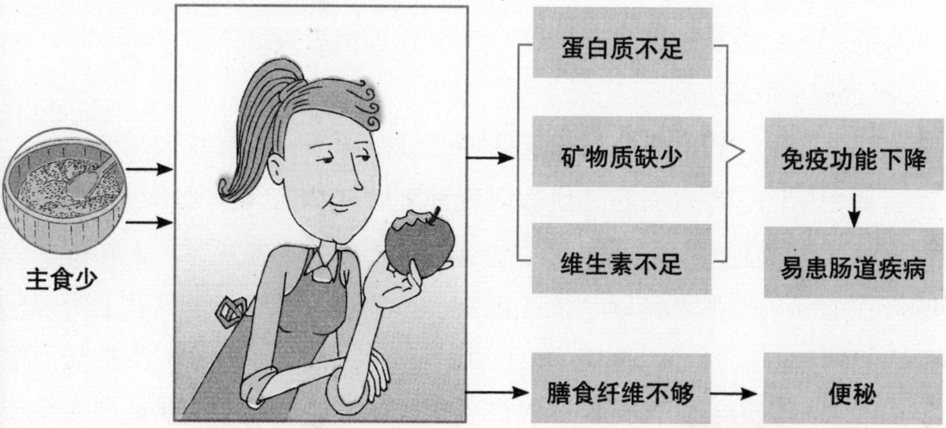

主食少
蛋白质不足
矿物质缺少
维生素不足
免疫功能下降
易患肠道疾病
膳食纤维不够
便秘

暴饮暴食有损健康

吃饭狼吞虎咽
增加胃肠负担
消化功能降低
反应迟钝
记忆力倒退
过度肥胖
营养不良

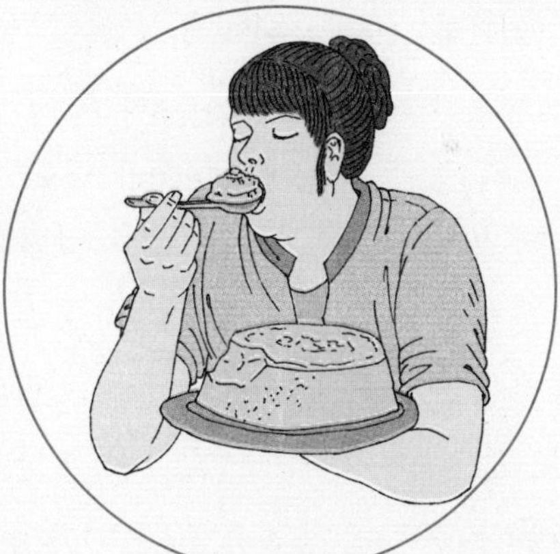

口、更健康。但为什么实际效果却正好相反呢？主要还是不明其理、不得其法，自然难得其效。有些女性朋友为了追求苗条的身材，常年不吃主食，光吃菜，甚至光吃水果。这种饮食习惯看似健康，却很容易导致疾病的产生。道理很简单，如果长期不吃主食，人体就会缺少蛋白质、矿物质、维生素。其结果就是直接导致人体免疫功能下降，进而诱发大肠癌、直肠癌。现代医学告诉我们，人体70%的免疫功能是与肠道密切相关的。因此，一旦免疫系统瘫痪，肠道问题就会自然产生。另外，由

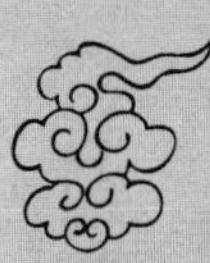

惯，就能最大限度地防止大肠疾病的产生。

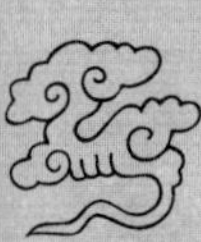

大肠出问题，痔疮找上你

前面，我们已经介绍过，一旦大肠出现问题，就容易导致便秘。便秘的痛苦众所周知，但便秘的危害却并不是每个人都非常清楚的。西医认为，便秘容易引发很多疾病。例如，痔疮就是其中之一。很多人都患有痔疮，他们急切地期待着能够早日治愈，免受痔疮之苦。那么，痔疮究竟是如何形成的呢？

简单地说，痔疮是肛门的疾病。在肛门周围，聚集着大量的血管。由于种种原因，部分血管的血液回流肝脏的能力很弱。时间长了，这个部位就会出现血液不畅的情况。严重者，还可能出现瘀滞。人在排便的时候，如果不是特别健康，往往需要稍微用力。这样一来，就会增加腹部内的压力。于是，血液流到肛肠部位，无法回流，就造成严重的血液瘀积现象。临床观察，便秘病人患有痔疮的比例非常大。便秘的人排便十分困难，必须不断地用力。久而久之，肛门处的血管就会积存大量血块，进而出现静脉瘤，这就是痔疮。

痔疮的主要症状是肛门疼痒和便血。如听之任之，严重者会导致内痔脱出和缺铁性贫血。由于静脉血无法回流，每次排便使力时，肛门处便大量聚集动脉血，导致痔核不断增大、逐渐变硬，简直痛苦不堪。有些患者还会出现便血。动脉血每便血6～8毫升，就相当于丢失3～4毫克铁。如果长期便血，人体失血过多，就容易出现面色苍白、食欲不振、烦躁不安、心悸不宁、乏力水肿等症状。所以，一旦发现自己患有痔疮，最好及时就医，以免恶化。

从成因来看，痔疮与大肠密切相关。所以，如能在平时多注意对肠道的保养，就能有效预防痔疮。尤其要高度重视便秘问题，因为便秘是造成痔疮的元凶。在日常生活中，要经常观察自己的粪便。如存在大便稀薄、带有血丝或血块等不正常现象时，应及时诊治，不得耽误。

饮食不当，容易产生很多疾病。饮食得当，也能防治很多疾病。要想预防或治疗痔疮，可以在日常饮食上多加注意。便秘患者、痔疮患者

预防痔疮的好食物

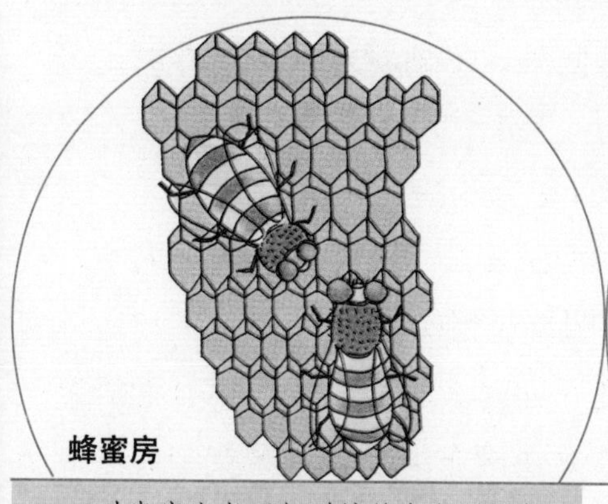

对患痔疮者可起到补益和润肠通便的作用。

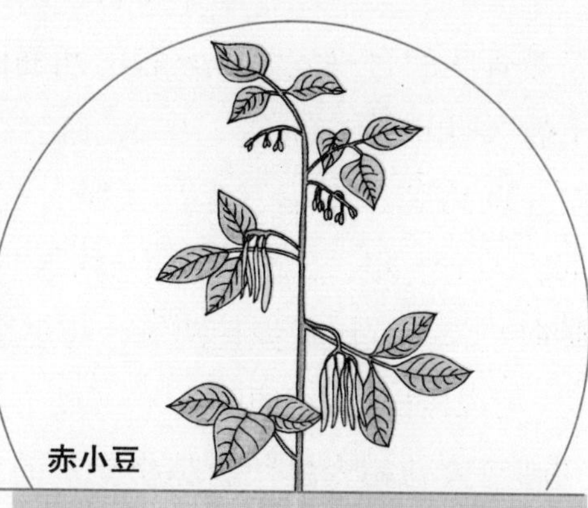

与当归合煎，可治疗痔疮便血、肿痛。单独一味或与大米同煎成粥是防治痔疮的优良食品。

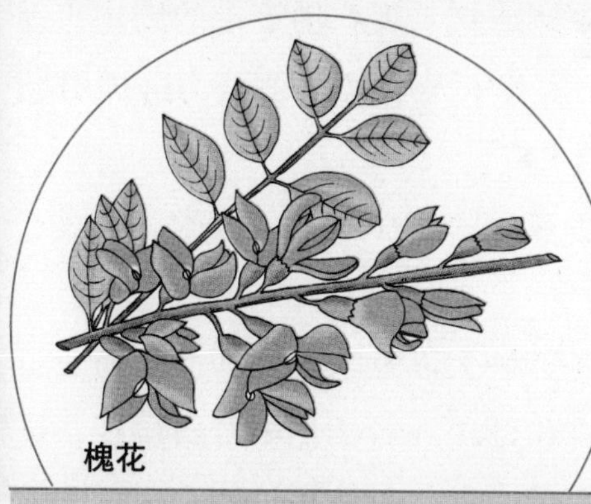

新鲜槐花可以做凉菜、包饺子，具有凉血、止血消痔的功效。亦可代茶饮。

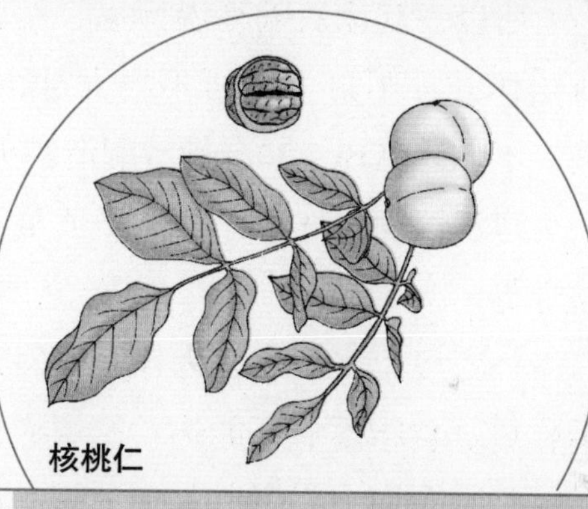

可润肠通便补虚，减轻痔疮脱出、便血症状。

可多吃一些润肠通便的食物，如银耳、百合、韭菜、茭白、芹菜、菠菜及酸奶、蜂蜜、芝麻、松子、核桃等。这些食物富含纤维素，有助于润肠通便。痔疮患者最好不要吃那些辛辣刺激的食物，如辣椒、芥末、葱、姜、蒜等，也不要饮酒。否则，就可能刺激直肠和肛门的黏膜皮肤，进一步加重痔疮的出血、脱出症状。饮食宜均衡，不宜过多、过饱，避免因为大便干燥而加大治疗难度。

痔疮患者不仅要注意养成良好的饮食习惯、排便习惯、清洁卫生习惯，而且要加强锻炼，促进身体的血液循环。真能做到这些并持之以恒，就一定能有效地防治便秘、痔疮等肛肠疾病。

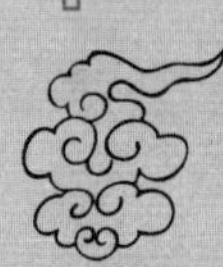

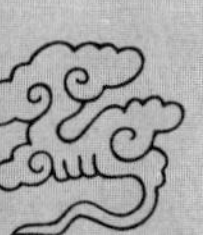

锻炼大肠经有法

手阳明大肠经，起始于食指指尖部，沿食指的上缘，通过拇指、食指歧骨间的合谷穴，上入腕上两筋凹陷处，沿前臂上方至肘外侧，再沿上臂外侧前缘，上肩，出肩峰前缘，上出于大椎穴上，再向前入缺盆穴，联络肺、下膈，连属大肠；它的支脉从缺盘穴上走颈部，通过颊部，入下齿龈，回转绕至上唇，左右两脉交会于人中穴，左脉向右，右脉向左，上行扶于鼻孔两侧，与足阳明胃经相连。

手阳明大肠经卯时（5~7点）旺。卯时大肠蠕动，排出有毒渣滓；"肺与大肠相表里"。肺将充足的新鲜血液布满全身，紧接着促进大肠进入兴奋状态，完成吸收食物中的水分和营养、排出渣滓的过程。清晨起床后最好排大便。

所以，起床后喝杯温开水，然后到厕所把一天积攒下来的废物，都排出体外。不过上厕所不要太赶，很多老年人中风都是因为这样引起的。不如休息10~20分钟清醒清醒头脑再去。

建议饮食多选择：茄子、菠菜、香蕉、蘑菇、木耳、玉米、扁豆、豌豆等。

外邪侵犯本经表现为牙齿疼痛、颈部肿大以及喉咙肿痛、肩前及上臂作痛、食指疼痛不能运动等病症，在生活中或者工作中经常出现，按摩三间穴和阳溪穴可以起到很好的调理保健效果。按摩三间穴可以消除五官上出现的病痛。三间穴在食指的桡侧、第二掌骨小头后的凹陷处，合谷穴的前面。这个穴位对治疗风火牙痛、咽喉肿痛等症状有很大的作用。由于肺和大肠相表里，肺气不畅就会引起大便秘结，这种情况按摩三间穴也可以得到改善。而且此穴位还能够治疗肩背神经痛、肱神经痛、呼吸困难、口干气喘、热病等症状，对于三叉神经痛、扁桃体炎、手指肿痛和肩关节周围炎也有一定的治疗功效。

还有阳溪穴位于手腕背侧，腕横纹上侧有一凹陷处，该穴位有疏通气血、通经清瘀的功能，对头痛、耳鸣、牙痛等症状有很好的调理功效；对手腕疼痛、肩臂不举等症状能起到调理治疗的效果，配合阳谷穴还可以治疗头痛。

手阳明大肠经

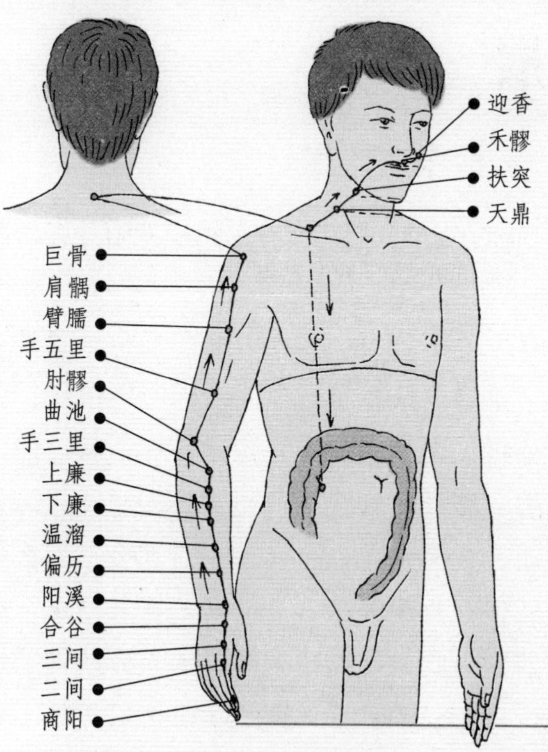

手阳明大肠经头面五官疾患、咽喉病、热病、皮肤病、肠胃病、神志病等及经脉循行部位的其他病征。手阳明大肠经所属穴计有：商阳（井）、二间（荥）、三间（输）、合谷（原）、阳溪（经）、偏历（络）、温溜、下廉、上廉、手三里、曲池（合）、肘髎、手五里、臂臑、肩髃、巨骨、天鼎、扶突、禾髎、迎香。共二十穴。

按摩手法：按摩三间穴时手部平放，稍稍侧立，用另一只手握住，大拇指弯曲用指甲垂直掐按穴位。

按摩手法：按摩阳溪穴时侧放手掌，另外一只手从下面握住这只手的手腕，大拇指弯曲，用指甲按压这个穴位。

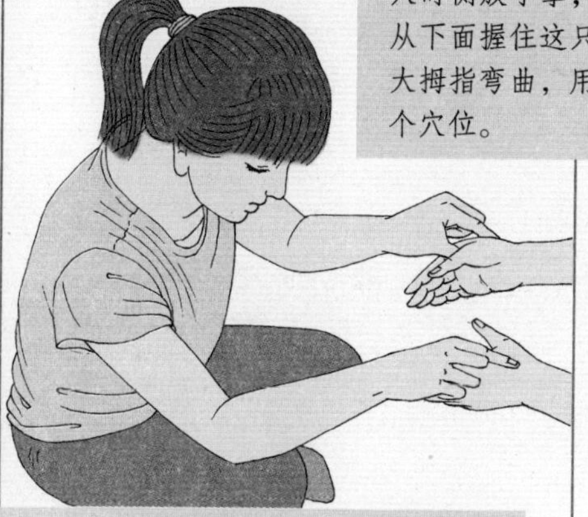

阳溪穴有疏通气血、通经清瘀的功能，对于头痛、耳鸣、牙痛等症状有很好的调理功效；对于手腕疼痛、肩臂不举等症状有调理治疗的效果，配合阳谷穴还可以治疗头痛。

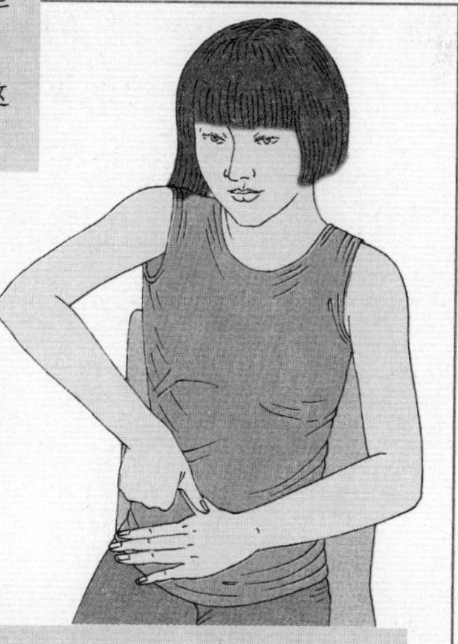

按摩三间穴有泄热止痛、利咽的功效，配合攒竹穴可以治疗目视不清。

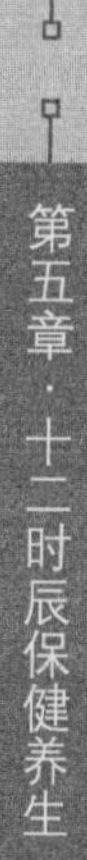

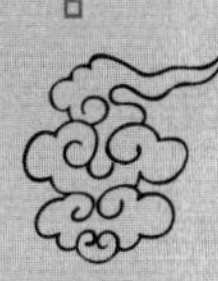

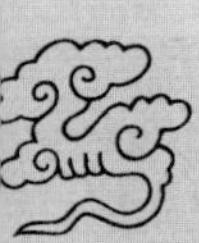

第5节

辰 时

辰时养生秘法

辰时是指7～9点。在这个时间段，太阳已经升起来了，阳光开始照耀大地，人体感觉会比较舒适。

在十二生肖中，辰时对应的动物是龙。在人们的印象中，龙是一种极有生命力的动物。所谓“龙腾虎跃”、“生龙活虎”的说法，就是典型的例子。从这个角度分析，人在辰时应当像龙一样活跃。但对于已经睡了一晚上的人体来讲，能量消耗很大，正是最需要补充能量的时候。如果饿着肚子去活动，效果肯定不会太理想。那么，怎么办呢？最简单的办法就是及时就餐，补充能量。辰时属于胃经当令。饮食进入身体之后，经由胃的消化吸收，便能迅速转化为人体所需的能量。这就可以解释一个现象：早上进餐后，就会感觉立刻补足了能量，人也格外精神抖擞。

中医认为，人以胃气为本。在《黄帝内经》中，就有“胃者，水谷之海，六腑之大源也”的说法。胃号称“水谷之海”，是储存饮食的器官，是五脏六腑能量的来源，堪称人的生存之本。由此可见，对于人体来说，胃的价值是不可低估的。

目前，很多人由于种种原因，养成了不吃早餐的饮食习惯。无论是从中医的角度来看，还是从西医的角度来看，这种饮食习惯危害很大，必须及时纠正。不吃早餐的最大危害，就是很容易得胃病。身体要想健康，就必须注重饮食，尤其要养成良好的饮食习惯。饮食最好定时定量，这样就有助于身体的消化吸收。如果该吃饭时不吃饭，身体就容易产生紊乱。胃经到点就会工作，现在既然无事可做，它所分泌的胃酸就会偏多。久而久之，就容易得胃溃疡、胃炎、十二指肠炎。如果是暴饮暴食，饱一餐饥一餐，还可能引发更为严重的疾病。

有些女性朋友为了保持身材，有意识地不吃早餐。她们有一个认识

阳气极盛，胃经当令，及时补充

辰时，天地间的阳气处于鼎盛时期，此时胃经当班，则脾胃活动功能最强。经过一整夜的耗损，必须要补充胃经营养。

《黄帝内经》认为："人以胃气为本。"其意是指胃是人赖以生存的根本。可见胃对于人体来说，是相当重要的。

辰时在十二生肖中对应的是龙，"生龙活虎"、"龙腾虎跃"都是形容龙的。将它与辰时对应，说明此时人应当像"生龙"一样活跃。

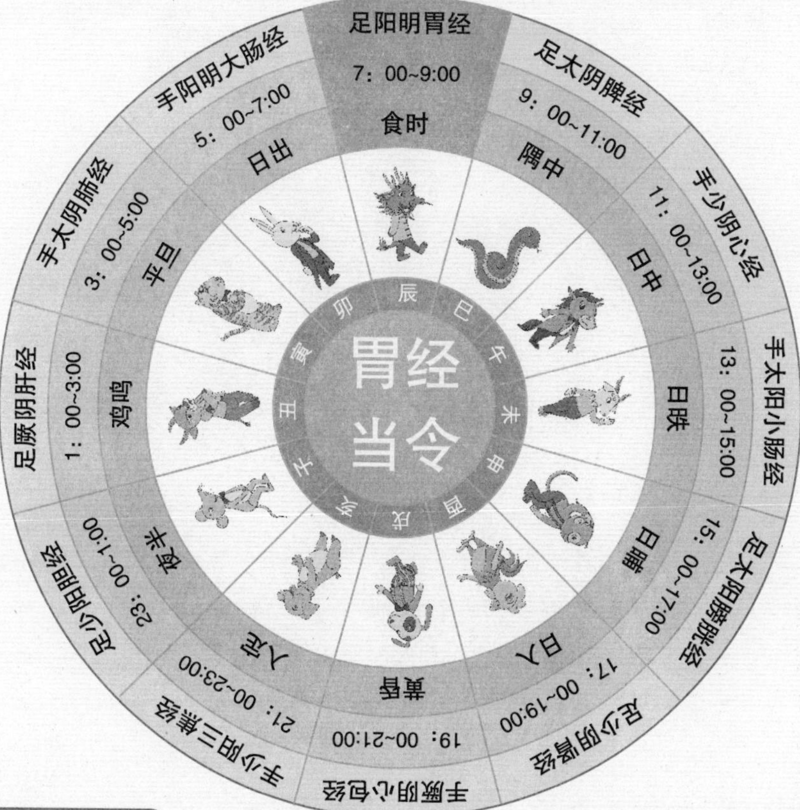

胃经当令

足阳明胃经 7：00~9:00 食时 辰
足太阴脾经 9：00~11:00 隅中 巳
手少阴心经 11：00~13:00 日中 午
手太阳小肠经 13：00~15:00 日昳 未
足太阳膀胱经 15：00~17:00 日晡 申
足少阴肾经 17：00~19:00 日入 酉
手厥阴心包经 19：00~21:00 黄昏 戌
手少阳三焦经 21：00~23:00 人定 亥
足少阳胆经 23：00~1:00 夜半 子
足厥阴肝经 1：00~3:00 鸡鸣 丑
手太阴肺经 3：00~5:00 平旦 寅
手阳明大肠经 5：00~7:00 日出 卯

早餐不应忽视

不吃早餐会导致人体的消化系统紊乱，从而产生胃炎和胃溃疡甚至胃癌等，还可能间接导致其他疾病。

不吃早餐，害处多

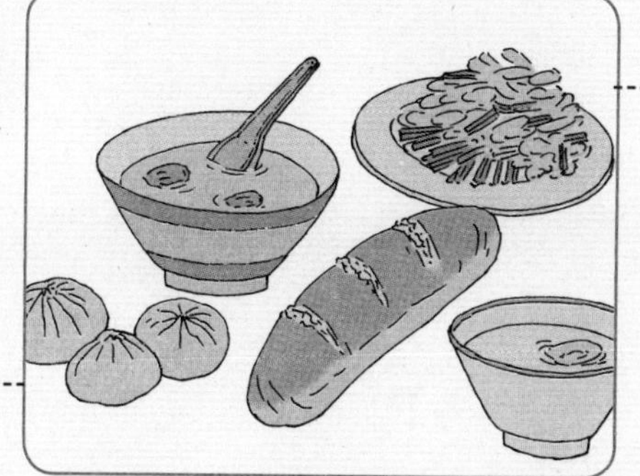

早餐的重要性

辰时，脾胃对食物的消化吸收能力极强，能迅速把吸收的能量转化成精血输送到全身。

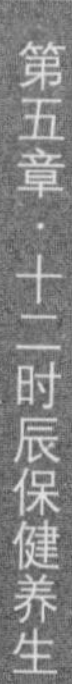

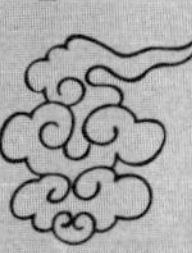

胃气到底是什么

胃气是《黄帝内经》中首次提出的概念，但是，内经中并没有对胃气的详细解释，后世以至当代的医学著作中，对胃气提出了很多解释。最常见、最重要的有下列6种。

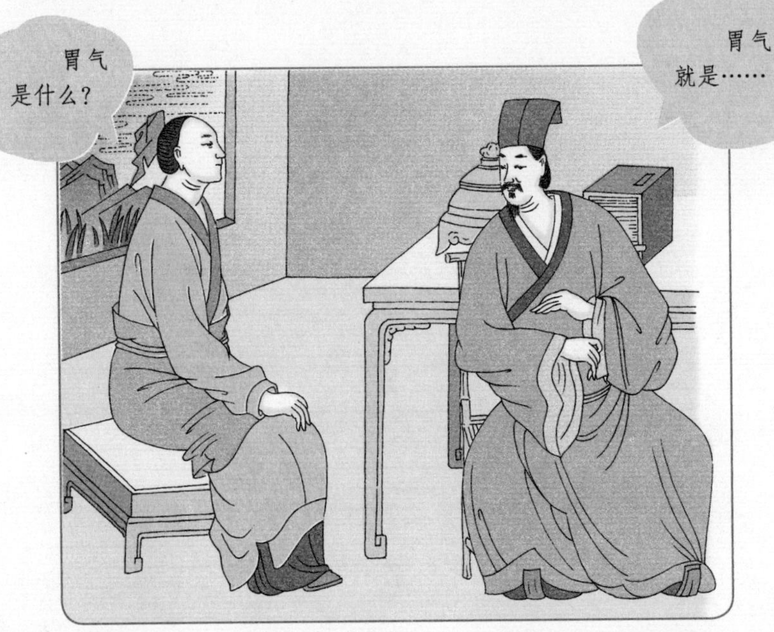

胃气的解释可概括为两个基本点：一是狭义胃气，即指胃的功能；二是广义胃气，即指脾胃运化而形成的水谷精气。

胃气指胃的收纳、腐熟功能。胃气强，则胃的收纳腐熟作用强；胃气弱，则胃的收纳腐熟功能弱。

胃气指胃的气机。胃主受纳腐熟水谷，并将食糜下传小肠，因此胃的气机以下降为顺，胃气上逆，则致恶心呕吐、腹胀脘闷等症。

胃气是指脾胃的消化功能。脾胃的运化功能强，气血生化有源；胃气弱，即脾胃的消化功能弱，气血生化乏源。所以说，胃为脏腑之本。

胃气即水谷精气。胃气强，则五脏得养，功能强盛；胃气弱，即水谷精微亏虚，则脏腑失养，功能减弱。

胃气是指脉象的特征。即脉象中从容和缓之象。脉搏中胃气的强弱与存亡，对于测知正气的强弱，推断疾病的进退具有重要的意义，脉若没有胃气，就是预兆死亡的真脏脉。

胃气是指人体全身之气。包括元气、营气、卫气、谷气、清气等，内涵扩大至人体正气范畴。

上的误区，认为早上吃东西容易胖，因而能少吃就少吃，能不吃减肥效果岂不是更好？但实际上，脾胃在辰时对食物的消化吸收能力远比在其他时辰强，可以将消化吸收的能量迅速输送到全身，供养五脏六腑、四肢百骸。因此，辰时适量地进食，完全不必担心会增肥，胃经完全有能力消化食物并转化成人体所需的能量，并不会以脂肪的形式存在。这是辰时饮食的一大特点。如果你每天不吃早餐，或有时吃有时不吃，或有时吃很多有时吃很少，这种极不规律的饮食就会导致人体的消化系统产生紊乱，进而诱发胃炎、胃溃疡、胃癌等。医学临床证实，不吃早餐除了容易患有胃部疾病之外，还可能间接引发心脑血管病、肝胆病。

综上所述，早上定时就餐是一个必须坚持的好习惯，否则有百害而无一利。注重养生之道，请先从重视早餐开始！

早餐有讲究，原则不能丢

《黄帝内经》认为："有胃气则生，无胃气则死。"这就高度评价了早餐的重要性。既然早餐如此重要，那么，我们应该注意哪些问题呢？

首先，我们要了解胃的特点，必须投其所好。如果一味凭自己的意愿去选择早餐的内容和方式，未必就适合胃的特点，往往会使健康受到损害。要了解胃究竟喜欢什么，什么食物最容易吸收。这是我们选择早餐的一个标准。一般说来，合理的饮食不会引起胃的不适，并且能得到很好的消化吸收。按照这个思路，我们可以选择一些温热的食物，最典型的就是中国人习惯喝的粥。粥比较清淡，再搭配一些小菜，不仅富于营养，而且具有开胃之效，堪称最理想的早餐。几千年来，中国人早已养成了早餐喝粥的习惯，这种习惯完全符合养生之道。从西医的角度来分析，早上喝粥，可以充饥，还算得上是一种简单易行的食疗药方。研究显示，白米在熬煮过程中，只要温度超过60℃，就会产生糊化作用。在这种情况下，这种白米粥就很容易消化，非常符合胃喜温热的特点。同时，早上喝白米粥，在调养肠胃、增强食欲、防止便秘、预防感冒方面的功效都非常显著。一些长寿老人的养生心得之一，就是早上坚持喝白米粥。

早餐是有讲究的，必须遵循一些基本原则。由于胃喜温热，早餐不适合吃过凉的食物。有些人为了省事，习惯于在早上喝一些冰凉的饮料。结果，时间长了，就导致胃寒。从人体气血运行规律来看，在辰时，足阳明胃经处于工作状态。这个时候，阳气最为旺盛，一旦遇冷，气血就很容易凝滞。过凉的食物会阻碍胃经气血的运行，诱发胃痉挛，产生严重不适。长此以往，肠胃功能必然不断下降，出现营养不足，面黄肌瘦，精神萎靡不振。在正常情况下，为了保护胃壁，胃部会自动分泌一些黏液；为了促进消化，胃部会分泌一些消化液及胃酸。一旦进食过凉食物，胃气就不足，胃功能偏低，胃部肌肉缺乏正常的弹性，就无法实现正常的蠕动，也无法供应消化液及胃酸。这样一来，因为消化液及胃酸偏少，就会感觉食欲不振，腹部鼓胀，甚至产生呕吐。如果出现了这些症状，就要考虑一下，是否是因为早餐中有过凉的食物。一般说来，只要改变这种不良饮食习惯，相关症状就会很快消失。

早餐也应讲究营养，并非只求数量不求质量。早餐应注意营养的搭配，不能过于单一。如果嫌清粥淡而无味，可以适当加入各种配料。比如，大枣、薏苡仁、当归等，具有益气、补血、润肤、清心等功效。此外，也可以搭配一些蔬菜、鸡蛋、瘦肉或水果。尽管品种可以多一些，但数量上一定要适当控制。

现代人越来越重视饮食，不仅关注口味，而且关注健康。尽管工作繁忙，早上时间也比较紧张，但还是应当遵循早餐的一些基本原则。只有这样，才能收到养生的实际效果。

胃经多敲敲，健康看得到

很多女性朋友一直希望能找到一种理明、法简、效宏的健美方法，却始终未能如愿。其实，无须花费金钱，只要每天抽点零碎时间敲打胃经，就能充盈周身气血，自然收到理想的效果。

爱美之心，人皆有之，女性朋友更是如此。从养生的角度来看，美丽与否与胃经是密切相关的。道理很简单，所谓美丽，既离不开外在的

足阳明胃经

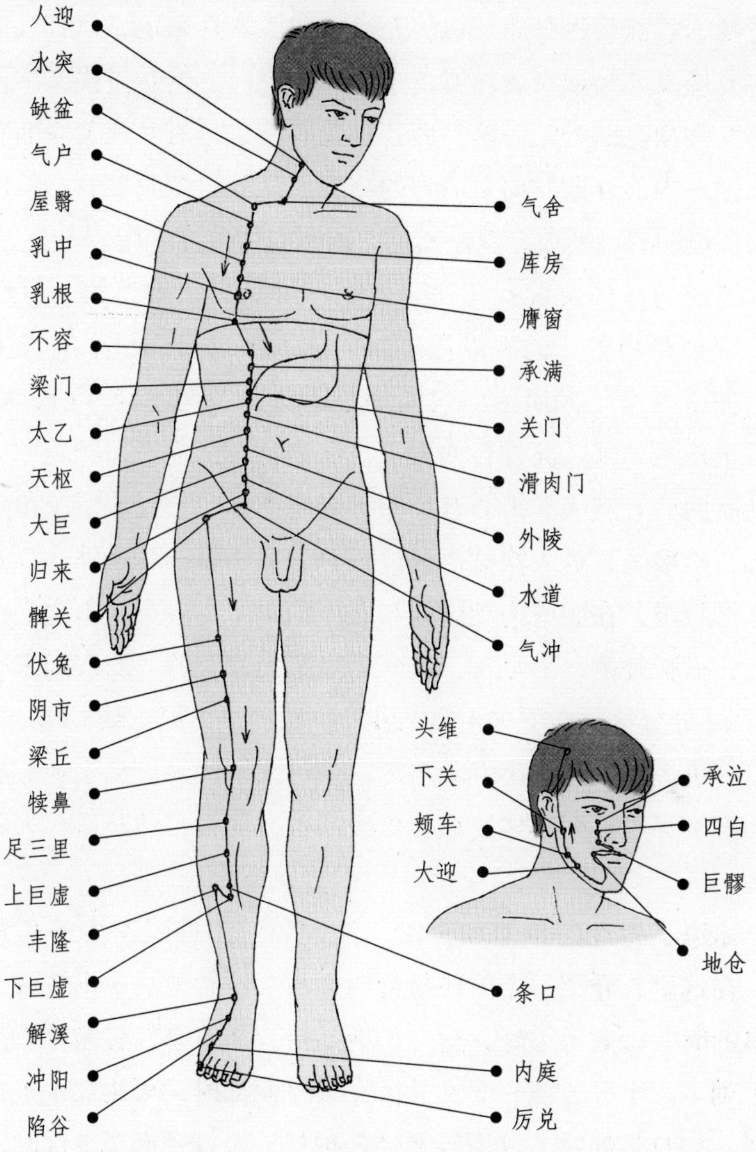

人迎
水突
缺盆
气户
屋翳
乳中
乳根
不容
梁门
太乙
天枢
大巨
归来
髀关
伏兔
阴市
梁丘
犊鼻
足三里
上巨虚
丰隆
下巨虚
解溪
冲阳
陷谷

气舍
库房
膺窗
承满
关门
滑肉门
外陵
水道
气冲
条口
内庭
厉兑

头维
下关
颊车
大迎
承泣
四白
巨髎
地仓

主治肠胃等消化系统、神经系统、呼吸系统、循环系统某些病症和咽喉、头面、口、牙、鼻等器官病症，以及本经脉所经过部位之病症。本经脉所经穴道有：承泣、四白、巨髎、地仓、大迎、颊车、下关、头维、人迎、水突、气舍、缺盆、气户、库房、屋翳、膺窗、乳中、乳根、不容、承满、梁门、关门、太乙、滑肉门、天枢、外陵、大巨、水道、归来、气冲、髀关、伏兔、阴市、梁丘、犊鼻、足三里、上巨虚、条口、下巨虚、丰隆、解溪、冲阳、陷谷、内庭、厉兑，共45穴，左右合90穴。

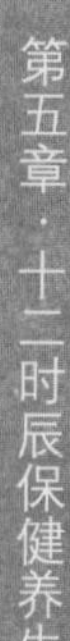

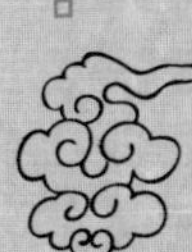

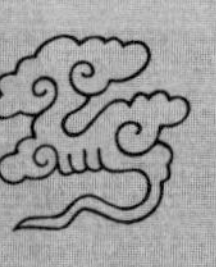

保养，也离不开内在的调理。外在的保养就不必啰唆了，因为大家都非常清楚。至于内在的调理，就很少有人知道了。其基本原理是：只要胃经舒畅，就能确保脏腑气血的充足。对于女性来说，只有气血充足，才会容光焕发、神采飞扬。所谓“面若桃花”，便是古代文学作品中用来形容女性漂亮的语汇。这“面若桃花”不仅是对女性美貌的赞誉，也是对女性由内而外散发出来活力的描绘。从养生的角度看，“面若桃花”可间接证明胃经畅通，气血充足，因而身体非常健康。

胃经的具体位置究竟在哪里呢？这是必须知道的。胃经以鼻为起点，交会鼻根处，向下沿鼻外侧，进入上齿槽，出来夹口旁，环绕口唇，向下交会于颏唇沟，向两侧至下颌角，向上经耳前、颧弓，沿发际，至额颅中部。其外行的主干，从锁骨上窝向下，经乳中等穴，向下经夹脐两旁，进入气街。胃经共有四条支脉：一是从下颌角前，经颈动脉部，沿喉咙，进入缺盆，通过膈肌，属于胃，络于脾；二是从胃口向下，沿腹里，在腹股沟动脉处与外行的主干相会合，由此下行，经髋关节前，沿腿外侧，上足背，进入第三趾内侧趾缝，出次趾末端；三是从膝下3寸处分出，向下进入第三趾外侧趾缝，出第三趾末端；四是从足背分出，进大趾趾缝，出大趾末端，接足太阴脾经。从宏观上看，胃经从上到下贯穿了整个人体。只要胃经通畅，气血自然旺盛，人就自然健康漂亮。

知道了胃经的价值和位置，具体如何调理呢？法不在繁，重在契机。在这里，介绍一个简便易行的方法。这种方法一不花钱，二不占用太多的时间，效果很好，适合长期坚持。用双掌轻轻敲打胃经，顺序是从上到下。十分方便，非常灵活。敲打面部时，可用双手十指指腹轻轻按压。敲打颈部时，可用双掌轻轻拍打。敲打颈部至腿部时，可以采取捶打的方式，力度适中，以自身能够承受并感觉舒适为度。该法长期坚持，定能给爱美心切的女性朋友带来意想不到的惊喜！

胃经多敲敲，健康看得到

按摩脸部，疏通胃经

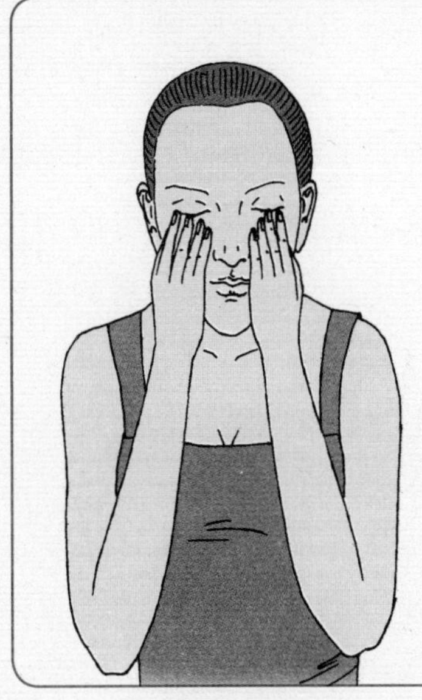

双手干揉脸部，可以疏通经过脸上的这一段胃经。

按摩阳陵穴，消除肝火

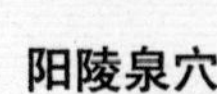

阳陵泉穴

阳陵泉穴位于人体的膝盖斜下方，小腿外侧之腓骨小头稍前凹陷处。

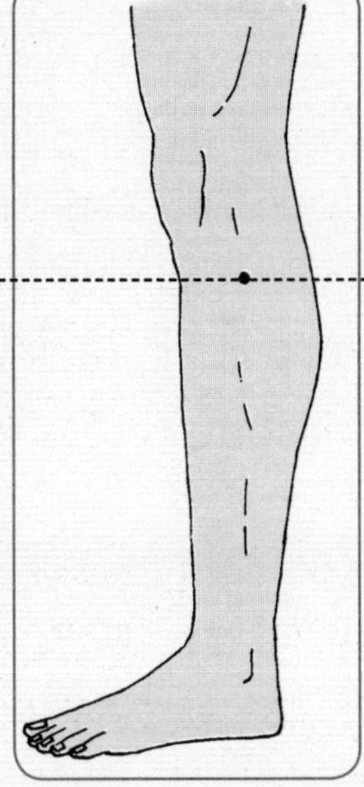

用食指指腹按揉阳陵泉穴，经常按摩可舒筋止痛，并有效降肝火。

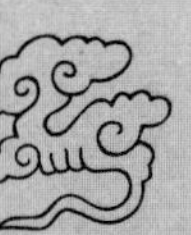

早起没精神，只因肝火旺

《黄帝内经》明确指出："怒伤肝，喜伤心，思伤脾，悲伤肺，恐伤肾。"这就说明，任何一种情绪都不可走极端，否则都会损害身体健康。其中，"怒伤肝"就极为典型。愤怒的情绪对养生不利，不仅会损伤肝脏，导致肝火过旺，而且还会进一步影响脾胃功能，导致食欲不振、精神萎靡。

脾胃和肝脏都是人体的消化器官，关系极为密切，亲如兄弟。两者之间如能和睦相处、通力合作，就能确保食物得到正常的消化、吸收。具体说来，胃的主要功能是储存、消化、吸收食物，肝的主要功能是过滤食物中的毒素。食物被胃消化之后，就会进入血液。在此之前，如果没有肝脏的过滤功能，一些对人体不利的毒素就会散布全身，严重威胁身体健康。从这个意义上说，肝堪称消化系统的一道过滤屏障。很多人喜欢吃一些辛辣、油炸、腌制的食品，而且很多食品中本来就含有一些化学农药、添加剂等。对于人体来说，这些食品都含有大量的毒素，需要借助肝的高效处理，最大限度地将毒素排出体外，切实维护人体健康。但是，如果这些毒素过多，就必然导致肝超负荷工作，长期劳累甚至透支，就会引起肝脏充血，肝火上升。实际上，食欲不振、精神萎靡正是肝火过旺的具体表现。在此基础上，有些人还会出现头昏脑胀、烦躁易怒、阳痿早泄等症状。因此，对于这个问题，一定不能掉以轻心。

针对这种情况，我们可以采取以下两种对策：

一是进行饮食调理。肝火过旺，很直观地反映出胃里已经堆积了大量的有毒物质。因此，要想从根本上降肝火，就要先从调理饮食开始。早餐应尽量清淡，可以坚持喝粥，对养生极为有益。午餐和晚餐不宜食用过多的辛辣、油炸、腌制的食物，也不宜进食经过化学处理，含有各种添加剂的食物。不少蔬菜和水果含有较多的化学农药，进食前必须认真清洗。

二是进行穴位按摩。这是典型的中医疗法。通过按摩相应的穴位，可以疏通经脉，促进血液循环，便能祛病健身。为了达到降肝火的目的，可以重点按摩阳陵泉穴。阳陵泉穴的具体位置是膝盖斜下方，小腿外侧之腓骨小头稍前凹陷处。可用拇指按压，并稍稍使劲。在一般情况下，可持续按摩3分钟。经实践，该法在降低肝火方面成效显著。

总之，要想避免肝火过旺，就要在平时多注意保养脾胃。无论是饮食调理还是穴位按摩，都要持之以恒，方能见到实效。

养生有主次，首选足三里

中医养生学认为，人体的生理功能存在着盛极必衰的现象。一般在30岁左右，人的生理功能逐渐趋于顶峰，处于最佳的生理状态。但从另一个方面来看，此时也正是衰老的开始。具体说来，人体衰老的表现之一就是足阳明胃经中的阳明之气开始缓慢减弱，一些疾病悄然而至。由于生理机能依然强健，所以，这种衰老的表现并不明显。但对于其他更高年龄段的人来说，就必须引起高度的重视了。其养生调理的基本思路是：只要能抑制住阳明燥金之气，就可以比较理想地延缓衰老、延长寿命。

中医强调，要想延缓衰老、延长寿命，有一个很实用的方法，那就是在足三里穴上做文章。具体说来，有以下三种对策：

一是针灸。实践证明，针灸足三里穴具有很好的延缓衰老、延长寿命的效果。民间有一句话，叫作："若要身体安，三里常不干。"你如果想要追求健康长寿，就要经常在足三里穴处做艾灸。足三里的具体位置在犊鼻穴（即外膝眼）下3寸，胫骨前脊外1横指处。中医认为，足三里穴是足阳明胃经的合穴。这里所谓的艾灸，就是指通过足三里这个穴位，将热气传达到体内，减少人体内部的阳燥之气，从而达到祛病强身的目的。具体的艾灸方法有两种：一种是用艾绒放在足三里穴点燃，当艾炷即将燃尽时，继续留在穴位处，造成一定程度的烫伤，并保持化脓不干的状态；另一种是在艾条与皮肤之间加上姜片。相对而言，前一种比较直接，效果也较好，但不宜私自进行；后一种比较温和，属于隔物灸法，但效果稍微弱一些。

二是拍打。如果不愿采用艾灸的方法，也可以选择拍打的方法。实践证明，拍打足三里穴具有养生保健的价值。足三里穴号称人体四大总

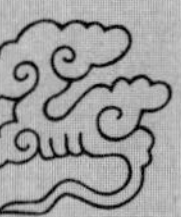

足阳明胃经的合穴——足三里穴

足三里的作用及取穴方法

足三里的位置在外膝眼下3寸（约4横指），胫骨前脊外1横指处。

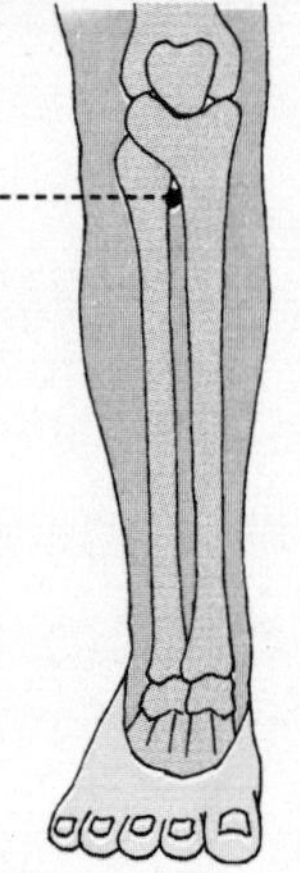

艾灸足三里的滋补效果是最好的，胜吃老母鸡。

艾灸足三里

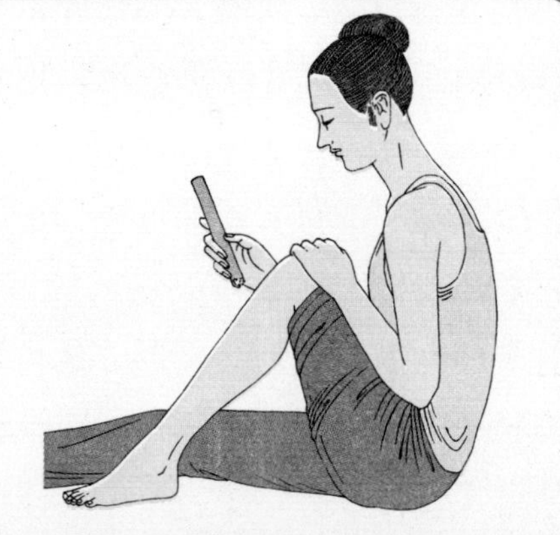

坐势，小腿向前伸，使腿与凳保持约120°，食指及中指按在足三里穴位上，两指一起用力，按揉足三里穴。

按摩足三里穴

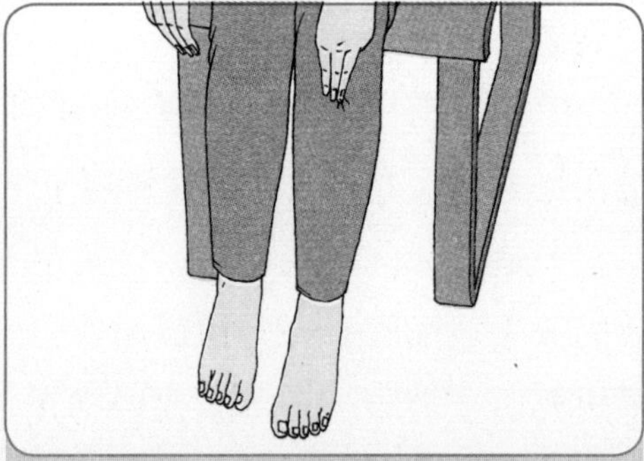

坐势，小腿向前伸，使腿与凳保持约120°，食指及中指按在足三里穴位上，两指一起用力，按揉足三里穴。

穴位小故事——足三里

日本东京以前有个习俗，每次建成一座桥，竣工通行当天都要请当地年龄最高的长者先从桥上走过。在日本《帝国文库》中有一段记载，说元保十五年九月十一日，永代桥竣工仪式上，最先走过的是三河水泉村的平民百姓满平和他一家三代的6位长寿老人。其中，满平242岁，他的妻子221岁；满平的儿子万吉196岁，万吉之妻193岁；满平的孙子万藏151岁，万藏的妻子138岁。人们都觉得非常惊讶，不可思议，纷纷询问满平是否有长生不老术。满平笑着说，哪有什么长生不老术，只有祖传下来的三里灸而矣。三里灸，是艾灸的一种，指用艾直接灸"足三里"穴。据记载，这种方法是我国唐代著名文化使者鉴真大师东渡后传给日本人的。

穴之一，所以才有“拍打足三里，胜吃老母鸡”的说法。因此，平常只要有三五分钟时间，就可以多拍打足三里穴。持之以恒，必能收到养生保健的功效。

三是按摩。端坐在凳子上，四指并拢弯曲，置于小腿外侧，将拇指指端按住足三里穴处，轻轻点按，一按一松，反复进行。也可以将小腿往前伸，腿与凳应保持120° 。用食指置于足三里穴上，将中指叠加在食指上，稍稍用力，按揉足三里穴。这两种方式都可以进行3分钟，关键是长期坚持。

需要强调一点，在艾灸、拍打和按摩足三里穴时，应当注重对时辰的选择。在条件许可的情况下，最好选择辰时。在这个时间段，人体气血流注胃经，胃经活动最为活跃，艾灸、拍打和按摩足三里穴的效果最好。上班族如果没有时间进行艾灸，可利用坐车的机会，进行足三里穴的拍打和按摩。对于特别忙的人来说，如果确实无法在辰时进行锻炼，也可以选择其他时间段。尽管效果会弱一些，但可以稍稍延长时间。关键还是长期坚持，效果才能真正体现出来。

欲除青春痘，须防畏寒症

很多年轻朋友常常为青春痘而烦恼不已，想尽了办法，效果却并不理想。青春痘也称痤疮、粉刺。据统计，有接近70%的人曾经出现过这种疾患。在青少年中，这种情况更为普遍。青春痘并不局限于脸部，有的人还出现在胸部、背部、肩部。当然，最常见的还是在面部。青春痘的形状一般是圆锥形，颜色有的红、有的黑，化脓后会出现白点，多数有痛痒之感。按照中医的观点，青春痘的出现主要源于体内过旺的热气。而这种过旺的热气又往往与胃寒症有关。

为什么说青春痘与胃有关呢？只要仔细观察，就能发现：青春痘出现的地方，尤其是口鼻周围，恰恰是胃经经过的部位。因此，一旦胃经出现异常状况，就会很自然地在这些部位反映出来。中医认为，青春痘的出现体现的是胃肠功能方面的问题。具体一点，就是我们常说的胃寒。

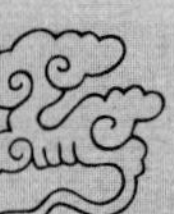

引起痤疮的主要原因及消痘小秘诀

引起痤疮的主要原因

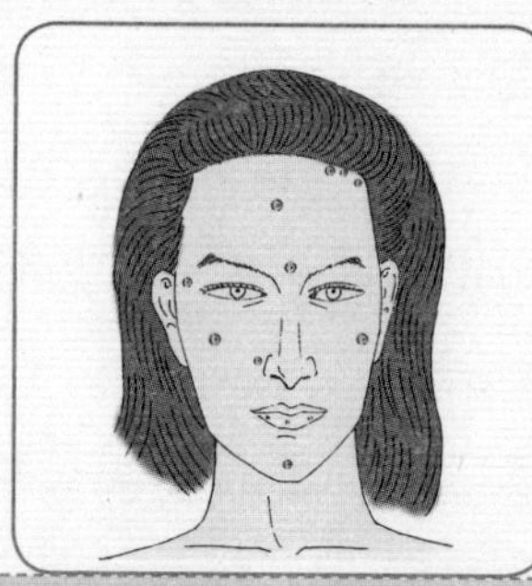

皮肤是五脏的镜子。痘痘的产生主要与五脏六腑关系密切，与脏腑功能失调息息相关。

肺经风热证

颜面潮红，粉刺焮热、瘙痒或有脓疱，苔薄黄，舌红，脉细数等。

脾胃湿热证

皮疹红肿瘙痒，常伴有大便不畅，消化不良，腹胀，苔黄腻，脉滑数等。

肝气郁结证

多见于女子，皮疹反复发作，与月经周期有明显关系。

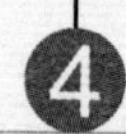

肝肾阴虚证

多见于30岁以上的人，皮疹色红不鲜，常见面色晦暗，色素沉着，苔薄白，脉濡滑等。

消痘小秘诀

1 用茶叶水（温热的）涂在痘印处，茶水最好用绿茶水，因为绿茶有消炎的作用。

2 每天早晨用温水洗脸，里面加一些白醋，可以消炎、镇痛还能美白。常用温水洗脸，因为冷水不易去除油脂，热水促进皮脂分泌。不要用刺激性肥皂，做好保湿工作，使皮肤油水平衡。

3 多喝水（每天至少8杯），多吃蔬菜水果，少吃脂肪、糖类和辛辣等刺激性食物，保持大便通畅。

4 早上起来空腹喝一杯蜂蜜水，然后早晚吃皮肤血毒丸，配喝蜂蜜水效果更佳。

5 多吃富含维生素C的食物，如士多啤梨、奇异果、提子、西柚。避免吃刺激及深色素的食物，例如咖啡、奶茶、木瓜。建议由内到外治疗会比较有效。可试用粗盐在面上轻轻打转地磨，约2分钟，洗去。再按平日方法抹上爽肤水即可。

6 因痘瘢需要比较长的时间和耐心，充足的睡眠，不要经常熬夜，不吃辛辣、有刺激性的食物。

导致胃寒的原因是很多的，最常见的是过多饮用冷饮。现在，人们不仅在夏季大量饮用冷饮，而且在冬季也喜欢饮用冷饮。虽然满足了口味，却对身体健康造成了伤害，最直接的影响就是导致胃寒。在一般情况下，人体的体内温度是相对恒定的。大量饮用冷饮，就等于给体内带来一场寒流。于是，身体就会竭尽全力，立刻调动自身的热量予以抵抗。这种热量就是中医所说的燥火。尽管寒气很快就被祛除，但又出现另一种意想不到的结果：大量燥火乘胜追击，不停地往外攻。最终，那些皮肤的出口处就形成了典型的青春痘、痤疮、粉刺。

导致胃寒的另一个原因是精神状态不佳。个别人已经过了青春期，青春痘却并未消退，就多半与精神消沉、抑郁有关。这些人往往处于较大的精神压力之下，导致吃不好、睡不着。长此以往，就会食欲不振、消化不良，进而导致胃寒。人体为了抵御这种寒气，就会用燥火进行祛除，并最终在脸部宣泄，形成不算青春痘的青春痘。

我们可以比较一下，青春痘往往长在年轻人的脸上，中老年人的脸上就很少出现。道理很简单，年轻人血气方刚，气血数量足、流动快。只要胃里产生了寒气，年轻人体内的燥阳之气就会席卷而上，四处追击寒流，也四处寻找出口。于是，脸部皮肤便成了最好的通道，可恶的青春痘就这样产生了。

那么，如何有效防治青春痘呢？根据青春痘的成因，调整的对策自然呼之欲出。

一是调整自己的生活习惯。在饮食方面，应尽量少饮冷饮，可以代之以温度适宜的白开水。平时多吃蔬菜、水果，重点选择菠菜、萝卜、西红柿、地瓜等。要确保每天8小时的充足睡眠，切忌熬夜。早晨起床后，应养成先喝水、后排便的好习惯。在卫生方面，要注重脸部的清洁。此外，尽量不要在烈日底下暴晒。

二是调整自己的精神状态。无论遇到多大的烦心事，都不要着急上火。要尽量放松身心，乐观地对待生活与工作中的各种挑战。心态问题解决了，即使已经出现了青春痘，也会慢慢消退的。

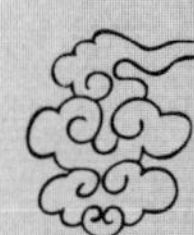

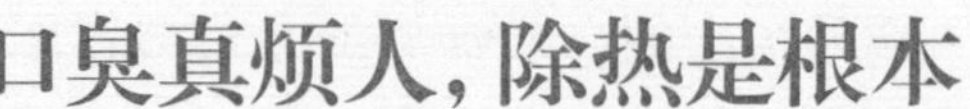

口臭真烦人，除热是根本

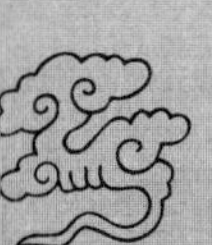

在现实生活中，很多人都为自己的口臭而苦恼不已。口臭看似不算大病，却不仅让自己尴尬，而且容易惹人厌烦。患有口臭的人，在社会交际方面会存在很大的障碍。更有甚者，有些口臭患者根本就不敢和他人正常交往，唯恐"出口伤人"，实在是"有口难言"。口臭属于身体方面的疾病，但它所引发的自卑、自闭等心理疾病也不可小视。

从中医理论来看，口臭的人往往存在胃热现象。临床还发现，那些胃热的人很容易产生胃痛、便秘及消化不良等症状。胃热会引发胃肠疾病，进一步加剧口臭程度，甚至罹患胃癌、肠癌。究其原因，主要是食物在体内堆积太多，无法顺畅地及时排空。时间一长，自然产生各种变化，进而产生各种气味。这些气味又传到口腔中，便会形成平常所说的口臭。

如何防治口臭呢？传统养生文化对此早就有过相关的理论研究与实践总结。首先，要注意口腔清洁卫生。这是必要的，但并不能从根本上消除口臭。其次，要从口臭产生的原因入手，采取按摩穴位等方式，进行有效的调整。一般说来，要想彻底治愈口臭，必须想方设法去消除胃热。养生实践证明，经常按摩劳宫穴、金津穴、玉液穴、内庭穴，可以有效地清除胃热，进而治愈口臭，使口气变得清新起来。

劳宫穴是手掌上的大穴。其具体位置是手掌心第2、第3掌骨之间，握拳时中指尖正对处。劳宫穴具有很强的清热泻火功能，经常被中医用于治疗由于内热引发的口臭、口疮等症。

内庭穴属于胃经的荥穴，具体位置是足背的第2、第3趾趾缝间。经常按摩内庭穴，有助于消除胃热，对治疗口臭极有帮助。

在按摩以上穴位时，最好用拇指指腹各揉按3分钟。每天按摩三次，一般一周明显见效。由于金津穴和玉液穴在口腔里，不方便按摩。为此，可以先按摩劳宫穴、内庭穴，再用三棱针，在金津穴、玉液穴针刺放血各两三滴。每天1次，也可隔天1次，效果很好。但为了安全起见，最好请医生或内行指导，不宜自己进行。

内庭与劳宫穴解决难言之隐

出现口臭困扰，可以对劳宫、内庭进行按摩。每个穴位用拇指指腹揉按5分钟，根据症状可一天按摩2次或3次，坚持1周左右，口臭就能得到很好的缓解。

内庭穴取穴与按摩方法

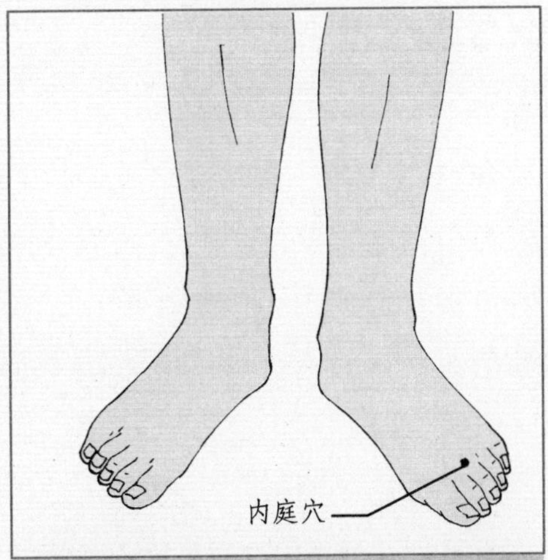

内庭穴在足背的第2、第3趾趾缝间。

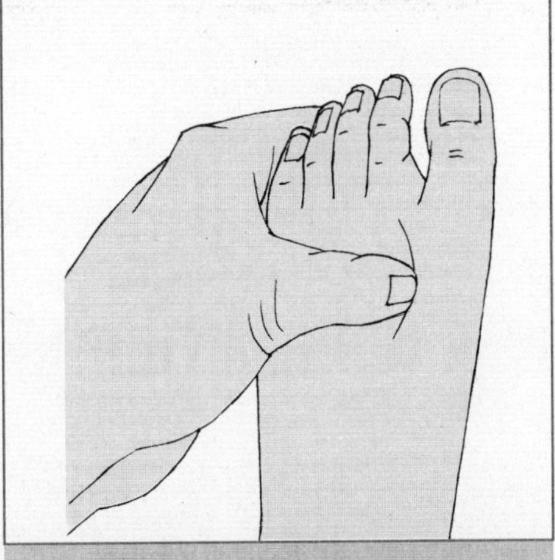

内庭是胃经的荥穴，荥主身热。按摩内庭有消除胃热的功效。所以治疗口臭不能忽视了内庭。

劳宫穴取穴与按摩方法

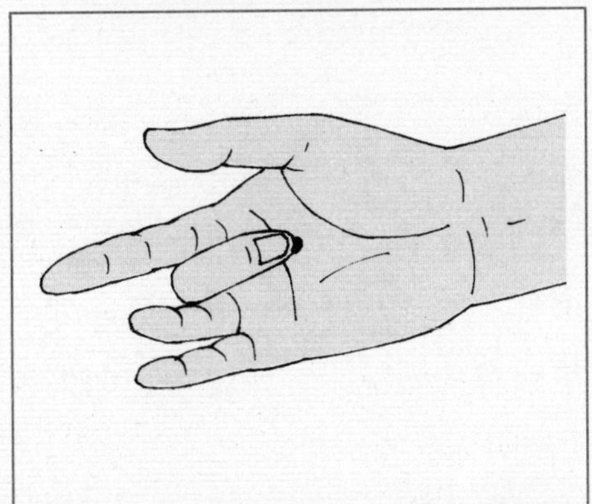

劳宫穴是手掌上的重要穴位。人主要通过手来劳动，这个穴位又在手掌中心，所以称为劳宫。它在手掌心第2、第3掌骨之间，屈指握拳时中指尖指向的地方就是劳宫穴。

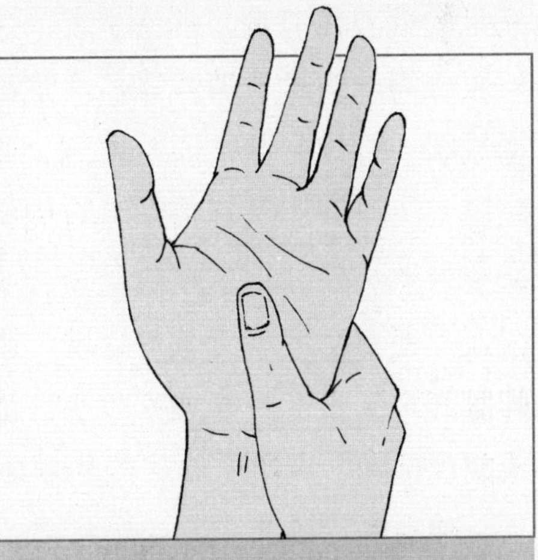

劳宫属于手厥阴心包经上一个重要的荥穴。“荥主身热”，劳宫清热泻火的能力是很强的，在临床上，我们常用它来治疗由于身热或者内热引起的口疮、口臭效果特别显著。

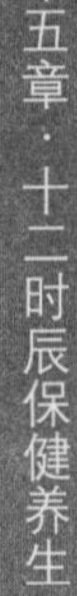

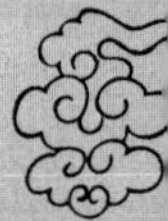

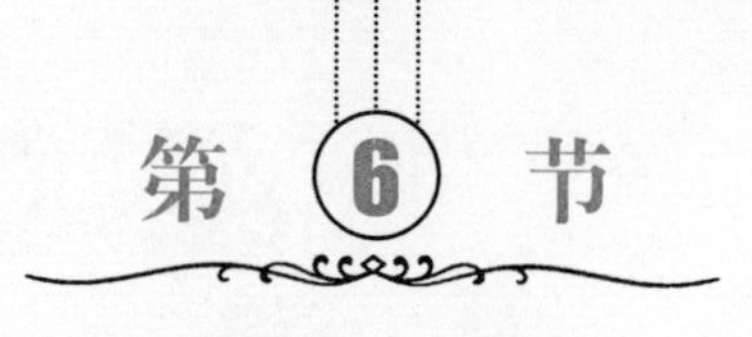

巳时

巳时养生秘法

巳时是指9～11点，这个时间段正是脾工作的时间。

在《黄帝内经》中，脾胃被誉为“仓廪之官”。古时候，仓廪之官专门负责一个地方的粮食调度，属于权力很大的重要官位。对于人体来说，脾胃相当于管理粮仓的官员，主要负责对食物进行接纳、消化、吸收、储存、运输。正是依靠脾胃的辛勤劳作，五脏六腑、四肢百骸才能得到足够的营养滋补、能量供应。中医认为，脾是后天之本，也是气血生化之源。脾还负责统摄血液的运行，这种作用是通过“气摄血”才得以实现的。因此，只有脾正常工作，才能确保人体内的血液得到有效的循环。

如果由于种种原因，脾气虚损，无法正常工作了，脾的消化功能、吸收功能和传输功能就会衰退甚至丧失。身体的各个部分无法及时得到充足的营养和能量，就会引发一系列病症，包括食欲不振、情绪低落、腹胀腹泻、头晕、消瘦等。个别严重的，甚至会出现脱肛、内脏下垂、糖尿病、过度肥胖。前面提到，脾还主统血。所谓“五脏六腑之血，全赖脾气统摄”，就是指脾具有固摄血液的功能，确保血液在脉内运行，避免外溢出血。一旦脾气受损，丧失了调节血液的作用，患者就会出现尿血、便血、皮下出血等症状。由此可见，必须高度重视对脾的调养。脾脏开窍于口，只要观察舌头，就能了解脾的状况。一般说来，如果舌头颜色偏淡，舌边出现牙齿的咬痕，就说明你的脾不正常了。

脾虚的原因很多，诸如饮食失调、劳逸失度、久病体虚等。为此，可以采取相应的对策。饮食要多样化，避免结构单一，导致人体得不到全面的营养。平时不要过度劳累，要养成定时睡眠的好习惯。久病卧床或伏案工作的人，要适当运动。中医认为，“脾主全身之肌肉”。如果

阳光明媚，脾经当令，输送营养

脾为“后天之本”、“气血生化之源”。脾还统摄血液在脉管中运行，脾统血的作用是通过气摄血来实现的。脾正常工作才能保证血液在人体内的循环。

与巳时相对的生肖是蛇，这时地面阴雾之气消失，阳光明媚，蛇从洞中爬出来活动，通过与地面的摩擦来消化食物。看来必须要通过有益的锻炼才能达到健脾养生的目的。

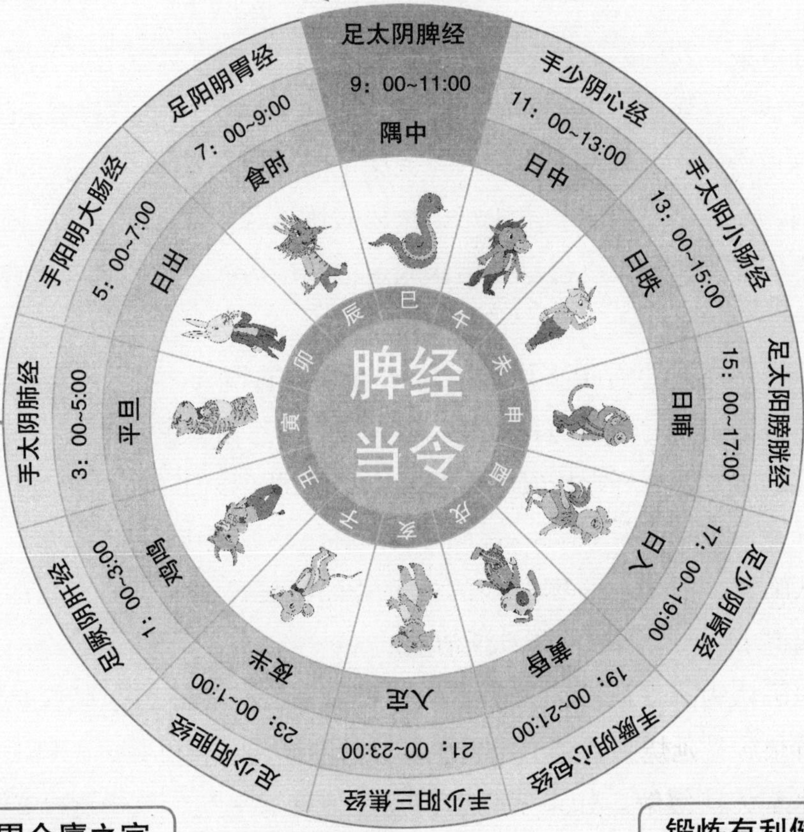

脾经当令

足太阴脾经 9：00~11:00 隅中 巳
手少阴心经 11：00~13:00 日中 午
手太阳小肠经 13：00~15:00 日昳 未
足太阳膀胱经 15：00~17:00 日晡 申
足少阴肾经 17：00~19:00 日入 酉
手厥阴心包经 19：00~21:00 黄昏 戌
手少阳三焦经 21：00~23:00 人定 亥
足少阳胆经 23：00~1:00 夜半 子
足厥阴肝经 1：00~3:00 鸡鸣 丑
手太阴肺经 3：00~5:00 平旦 寅
手阳明大肠经 5：00~7:00 日出 卯
足阳明胃经 7：00~9:00 食时 辰

脾胃仓廪之官

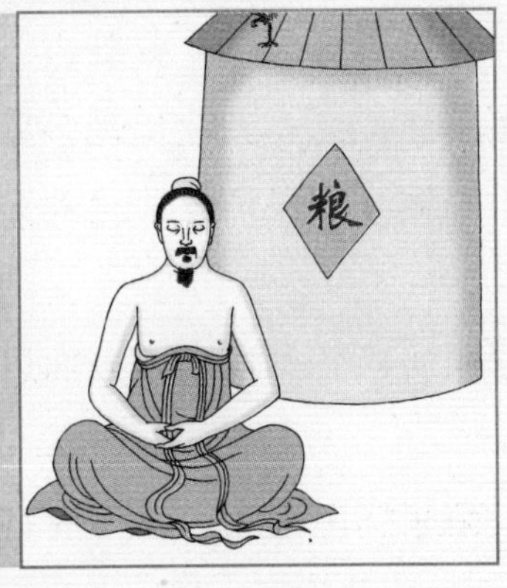

脾胃就像是管理粮仓的官员一样负责接纳食物，消化、吸收后再运送到其他地方。

锻炼有利健脾

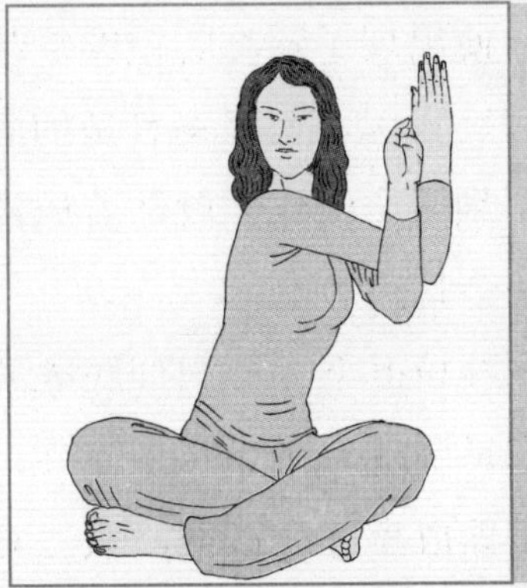

健脾必须要通过有益的锻炼才能达到健脾养生的作用。

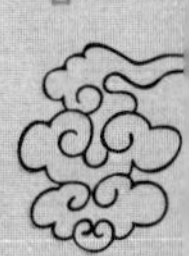

不对肌肉进行任何锻炼，脾就很难高标准地工作，其后果不堪设想。

脾作为五脏之一，必须引起我们的高度关注。养成良好的生活习惯和锻炼习惯，将有助于恢复和强化脾的正常功能，进而获得祛病健身、延年益寿的成效。

认真调脾经，远离糖尿病

近年来，我国的糖尿病人群不断扩大，并出现了年轻化的趋势。有不少小孩子，居然也得了糖尿病。目前，在世界范围内，糖尿病依然属于难以根治的疾病，严重威胁人体健康。然而，只要了解了糖尿病的发病机理，掌握了相应的养生诀窍，糖尿病还是可以有效调理的。随着医学技术的发展，人类终将攻克糖尿病这一疑难病症，为糖尿病患者带来福音。

糖尿病的产生有很多原因，比如有遗传的因素，有饮食不当的因素，有锻炼不足的因素，有精神不佳的因素，有嗜烟酗酒的因素，有药物反应的因素，有妊娠诱发的因素，不一而足。我们在前面提到，糖尿病与胃经有关。其实，脾经运行不畅，同样会引发糖尿病。

从临床表现来看，糖尿病的主要特征就是“三多一瘦”，即吃得多、喝得多、尿得多，并且日渐消瘦。

中医认为，糖尿病的发病根源是肝脾受寒化热。由于肝脾热气很旺，就很容易延烧到肺，引发肺燥。这个时候，就会感觉口干口渴，喝多少水都无法缓解。如果不能有效控制住这股热气，就会逐渐传到胃里，引发胃燥。于是，患者就开始大量进食。此时，人体的消化吸收能力很强，便出现了随吃随饿的症状。脾脏失调之后，肾脏也深受其害，出现肾亏、肾虚。肾原本具备的固摄功能偏低，就会出现多尿。那些营养尚未得到完全吸收，就随着尿液排出体外。身体无法得到充足的营养滋补，便会日渐消瘦。

在这种情况下，要想彻底远离糖尿病，就要在两个方面进行努力，其本质都是调理脾经。

一是养成良好的饮食习惯。对于糖尿病患者来说，不要在精神上给

肝脾受寒易起糖尿病

肝脾受寒而化热易引起糖尿病。肝、脾的热气传导到肺、胃和肾脏从而出现了糖尿病患者常见的“三多”现象—吃得多、喝得多和尿得多。

肝脾受寒化热

脾脏热邪伤及肺 → 脾燥易口干，总想喝水但仍不解渴。

脾脏热邪传导到胃 → 胃燥，消化吸收加快，人易感到饥饿。

脾脏热邪伤及肾 → 肾脏受损易肾亏，肾虚。导致肾控制排泄功能下降，患者会频繁上厕所。

远离糖尿病注意事项

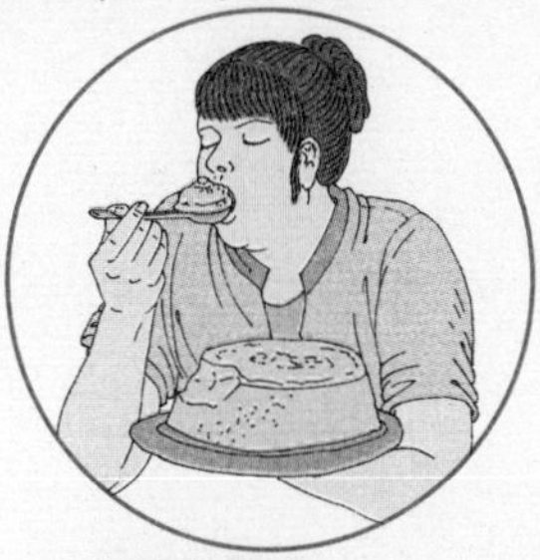

勿暴饮暴食

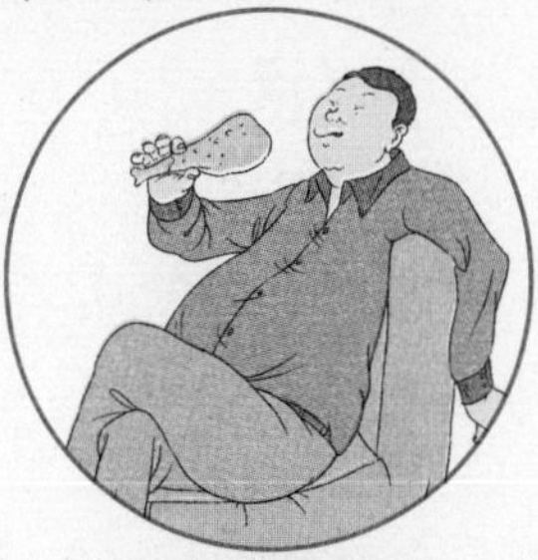

少食高油脂食物

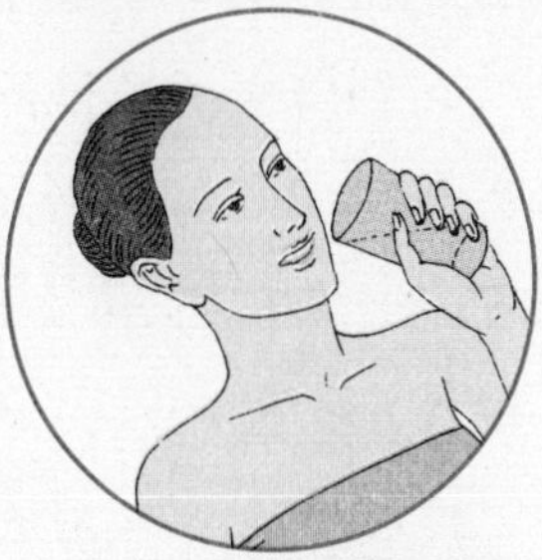

少饮刺激性饮料

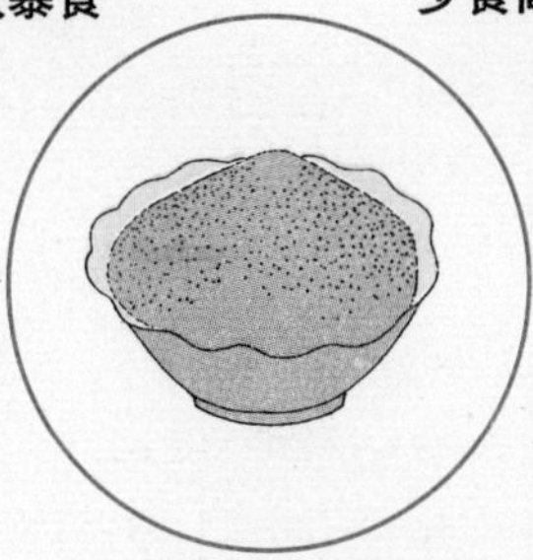

少吃单糖类食物

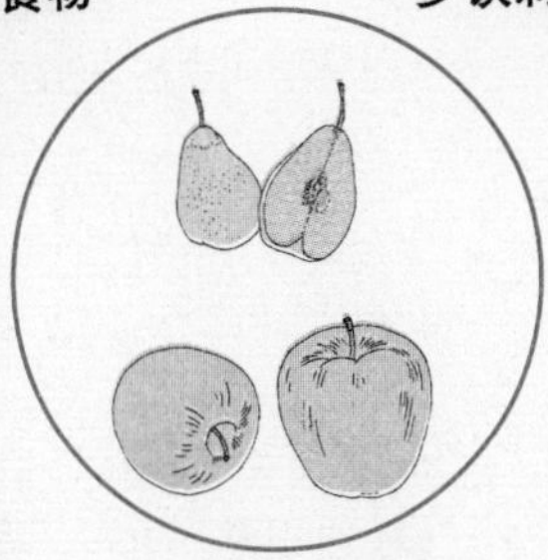

多补充维生素B

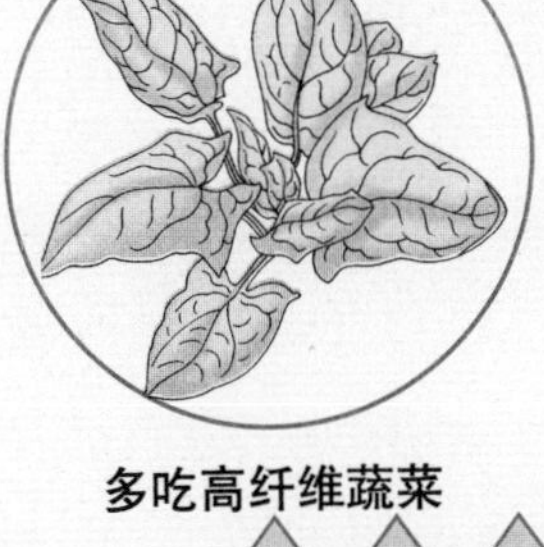

多吃高纤维蔬菜

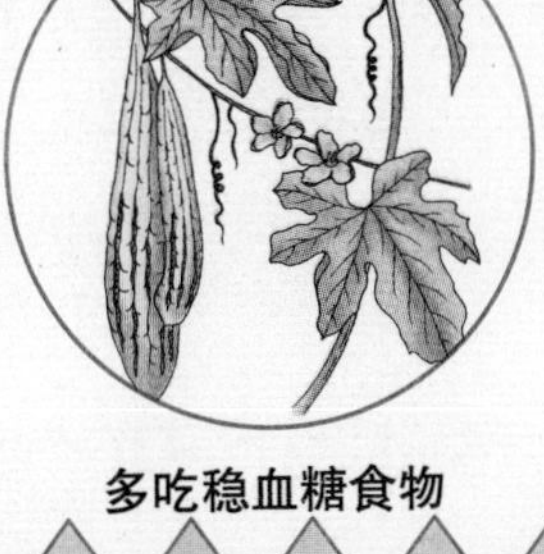

多吃稳血糖食物

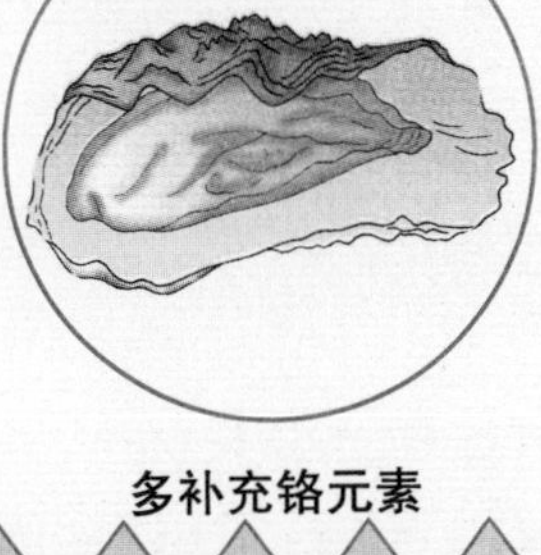

多补充铬元素

远离糖尿病应多摄取以上食物

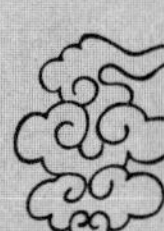

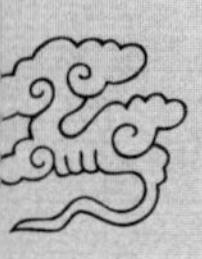

自己增加压力。除了治疗、锻炼、睡眠、娱乐之外，很关键的就是注重良好的饮食习惯的养成。糖尿病患者的饮食应注意对脾脏的保养，实现科学饮食。平时，可多选择大豆及各种豆制品。这类食品富含蛋白质、无机盐、维生素及不饱和脂肪酸，对于降低血胆固醇、甘油三酯极有帮助。同时，也有明显的降脂作用。此外，还要多吃一些莜麦面、荞麦面、燕麦片、玉米面，补充各种微量元素、B族维生素和食用纤维，对延缓血糖升高很有帮助。很多糖尿病患者有吃水果的习惯，应当予以纠正。水果应尽量少吃，最好不吃。道理很简单，水果中含有大量的葡萄糖、蔗糖、淀粉，这对于糖尿病患者来讲是致命的。进食水果之后，人体会迅速地消化吸收，血糖便会明显上升。作为水果的替代品，可以多吃一些富含膳食纤维的蔬菜。至于辛辣、油腻等食物，健康人都应当控制，更何况是糖尿病患者呢？在服药方面，一定要遵照医嘱，不得擅自增减。定期应去医院检测，随时了解身体变化。

二是养成良好的锻炼习惯。糖尿病患者可以选择符合自身特点和兴趣的锻炼活动，总体上不宜进行剧烈的运动。可以散散步、打打太极拳，既便于放松精神，又便于增强体质。

脾脏养得好，身材更苗条

当前，随着生活水平的提高，人们具备了更好的条件，在饮食的选择上更加自由，饮食的样数也越来越丰富。表面上看，人们已经脱离了温饱期只注重数量、不注重质量的饮食理念，越来越讲究营养了。但实际上，与过去相比，肥胖人群的比例却在不断提升，男女老少都普遍存在肥胖现象。这就说明，光在思想上重视饮食是远远不够的，还需要进一步了解饮食方面的养生常识与具体技巧，并持之以恒地付诸实践。在大多数人的心目中，肥胖不仅有损自身的形象，而且严重威胁自身的健康。为了战胜肥胖，人们想尽了千方百计，尝试了各种各样的减肥方法，诸如减肥药、减肥茶、瘦身衣等，不一而足。但结果却是收效甚微，有的还适得其反。急于减肥的心情是完全可以理解的，但关键是明理、得法，才能收到理想的效果。

痰湿体质，赶快给身体减减肥

痰湿体质的人是比较常见的体质类型，当人体脏腑、阴阳失调，气血津液运化失调，易形成痰湿。

痰湿体质的人体征特点

形体肥胖、嗜食肥甘、神倦嗜睡、身重如裹

口中黏腻或便溏、脉濡而滑、舌体胖、苔滑腻

环境调摄

不宜居住在潮湿的环境里；在阴雨季节，要注意湿邪的侵袭。

饮食调理

少食肥甘厚味，酒类也不宜多饮。多吃些具有健脾利湿、化痰祛痰的食物。

运动锻炼

应长期坚持体育锻炼，让疏松的皮肉逐渐转变成结实、致密起来，如散步、慢跑、游泳等。

引起肥胖的原因

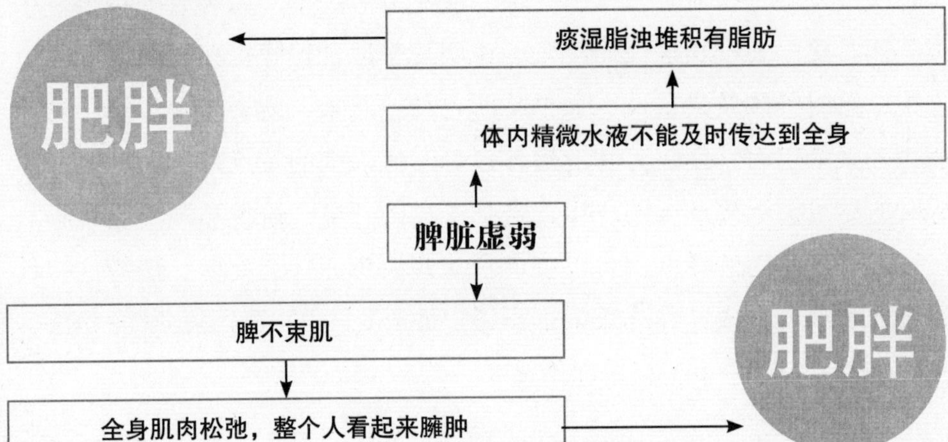

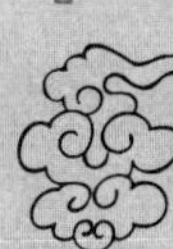

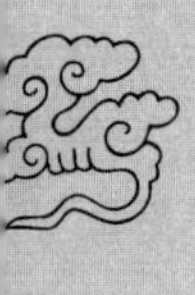

中医是如何看待肥胖现象的呢？中医认为，肥胖现象与脾脏密切有关，其根源是体内水液代谢失常。脾胃号称“后天之本”，为“气血生化之源”。正是借助脾的运化功能，体内的精微水液经由脾脏传送到五脏六腑、四肢百骸，或被人体吸收，或被排出体外。这是正常的健康状况。一旦脾脏失调，处于虚弱状态，那些精微水液就无法及时传送出去，往往在皮下脂肪处郁积下来。在这种情况下，既不能有效地消化，又不能及时排出体外，结果就形成了虚胖。临床观察发现，中年人往往更容易肥胖。中年人的脾脏功能普遍处于衰退阶段，对饮食的消化吸收功能慢慢减弱。如果饮食本身就难以消化，那么，这种现象就更加严重。于是，那些精微水液就难以输布全身，体内就会出现各种痰湿脂浊。如果没有良好的运动习惯，每天的基本运动量不达标，出现肥胖就是板上钉钉的事情。当然，不仅是中年人，现在很多青少年从很小的时候开始，就已经出现肥胖的趋势了。尽管原因很多，主要还是由于存在脾虚的体质。对于小孩子来说，一旦接触不洁、有毒物质，虚弱的体质就很容易造成持续感染，出现体内血亏，导致脾脏功能严重受损。“脾主肌”，这就意味着，如果脾脏功能受损，身体肌肉也会变得更加松弛，就会出现我们深恶痛绝的肥胖臃肿了。从这个意义上说，肥胖的根源还在于脾脏的失调。

那么，如何防治肥胖呢？既然肥胖是脾虚造成的，我们就需要养脾。在《黄帝内经》中，介绍了大量的养生诀窍，其总体思路就是顺应自然规律来进行养生实践。所谓“年有十二月，日有十二时，五脏六腑有神明”，就是指对五脏六腑的保养应充分考虑季节和时辰的特点。在一年四季之中，“长夏应于脾”，说明夏季适合养脾；在一天十二时辰之中，巳时养脾效果最佳。如果将两者结合起来，就意味着在每年夏季的每一天的巳时，便是养脾的最佳锻炼时机。脾的特点是喜燥恶湿，锻炼时应尽可能远离潮湿的环境，选择干爽的环境，避免潮湿环境对脾的伤害。在饮食的选择上，可以多进食一些大枣和豆类食物。这些食物具有健脾利湿的功效，养脾效果都不错。此外，可以多喝粥，既能养胃，又能健脾，一举两得，何乐而不为？

经常流口水，原是脾捣鬼

很多人都有过在睡眠中不自觉地流口水的经历，但往往并不在意，更没有深究。其实，这个现象不是一个好兆头，它往往预示着你的脾出现了一些问题。说白了，就是脾不舒服了，就开始捣鬼，希望引起你的注意。

在《黄帝内经》中，早就有“脾在液为涎”的记载。这里所述的“涎”相当于我们现在所说的口水。这句话的意思是说，流口水就证明脾有问题。中医认为，脾主肌肉，并开窍于口。因此，这个“涎”就是脾之液。由于脾统领着全身的肌肉，脾功能正常时，肌肉就能得到很好的控制。一旦脾虚，全身肌肉的控制力就开始减弱。表现在面部，口部肌肉就会明显松弛。于是，就会出现睡眠中不自觉地张开口流口水这一幕了。

说到流口水，大家一定会联想到小孩子。其实，小孩子流口水与大人流口水的原因是不一样的。一般说来，两岁以下的小孩子，唾液腺尚未发育成熟，口腔较窄，牙齿也没有长全。因此，一旦产生了较多的唾液，就口无遮拦地开始流口水了。应该说，这是一种非常正常的生理现象，并不能说明小孩子身体不健康。随着年龄的增长，小孩子的这种流口水的现象会逐渐消失。但是，如果成年之后依然存在这种现象的话，就不能熟视无睹了。最好关注一下自己的脾，看它是不是因为失调而在调皮捣蛋。

知道了不健康的流口水是源于脾虚的道理，如何治疗呢？要想取得理想的治疗效果，最好具体问题具体分析。

有些人平时睡觉并不流口水，只是偶尔出现一两次。如果属于这种情况，就要考虑是否是饮食不当造成的。如果进食过多的辛辣食物，就会导致脾功能受损，进而引起脾热，口水的分泌就会比平常明显增多。在这种情况下，只需纠正不良的饮食习惯，流口水的毛病就不治自愈了。

有些人睡觉时，姿势不当。如有的学生中午趴在桌子上睡，有些人侧卧时体位有问题，都有可能引起睡眠中流口水。如果确定是属于这种情况，只要调整不良的睡姿，就能迅速制止流口水的现象了。

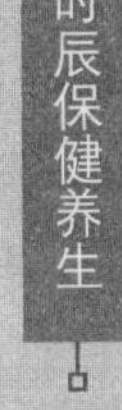

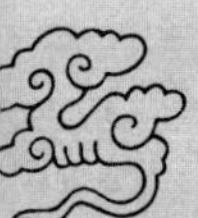

人为什么会有口水

流口水就证明脾有问题。中医认为，脾主肌肉，并开窍于口。因此，这个“涎”就是脾之液。

口水产生的原因

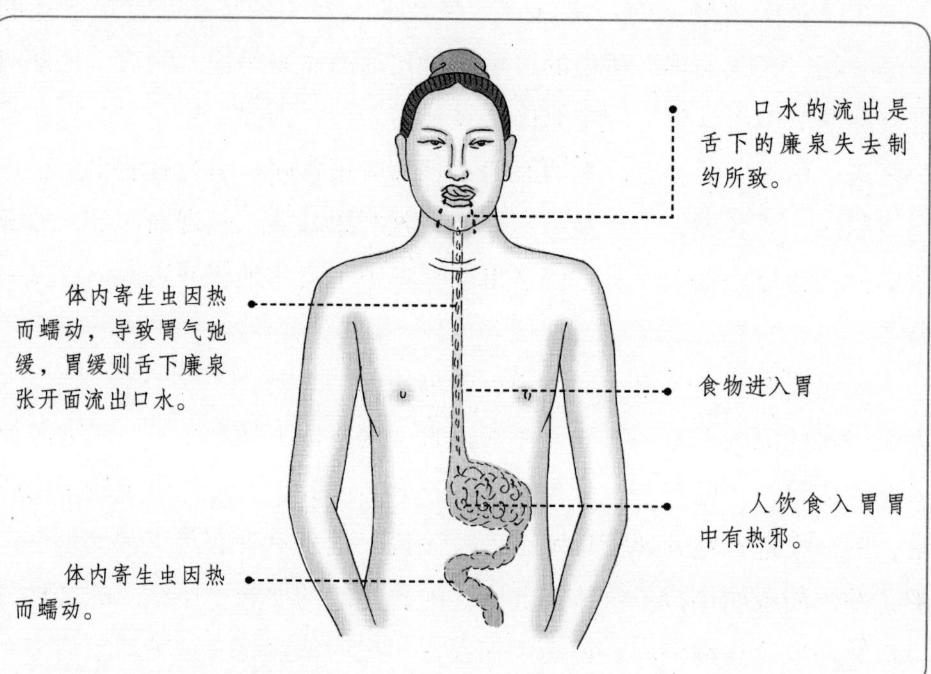

流口水的三大原因

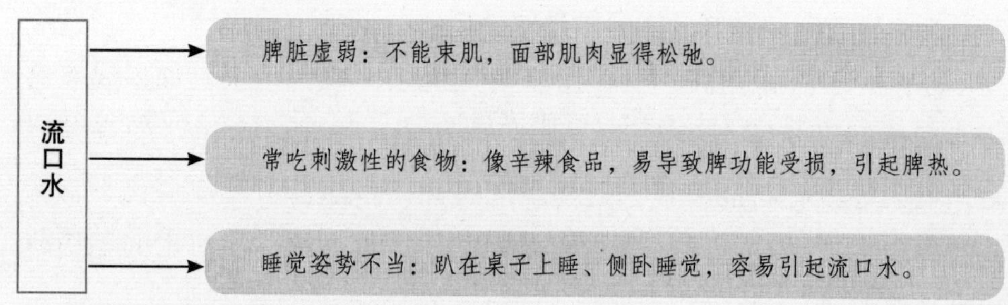

如果不是上述两种情况，而且长时间流口水，就要考虑是脾虚造成的毛病了。对此，可以借助食疗和药物来予以纠正。可以多喝一些滋补功效强的红枣粥，也可以多进食一些具备健脾功能的土豆、山药、红薯、藕、胡萝卜。但要特别注意的是，不要大吃特吃补药。俗话说："欲速则不达。"脾虚之后，虚不受补。如果大量进补，脾必定无法承受，不仅没有调理之效，而且还会导致肾亏。当然，适当进食一些补药是可以的，注意一定要适量。

治疗流口水，还有两个小诀窍，下面分别介绍。

一是锻炼舌头。中医一向有"舌为心之苗，脾之外候"的说法，认为舌头与脾脏是息息相关的。换句话说，如果脾虚了，就可以通过锻炼舌头来调整。双唇微张，将舌头尽力伸至最长，保持5秒钟，然后自然收回。反复做36次。除了前后伸缩之外，还可以选择左右摆动的方式，反复做36次。在锻炼舌头的过程中，会产生大量的唾液。可先呼出一口浊气，然后分三次将唾液咽下。长期坚持，对治疗脾虚效果很好。

二是采取针灸疗法。可选择四个穴位，依次针灸。颊车穴的具体位置是耳垂下8分处，针3分。大陵穴的具体位置是腕横纹中正对中指处，针3分。劳宫穴的具体位置是手掌中央，屈无名指所指处，针2~3分。腹中穴的具体位置是两乳之间正中线，横刺0.5~1寸。

睡觉打呼噜，脾脏不正常

很多人都有睡觉时打呼噜的现象。这个打呼噜又叫打鼾，属于一种病态，需要引起高度重视。相关医学统计数据显示，打呼噜者主要是男性，女性打呼噜者仅为男性打呼噜者的六分之一。男性打呼噜一般在20岁左右就开始了，女性则往往推迟到40岁左右。

打呼噜的具体原因究竟是什么呢？尽管原因比较多，但医学界普遍认为，主要是一些疾病导致的。这些疾病包括高血压、心血管疾病、过度肥胖、糖尿病、类风湿关节炎等。由于糖尿病和肥胖症往往与脾脏功能失调有关，因此，相当比例的打呼噜是与脾脏功能下降密切相关的。

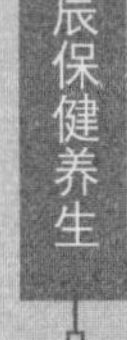

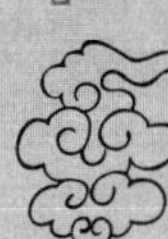

脾主全身肌肉。如果脾脏出现问题，就会导致"脾不束肌"的现

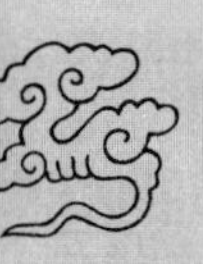

象，肌肉往往变得松弛无力。具体说来，小舌头处的肌肉就会自然松弛、下垂，咽部组织堵塞，上呼吸道不畅通。于是，当气流通过狭窄部位时，就会产生某种振动，进而出现明显的鼾声。打呼噜严重者会完全堵塞呼吸道，导致呼吸暂停。在现实生活中，因打呼噜而导致睡眠中窒息猝死的并不少见。

在治疗方面，可以采取以下措施：

一是采取食疗法，保养好自己的脾脏。应多吃一些健脾利脾的食物，并长期坚持下去。

二是加强锻炼，尤其要注重对舌头的有效锻炼。前面介绍的前后伸缩舌头和左右摆动舌头的方法，对治疗打呼噜也极有帮助。通过一段时间的有针对性的锻炼，舌头部位的肌肉的弹性就会大大增强，打呼噜的现象也会逐渐消失。

三是养成良好的生活习惯。睡眠中，最好采取侧卧式，不宜采取仰卧式，切忌采取俯卧式。入睡之前，不要饮酒、喝浓茶、喝咖啡。此外，不要服用镇静药、抗过敏药。这些药物会促使呼吸更加缓慢，促使肌肉更加松弛，极易导致呼吸道堵塞，诱发打呼噜现象。

脾在志为思，思多必伤脾

中医一向有“五情”、“七情”之说，虽稍有出入，但核心意思是相通的。比如，《黄帝内经》就强调，常人都存在着喜、怒、思、悲、恐这五种情绪，号称“五志”。这“五志”是与心、肝、脾、肺、肾这“五情”相对应的。所谓“脾在志为思”，是指脾对应着思。正常的思维活动并不会损害身体健康，但过度思虑就会导致脾气郁结、运化失调，进而产生各种疾病。

很多人思虑过多，整天忧心忡忡，甚至杞人忧天。这些人的脾脏往往不好。为什么会产生这种现象呢？你总是处于担忧的状态之下，就很容易引发情绪波动，自然导致食欲下降，严重损害脾胃功能。脾气一旦郁结，就会消化不良。久而久之，必然变得消瘦。在《红楼梦》中，林黛玉弱不禁风、人见人怜，年纪轻轻就离开人世，令人扼腕叹息。从医

睡觉打鼾也是脾病在作怪

脾虚是引起打鼾的重要原因

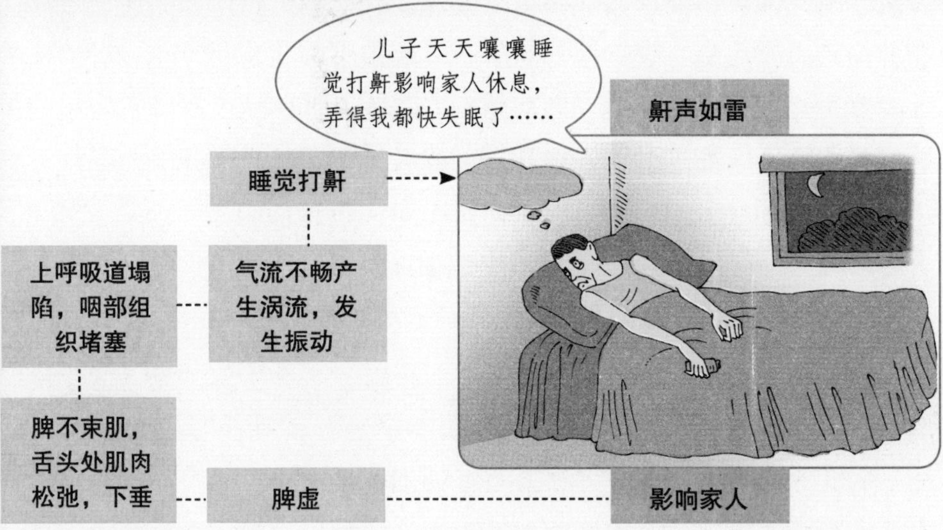

养好脾脏不打鼾

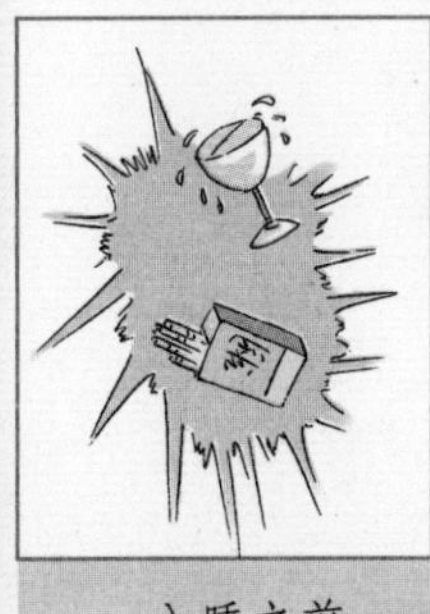

入睡之前，不要饮酒、喝浓茶、喝咖啡。

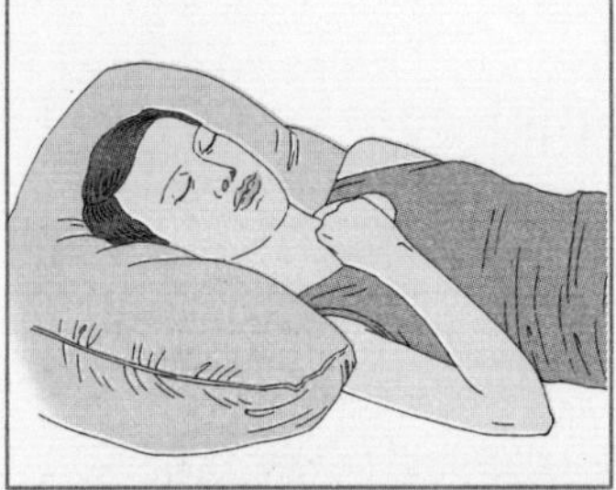

睡眠中，最好采取侧卧式，不宜采取仰卧式，切忌采取俯卧式。

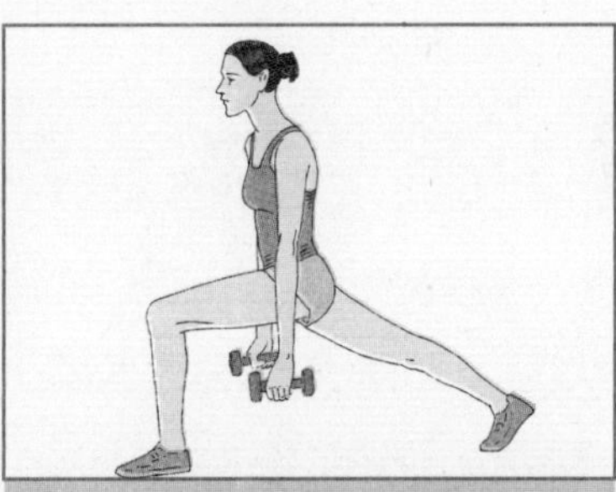

加强锻炼，尤其要注重对舌头的有效锻炼。

学和养生的角度来看，林黛玉之所以早逝，一是因为体质虚弱，二是因为郁郁寡欢。在她身上，体现出典型的“思伤脾”的特点。实际上，不要说是一个体质偏弱的柔弱女子，即使是一个身强力壮的小伙子，同样会因为思虑过度而形容消瘦、疾病缠身。

有些人可能会问，既然“思伤脾”，那是不是意味着最好不想任何

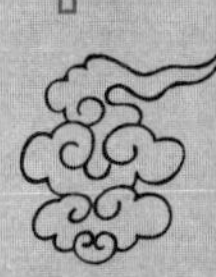

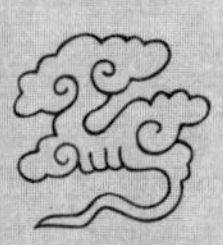

问题才对身体健康有利呢？从高层次的修炼来说，少思甚至无思是很有必要的。但是，那种修炼方法难度太大。对于普通人来说，整天“无事于心，无心于事”是根本不现实的。当然，在有条件的情况下，可以每天抽出一点时间入静。最好在睡前进行，既安全可靠，又能促进睡眠。至于入定，那是专业修炼者的标准，不是普通人能够问津的。对于现实生活中的人来说，必要的“思”是不可避免的，也是很有必要的。一个正常人长时间处于“无思”状态，极有可能导致呆滞、懒惰、肥胖。总之，还是适可而止，不可过犹不及。

如果你思虑过多，采取什么方式进行调整呢？关键是要在健脾上做文章。主要对策有两个：

一是适当多吃一些茯苓。茯苓既可药用，又可作为食材。茯苓药性平和，具有健脾利湿的功效。《神农本草经》就有茯苓“久服安魂养神，不饥千年”的记载。可以去药店买茯苓粉，开水冲服，或者用牛奶冲服、煮粥喝都行，后两者效果更好。

二是调整好自己的心态，凡事泰然处之。这样一来，无论遇到何种难题或挫折，都能乐观豁达，而不至于因思患病。

夏季调脾脏，保养有偏方

《黄帝内经》反复强调，养生之道重在顺应阴阳四时的变化。中医认为，人体五脏与四时存在着一定的对应关系。具体说来，肝对应于春，脾对应于夏，肺对应于秋，肾对应于冬。按照这一理论，调整脾脏的最佳季节就是夏季，尤其是长夏。

何谓长夏？长夏是指夏已到尽头，秋尚未来临的那段时间。在这段时间，一个重要的自然特点就是阳气由释放转入收藏。在长夏，万物生长茂盛，天地阴阳之气相互交接，到处都是生气勃勃的景象。中医认为，长夏中的万物必须保养阳气，才能更好地适应生长的需要。这就好比那些植物，只有在夏天积聚起相当的能量，才能在秋天收获更加丰硕的果实。在一年四季之中，长夏对应着脾。这时候，脾脏生命力最为强盛，人体也很容易从大自然中汲取更多的精气。这些精气会被脾收藏起

七情不宜过度，否则伤及五脏

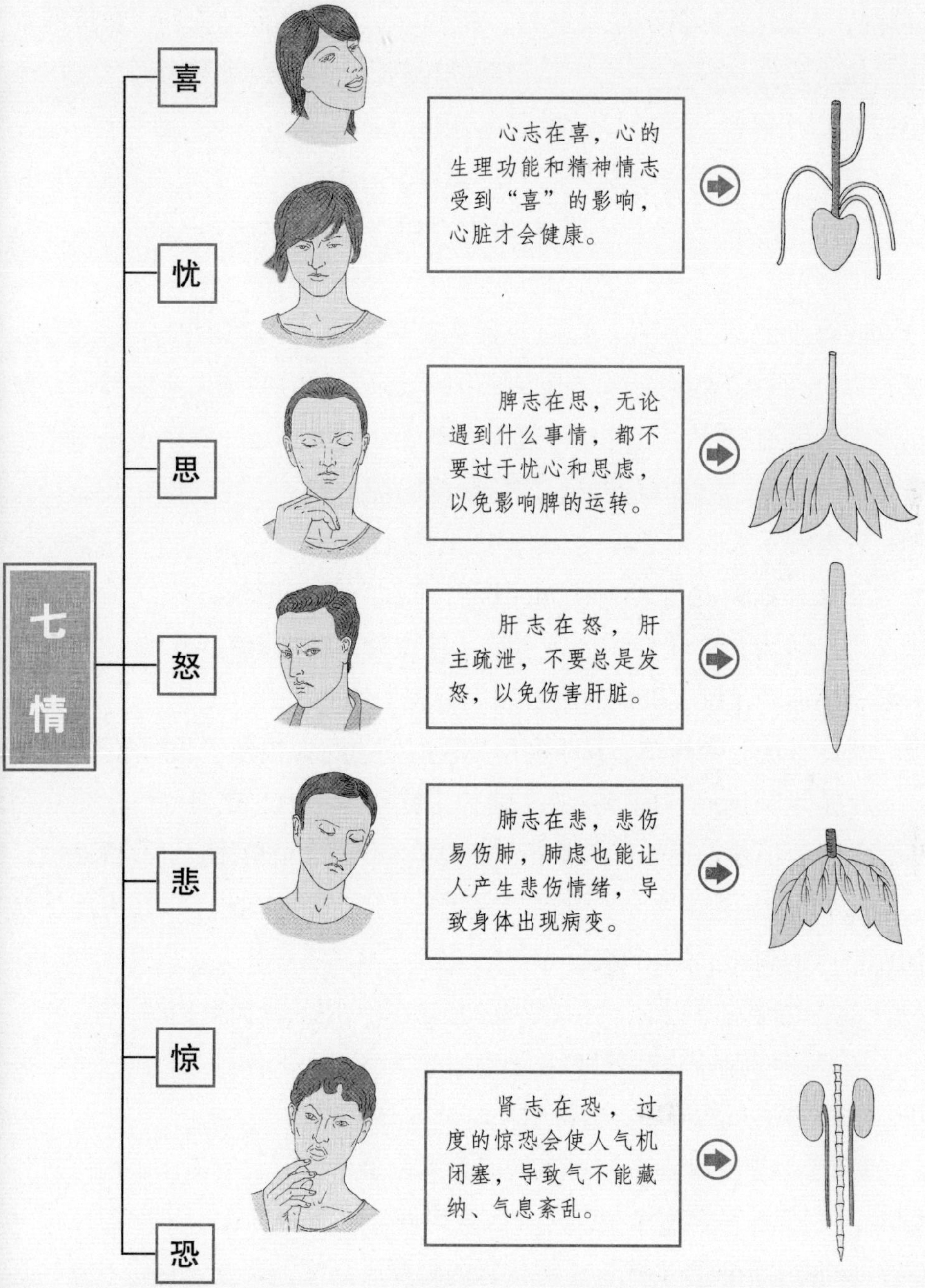

七情

喜

忧

思

怒

悲

惊

恐

心志在喜，心的生理功能和精神情志受到“喜”的影响，心脏才会健康。

脾志在思，无论遇到什么事情，都不要过于忧心和思虑，以免影响脾的运转。

肝志在怒，肝主疏泄，不要总是发怒，以免伤害肝脏。

肺志在悲，悲伤易伤肺，肺虚也能让人产生悲伤情绪，导致身体出现病变。

肾志在恐，过度的惊恐会使人气机闭塞，导致气不能藏纳、气息紊乱。

来，并在秋冬季节到来时，为身体提供更多的能量。

懂得了保养脾脏的最佳实践，还应了解保养脾脏的注意事项。一般说来，在夏季可以晚睡早起。但要注意，切忌心浮气躁，而应始终保持

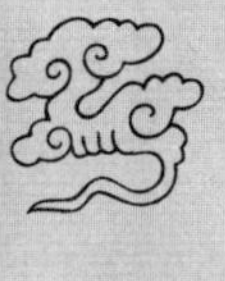

愉悦的心情，促进体内的阳气畅通无阻，人也会感觉十分精神。在饮食方面，最好多吃一些清淡的食物、容易消化的食物。生冷的、辛辣的、油腻的食物，应尽量少吃。此外，还可选择一些具备健脾利湿功能的食物，如薏苡仁、蚕豆、荞麦等。脾忌讳潮湿，最好经常开窗通风，居处切忌潮湿阴冷。

巳时脾经旺，锻炼效果佳

从养生的角度来看，巳时是锻炼脾经的非常理想的时辰。过早过晚，都会在一定程度上影响锻炼脾经的效果。巳时的气血流注脾经，使得脾经的气血极为旺盛。如果选择巳时之前锻炼脾经，脾尚未进入工作状态，效果不佳。如果在巳时之后锻炼脾经，脾的工作效率往往会打折扣，效果就不太明显了。

那么，如何在巳时锻炼脾经呢？非常有效的锻炼方法就是运动足趾。中医认为，脾经会经过足大趾，胃经会经过足第2、第3趾。因此，只要合理活动足趾，就能收到健脾养胃的功效。

具体方法非常简单，易于利用零碎时间进行，也便于长期坚持。

一是足趾抓地。选择站立姿势，小腿稍稍用力，足趾同时向足心用力，就像要抓住地面一样。保持这个状态5秒钟，稍稍休息，再继续做，一共做100次。刚开始，可能不太适应，可以先做50次，以后再逐日增加，最后达到标准的100次。

二是足趾抓物。选择卧式或坐式，在床上用足趾抓取钥匙、笔等。

三是敲打脾经。顺着脾经的走向轻轻敲打，如遇到疼痛点，可以多按一按。方法虽然简单，实际效果却非常显著。

四是“4”字腿法。有些人属于典型的上班族，没有太多的时间进行锻炼，更不大可能选择在巳时准点锻炼脾经。怎么办呢？不妨尝试一下“4”字腿法。选择坐式，先将右脚的脚踝压到左大腿上，再将左脚的脚踝压到右大腿上。这样一个看似简单的动作，却具有按摩脾经的效果。我们知道，脾经是从大足趾的隐白穴沿着小腿内侧的中间线上达大腿内侧，再进入腹腔的。选择“4”字腿法，很方便进行按摩或拍打。以拍打

脾脏与四时、五行、五味等的对应关系

四时	五行	五味	五色	五体	五志	五谷
长夏	土	甘	黄	肉	思	稷
长夏的气候特点是暑湿，天气多阴雨连绵，易潮湿。脾的特点是喜燥恶湿，所以这个季节，人最容易出现脾虚现象，是养脾的重要时期。	脾在五行合土。脾属太阴，喜燥而恶湿，其病易为湿困。脾属土，土生养万物离不开湿，故又有脾为湿土、太阴湿土之称。	甘入脾。性甘的食物可以补养气血、健脾利湿、解除疲劳、调胃解毒等作用。	黄色食物最有利于养脾，像南瓜、小米、玉米等。这些食物能补脾益气，促进食物的消化和营养的吸收。	脾主肉。脾统摄全身的肉和气血。脾脏功能不佳，肌肉就容易松懈，没有弹性，导致肥胖臃肿。	思伤脾。思虑过度，脾胃就会出现问题。像平时用脑过度的人，特别是有悲观情绪的人，其脾胃功能都不会太好。要养好脾，平时保持乐观豁达的心态很重要。	稷合脾。稷性平和，与人体的脾气相通。

健脾可强健肌肉

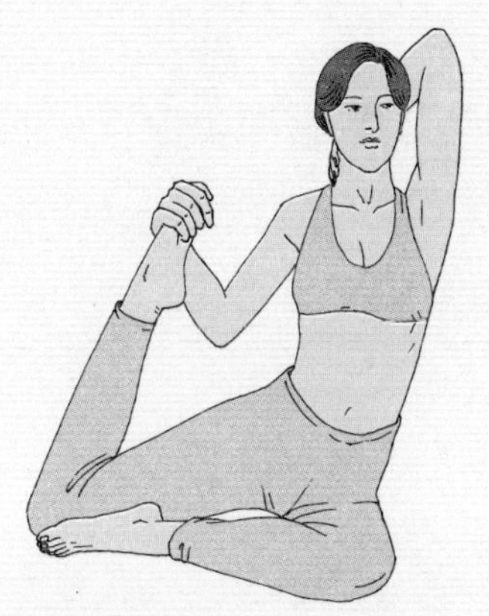

脾是专管人体肌肉的，所以在巳时进行锻炼，对强化肌肉是很有好处的。

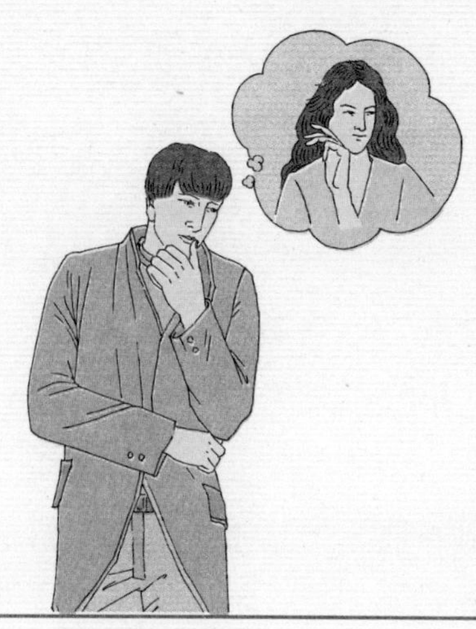

一个人思虑过多就会伤脾，如果不注意会有生命危险。

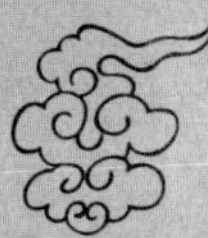

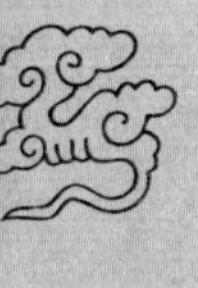

为例，可顺着脾经的走向从下往上拍打。拍打的力度应适中，以身体能够承受为度，在腿部可稍稍用力。先左后右，各锻炼10分钟。最好选择在巳时进行，也可选择其他时辰进行，但要多拍打一些时间。

以上四种锻炼脾经的方法，简便易行，非常适合长期坚持。

调理好脾经，小病不用愁

足太阴脾经，起于足大趾尖端，沿大趾内侧赤白内分界处，经过趾本节后的圆骨，上行至足内踝的前方，再上行入小腿肚内，沿胫骨后方，交出足厥阴之前，再向上行，经过膝、大腿内侧的前缘，入腹内，属脾络胃，再上穿过横膈膜，挟行咽喉，连舌根，分散于舌下；它的一条支脉，从胃腑分出，上膈膜，注于心中，与手少阴经相接。

外邪侵犯本经生病，主要表现为舌根运动不柔和、食后呕吐、胃脘部疼痛、腹胀、多嗳气，如果大便后或转矢气后，就觉得轻松如病减退一样，但全身仍感觉沉重。本经所主的脾脏发生病变，会出现舌根疼痛、身体不能动弹、饮食不下、心烦、心下掣引作痛、大便稀薄或下痢，或小便不通、黄疸、不能安卧，勉强站立时，则大腿、膝内侧肿痛厥冷，足大趾不能活动。以上病症可以按摩本经的公孙穴、阴陵泉穴来进行治疗。

公孙穴位于人体足内侧缘，第一趾关节后一寸的位置，按揉此穴，能有效调理脾胃、冲脉、可以治疗胃痛、腹痛、呕吐、腹泻、痢疾等疾病，尤其是对女性生理性疼痛、月经不调、颜面水肿、食欲不振具有良好的疗效，长期按压此穴，还能够调理胸闷、腹胀等症状。按摩时将左脚跷起放在右腿上，右手轻握脚背，大拇指弯曲，指尖垂直按摩此穴位，早晚各按摩一次，每次三分钟左右。

阴陵泉穴在小腿内侧，膝下胫骨内侧凹陷处，此穴位能清脾理热、宣泄水液、化湿通阳，对通利小便、治疗脐下水肿有特效。长期按摩此穴位对尿失禁、尿路感染、女性月经不调、阴道炎等症有很好的改善、调理和保健效果。按摩时，正坐将一条腿放在另外的腿上，用手握住膝下，大拇指弯曲，用拇指指尖用力垂直揉按，早晚各一次。

足太阴脾经

主治概要：脾胃病、妇科、前阴病及经脉循行部位的其他病症。本经脉腧穴有：隐白、大都、太白、公孙、商丘、三阴交、漏谷、地机、阴陵泉、血海、箕门、冲门、府舍、腹结、大横、腹哀、食窦、天溪、胸乡、周荣、大包，共21穴，左右合42穴。

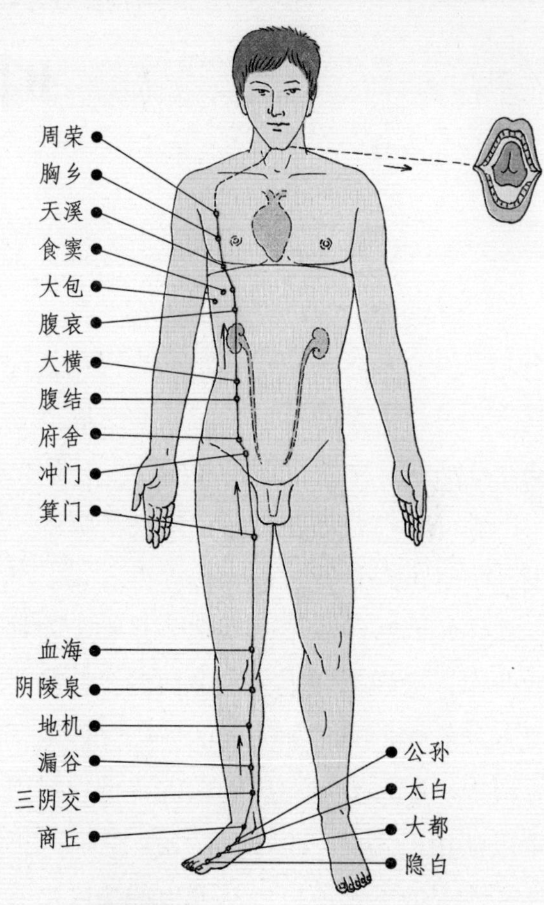

按摩手法：按摩时将左脚跷起放在右腿上，右手轻握脚背，大拇指弯曲，指尖垂直按摩此穴位，早晚各按摩1次，每次3分钟左右。

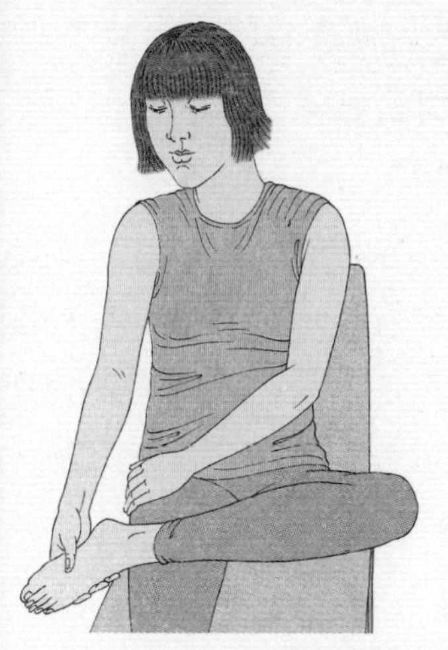

按摩公孙穴可以和胃祛痛、消肿止泻。配合中脘、足三里可以治疗胃脘胀痛，配合丰隆、膻中可以治疗呕吐和眩晕等症。

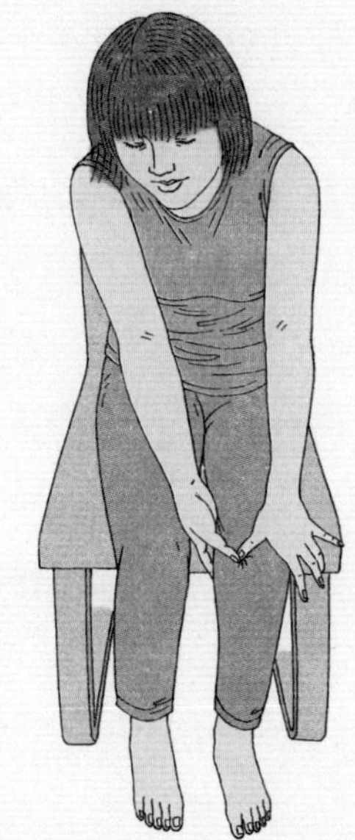

按摩阴陵泉穴可以清脾理热、宣泄水液、化湿通阳。配合足三里、上巨虚可以治疗腹胀、腹泻，配合中极、膀胱俞和三阴交可以治疗小便不利。

按摩手法：按摩时以左右手拇指指腹抵在阴陵泉穴处，轻轻按摩此穴位，早晚各按摩1次，每次3分钟左右。

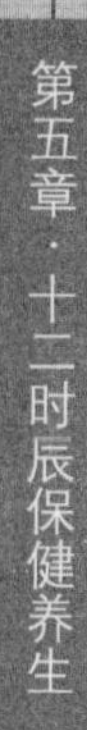

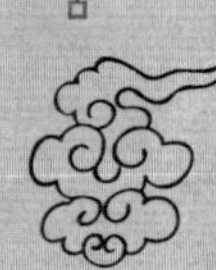

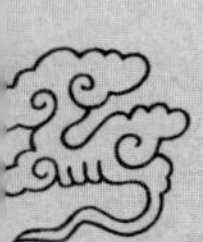

第 7 节

午 时

午时养生秘法

午时是指11～13点。在十二生肖中，午时对应着马。在古代，马是当之无愧的主要交通工具。马的特点是善于奔跑，耐力持久。按照中医理论，午时正是心经开始工作的时辰。心主血脉，心脏时时刻刻都在跳动，催动着全身的血液如奔马般一刻不停地在血脉里奔跑。

《黄帝内经》认为："阳气尽则卧，阴气尽则寤。"从某种意义上说，午时入睡是非常理想的养生方式。只可惜，很多人不懂其中的道理和具体的方法。在午时入睡，有助于养神健体。一般说来，经过一上午的劳作，身体消耗很大，迫切需要暂时休息一会儿，以便养精蓄锐，确保下午能够拥有更加充沛的体能。但由于种种原因，现在有条件午睡的人很少。即使具备相应的条件，也往往没有养成这种良好的习惯，自然难以从中受益。不仅如此，由于中午缺觉，午后便昏昏沉沉，思维迟钝，效率低下。所以，从养生的角度来看，午时最好能够睡一会儿。即使没有条件躺在床上，也可以坐在椅子上闭目养神。

中医认为，五脏对应着五行。其中，心就对应于火。在一天十二时辰之中，午时是火气最旺之时。如能在午时安然入眠，就能收到降火之效。人体处于休息状态时，心神安宁，脉象平稳。于是，心火就会慢慢下降。如果违背这一规律，午时继续劳作，就很容易上火。久而久之，就会出现口腔溃疡，同时伴有心绪烦躁、失眠多梦等症状。

午睡不仅可以降火，而且可以养血。心主汗液，汗由血生。在一年四季之中的夏天、一天十二时辰之中的午时，只要稍稍活动，就会感觉很热，并产生大量的汗液。中医认为，排汗过多，就很容易伤阴、损血。如能在午时进入睡眠状态，就可以抑汗养血，对身体健康极为有利。

如日中天，心经当令，与子相应

《黄帝内经》认为“阳气尽则卧，阴气尽则寤”。午时睡眠是最好的养生方式。这段时间睡觉，能够养神健体。

马是古代主要的交通工具，因为它善于奔跑，耐力持久。午时正是心经开始工作的时候。心主血脉，心脏无时无刻不在跳动，体内的血液就像马一样不停地在血脉里“奔跑”。午时，太阳当头照，此时心经工作，最好处于休息状态，养心静气。

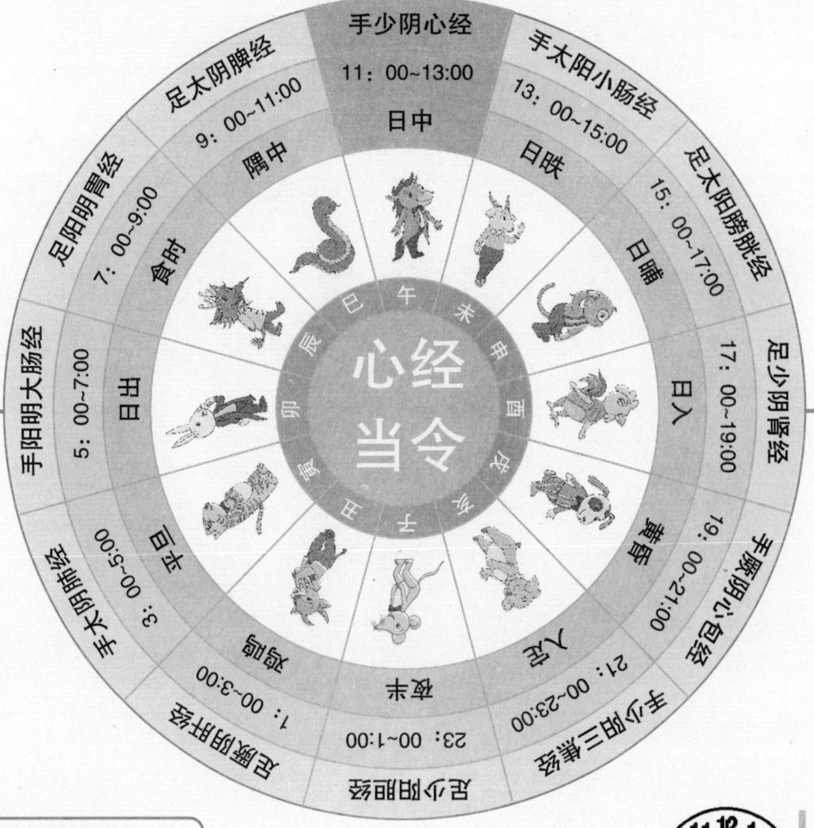

心经当令

经络	时间	时辰	地支
手少阴心经	11：00~13:00	日中	午
手太阳小肠经	13：00~15:00	日昳	未
足太阳膀胱经	15：00~17:00	日晡	申
足少阴肾经	17：00~19:00	日入	酉
手厥阴心包经	19：00~21:00	黄昏	戌
手少阳三焦经	21：00~23:00	人定	亥
足少阳胆经	23：00~1:00	夜半	子
足厥阴肝经	1：00~3:00	鸡鸣	丑
手太阴肺经	3：00~5:00	平旦	寅
手阳明大肠经	5：00~7:00	日出	卯
足阳明胃经	7：00~9:00	食时	辰
足太阴脾经	9：00~11:00	隅中	巳

子时午睡降心火

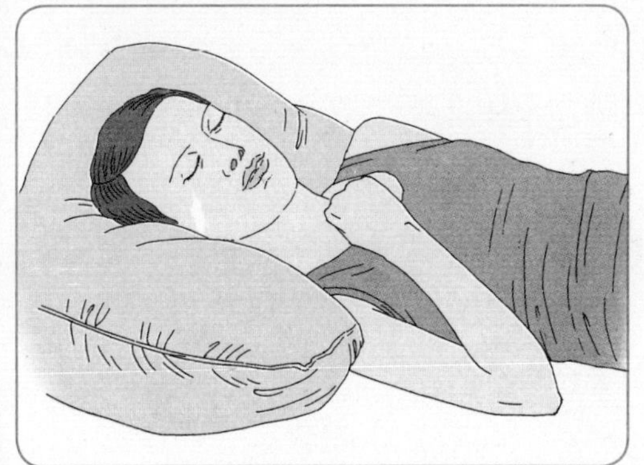

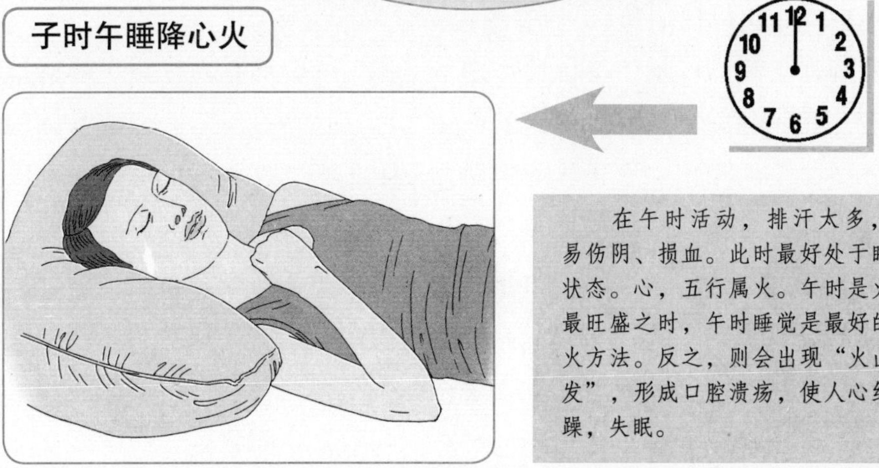

在午时活动，排汗太多，容易伤阴、损血。此时最好处于睡眠状态。心，五行属火。午时是火气最旺盛之时，午时睡觉是最好的降火方法。反之，则会出现“火山爆发”，形成口腔溃疡，使人心绪烦躁，失眠。

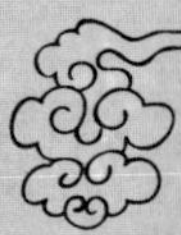

养生之道，重在顺应天时。坚持午睡，自然健康长寿。

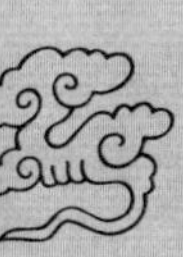

子时须大睡，午时常小憩

上面提到，午时入睡是顺应自然的良好的作息习惯。那么，午睡是否有讲究呢？

毫无疑问，午睡确实是有讲究的。民间早就流传着“子时须大睡，午时常小憩”的说法，不无道理。子时正值夜深人静，人体理应进入深度睡眠状态。午时属于白天，只要稍稍休息就能取得不错的效果。从实际体验来看，午睡不仅能够增强体力、消除疲劳、提高效率，而且能够增强机体的防护功能。

午睡时间是必须考虑的。午时含有两个时辰，选择什么时候入睡效果最佳呢？养生专家认为，人最容易入睡的时间是在早上起床后的第8个小时或晚上睡觉前的第8个小时。由此标准进行推算，午睡的最佳时间就在1点左右。这个时候，人体的警觉开始下降，正适合午睡，促使身体得到理想的休息。午睡时间的长短也要适度，一般应控制在10分钟到1小时。可以根据个人的实际情况，选择最佳的午睡时间。在这方面，除了遵守大原则之外，往往因人而异。有些人身体健壮、精力旺盛，午睡最多半小时就足够了。对于那些不具备较长时间午睡的人，也最好保证10分钟的休息。哪怕睡不着，只是闭目养神，也对身体健康非常有益。一般说来，中青年的午睡时间可以短一些，小孩和老人的午睡时间可以长一点。但最长也应控制在1小时之内。

要确保午睡的质量，不仅要考虑午睡的时间，而且要注意午睡的方法。否则，不仅起不到养生保健的作用，而且适得其反，会造成身体的严重不适。一些学生和上班族习惯趴在桌上午睡，这种睡法对人体健康极为不利。道理很简单，这种睡法会压迫经脉和神经，阻碍血液流通。一旦清醒，就会头昏、眼花、力乏。所以，尽量不要趴在桌上午睡，可以坐在椅子上睡一会儿。如能躺在沙发和床上午睡，那就最理想不过了。有些人在床上午睡时，喜欢将手枕在头下。这种不良习惯也应及时纠正。这种姿势容易导致肌肉受到牵拉，导致横膈膜移位、腹压增高。

心脏

心为君主之官，统帅所有脏腑，主管人的精神和意志。

心脏的预测官

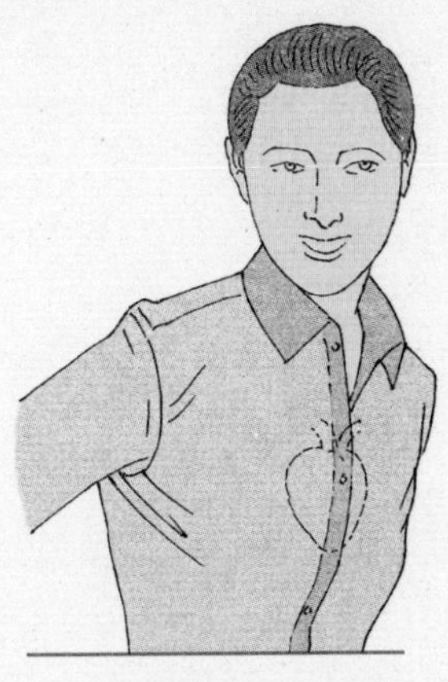

心脏是否健康还表现在面部，《黄帝内经》中说过“心者，其华在面”，人的脸色是否有光泽与心是否健康有很大关系，脸色红润有光泽就是健康的表现。

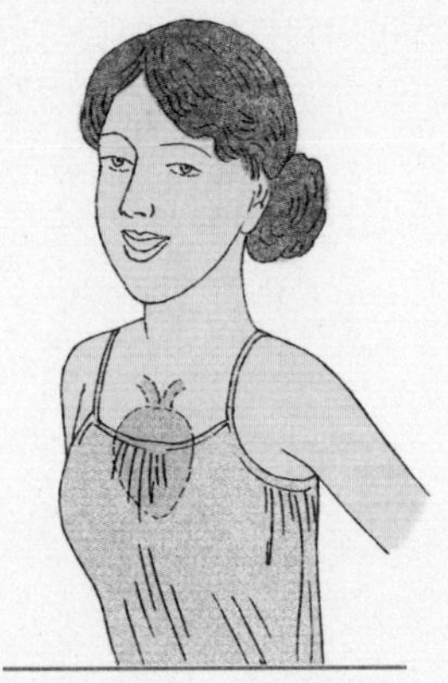

心情愉悦心脏才会健康，如果每天都处在焦虑或者生气之中，那么心脏的运行就会受到影响，就会产生疾病，所以说保持愉悦的心情是很重要的养生办法。

心脏反射区体现心脏方面的疾病

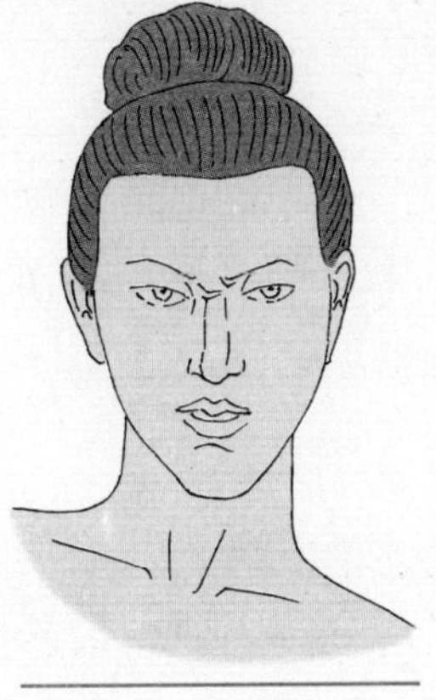

心律不齐或者心脏状况不好的表现。

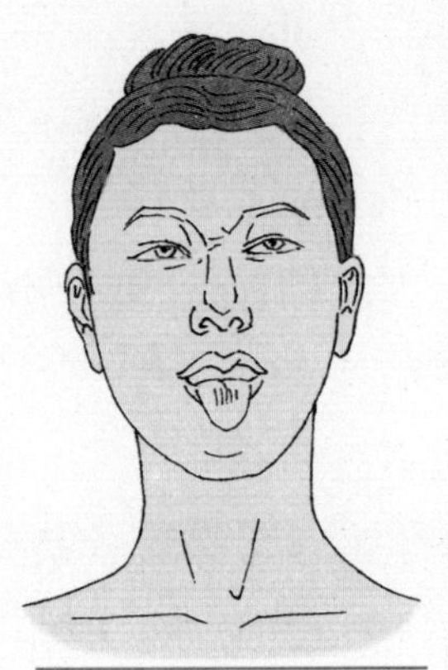

有可能是比较严重的心脏病的表现。

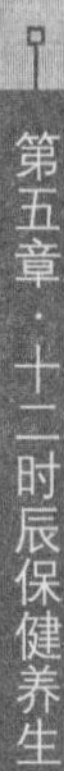

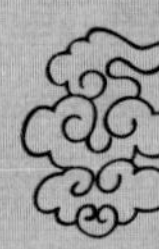

严重者还会出现水肿、溃烂、胸闷等症。

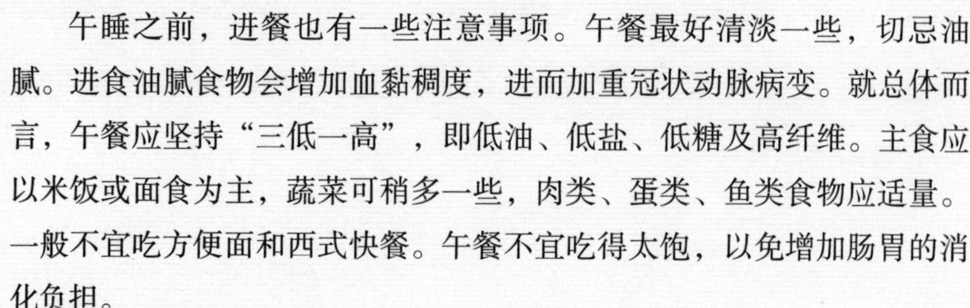

午睡之前，进餐也有一些注意事项。午餐最好清淡一些，切忌油腻。进食油腻食物会增加血黏稠度，进而加重冠状动脉病变。就总体而言，午餐应坚持“三低一高”，即低油、低盐、低糖及高纤维。主食应以米饭或面食为主，蔬菜可稍多一些，肉类、蛋类、鱼类食物应适量。一般不宜吃方便面和西式快餐。午餐不宜吃得太饱，以免增加肠胃的消化负担。

午睡之后，可以喝杯水，有助于稀释血液黏稠度。接着，可以稍稍活动一下，舒展一下筋骨。

午餐最重要，选时有讲究

在一天之中，三餐都很重要。但比较而言，午餐是最重要的。从提供能量的角度分析，午餐所提供的能量占全天消耗能量的40%。由此可见，午餐是否得法，事关我们的身体健康。

午餐如何才能吃好呢？毫无疑问，必须合理安排午餐时间。一些养生专家研究发现，如能将现有的午餐时间和午睡时间颠倒过来，即先午睡后午餐，对养生极为有利。大多数人都习惯于先午餐后午睡，这种做法对身体非常不利。从早上起床到上午11点，正是体内阳气不断上升的时间段。在11点时，体内阳气达到全盛状态。11点之后，人体阳气开始减弱，阴气开始滋生。一般经过一个上午的劳作，人体会感觉非常疲惫。如能在这个时候午睡，就能轻易地进入较高层次的睡眠状态，使人体能量得到最大限度的补充。如果午餐后午睡，此时胃里的食物尚未完全消化，大量的血液聚集在胃部，脑部供血严重不足。在这种状态下午睡，睡醒后就容易感觉不适。同时，也会严重影响胃的消化吸收，容易引发消化不良。

从养生的角度来看，最佳的午餐时间是12点半至13点。这个时候，心经正在工作。从13点开始，处于工作状态的就是小肠了。午餐结束，食物经过脾胃到达小肠，借助小肠的吸收功能，进行相应的消化和分解。气血流注小肠经时，小肠经的工作效率极高。一方面，将食物中的

学圣人一样以静养心

古代很多名人都提倡养神是养生的关键。

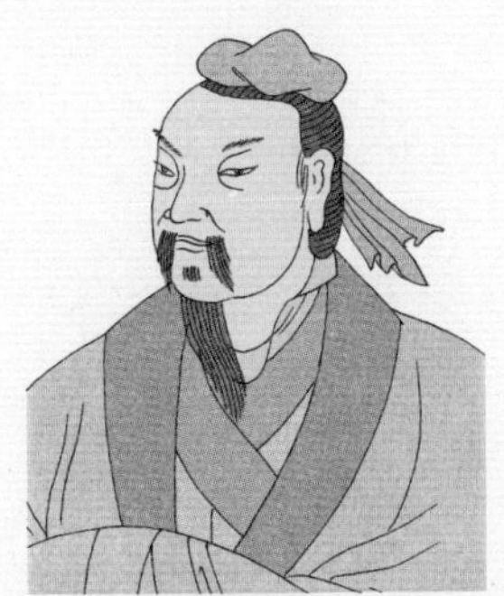
庄子

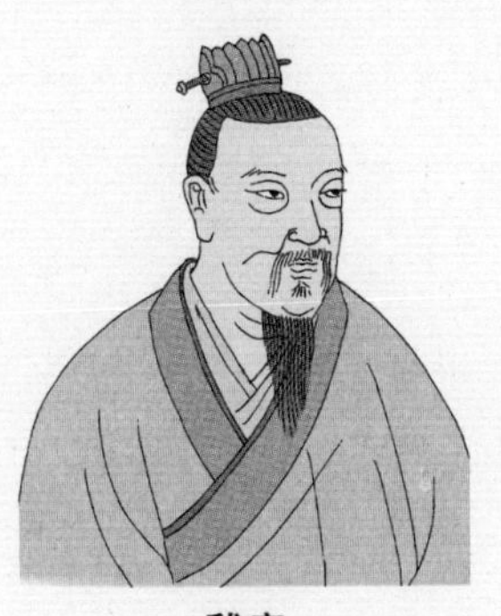
嵇康

《庄子·有宥》曰："抱神以静，形将自正。"指出养神是保持人体内外环境和谐稳定的关键所在。

《内经·摄生篇》曰："恬淡虚无，真气从之，精神内守，病安从来。"强调了清心寡欲、祛病养生的方法。

李东垣的《远欲论》、《省言箴》强调清心寡欲，"积"精会神，以获取健康长寿。

嵇康《养生论》提出"修性以养神，安心以全身"等以静"神"来养"形"的养生思想。

陶弘景《养性延命录》中主张"和心，少念，静虑，先祛乱神犯性之事"。

孙思邈提出"自慎"以养生。

明代医家则提出"心常清静则神安，神安则精、神皆安，以此养生则寿"。清代曹庭栋在《老老恒言·燕居》中指出"养神为摄生要务"，并给养神赋予新的内容。

孙思邈《千金方·养老大例》强调"养老之药，耳无妄听，口无妄言，心无妄念，此皆有益老人也"。

各种精华送往五脏六腑。另一方面，做好了将各种糟粕排出体外的准备。因此，在这个时候午餐，不仅可以避免肠胃疾病，而且能确保人体正常的新陈代谢，大大降低肥胖的可能性。

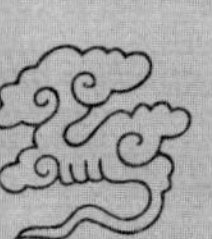

静心以养神，不变应万变

《黄帝内经》强调：“心者，君主之官也，神明出焉。”这就说明，心主管精神意志，堪称统帅五脏六腑、协调四肢百骸的君主，正所谓“牵一发而动全身”。由此可见，保养好心脏至为关键。对于养心的原则，《黄帝内经》说得很清楚，即“精神内守，病安从来”。只要精神安定，心气平和，疾病就无法近身。这便是古人“静心以养神”的大智慧。

两军交战，讲究的是以静制动，以不变应万变。实际上，“静心以养神”也是这样。身心只有处于一种相对平静的状态，才有助于缓解病情和预防疾病。正因为如此，在大病初愈之际，医生往往会提醒病人好好静养，避免情绪激动。大病之后，人体阳气大量损耗，体质极为虚弱。在静养的过程中，人体阳气逐渐增加，阴阳趋于调和，身体对疾病的抵抗能力不断增强，康复速度也由此得到提升。

人们常说“病由心生”，意思是很多病的根源都在心上。因此，除了常规的饮食、睡眠、锻炼、娱乐之外，尤其要注重保持平和、乐观的心态。既然“病由心生”，就说明很多病都是“心病”。那么，“心病还需心药医”。什么是“心药”？就是积极的心态。有不少癌症患者在得知自己的病情之前，各方面与常人无异，很不容易区分。但是，在知道病情真相之后，不少人就处于崩溃状态，情绪低落到极点，形同行尸走肉，并且很快去世。相反，那些乐观的人即使知道自己得了癌症，也仍然会以平和豁达的心态去过好每一天。结果，不少人的病情不仅没有恶化，反而得到了缓解，甚至多活了很多年。

静养的方法很多，以下介绍最常见的三种：

一是正常睡眠。这种方法不需要专门花费时间，关键是利用睡眠之前的一点时间，彻底放松身心。其结果不仅能提高睡眠质量，而且有助于提高静养层次。

二是静坐。一般采取盘膝而坐的方式，也可以采取自然端坐的方式。每次全身放松，闭目养神片刻即可。有条件的，可以适当增加静坐时间，以静坐之后感觉舒适为度。

心与诸脉

心合于脉，人体内很多脉络与心紧密相连，这些脉络出现了问题，会影响到心脏健康。反之，一些脉络出现的症状可以帮助我们判断心脏是否有疾病，有助于及早防治。

经络	与心脏的关系	症状
心经	由心脏出发	手臂内侧有疼痛、麻胀或出现咽喉干燥、胸闷、心痛的症状，则可能是心脏有问题。
肺经	由肺经出发	肺经有问题，体内气血运行就不通畅，血液循环不好，就容易引发心脏方面的疾病，易出现胸口憋闷、心烦等症状。
脾经	脾经过心脏	脾脏功能虚弱，人会感到心慌、心跳加速，情绪变得烦躁不安，心脏还会隐隐作痛。另外，脾气不能摄血，则血流不畅，影响血液循环，导致心脏功能也受影响。
胃经	胃经走心脏	胃经有问题，人就会心慌、心跳加速、“怦怦”乱跳，胃寒胃热也会传导到心脏，引发心热。
肾经	心脏的根源在于肾	肾精不足或衰竭，容易出现心律失常的现象，像心脏期前收缩和间歇，发生时常伴有心悸或心跳暂停感。经常性的心脏期前收缩使心脏排血量降低，可引起乏力、头晕及胸闷，并可使原有的心绞痛或心力衰竭加重。
心包经	链接心包与心脏	心包是包裹在心脏外面的一层薄膜，心包经是连接心包和心脏的重要经络。心脏疾病最先通过心包经表现出来，病人常感觉胸闷，心烦，恶心。常按摩、锻炼心包经可预防心脏病。

三是静养功。这个静养功与上面的静坐不同，并非单纯的入静，而需要身、语、意三者配合，其修身养性、祛病健身、延年益寿的功效自然更加明显。可采取坐式或卧式，全身放松，两脚与肩同宽，两手自然平放。深吸一口气，直通丹田。吸气时，舌抵上腭，同时默念“我”字。缓缓呼气，舌头自然回落，同时默念“松静”两字，随之意守丹田。反复做30分钟。如感觉丹田气感充足、四肢血液流动、双掌微微发胀，均属正常现象。如有条件，可每天做两次。长期坚持，必定受益匪浅。在整个过程中，既要专注，又要放松。

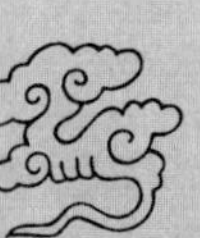

心气调得顺，抑郁影无踪

《黄帝内经》强调："心主神明。"所谓神明，指的就是精神。人的精神出现问题，往往与心经失调密切相关。中医认为，心平气顺，人就精力充沛、神采飞扬；否则，人就很容易出现抑郁症状。

当前，抑郁症已经成为人群中极为普遍的精神疾病。患有抑郁症的病人往往情绪低落，对人对事消极悲观，思维反应迟钝，工作效率低下，并伴有失眠、健忘等症。病人常常感觉浑身不自在，老是怀疑自己得了不治之症。更有甚者，个别抑郁症患者还会出现轻生的念头和举动。在家喻户晓的名人中，林肯、罗斯福、梦露、张国荣、崔永元等都患有严重的抑郁症。他们中，有的最终走出了抑郁症的阴影，有的则选择自杀来寻求解脱。究其原因，抑郁症的出现往往来源于巨大的精神压力。现代职场中的白领们对此深有体会。很多时候，工作压力很大，很多任务必须在规定时间内完成。如果自己能力低下，但自我要求较高，再加上工作难度偏大，人就很容易产生焦灼和自责。久而久之，人就情绪低落，严重的就会出现抑郁症状。

出现了抑郁症状，不可视而不见，或拒不承认。要想彻底解决，首先就要勇敢地正视它。抑郁本身不可怕，可怕的是抑郁症状不断加深，进而给身心带来不可估量的严重伤害。中医认为，抑郁与情绪密切相关，而调理情绪就必须在心经上下功夫。

神门穴是心经上面的重要穴位，既是手少阴心经上的腧穴，也是原穴，是经络气血的聚集地。打个通俗的比方，神门穴恰似调节心气的开关：一旦顺利地打开了这个开关，就能打通心经，还有调理心脏气血的功能。按压神门穴，心经畅通，气血充足，积极愉悦的心情就能替代抑郁消极的心情。神门穴的具体位置是双手手腕内侧横纹下方的小窝处。要想准确找到这个穴位，可先弯曲手臂，手心朝上，就会在手掌小鱼际侧端发现一个小圆骨。在这个小圆骨的后面会找到一条筋，顺着这条筋与手腕横纹处的相交处，就是神门穴。

如何按压神门穴呢？先用右手食指在伸直的左手上点压神门穴，一压一松，时间是5分钟。再用左手食指在伸直的右手上点压神门穴，一压

打通心经，调理心脏的气血

按摩神门穴，保持心经通畅

神门穴

两手的手腕内侧横纹下方的小窝处，将手臂弯曲，手掌朝上，手掌小鱼际侧端有一个小圆骨，圆骨后面有一条筋，这条筋与手腕横纹处的交点处就是神门穴。

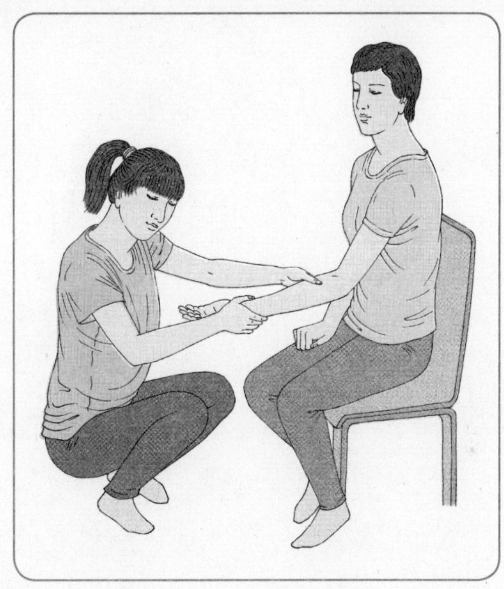

贪欲多而心不静，有舍即有得

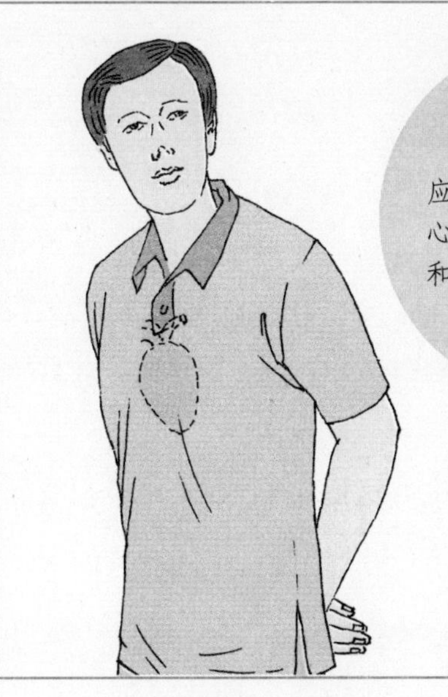

做到精神内守就应少私寡欲，减少私心杂念，降低对名利和物质的嗜欲。

舍得是一种境界，更是一种智慧。

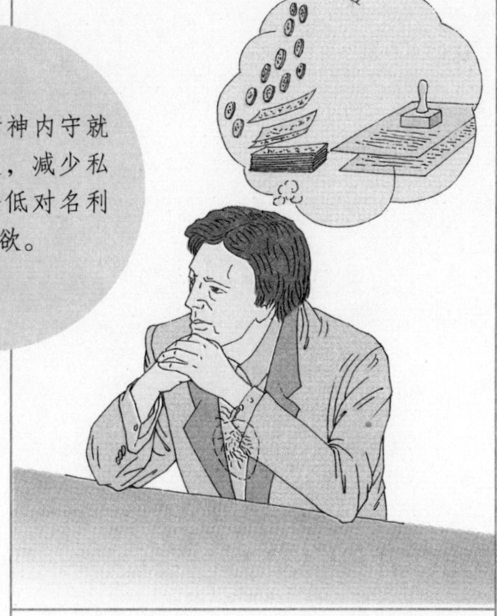

为了获取自己的利益而去伤害他人的利益，或者贪得无厌，那就会伤害自己的身体。

一松，时间也是5分钟。每天可做两次，如能在午时进行，效果更佳，不仅能调节心神，消除抑郁症状，而且有助于提高睡眠质量。

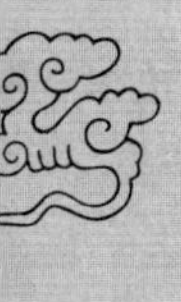

望诊知心病，早治早康复

中医理论认为："有诸内，必形于外。"意思是说，人体内部发生的病变，必然会反映到体表上来。根据这个理论，中医望诊就显得顺利成章了。所谓"心主神明"，就证明心的相关信息可以在面部显露无遗。所以，中医往往通过对面部的仔细观察，来确知心病。一旦从面部捕捉到心脏疾病的蛛丝马迹，我们就能对症施治，避免因为贻误治疗而导致不可挽回的后果。

那么，如何通过望诊来了解心脏的情况呢？大致可以从观气色、观五官这两个方面来进行。

先说观气色。除了医生的观察之外，也可以自我观察。选择一面镜子，仔细观察自己的面部。如果面部皮肤红润而且有光泽，就说明心脏功能非常正常，完全不必担心。如果发现面部存在暗红色，那就要小心了。一般说来，这很可能是风湿性心脏病的征兆。如果脸色呈现不正常的深褐色或暗紫色，就必须引起高度的重视，这种情况往往说明你已经患有慢性心力衰竭和晚期肺源性心脏病。此外，还要注意面部是否存在红血丝。心脏功能不健全的人，面部往往布满红血丝。究其原因，主要是血液循环系统失调造成的。

再说观五官。重点观察五官，可以准确地了解心脏是否存在相关的疾病。这样做，有助于早预防、早治疗。五官之中，尤其要注意耳、鼻、舌。

一是耳。中医有"心脏开窍于耳"的说法，这一点可借助观察耳部得到证实。根据大量的临床经验，一旦患有心脏病，病人的耳朵前面的皮肤就会出现一条连贯的皱褶。如果发现了这条皱褶，就说明你的心脏可能存在问题，往往是冠状动脉正在硬化或已经硬化。硬化之后，体内的血管自然就会出现堵塞。当冠状动脉粥样硬化阻塞血管达到60%的时候，就会出现心绞痛或心肌梗死，引发各种心脑血管疾病。如果平时感

心与四时、五行、五色等的对应关系

夏季	火	苦	赤	脉	喜	麦
四时	五行	五味	五色	五体	五志	五谷
夏季万物生长繁盛，天地间阴阳之气相互交接，植物开花结果。人们应当晚睡早起，保持心情愉快，使体内的阳气向外发散。	心与火同类。火给人的感觉是炎热，而心脏在主管人体内的物质燃烧，也是人体热能量的收集和调配中心，所以人们以心拥有的配热功能，将它归属为『火』。夏天易出现心火过盛，要注意降心火。	心喜苦，苦味入心。常吃苦菜、苦瓜等苦味食物能泄心火、除心燥，能滋阴，具有除湿和利尿的作用。	赤色应于心，常吃经色食物如胡萝卜、西红柿、红豆等，能补血、利尿、活血化瘀，对于保养心脏十分有益。	心合脉。心主血，血行脉中，故合于脉。心脏功能是否正常可以通过脉络来判断，保养好心脏要注意调理各大经脉。	喜伤心。心主神志，正常的喜乐使精神愉快，心气舒畅。若喜乐过度，会使心气弛缓，精神涣散，而产生喜笑不休、心悸、失眠等症。	麦合于心。常吃小麦能养心。

觉耳痛、耳鸣，也不能掉以轻心。这往往预示着你可能成为早期心脏病患者，必须及时就诊。

二是鼻。中医认为，仔细观察两眼之间的鼻梁根，可以尽早发现心脏的疾病。这个地方如果出现横纹了，就要加倍小心，因为这说明心律失常，心脏存在疾患。有些人的鼻子特别红，俗称“红鼻头”。如果不是因为天气因素造成的影响，鼻尖红肿往往预示着心脏疾病有可能加重。

三是舌。人在健康状态下，他的舌头应该是粉红色的。如果你的舌

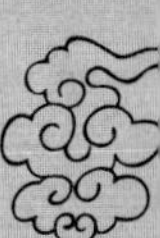

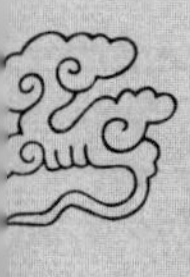

头发白，就说明心肌供血不足。如果你的舌尖呈暗紫色，就表示血液循环不正常，血液比较黏稠，导致血管堵塞，进而引发心脑血管疾病。如果你的舌尖上长有一些小红点，就可能是心肌炎的症状。如果舌头上存在较深的竖纹，往往是心脏病的预兆。

以上所述只是心脏病在面部，尤其在五官中的一些具体表现，可以作为判断标准。如果要想确诊自己是否存在心脏疾病，特别是存在哪种心脏疾病，最好及时去医院确诊。

经脉如失调，易发心脏病

《黄帝内经》强调："心之合脉也，其容色，其主肾也。"这就是说，心与脉是密切相连的。关于这一点，也可以从"心脉相连"、"血浓于水"的说法中得到印证。心与脉紧密联系，既相互依赖，又相互影响。因此，一旦经脉失调，就必然影响心脏的正常功能，进而诱发各种心脏疾病。

下面，我们逐一进行分析。

心经是由心脏出发的，主要有两条：一条穿过膈肌，连接小肠；一条斜出腋下，经手臂内侧，连接掌心，到达中指指端。根据心经的走向，如果发现手臂内侧疼痛、麻胀，就说明有可能存在心脏疾病。此外，如果感觉咽喉干燥、胸闷、心痛等症状，也要关注心脏的功能状态。

关于肺经，《黄帝内经》曾提到"主肺所生病者，咳，上气，喘渴，烦心，胸满"，集中概括了肺经失调之后极易产生的诸多病症。所谓"胸满"，就是我们常说的胸口憋闷。这种现象往往是肺经发生病变在心脏方面的具体标志。究其原因，一旦肺经失调，体内气血就难以畅通，血液循环水准极低，就很容易引发各种心脏疾患。

脾经会经过心脏，因此，脾经失调会直接在心脏上表现出来。脾主运化，一旦失调，就难以顺畅地将水谷精微输送到其他脏腑。其中，自然也包括心脏。如果心脏得不到足够的营养滋养，就会感觉心慌、烦躁，并出现心跳加速、心脏隐痛等症状。脾的功能之一是统摄血液，避免血液外溢，使之始终在脉管中正常运行。如果脾经失调，气就难以统摄血液，血流就会不畅，血液循环就会出现问题，进而导致心脏功能受损。

胃经同样会经过心脏。胃经失调之后，会严重影响人体对食物的消化吸收。人体得不到充足的营养供应，就会产生明显的饥饿感，并且伴有心慌、心跳加速的现象。另一方面，饮食也不能吃得太多。否则，对心脏也极为不利。人们常有一个错觉，以为吃得越多，人体消化吸收的营养物质就越多。其实不然。胃里食物过多，势必会加重胃部的工作负担。于是，人体的大部分血液都被调往胃部。相比之下，心脏供血就比平常少得多了，这才产生心慌、心跳加速等现象。此外，胃部过寒过热，也会传导到心脏，引发心热症状。

肾经也与心脏有关。中医认为，有相当一部分心脏病，其根源并不在心，而在肾。众所周知，肾是贮藏精气之处，平常所说的“精、气、神”都与肾密切相关。因此，如果肾精大损、元气大伤，心脏就会受到牵连，导致心律失常。有的会出现心脏期前收缩和间歇，并伴有心悸或心跳暂停。如果经常出现这种症状，心脏排血量就会逐渐降低，进而引发乏力、头晕及胸闷，并会加重心绞痛或心力衰竭。

心包是包裹在心脏外的一层薄膜，而心包经则是连接心包和心脏的重要经络。换句话说，心脏疾病往往通过心包经首先表现出来，病人的主要感觉就是胸闷、心烦。如能经常按摩心包经，便能有效预防心脏病。

为了确保心脏的健康，平时要养成仔细观察的好习惯。一旦发现经脉疼痛不适，就要引起高度重视，避免因为经脉病变而诱发心脏疾病。最好及时去医院诊治，不可耽误。

心经锻炼有法

《养性延命录》载：“静以养神，动以练形，能动能静，可以长生。”养心，除了静养之外，还要配以适当的锻炼，这样才能“形神兼备”。我们可以通过按揉手少阴心经上的一些穴位来达到养心祛病

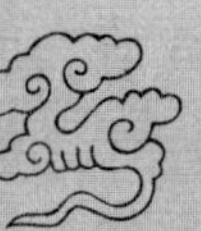

的目的。

手少阴心经

本经发于心中，分成两支，一支内行主干向下穿过膈肌，连接小肠；另一支也是主要的一支，外行主干，从心穿过肺，从腋下斜出，沿手臂内侧，过肘中，经掌后锐骨端，进入掌中，沿小指桡侧至末端。极泉穴、少海穴、神门穴是手少阴心经上重要的穴位，日常生活中经常按揉这些穴可达到安神养心的功效。

极泉穴

极泉穴在腋窝下的两条筋脉之间、腋动脉搏动的地方，按压此处穴位，能够治疗各种心脏疾病，而且长期按压此穴位，可以调理保健肩臂疼痛、肩关节炎、腋臭等病患。按摩的时候坐好，手臂平伸，举掌向上，屈肘，掌心向着自己头部，用一只手去按压另一侧腋窝正中的凹陷处；另一侧也是如此操作，先左后右，早晚各一次，每次五分钟左右。

少府穴

少府穴位于手部第四、第五掌骨之间，屈指握拳时小指尖指向的位置。这个穴位具有宁神志、调心气的功能，治疗如风湿性心脏病、心悸、心律不齐、胸痛等心脏疾患；而且此处穴位能通达心、肾，能舒解两经抑郁之气，所以可以治疗女性生殖器官方面的疾病。按摩此穴位的时候，正坐，伸手仰掌，屈肘向上约45度，用另外一只手轻握举起的手背，大拇指弯曲，用指尖按压穴位，每日早晚左右穴位各按一次，每次五分钟左右。

手少阴心经

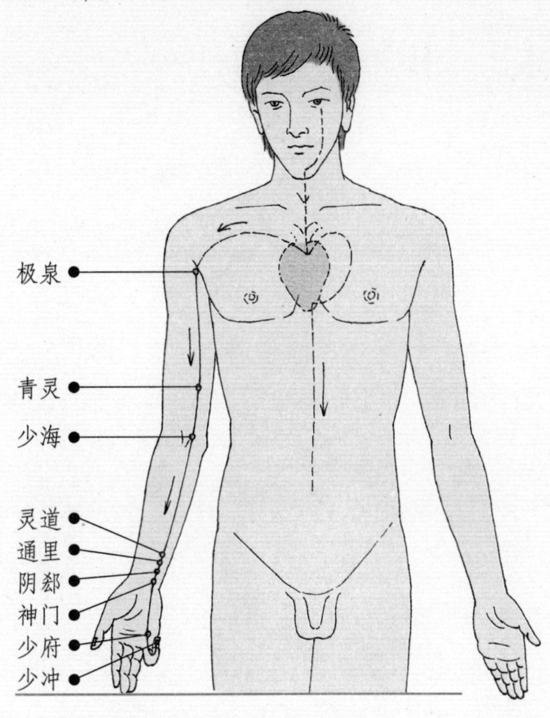

主要症候：脏腑病：心痛，嗌干，口渴。经脉病：目黄，胁痛，臑臂内后廉痛厥，掌中热。

本经腧穴：极泉、青灵、少海、灵道、通里、阴郄、神门、少府、少冲。

按摩手法：正坐，伸手仰掌，屈肘向上约45度，用另外一只手轻握举起的手背，大拇指弯曲，用指尖按压穴位，每日早晚左右穴位各按1次，每次五分钟左右。

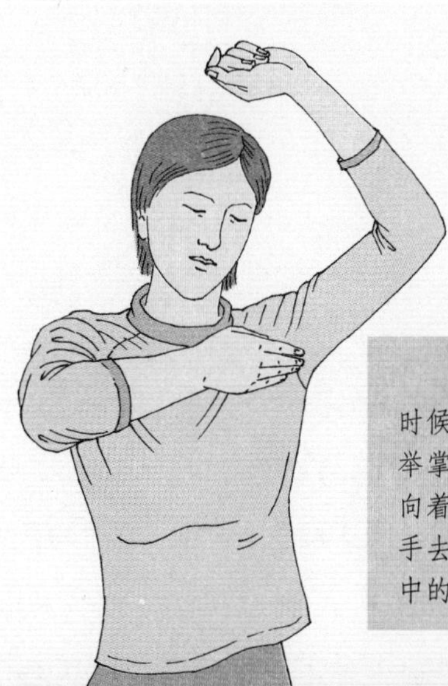

按摩手法：按摩的时候坐好，手臂平伸，举掌向上，屈肘，掌心向着自己头部，用一只手去按压另一侧腋窝正中的凹陷处。

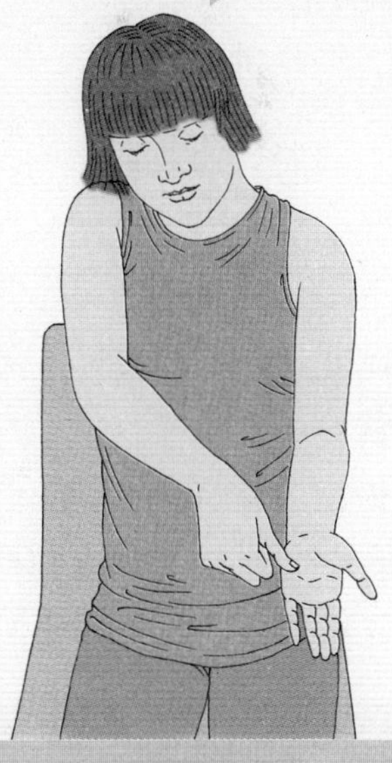

按摩极泉穴可以通络强心、清泻心火。配合神门、内关穴可以治疗心痛、心悸，配合侠白穴可以治疗肘臂冷痛。

按摩少府穴可以宁神志、调心气、散心火。配合内关穴可以治疗心悸。

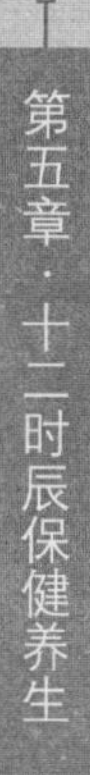

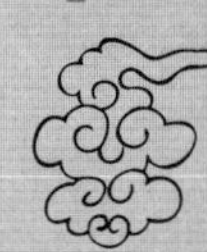

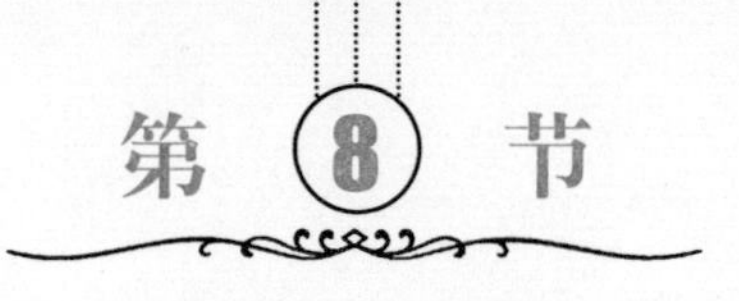

未 时

未时养生秘法

未时是指13～15点。在十二生肖中，未时与羊对应。羊的主要特点之一，就是喜欢吃草。未时正是小肠经工作的时间，肠道此时的消化吸收能力非常强。对于午餐进食的食物，不仅需要脾胃的初步消化，而且还需要小肠进行必要的深加工，就像羊一样。

对于小肠，《黄帝内经》强调“受盛之官，化物出焉”。通俗地说，小肠是接纳、消化、吸收营养物质的器官，其主要功能是将食物中的精华转换成能量，并分配到人体各个器官。

有些读者朋友会问，小肠和脾、胃不都是消化器官吗？它们之间究竟有什么区别？主要还是分工不同、职责不同。这就好比食品加工厂里的流水生产线，很多环节都会对原料进行加工，其意义和价值都不可或缺。食物进入口腔，借助牙齿的咀嚼和唾液的帮助下，食物被咬成小块，逐渐进入脾胃。脾胃进行再加工，将食物进一步搅碎。胃号称“碾碎机”、“搅拌机”，很擅长搅碎食物。到了这个阶段，已经完成了对食物的“消”的过程。至于“化”的任务，就由小肠来具体负责。小肠所做的工作，其实就是名副其实的深加工。与脾胃相比，小肠对食物中的营养成分的吸收更为细致。更重要的是，小肠还会对食物进行分类：将食物中的精华进行吸收，并转化成能量，进而输送到五脏六腑；对于食物中的糟粕部分，则送往大肠，由大肠进一步吸收其中的水分，最终送往肛门，适时排出体外。以上所述，就是进入人体的饮食在人体内的“旅行”过程。在这个过程中，小肠无疑起到了至关重要的作用。

未时是小肠经的标准工作时间。此时，气血流注小肠经，小肠具备非常强的消化吸收、泌别清浊的功能。人们都说：“早餐吃好，午餐吃饱，晚餐吃少。”这是很有道理的。所谓“午餐吃饱”，并非是指单纯

日走偏时，小肠经当令，吸收精华

日头偏西了，小肠经来工作，负责吸收被脾胃腐熟后的食物精华，然后把它分配给各个脏器。

小肠是接受、消化、吸收营养物质的器官，主要作用就是将食物中的精华部分分辨出来，转换成能量，再分配给人体的其他各个器官。

未时与十二生肖中的羊相对应。羊有一个特点，就是喜欢在日昳之时吃草。因为此时小肠经工作，肠道消化吸收食物能力强。其实人和羊一样，午餐吃进去的食物，经过脾胃的初步消化后，还需小肠“深加工”。

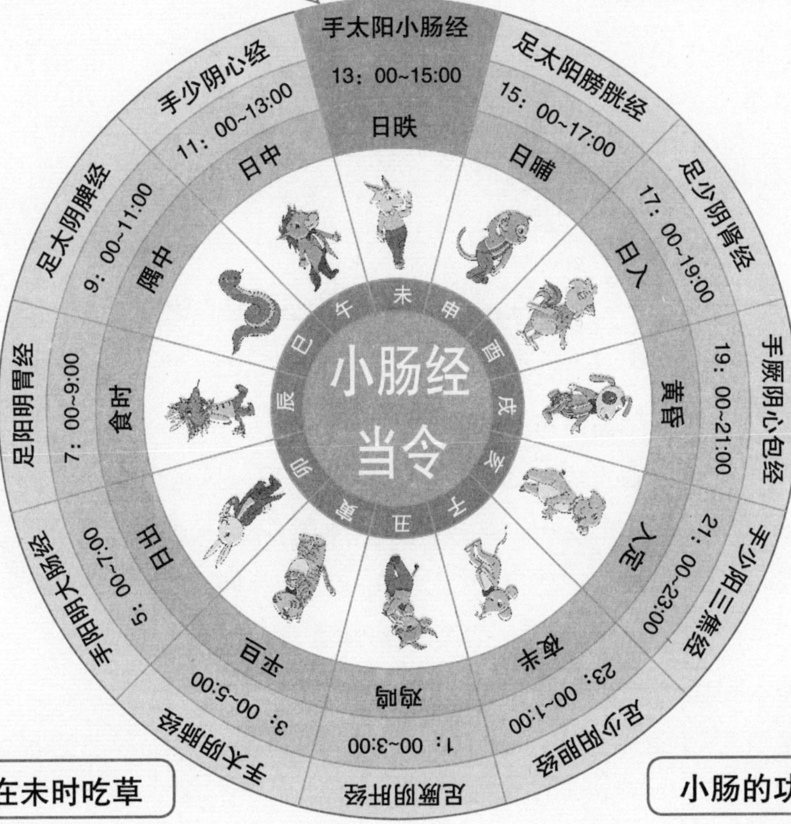

小肠经当令

经络	时间	时辰	地支
手太阳小肠经	13：00~15:00	日昳	未
足太阳膀胱经	15：00~17:00	日晡	申
足少阴肾经	17：00~19:00	日入	酉
手厥阴心包经	19：00~21:00	黄昏	戌
手少阳三焦经	21：00~23:00	人定	亥
足少阳胆经	23：00~1:00	夜半	子
足厥阴肝经	1：00~3:00	鸡鸣	丑
手太阴肺经	3：00~5:00	平旦	寅
手阳明大肠经	5：00~7:00	日出	卯
足阳明胃经	7：00~9:00	食时	辰
足太阴脾经	9：00~11:00	隅中	巳
手少阴心经	11：00~13:00	日中	午

羊在未时吃草

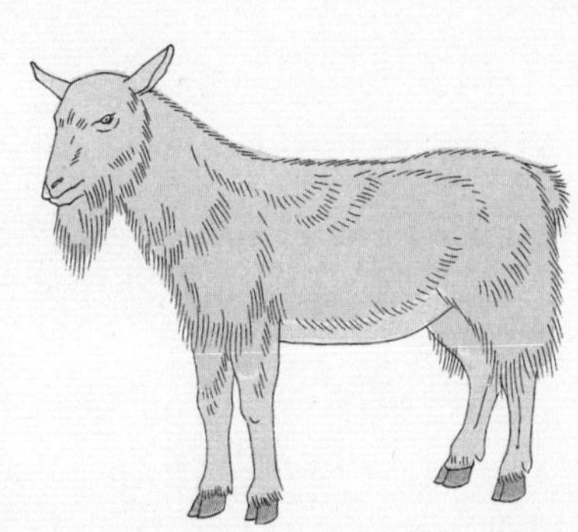

人和羊一样，午餐吃进去的食物，经过脾胃的初步消化后，还需小肠进行『深加工』。

小肠的功能

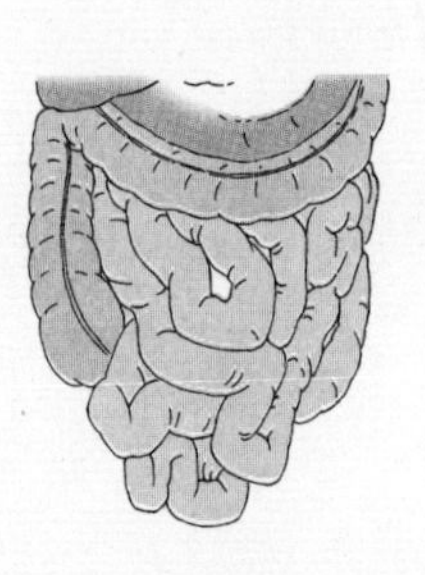

小肠主要作用就是将食物中的精华部分分辨出来，转换成能量，再分配给人体的其他各个器官。

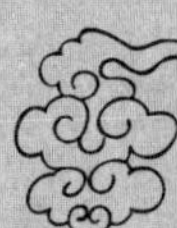

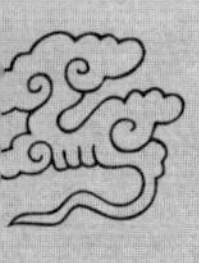

填饱肚子，更要注意各种营养的科学搭配。如果午餐吃得好，小肠就能获得充足的营养补给，气血自然旺盛。小肠经出于心脏，与心经是互相表里的关系。小肠经的气血充足，心脏的供血功能就得到增强。人体气血通畅，人就显得精神焕发。如果午餐吃得不好，就很容易影响人体的气血供应，明显增加心脏和心经的负担。有些人不重视午餐的营养搭配，久而久之，小肠经的气血就严重不足。人体难以获取充足的营养，便会导致整个身体素质的逐步下降。于是，各类疾病就很容易产生，其后果不堪设想。

正所谓“健康无小事”，午餐的价值无论如何估计都不为过。只有午餐合理，才能确保小肠发挥自身的正常功能，为我们的身心健康保驾护航。

养生先养肠，便秘生百病

在《黄帝内经》中，小肠被封为“受盛之官”。小肠的主要功能就是接纳胃传来的食物，进一步消化并分辨清浊。一般说来，如果肠道不健康，其分辨清浊的能力就会显著下降。于是，体内的各种废物就难以排出体外，导致百病丛生。从这个角度来看，“养生先养肠”的说法是极为高明的。

常见的肠道问题很多，主要是便秘。所谓便秘，是指由于各种原因，粪便在体内停留时间过长，导致大便次数减少、大便干结、排便非常困难。一般说来，两天以上没有正常排便，就要靠考虑是否是便秘了。俗话说：“便秘是百病之源。”一旦确认自己患有便秘，就要及时去医院治疗，以免损害身体健康。

从临床研究来看，便秘主要有以下三大危害：

一是免疫力迅速下降。从宏观上看，人体最大的免疫器官就是肠道，肠道上分布着70%的淋巴。也可以这样理解，人体70%的免疫力集中在肠道内。一旦肠道出现问题，对人体的免疫力必将产生致命的伤害。事实上，便秘的确破坏了人体免疫系统，迅速降低了人体的免疫力。便秘产生之后，人体的免疫力下降的具体表现包括：反复感冒，即

小肠

肠道不适易引发便秘

原因

肠道发生病变，小肠辨别清浊的能力降低，废物堵塞在肠道内，无法及时排出体外，引发便秘。

危害

1.免疫力功能下降。造成反复地感冒、拉肚子、犯困，易疲劳，伤口不容易愈合。

2.血液中毒。有害细菌和毒素滞留在肠道里面，引起血液中毒。

3.损害容貌和形象。因为肠道中的毒素堆积，可导致皮肤粗糙无光泽，形成色斑和暗疮，容易使人衰老。

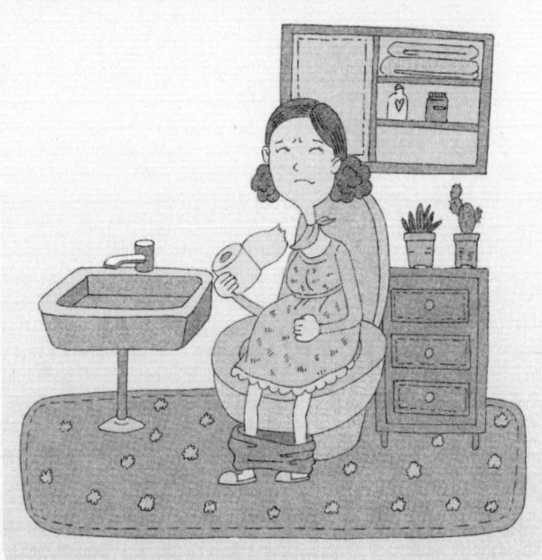

便秘要标本兼治

1.养成良好的生活习惯，规律饮食，定时定量，不要暴饮暴食。

2.饮食要讲究卫生，少吃刺激性食品，吃饭时细嚼慢咽，食物更易于消化。

3.适当多饮水。每天早晨最好空腹饮1杯温开水或蜂蜜水。

4.多参加体育运动，特别是要进行腹肌锻炼，以便增强腹部肌肉的力量和促进肠蠕动，提高排便能力。

5.还要保持精神愉快，精神紧张、焦虑不安等不良情绪可导致或加重便秘。

使按照医嘱吃药、打针，也很难见效；肠胃老是不舒服，一吃东西就容易拉肚子；时常感觉困乏，稍一活动就气喘吁吁；不小心弄破皮肤后，伤口很不容易愈合。

二是容易诱发血液中毒。便秘之后，人体肠道内就储存了大量的有害细菌和毒素。由于无法及时排出体外，这些有害细菌和毒素就容易长期滞留，逐渐污染血液，进而引发其他部位的各种疾病。如果这些有毒血液进入脑部，就会严重损伤中枢神经，可诱发老年痴呆症和帕金森病；如果这些有毒血液进入肝部，就会加速肝硬化，最终导致肝癌；如果这些有毒血液进入心脏，就很容产生心绞痛和心肌梗死。

三是损害容貌和形象。对于皮肤来说，宿便堪称头号克星。道理很

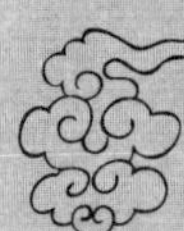

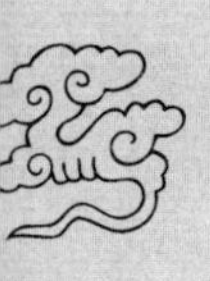

简单，肠道内堆积了大量的毒素，必然导致人体的皮肤粗糙无光泽，形成各种色斑和暗疮。久而久之，人很容易衰老。有些人存在严重的体臭和口臭，其实也是宿便在作怪。

所以说，肠道不适，百病从生。要想养好肠道，消除便秘就成为当务之急。目前，治疗便秘的主要方法是采取药物治疗。也有采取手术治疗的，但相对较少。很多人都习惯于购买一些刺激性较强的泻药，如酚酞（果导）、开塞露等。但是，由于这些泻药很容易让人体产生依赖性，长期服用之后，药效就越来越不明显。由此可见，单纯靠吃药来消除便秘并不现实，难以从根本上解决问题。从养生的角度来看，要想彻底消除便秘，关键还在于养成良好的生活习惯。归纳起来，这些生活习惯主要包括：饮食应定时定量，切忌暴饮暴食；饮食必须讲究卫生，以免危害身体健康；少吃辛辣、油腻食物，能不吃最好；吃饭时细嚼慢咽，促进食物消化；适当增加饮水量，每天早晨起床就空腹喝1杯温开水；经常参加体育运动，尤其要重点锻炼腹部肌肉，以便促进蠕动能力；始终保持愉悦的心态，避免因为紧张、焦虑而诱发甚至加重便秘。

小肠有病变，耳部受牵连

近些年，患有耳部疾病的人越来越多。耳聋、耳鸣之类的耳部疾病危害极大，不仅严重影响工作、生活与睡眠，而且会严重影响人际交往，甚至会导致神经衰弱、失眠等。

从根源上看，很多因素都会引起耳聋、耳鸣，诸如噪声、药物、遗传、压力过大、睡眠不足等。除此之外，人体经脉失调也同样会引起耳聋、耳鸣。

很多经络都与耳朵有关，小肠经也不例外。耳朵健康与否，往往与小肠经息息相关。小肠经从手指外侧的少泽穴开始，直至耳朵的听宫穴。这个听宫穴是小肠经上的关键穴位，与很多耳部疾病密切相关。听宫穴的具体位置是耳朵靠面部，耳屏前张口时呈凹陷处，耳珠平行缺口凹陷中，耳门穴稍下方。经常点揉听宫穴，可以有效治疗耳聋、耳鸣，并有增强听力的作用。

小肠经病变

耳聋与耳鸣

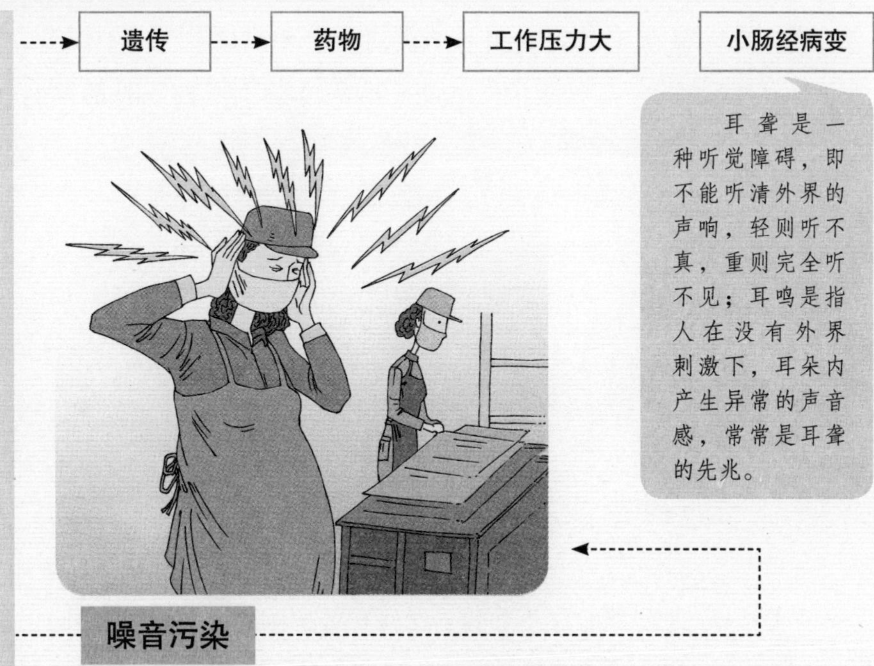

按摩手法解决耳聋、耳鸣之扰

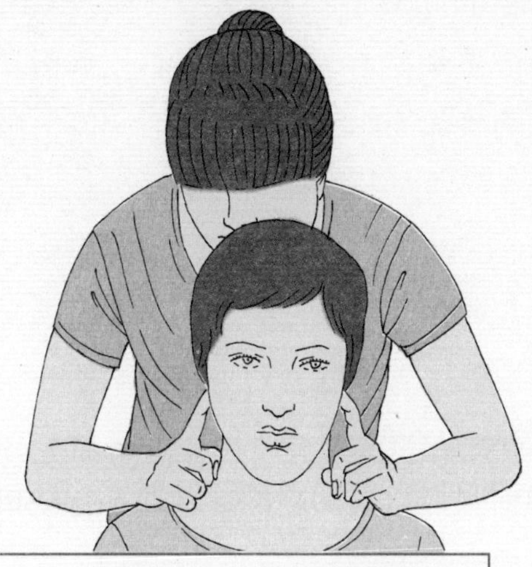

找准穴位，双手食指放在两耳的听官穴上，按揉1～2分钟。

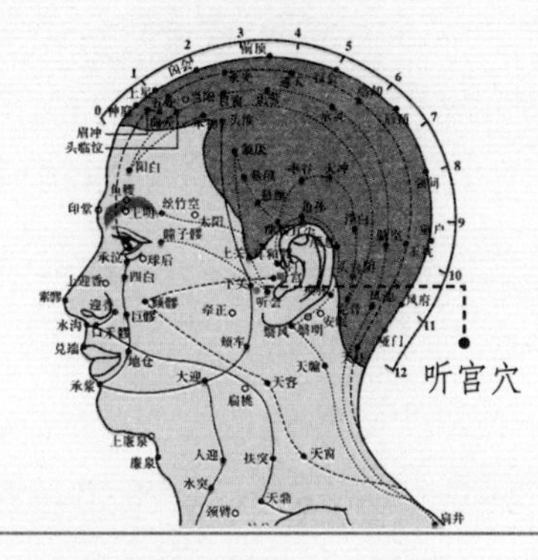

听官穴位于面部，耳屏前，下颌骨髁状突的后方，张口时呈凹陷处。头部侧面耳屏前部，耳珠平行缺口凹陷中，耳门穴的稍下方即是。

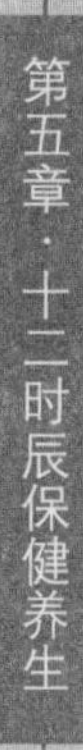

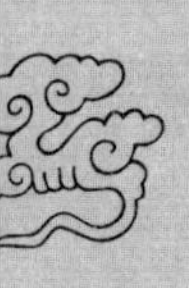

听宫穴的具体锻炼方法可分为以下三个步骤：

第一步，选择正坐或仰卧、仰靠姿势，找准听宫穴，用双手食指指尖稍稍用力揉按，时间在1分钟左右。这个方法有助于聪耳明目、开窍醒脑。

第二步，将双手搓热，用双手食指和中指夹住耳朵，用力摩擦耳根部，时间在5分钟左右。这个方法能有效刺激翳风穴、耳门穴、听宫穴、听会穴，可防治耳痛、耳鸣、耳炎。

第三步，将双手搓热，反复捋耳郭，时间在3分钟左右。这个方法对防治各种耳病都有效果。

除了以上介绍的方法，平时还可以多运动手部、颈部、头部。这是因为，小肠经会经过这些部位，锻炼这些部位就等于在疏通小肠经。小肠经通畅无阻了，耳聋、耳鸣就不药而愈了。

脸红心又跳，小肠已病倒

有些人会很准时地在下午两三点钟，出现面部灼热、心跳加速、胸闷气短的症状，往往大惑不解。那么，这到底是什么原因呢？《黄帝内经》早就告诉我们：“心之华，荣于面。”这句话的意思是说，面部灼热与心跳加速都是心脏问题的外在表现。小肠经发于心，与心经相表里，与心关系密切。一般说来，如果心脏出现疾病，就会在小肠经上明显表现出来。这是诊断心脏疾病的一个很简单的标准。下午两三点正是小肠经当令，要想消除这个时候出现的脸部灼热、心跳加速、胸闷气短的症状，可以着重调理小肠经。

在五行之中，心对应着火。由于心主血脉，一旦心火过大，血热就容易上蹿到脸部，出现异于常态的通红或紫红。导致心火旺盛的原因很多，比如情绪波动过大，比如进食了辛辣、油腻、烧烤食物，比如失眠或因熬夜导致的睡眠不足。在这种情况下，可以调理小肠经，进一步疏通经络，经由小肠，逐渐将心火排出体外，从而达到降火的目的。

要想调理好小肠经，就必须在后溪穴和前谷穴这两个穴位上做文章。双手微微握拳，无名指掌关节后尺侧的掌横纹处，连接手掌和手背

养好小肠保效率

未时吃营养午饭，增强气血流通

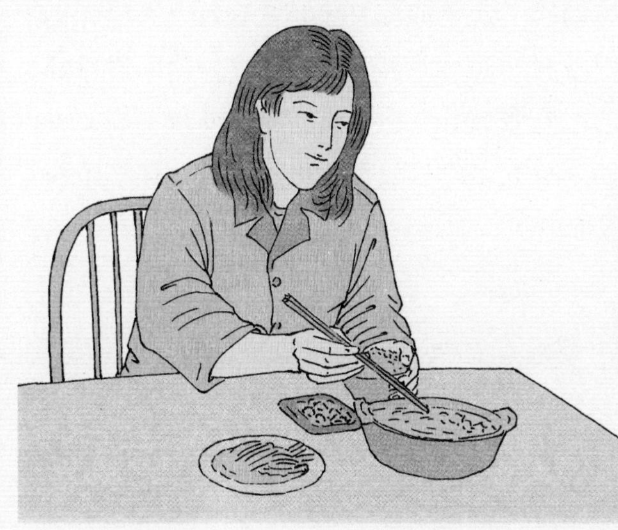

未时是小肠活动最为旺盛的时间，这个时间吃营养全面的午饭，可以更好地吸收营养，还能增强气血的流通。

保养小肠经常做切菜式按摩

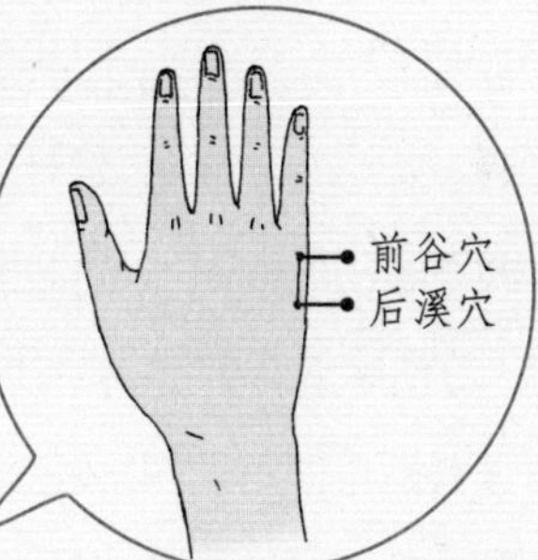

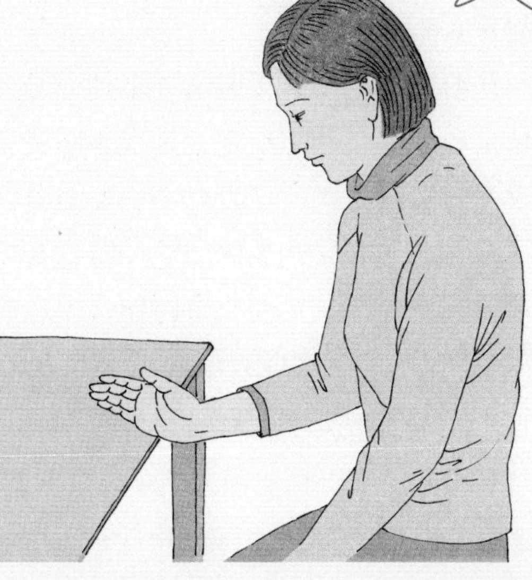

改善心脏的气血供应状况，增强心主神志的功能。而对于老年人来说，增强心神不仅能够有效缓解头晕眼花、失眠健忘等心血虚弱不足的反应，还能预防老年痴呆症、心脑血管疾病等恶疾。

气血瘀阻造成手臂、肩膀酸痛，可以通过刺激后溪穴、前谷穴来改善。

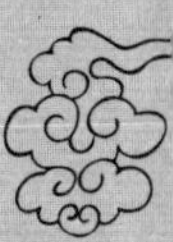

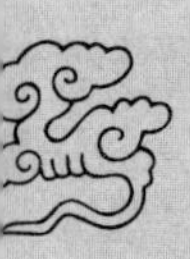

的交界处，就是后溪穴的具体位置。至于前谷穴，具体位于后溪穴下方，也就是手掌连接无名指的第一个关节处外侧边缘凹陷处。

要想有效地刺激这两个穴位，可采用切菜式的锻炼方法。化掌为刀，用左手手掌侧棱在桌沿做类似切菜的动作，至少做50下。然后，换右手如法锻炼。每天可锻炼两次。这个锻炼方法非常有效，不仅能迅速改善面部潮红、心跳加速的症状，而且能够缓解疲劳，并消除肩膀部、头颈部、腰背部、手肘部的酸麻胀痛。在锻炼时间上，要求不高，可以随时进行，便于长期坚持。上班族、电脑族和学生、作家等伏案工作者可以在感觉疲倦时，立刻锻炼一次，能迅速缓解疲劳。

防治乳腺病，首选天宗穴

在女性疾病中，乳腺增生是很普遍的常见病。乳腺增生的主要特点是乳房疼痛或出现肿块，发病率已位居乳腺疾病之首。近年来，临床统计证实，乳腺增生的发病率逐年上升，并且呈现出低龄化趋势。我国每年有80%的女性出现程度不同的乳腺增生，尤其在25～45岁的女性中最为常见。患病之后，容易产生周期性疼痛。最初，往往是游漫性胀痛，触动时痛感非常明显，月经来临前痛感加重，经期结束就自行消失。如果病情趋于严重，就会在月经前后出现持续性疼痛，其疼痛范围也会向腋部、肩背部、上肢延伸。发现乳房有肿块或疼痛时，既不要疑神疑鬼，也不要掉以轻心，最好及时去医院就诊。

在中医看来，乳腺增生又称“乳癖”，主要源于因情绪不佳而导致的肝脾受损、气滞血瘀、痰凝成核。首先是情绪不稳定，其次是阻碍人体气血畅通，最后是在乳房处出现气滞血瘀，进而引发疼痛。要想有效地防治乳腺增生，可从调理经脉穴位入手。在穴位的选择上，首选天宗穴。这是一个主治女性疾病的穴位。经常按摩天宗穴，可疏通经穴，消除肿胀，从而防治各种乳腺疾病。

天宗穴的具体位置如何确定呢？有两种取穴方式：一是俯卧，在肩胛骨冈下窝中央凹陷处，约肩胛冈下缘与肩胛下角之间的上1/3折点处；二是端坐，腰背正直，将左手放在右手的肩膀中心处，中指按压处。

乳腺增生

乳腺增生又称为乳房囊性增生病，是指女性乳房内出现一个或数个大小不等的囊肿，中医属“乳癖”范畴。

乳房结构示意图

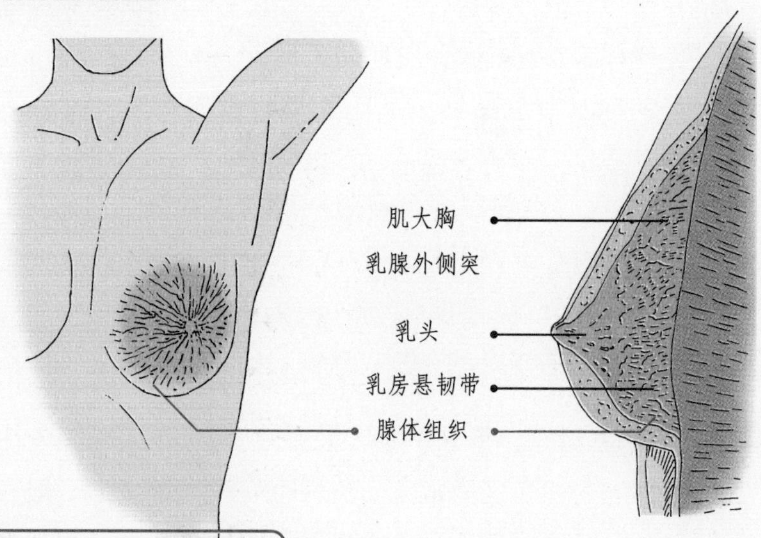

按摩天宗穴治疗乳腺病

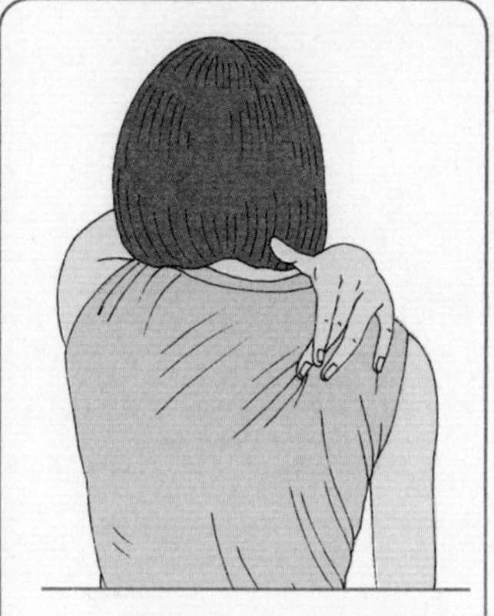

腰背直立，将左手放在右手肩膀的中心处，再将手指向下按压，中指指尖接触的地方就是天宗穴了。按摩这个穴位可以疏经通穴，理气消肿，防治各种乳腺病。

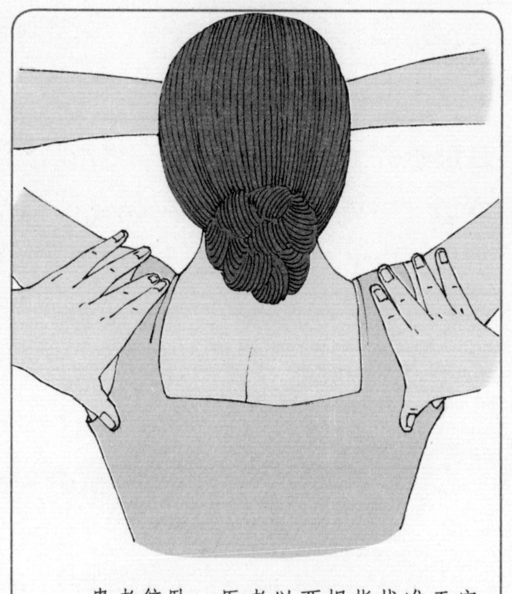

患者俯卧，医者以两拇指找准天宗穴，适度按揉天宗穴，每次按15分钟。

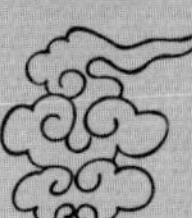

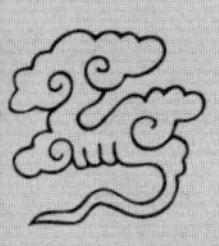

找准天宗穴后，可用手指放在穴位附近按摩。在按摩过程中，如果发现某处存在痛感，就要重点按揉这个地方。实践证明，大多数患有乳房疾病的女性朋友都能准确找到这个压痛点。这个压痛点非常关键，是治疗乳腺炎、乳腺增生的特效穴，可疏通经络、消除瘀滞。如果没有找准，也不必灰心，可以直接按摩天宗穴，效果也不错。按摩时，既可以采用点按的方式，也可以采用叩击的方式。时间上一般控制在20分钟之内，每天可锻炼两次。

防治乳腺病，除了上面介绍的按摩天宗穴的方法，还可以按揉乳房，也有活血化瘀的功效，能辅助治疗乳房肿痛、乳房溢液、乳头凹陷等症状。

欲除蝴蝶斑，关注小肠经

蝴蝶斑又称黄褐斑、肝斑，易使皮肤色素沉着。蝴蝶斑往往出现于女性脸部，育龄期妇女极为常见。男性也有蝴蝶斑，但一般较少。蝴蝶斑严重损害个人形象，常让爱美的女性朋友厌恶至极。但很多人四处求医问药，涂抹了各种化妆品，却收效甚微。其实，蝴蝶斑是完全可以根治的，关键是要找准根源，掌握方法，对症下药。要想彻底治疗蝴蝶斑，最好的办法就是调理小肠经。

小肠经会经过脸部颧骨，因而就有“斜络于颧”的说法。而这个地方正是蝴蝶斑最常见的地方。如果小肠经失调，吸收功能就偏低，进而体现在脸上，就成为蝴蝶斑。因此，治疗蝴蝶斑的关键就是调理小肠经。但是，很多人并不清楚这一点，一味地采用外部治疗方法。结果，不仅费时费力、费财费物，而且收效甚微，有的反而加重病状。那种试图采用涂抹一点化妆品就消除蝴蝶斑的想法是不明智的，也不可能收到理想的效果。不仅治疗蝴蝶斑需要调理小肠经，就连眼黄、脸肿等症状，也需要通过调理小肠经来加以解决。

那么，小肠经如何进行调理呢？下面，介绍两种方法：

一是准备一个毛刷，从左右肩胛骨由上而下刺激小肠经经线，然后沿经线做局部刺激。可反复进行，至少10次。

疏通小肠经，祛除蝴蝶斑

用毛刷从手臂肩胛骨往下刷，刺激手部的小肠经，有助于打通小肠经，促进经脉保障血液流通。

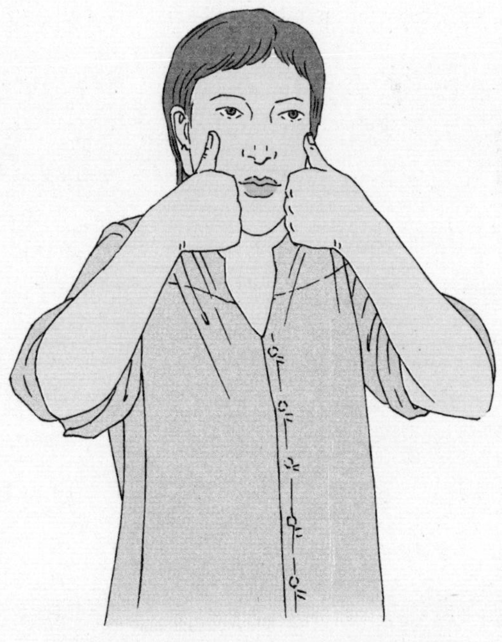

用拇指指腹按揉斑点处，由内向外顺时针转圈按摩，此法能使黑色素向四周扩散，淡化斑点。

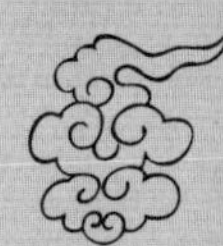

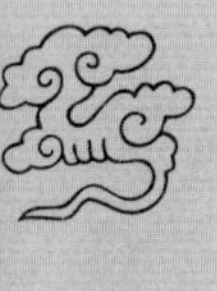

二是用拇指指腹打圈式按揉斑点，按揉时不能太用力，否则会损伤皮肤。每个斑点处可按揉1分钟。也可以将双掌搓热，置于脸上，大面积地顺时针按揉。按揉时用力应适度，不宜过大，也不宜过小。持之以恒地锻炼，就会使黑色素逐渐变浅。

刺激养老穴，养老真法宝

按照古代的标准，六十甲子就算是步入老年行列了。随着年龄的增长，老年人的身体素质趋于下降，各项功能逐步衰退。于是，各种各样的疾病便乘隙而入、接踵而至。其中，肠道病症就非常普遍。

小肠的主要功能之一就是消化吸收和辨别清浊。对于老年人来说，小肠功能已趋于老化，因而常常出现食欲下降、消化不良。久而久之，就会导致营养不良、体质虚弱。在这种情况下，人的抵抗力不断下降，各种疾病就开始在人体内部为非作歹。小肠功能的严重退化，还会导致排泄功能的失常。这个时候的肠道已经无法正常地工作，往往粗心大意地将本该送到膀胱的水分送到大肠，将本该送到大肠的废物送到膀胱。这正是老年人容易产生腹痛、腹泄、排便困难的主要原因。

人到老年，原本应当尽享天伦之乐，安度晚年。然而，疾病缠身，又哪有半点舒适可言？那么，老年人究竟应当如何防治疾病、延年益寿呢？如能找到养老穴，就等于找到了养老的真法宝。这个养老穴就在小肠经上。养老穴的具体位置是前臂背面尺侧，当尺骨小头近端桡侧凹陷中。要想准确找到养老穴，可屈肘，掌心向胸，在尺骨小头的桡侧缘上，找到与尺骨小头最高点在同一条线上的骨缝处。

养老穴之说，源于《礼记》：“五十非帛不暖，七十非肉不饱，此穴疗患，针以补之，灸以温之，犹衣帛食肉也，故名养老。”中医认为，老年人应经常对养老穴进行按摩、针灸，其价值堪比穿棉衣御寒、吃肉食饱肚。由此可见，养老穴对老年人确实至关重要。

因此，老年人若想祛病健身、益寿延年，就应当养成围绕养老穴进行锻炼的好习惯。具体锻炼方法有以下三种：

一是按揉养老穴。用拇指指端按揉养老穴5分钟，每天两次。如能选

养老穴保健养生

养老穴取穴及按摩法

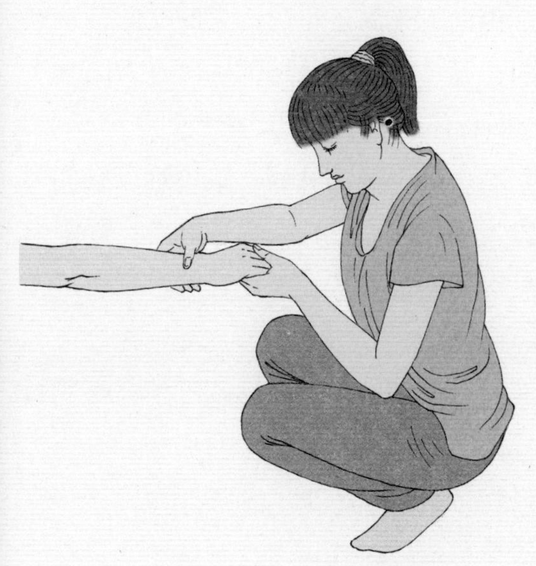

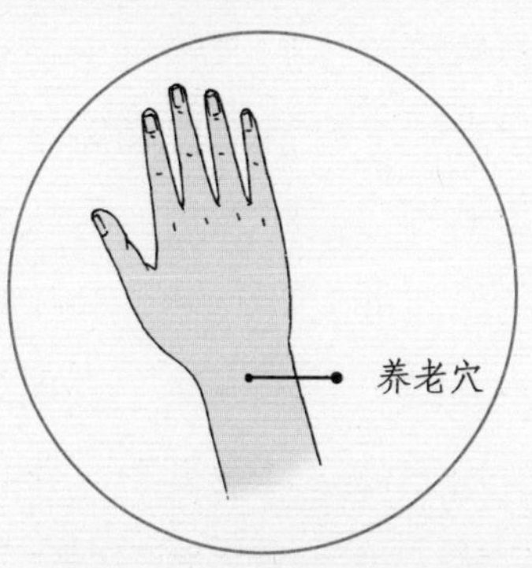

按揉：用手拇指指端按、揉、搓3～5分钟，每天1～2次。时间最好是选在下午1～3点。此时小肠经气血最旺，按揉效果最好。

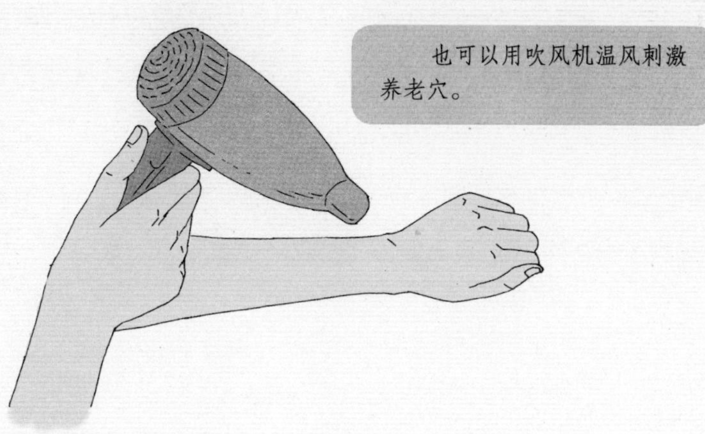

也可以用吹风机温风刺激养老穴。

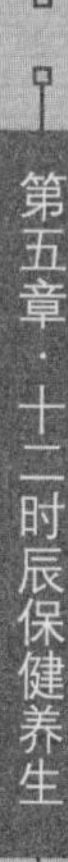

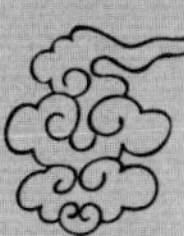

择13～15点，效果最佳。这是因为，此时小肠经气血最为旺盛。

二是针刺养老穴。向上斜刺0.5～0.8寸，手腕酸麻，可向肩时放散。

三是艾灸养老穴。用艾炷灸3～5壮，用艾条灸20分钟。如果艾灸不方便，也可以用吹风机温风刺激该穴位。

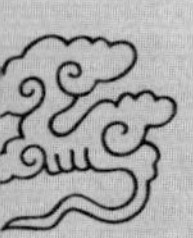

小肠经锻炼有法

手太阳小肠经，起于小指外侧的尖端，沿手外侧上至腕，过腕后小指侧高骨，直向上沿前臂骨的下缘，出肘后内侧两筋中间，再向上沿上臂外侧后缘，出肩后骨缝，绕行肩胛，相交于两肩之上，入缺盆穴，联络心，沿咽、食道下穿膈膜至胃，再向下连属于小肠；它的支脉，从缺盆沿颈上颊，至眼外角，转入耳内；又一支脉，从颊部别出走入眼眶下而达鼻部，再至眼内角，斜行络于颧骨部，与足太阳经相接。

外邪侵犯本经生病，表现为咽喉疼痛，颔部肿痛，头颈难以转侧回顾，肩痛如拔，臂痛如折。本经发生病变时，往往会出现耳聋，眼睛发黄，颊肿，颈、颔、肩、肘、臂后缘疼痛等症状。如此，则可以通过按摩本经脉上的阳谷穴来缓解治疗。

阳谷穴位于手腕尺骨茎突与三角骨之间的凹陷处。该穴位具有明目安神、通经活络的作用，经常按压此穴对精神神经系统的疾病具有一定疗效，还能治疗五官科诸如：神经性耳聋、口腔炎、耳鸣、腮腺炎等疾病，而且对于头痛、目眩、热病等都具有缓解作用。按摩这个穴位的时候，屈肘，手背朝上，另一只手四指轻托手臂，拇指放在小指侧面手腕附近，拇指做圆圈状按压穴位，每次三分钟左右。

手太阳小肠经

听宫
颧髎
天容
天窗
肩中俞
肩外俞
曲垣
秉风
天宗
臑俞
肩贞
小海
支正
养老
阳谷
腕骨
后溪
前谷
少泽

本经发生病变，主要表现为咽痛、下颌肿、耳聋、中耳炎、眼痛、头痛、扁桃体炎、失眠、落枕、肩痛、腰扭伤，目黄和肩部、上肢后边内侧本经脉过处疼痛等。该经脉腧穴有少泽、前谷、后溪、腕骨、阳谷、养老、支正、小海、肩贞、臑俞、天宗、秉风、曲垣、肩外俞、肩中俞、天窗、天容、颧髎、听宫，共19穴，左右合38穴。

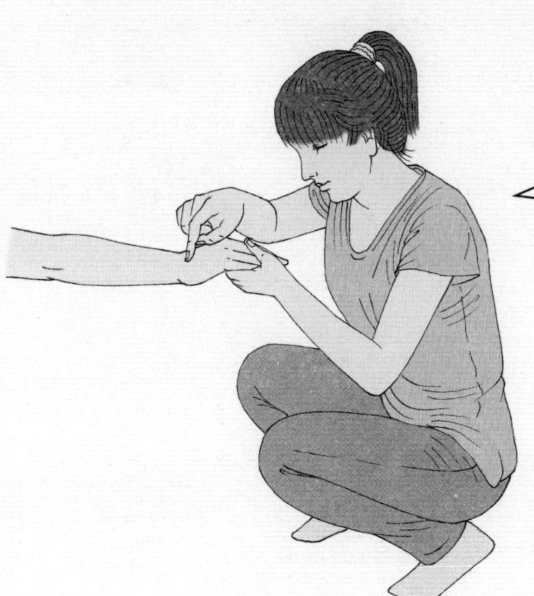

按摩阳谷穴可以明目安神、通经活络。配合阳池穴可以治疗腕部疼痛。

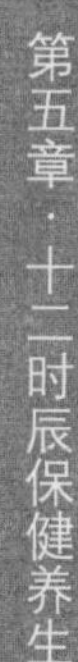

按摩手法：按摩这个穴位的时候，屈肘，手背朝上，另一只手四指轻托手臂，拇指放在小指侧面手腕附近，拇指作圆圈状按压穴位，每次三分钟左右。

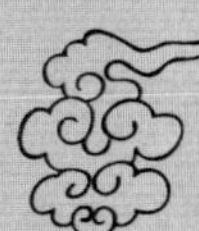

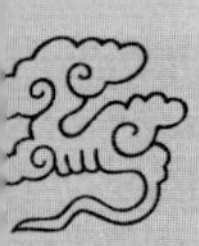

第9节

申时

申时养生秘法

申时是指15～7点。在古汉语中，这个“申”意为“伸”。在十二生肖中，申时对应的动物是猴。猴的主要特点是善于伸屈攀登。申时属于膀胱经当令，气血在膀胱经经脉中上下运行。人体的膀胱经向上连接头部，向下连接足部。膀胱经的特点酷似猴性，从脑到足，上下流窜。

申时堪称一天中的黄金时期。此时，气血流注膀胱经，人往往头脑清醒、精力旺盛、效率极高。所以，从养生理论来看，如要进行重大决断，最好选择申时。古时候有“朝而受业，夕而习复”的说法，也就是在申时安排对学业的复习。在申时，人的记忆力普遍较强，复习功课的效果事半功倍。如有记忆方面的任务，很适合在申时进行。

在一天十二时辰中，申时堪称新陈代谢的高峰期。膀胱经主管人体的新陈代谢，具体位于小腹。《黄帝内经》用“州都之官”来比喻膀胱经，认为膀胱经主管蒸化水津，贮尿排尿，相当于我们今天所说的“下水管道”。申时是膀胱经最活跃的时候，工作效率最高。因此，如能在申时多喝点水，更有助于将体内的垃圾随着膀胱经这一“下水管道”排出体外。由此可见，只要“下水管道”畅通无阻，人体的新陈代谢就会非常顺畅，不仅可以治疗很多疾患，而且具有很好的预防功能。

补水好处多，青春更年少

《黄帝内经》强调：“膀胱者，州都之官，津液藏焉，气化则能出矣。”这里所说的津液，是指尿液。打个比方，这个膀胱就好似一个州郡的水利官员，专门掌管尿液的贮存与排泄。离开了膀胱，尿液就无法借助其气化作用，顺利地排出体外。为了确保尿液排泄通畅，多喝水是一个简便易行的好办法。

夕阳西下，膀胱经当令，新陈代谢

申时是下午3~5点，西边的太阳正缓慢地朝着地平线落下，这时候膀胱经工作，气血流注膀胱经，正是人体新陈代谢的高峰期。

申时是一天中的黄金时期。这时候人体内的膀胱经当令，气血流注膀胱经，人的精力最旺盛，做事效率最高。头脑也非常清晰，判断力很精准。所以重要事情可以在这个时候做出决断。

申时，膀胱经当令，我们人体的膀胱经连接着人的头和足。此时气血便在这条经脉里上下流窜。猴性就如同我们身体的膀胱经，从脑到足小趾，可以从睛明穴直接上下蹿于脑部。补充水分，上下顺通，保持青春。

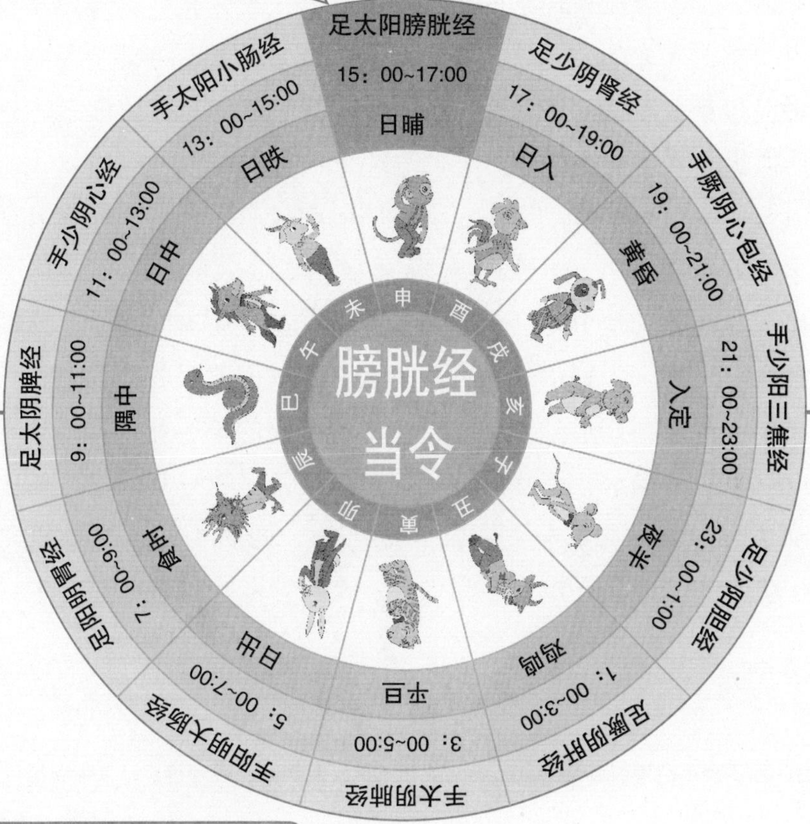

膀胱经当令

经脉	时间	时辰	地支
足太阳膀胱经	15：00~17:00	日晡	申
足少阴肾经	17：00~19:00	日入	酉
手厥阴心包经	19：00~21:00	黄昏	戌
手少阳三焦经	21：00~23:00	人定	亥
足少阳胆经	23：00~1:00	夜半	子
足厥阴肝经	1：00~3:00	鸡鸣	丑
手太阴肺经	3：00~5:00	平旦	寅
手阳明大肠经	5：00~7:00	日出	卯
足阳明胃经	7：00~9:00	食时	辰
足太阴脾经	9：00~11:00	隅中	巳
手少阴心经	11：00~13:00	日中	午
手太阳小肠经	13：00~15:00	日昳	未

申时，记忆力的鼎盛期

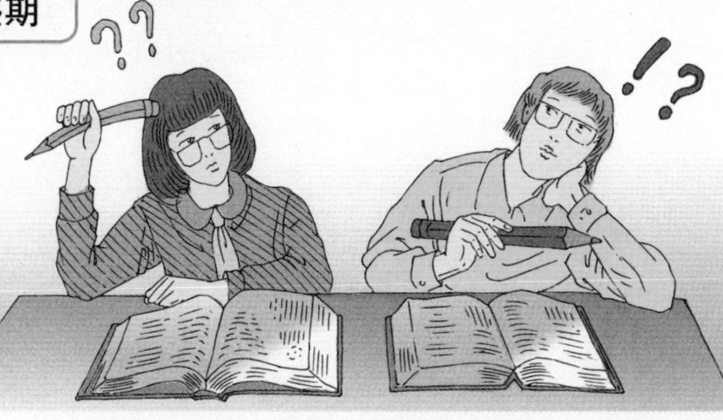

申时是人记忆力最强的时候，复习功课效率高。难记的单词、背不出的课文，都可以安排在此时，加强记忆。

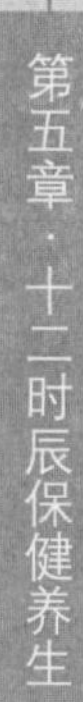

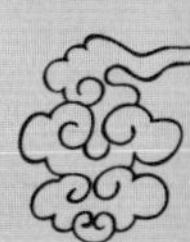

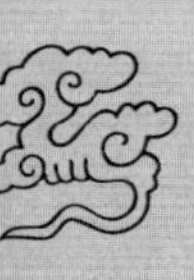

在现实生活中，在养生节目里，在各种医疗保健书上，都有一个共同的观点，那就是多喝水对健康十分有利。为什么说多喝水能促进人体健康呢？这是因为，水对人体的作用实在是太重要了。几天不吃饭，人还可以生存。如果几天不喝水，人就很容易出现生命危险。具体说来，多喝水可以稀释血液，可以促进食物消化，可以美容健肤，可以通便利尿。总体来看，多喝水有助于人体的新陈代谢。

多喝水的主要价值是便于利尿，进一步疏通肠道、膀胱。膀胱酷似“下水道”，如果没有足够的活水冲洗，就很容易被各种废物堵塞，以致腐烂变质，病患丛生。只有经常喝水，经常冲洗，才能将膀胱内堆积的各种垃圾顺畅地排出体外。这样一来，体内的废物和毒素才越来越少，精神状态才越来越好。

一天十二时辰都可以喝水，但不同的时辰喝水，其效果大有区别。一般早上起床之后，就应喝一杯温开水。很多人已经养成了这个好习惯。在下午，尤其是申时，要多喝水。申时属于膀胱经当令，此时膀胱内气血特别旺盛。午餐中进入人体的饮食经过消化吸收，此时正好到达膀胱。如果适时补充水分，就能迅速将膀胱内的垃圾和毒素清理干净。如果申时根本不喝水，膀胱内的废物就越来越多，好比现实生活中的垃圾堆满了山。其结果，轻则引起排尿不畅、膀胱炎，重则导致膀胱结石、膀胱癌。所以，在申时多喝水是一个符合养生之道的好习惯，对促

早晨喝白开水的5大好处

白开水不含卡路里，不用消化就能为人体直接吸收利用，是最能保证人体所需，也是最经济、最安全健康的。

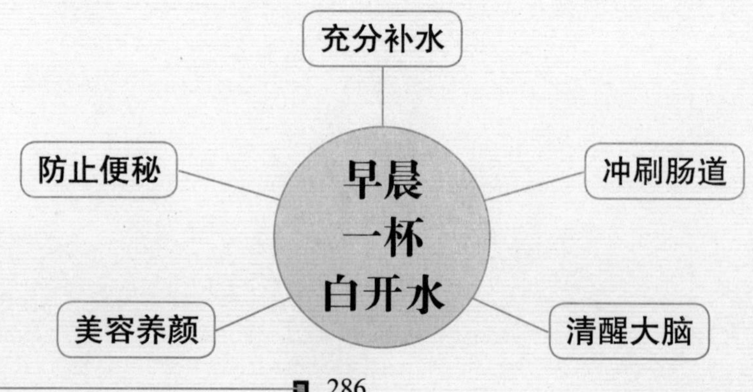

身体缺水的信号

水是生命的源泉，人体一旦缺水，就会危及健康，皮肤干燥、毛发脱落、骨髓变脆等现象也随之而来，甚至危及自己的生命。那么，如何判断身体是否缺水了呢？其实我们的身体在缺水时会通过一些信号来提醒体内旱情，只是我们读不懂这些信号罢了。

口腔干燥，舌头肿胀

口渴是身体缺水的第一信号，严重脱水会导致口干和舌头轻微肿胀，所以夏季要及时喝水。

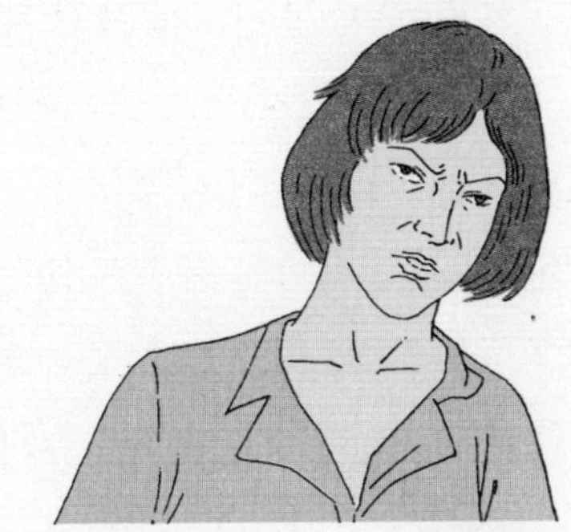

皮肤干燥，缺乏弹性

缺水会令皮肤干燥，失去弹性，缺少光泽，特别是手部的皮肤。

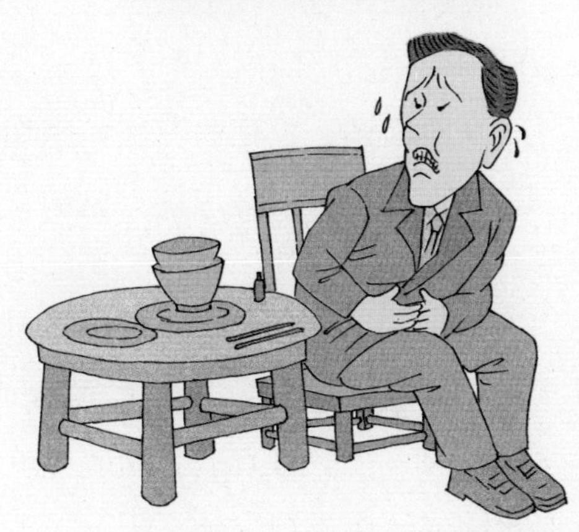

小便深黄色和便秘

缺水者的肾脏会浓缩尿液甚至阻止尿液产生，尿液浓度增加，其颜色也会逐步加深，严重时呈深黄色甚至琥珀色。另外，身体一旦缺水，肠道就会吸收更多水分予以补充体液，从而导致便秘。

烦躁不安，无法熟睡

缺水会使人经常从睡梦中醒来，而且缺水还会让人感到燥热，无法熟睡。

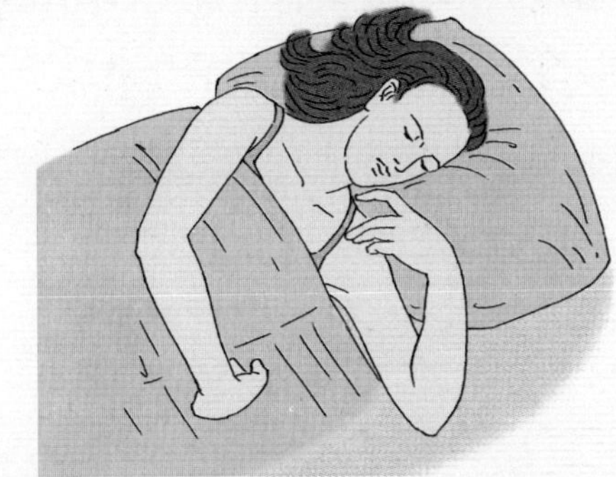

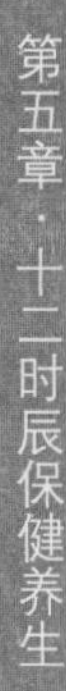

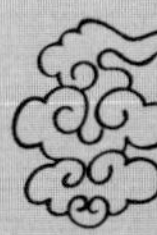

进身体健康极为有利。

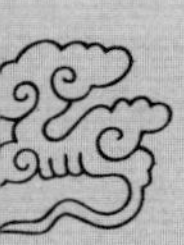

膀胱出问题，记忆受影响

无论是工作还是生活，都离不开出色的记忆力。记忆力的好坏又并非单纯的智力问题，而往往与膀胱经有关。

很多时候，我们会突然发现自己记忆力远远不如从前了。需要脱口而出的话，因为记不起来而不得不苦思冥想。不仅感觉吃力，而且非常尴尬，给自己的学习、工作与生活带来很多烦恼。很多人感叹，认为自己老了，否则，怎么会出现记忆力衰退这样的事情呢？其实，相当多的记忆力衰退，是身体处于亚健康的重要标志。正是由于整体素质下降了，才会在记忆方面表现出来。从养生的角度来看，记忆力衰退很可能意味着你的膀胱经出问题了。

众所周知，记忆力与大脑密切相关。所以，很多人一旦发现自己记忆力衰退，就会自然关注大脑的状况。但要知道，人的大脑又会间接地受到膀胱经的调控。在十二正经中，膀胱经是阳气最足的经络，甚至有"人体小太阳"的美誉。膀胱经主要通过调理肾脏气血，来间接地影响大脑的功能。大脑需要足够的气血，才能确保严密的思维、准确的记忆。如果人体肾脏衰弱，膀胱经就无法正常工作。这样一来，就不可能有足够的气血送往大脑。于是，大脑就反应迟钝、记忆衰退了。这种现象在中年人中非常普遍。中年人往往因为年龄的关系，身体机能逐渐减退，最终导致大脑气血不足，记忆力便严重衰退。

一旦发现自己记忆力下降，也不必过分担心，但应当采取一些有效措施。在足太阳膀胱经上，可以找到一个重要的穴位，这就是心俞穴。按摩心俞穴，可有效治疗健忘症，对于改善先天的记忆不佳及暂时性的记忆衰退都极有帮助。心俞穴的具体位置在背部，第5胸椎棘突下，左右旁开二指宽处。按摩心俞穴的最佳时辰是申时。

膀胱经

膀胱经功能对记忆力的影响

膀胱经是人体内阳气最旺的经络，通过按摩膀胱经改善肾脏的功能。

肾脏是人体精、气、神产生的根源。肾脏功能强了才能保证源源不断的气血供给大脑。

大脑气血足了，才能反应迅速。

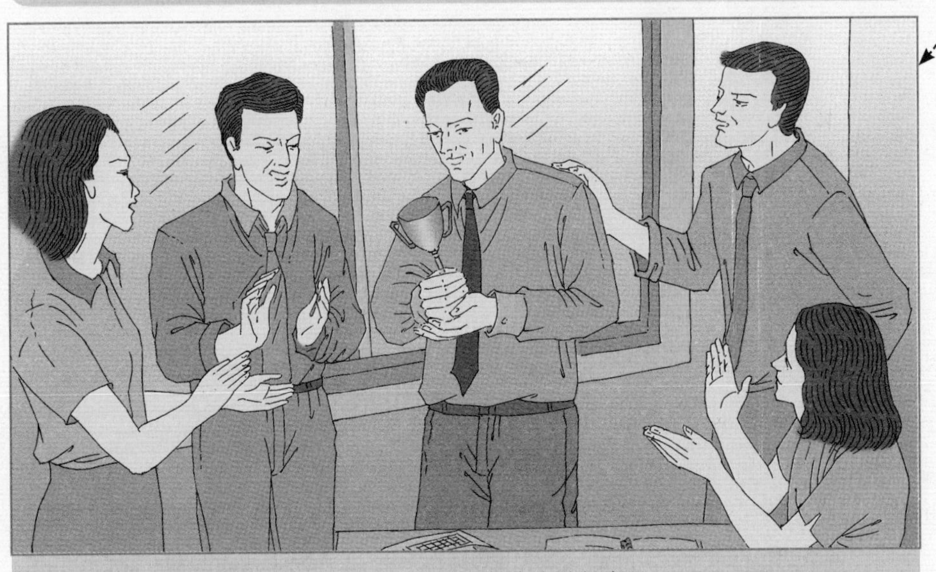

大脑思考能力强了，反应快了，人的记忆力也就提高了。

按摩心俞穴提高记忆力

心俞穴属足太阳膀胱经，在背部，当第5胸椎棘突下，左右旁开二指宽处（或左右各约1.5寸）处。它是足太阳膀胱经上一个重要的穴位，按摩此穴可治疗健忘症，对提高记忆力有好处。

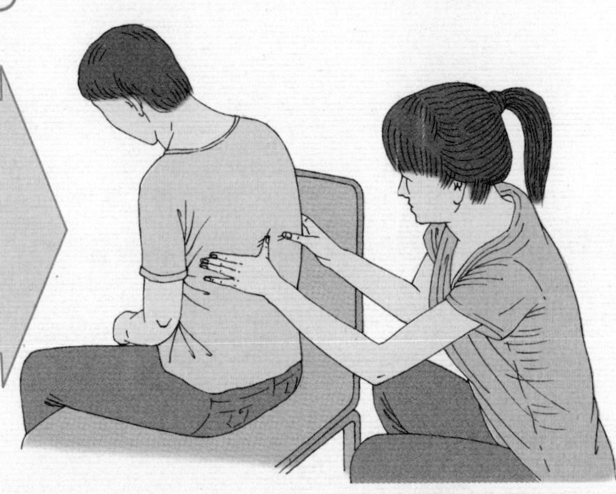

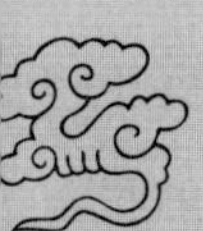

申时易犯困，必定阳气虚

中医一向有“气血虚弱，神魂无所依”的说法，认为人之所以在白天昏昏欲睡，缺乏神采，就是源于体内阳气不足。在申时，人原本应当像猴子一样活蹦乱跳，思维敏捷。一旦气血虚弱，就很容易感觉疲惫不堪。

膀胱经与肾经是相互表里的关系，气血相通，功能相连。简单地说，肾里的阳气是由膀胱经与肾经一起调节的。正所谓“心主神明”，人的精神状态与心、脑、肾密切相关。“心之官则思”，说明心主管着人的精神意志。但是，心功能的正常发挥又必须得到脑和肾的大力支持。因此，人的精神状态不仅与心、脑有关，而且与膀胱经密不可分。如果膀胱经的阳气充足，人就容光焕发，精神百倍。如果体内阳气虚弱，人就很容易感觉疲劳，典型的表现之一就是在申时犯困。所以，判断一个人是否体内阳虚，很简单、很准确的一个办法就是看他在申时是否感觉疲劳，是否昏昏欲睡。一旦发现了自己体内阳气虚弱，又该怎么调理呢？这里介绍两种方法。

一是用拳头沿着背部和腿部的膀胱经的走向轻轻敲打，重点是背部与腿部。敲打的顺序是：先从下往上，后从上往下。也可用保健锤来代替拳头。经常锻炼，可促进膀胱经的气血流通，能有效疏通经络。

二是先用右手按摩左脚脚心的涌泉穴，再用左手按摩右脚脚心的涌泉穴。只要天天坚持，就能提升人体阳气，收到强肾、健脑、增强记忆的功效。

膀胱有病变，诱发关节炎

很多人都患有风湿性关节炎。从医学的角度来看，风湿性关节炎是一种常见的急性或慢性结缔组织炎症。风湿性关节炎有急性与慢性之分，病人往往有发热症状，膝、踝、肩、肘、腕等关节疼痛难忍。疼痛部位往往红肿，有灼热感。风湿性关节炎容易复发，十分顽固，属变态反应性疾病。

人体内的小太阳——膀胱经

膀胱经是十二正经中阳气最足的经络，有人体“小太阳”之称。人体内的阳气主要是通过它来传输。

膀胱经输送阳气滋养五脏

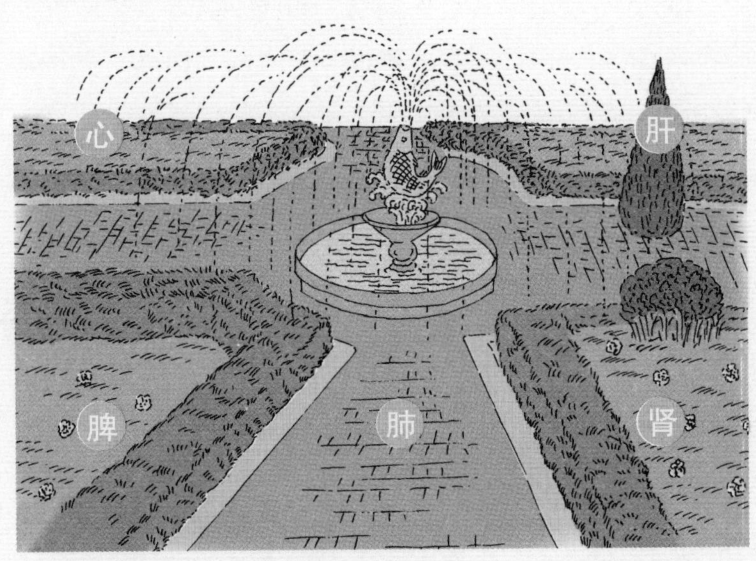

膀胱经就像是一眼喷泉，在它的浇灌、滋养下，其他的五脏六腑才能正常地运行，身体才能健康强壮。

膀胱经直接影响人的精神状态

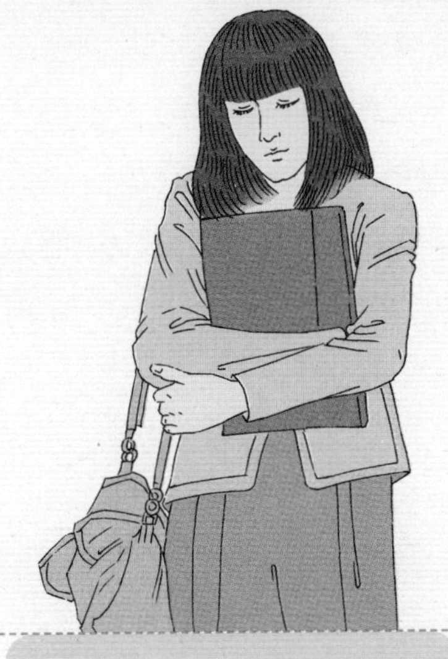

如果体内阳气虚弱，经络又不畅，则人就容易疲劳，无神采，易犯困。

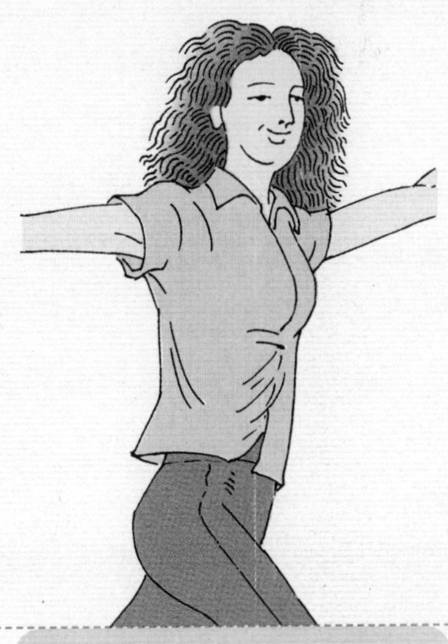

膀胱经阳气充足，经络又通畅，则人看起来就神采奕奕，精神百倍。

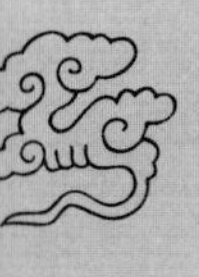

风湿性关节炎是一种常见病症，产生原因很多，但主要还是由体内经络病变引发。中医认为，如果膀胱经失调，就会引发风湿性关节炎。

从膀胱经的走向来看，从头至足，历经足、踝、膝、肩，贯穿了整个人体。如果膀胱经发生了病变，就会迅速体现在人体的各个大关节上。

在人体经络中，膀胱经是阳气最足的经络，相当于储存人体阳气的仓库，可以源源不断地将阳气送往全身，确保五脏六腑、四肢百骸正常运行。一旦膀胱经出现问题，就会导致阴阳失衡，不是偏盛就是偏衰。在这种情况下，人体很容易受到邪气的侵袭，风湿病便由此产生。其中，比较典型的就是风湿性关节炎。

膀胱经发生病变后，人体内部的血液循环就不顺畅，很多来自饮食的营养物质就无法跟随血液输送到全身。身体的很多部位得不到充足的营养，就会引发肌肉萎缩、关节炎等病症。血液循环不畅还有一个后果，那就是容易产生大量的痰浊和瘀血。如果关节处堆积了大量的痰浊和瘀血，就会产生风湿性关节炎，而且很难治愈。因此，当务之急就是调理膀胱经，避免血液循环受阻，避免痰浊和瘀血堆积。

风湿性关节炎的具体治疗方法有两个：

一是全面调理。可以顺着膀胱经的走向，每天坚持敲打。其中，疼痛部位可以多敲打一些时间。这种全面调理法，可以舒筋活络，活血化瘀。

二是重点针灸。在针灸中，可以根据疼痛部位来选取相应的穴位。在急性期，一般用泻法，给予较强的刺激。也可以采用三棱针点刺放血，放血量不超过1毫升。在慢性期，最好平补平泻，给予中等刺激即可。在此基础上，还可以加温针或艾灸。

常按天柱穴，缓解视疲劳

从走向来看，膀胱经行走路线极长，上接头、下连足。在膀胱经上，存在很多的穴位。这些穴位极为重要，其功效各有特色。只要善于调理这些穴位，就可以收到防治疾病、强健身体之效。

明目解乏，按摩天柱穴

天柱穴位图

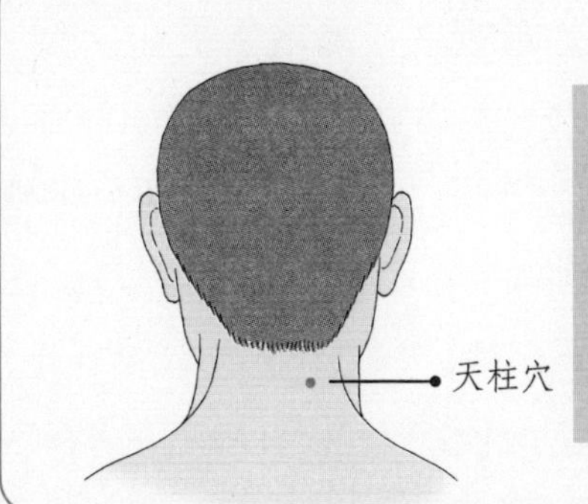

天柱穴位于后头骨正下方凹处，也就是颈脖子处有一块突起的肌肉（斜方肌），此肌肉外侧凹处，后发际正中旁开约2厘米处即是。

按摩天柱，还你明亮的眼睛

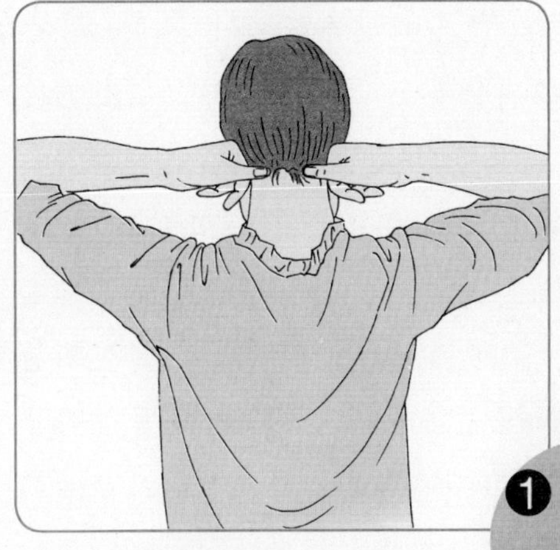

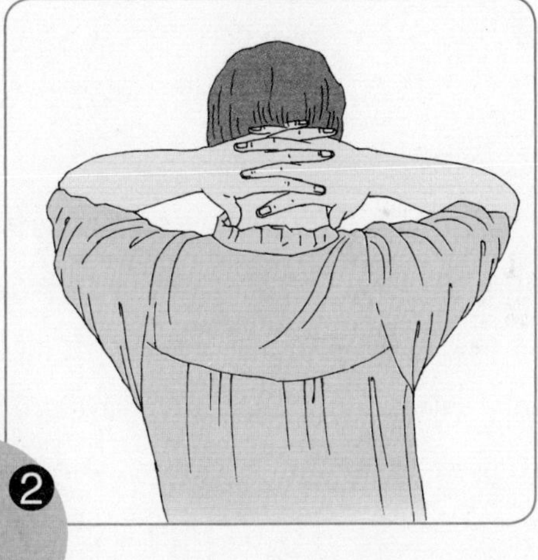

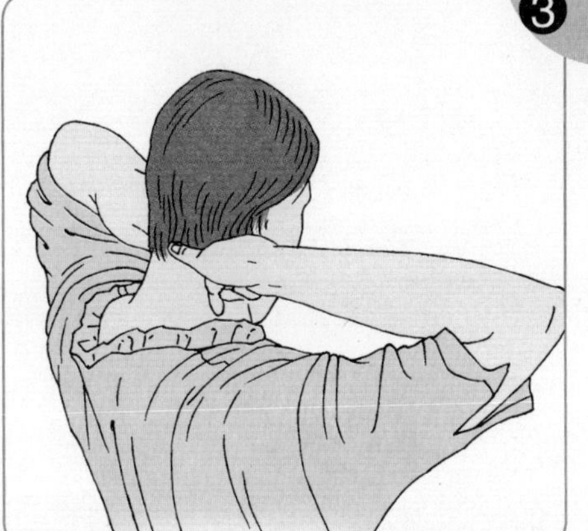

①拇指用力按压左右两侧天柱穴，同时大口吐气。重复此动作5次。

②拇指指肚按压该穴位，5秒钟，突然加压，突然松劲。反复做5~10次。

③两手摩擦加热，五指交叉于脑后，两手掌心放在颈部的左右天柱穴上，向下按压3~5分钟。重复做3次。

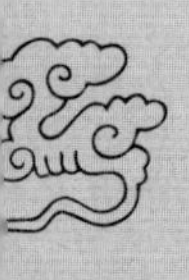

在膀胱经上，天柱穴是非常重要的一个穴位。按摩天柱穴，可提神醒目、缓解视疲劳。尤其对那些长年累月用脑、用眼的人来说，坚持按摩天柱穴，定能有效预防视力下降。现在，很多青少年用眼过度，视力不断下降，戴眼镜的越来越多。按摩天柱穴应当成为这部分人每天必不可少的保健功课。尤其是那些假性近视，按摩效果更佳，有望较快地恢复视力正常。

天柱穴的具体位置是颈部后正中间，在纵向两条肌肉上缘的凹下部分，后发际正中旁开2厘米处。

天柱穴的具体按摩方法有如下三种：

一是用拇指稍稍用力按压左右两侧的天柱穴。按压前自然吸气，按压时大口吐气。一般重复5次即可。

二是用拇指稍稍用力按压左右两侧的天柱穴。在按摩过程中，要抬起下颌，头向后仰。按压穴位5秒钟后，突然加压，突然松劲。如此反复做10次。

三是两手搓至发烫，迅速将五指在脑后交叉，两手掌心应正对天柱穴。轻轻按压5分钟。

经过实践，以上三种方法对男女老少都很适用。即使你的视力完全正常，也可以经常练一练，以预防近视。当然，适当多吃一些富含维生素的蔬菜和水果，学习、工作间隙常眺望远方，尽量避免长时间使用电脑、观看电视，都有利于视力保健。如能综合做到这几点，效果自然非常理想。

膀胱经锻炼有法

足太阳膀胱经，起于眼内角，上行额部，交会于头顶；它的支脉，从头顶到耳朵上角；直行的脉则从头顶入内络脑，复出下行颈部，沿着肩胛骨内侧挟行于脊柱两旁，到达腰部，沿着脊旁肌肉深层行走，联络与本经相表里的肾脏，连属膀胱；又一支脉，从腰部挟夺下行，通过臀部，直入窝中；还有一支脉，从左右肩胛骨内分而下行，贯穿肩胛，挟行于脊内，过髀枢穴，沿着大腿外后侧向下行，与前一支脉会合于窝中，由此再向

足太阳膀胱经

本经腧穴可主治泌尿生殖系统、精神神经系统、呼吸系统、循环系统、消化系统的病症及本经所过部位的病症。本经脉主要腧穴有：睛明、攒竹、眉冲、曲差、五处、承光、通天、络却、玉枕、天柱、大杼、风门、肺俞、厥阴俞、心俞、督俞、膈俞、肝俞、胆俞、脾俞、胃俞、三焦俞、肾俞、气海俞、大肠俞、关元俞、小肠俞、膀胱俞、上髎、次髎、中髎、下髎、会阳、承扶、殷门、浮郄、委阳、委中、附分、魄户、膏肓俞、神堂、譩譆、膈关、魂门、阳纲、意舍、胃仓、肓门、志室、胞肓、秩边、合阳、承筋、承山、飞扬、跗阳、昆仑、仆参、金门、京骨、束骨、足通谷、至阴等穴。

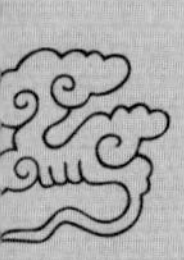

下，经过小腿肚，外出踝骨的后方，沿小指本节后的至小指外侧尖端，与足少阴经相接。

外邪侵犯本经生病，表现为气上冲而头痛，眼球疼痛像要掉出似的，颈部疼痛似拔，脊背疼痛，腰痛似折，大腿不能屈伸，窝部似扎缚，小腿肚疼痛如裂，这叫作踝厥病。本经所主的筋发生病变，会出现痔疮、疟疾、狂病、癫病、囟门部及颈部疼痛、眼睛发黄、流泪、鼻流清涕或出血，项、背、腰、尻、肝及脚部都疼痛，足小趾不能活动。以上疾病可以通过按摩五处穴和委中穴来进行治疗。

五处穴位于人体头部，在前发际正中直上1寸，旁开1.5寸的位置。按摩这个穴位具有宁神止痛、活血通络的作用，经常按摩能治疗头痛、癫痫、目眩等疾病，在遇到小儿惊风的时候，按摩该穴位可以迅速缓解小儿惊风的症状，帮助孩子及时得到救治。按摩此穴位的时候可坐可站，用一只手中间三指并拢，掌心向下，无名指第一个关节全入发际正中处，食指指尖就是该穴位，以食指指腹按压穴位，左右两穴每次按压3分钟左右。

委中穴在膝盖里侧中央位置，按摩这个穴位可以通络止痛、利尿去燥，而且对腰背、腿部的各种疾病有良好的疗效，长期按摩可以治疗四肢发热、小便难、急性胃肠炎、坐骨神经痛、下肢瘫痪、小腿疲劳等病症。在按摩的时候端坐垂足，双手握住大腿两侧，大拇指在上，食指放于腿弯中央部位，用力按揉穴位，左右两穴各按揉三分钟。

足太阳膀胱经

按摩委中穴，平衡阴阳之气

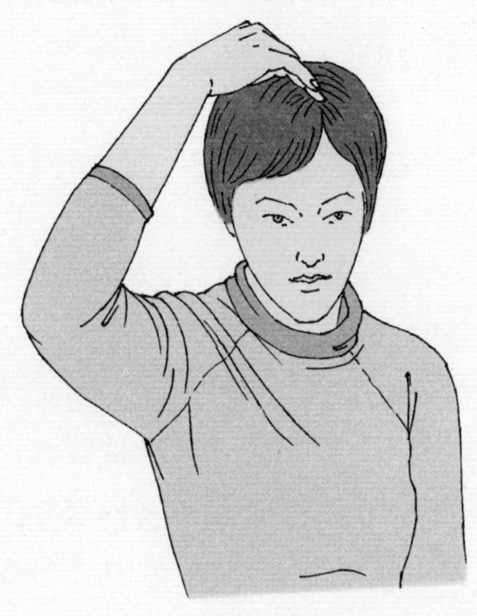

按摩手法：正坐，掌心向下，食指、中指及无名指三指并拢，以食指指腹按压穴位，左右两穴每次各按压三分钟左右。

按摩五处穴可以宁神止痛、活血通络。配合合谷、太冲两穴可以治疗头痛、目眩的病症。

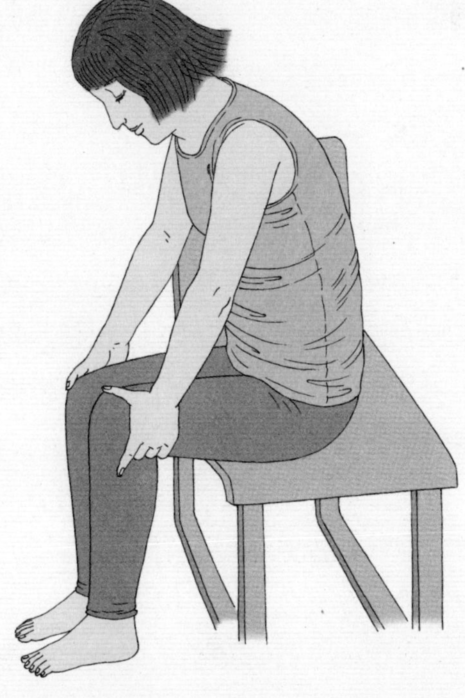

按摩手法：端坐垂足，双手握住大腿两侧，大拇指在上，食指放于腿弯中央部位，用力按揉穴位约3分钟。

按摩委中穴可以通络止痛、利尿去燥。配合肾俞、阳陵泉、腰阳关、志室、太溪等穴位可以治疗腰痛，配合长强、次髎、上巨虚、承山等穴位可以治疗便血。

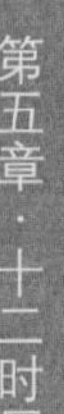

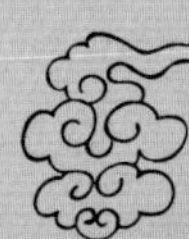

酉 时

酉时养生秘法

酉时是指17～19点。在地支中，酉居第十位。在十二生肖中，酉时对应的动物是鸡。在酉时，太阳落山了，鸡开始归窝了。这便是“酉鸡”一说的由来。鸡归窝的这个时辰，正属于肾经当令。大量气血流注肾经，因而正是藏精养肾的最佳时机。

肾被《黄帝内经》封为“作强之官”，主管智力和技巧，并负责藏精。中医认为，肾为先天之本，肾脏的状态对于人的先天禀赋影响较大。肾是纳精之所，主管生殖与发育。肾主水，负责人体周身的水液代谢。肾主骨生髓，并上通于脑，在很大程度上影响着一个人的思维能力。肾主技巧，凡是动作或运动，都与肾有关。

由此可见，肾脏对于人体的健康极为重要，必须认真调养。补肾也讲究时辰，在一天十二时辰中，酉时补肾的效果最佳。道理很简单，酉时属于肾经当令，肾经此时的气血异常充足，收纳精气的能力也最强。

按照五行理论，肾与冬气相通。一年四季之中，冬季最适宜补肾。冬季万物蛰藏，正适合颐养天机。此时，自然界的阳气深藏，阴气转盛。肾脏自然聚集少阴之气，予以收藏，以适应寒冷的冬季。在冬季，只要条件允许，最好早睡晚起。一天之中，随时都要注意防寒保暖，尽量待在温暖之地，切忌大量出汗，以免损伤正气。如果不遵循这一冬季养生规律，人体少阴之气就难以潜藏，肾脏功能就会严重受损，直接危害人体健康。

北方应冬生寒，寒与水气相应，水生咸，咸人肾。咸味可以滋长肾气，肾气能滋长骨髓，骨髓充实了，又能养肝。肾之关联在于耳，在情志为恐，在五色为黑。咸人肾，但过咸则伤肾。

在饮食方面，冬季最好进食一些稍咸的食物，对肾脏颇有助益。但

阳气沉降，肾经当令，贮藏精华

日落西山的时候，天地间的阳气慢慢沉降，阴气正在逐渐滋长。这时候人体内的肾经工作，体内的精气贮藏于肾脏内。

肾主藏精。精是人体中最具有创造力的一个原始力量。元气藏于肾，元气是我们天生带来的。所以大家到一定年龄阶段就要补肾，要保住自己的肾精。

酉时（17：00~19：00），太阳落山了，鸡开始归窝了，故称“酉鸡”。鸡归窝的时候，正值人体内的肾经当令。气血流注肾经，此时是人体藏精养肾的最好时机。

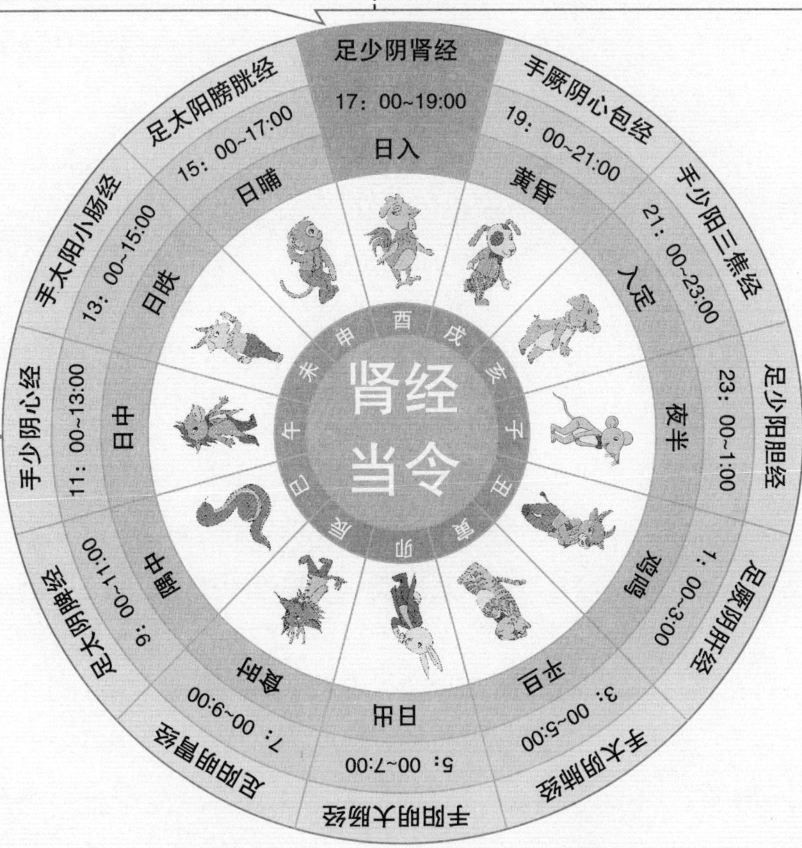

肾经当令

足少阴肾经 17：00~19:00 日入 酉
手厥阴心包经 19：00~21:00 黄昏 戌
手少阳三焦经 21：00~23:00 人定 亥
足少阳胆经 23：00~1:00 夜半 子
足厥阴肝经 1：00~3:00 鸡鸣 丑
手太阴肺经 3：00~5:00 平旦 寅
手阳明大肠经 5：00~7:00 日出 卯
足阳明胃经 7：00~9:00 食时 辰
足太阴脾经 9：00~11:00 隅中 巳
手少阴心经 11：00~13:00 日中 午
手太阳小肠经 13：00~15:00 日昳 未
足太阳膀胱经 15：00~17:00 日晡 申

酉时鸡归，补肾正当时

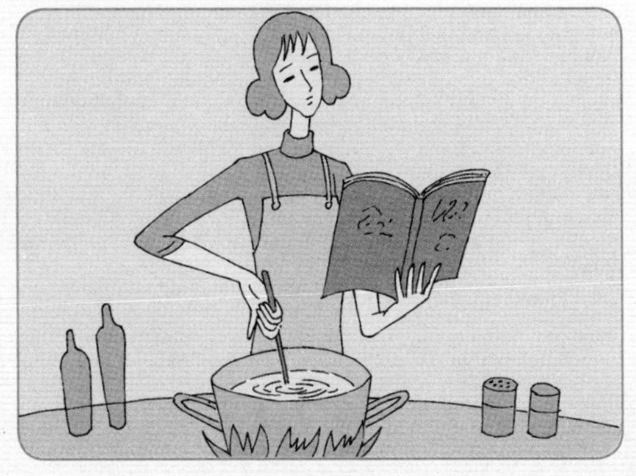

肾虚者平素需要常吃一些补肾食品。如食用动物肾脏具有补肾益精作用，是中医学“以脏养脏”理论的具体体现。既滋补又强阳。此外，海参、虾亦具有补肾壮阳、通乳排毒之功能。芡实具有补肾固精、补脾除湿的功能。

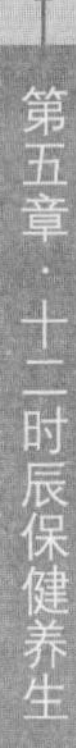

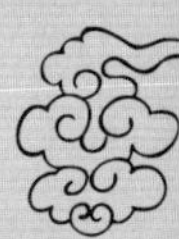

数量不可过多，否则反而会大伤元气。肾喜黑，所以，可适当吃一些黑色食物，诸如黑木耳、黑芝麻、黑豆粥、黑米粥，都有补肾健体之效。

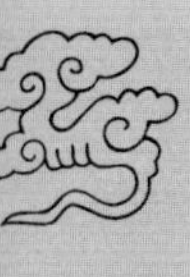

肾虚无男女，人人需提防

很多人有一个误解，以为说到肾虚就专指男性，与女性毫无关系。其实，肾虚无男女之分，女性也同样会患上肾虚。《黄帝内经》中就明确记载："女子七岁，肾气盛，齿更发长；二七而天癸至，任脉通，太冲脉盛，月事以时下，故有子；三七，肾气平均，故真牙生而长极；四七，筋骨坚，发长极，身体盛壮；五七，阳明脉衰，面始焦，发始堕；六七，三阳脉衰于上，面皆焦，发始白；七七，任脉虚，太冲脉衰少，天癸竭，地道不通，故形坏而无子也。"这就明确告诉我们，肾脏对女性的重要性一点也不亚于男性。事实上，在女性的一生中的任何一个阶段，只要肾脏保养不好，就会出现典型的肾虚现象。我们经常谈到的头发枯黄、月经紊乱、脸色苍白等，都与肾虚有关。

人体的精气主要储存在肾脏中，人的精、气、神都来源于肾。有些女性从小就体质虚弱，常年小病缠身，又不懂得养生之道，导致体内阳气不足，出现肾虚症状。究其原因，往往还与工作压力偏大有关。很多女性在职场中承担了大量的重要工作，不得不经常加班熬夜。再加上锻炼不足、营养不足、心态调整不足，直接导致体内精气消耗过大，肾长期处于超负荷运行状态。久而久之，入不敷出，坐吃山空，就自然形成肾虚了。甚至在哺乳期的女性身上，这种现象也非常普遍。仔细分析，这些妈妈为了照顾好孩子，往往没有充足的睡眠，有的甚至整夜处于半醒半睡状态。时间一长，身体就承受不了，严重透支的结果，就可导致肾虚。

现代医学认为，工作环境的好坏也与肾脏的健康息息相关。有些职业女性长期在密不通风的写字间工作，被迫吸入大量有害物质，诸如二氧化碳、有毒粉尘等。这就很容易诱发肾脏免疫功能下降。长此以往，就会导致肾炎。肾就无法再贮藏足够的精气，肾虚也就是很自然的事情了。

与男性肾虚相似，女性肾虚也有阴虚与阳虚的区别。一般说来，阳虚的女性主要有如下表现：非常怕冷，经常感冒，精神萎靡，皮肤干

肾

肾与四时、五行、五色、五味等的关系

冬	水	咸	黑	骨	恐	豆
四时	五行	五味	五色	五体	五志	五谷
冬季万物蛰伏，是保养肾脏的好时机。此时人们要早睡晚起，注意避寒，不要过多地出汗，以防损伤正气。否则少阴之气就不能潜藏，肾脏受损，肾泌清浊的能力就会下降，影响人的健康。	肾为水藏，喜润而恶燥。	咸入肾。适量的咸可以滋养肾气，但不可过重。食咸太多，易伤元气，对心肾不好。	肾在五色为黑。常吃些黑色的食物有助于保养肾脏，如黑木耳、黑芝麻、核桃仁、黑豆粥、黑米粥等。	肾藏精，主骨生髓，肾精气盛衰，可影响骨骼的生成、发育及荣枯。	恐伤肾。过恐易伤肾，可致肾气耗损，精气下陷，升降失调，出现大小便失禁、遗精、滑泄、堕胎早产等症状。	肾在五谷为豆。大豆具有健补气益肾、润燥消水的作用，常食大豆对肾有好处。

肾——作强之官

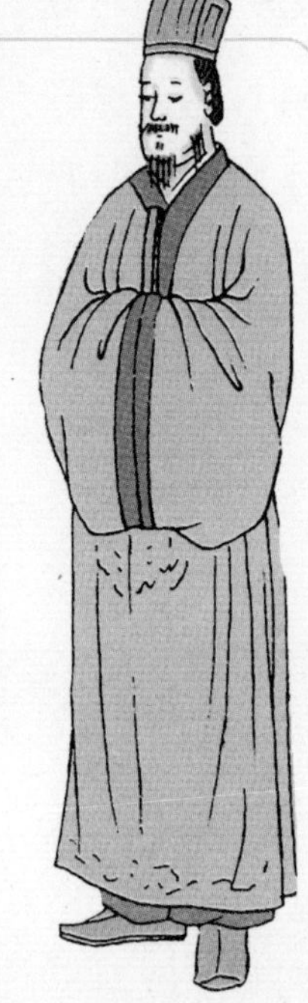

肾具有贮藏精气的作用。从父母那里秉承的先天之精气一般储藏在肾脏中。另一方面，从饮食中提炼的后天之精气，除了一部分供给五脏六腑之外，多余的精气也贮藏于肾。如果肾精充足，骨骼、牙齿、毛发等都能得到顺利生长。另外，肾的精气还能生出促成生殖功能成熟的，被称为“天癸”的物质。天癸促成男子精液的形成，还可以使女子月经来潮。

肾还可以调节津液代谢功能。肾脏的生理功能正常，津液才能均衡地输布于身体各处，多余的水分也能够正常排出体外，也就是说将多余的水分转化成尿，排出体外。膀胱的功能也是由肾脏控制的。此外，肾脏还能够加强肺的生理功能，具有维持有规律的呼吸运动的作用。

肾的精气不足会影响骨骼和听觉，肾脏贮藏精气的功能低下会导致儿童发育缓慢，而且由精气来维持的组织和功能都会受到相应的影响。

另外，控制津液代谢的功能低下，除了能引起水肿等病症，也会导致膀胱功能低下，从而出现尿痛等排尿障碍以及尿频等症状。

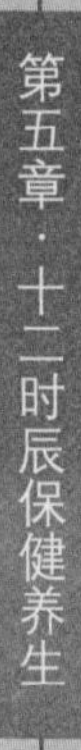

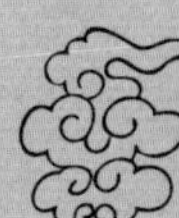

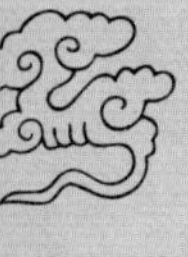

燥，眼圈发黑，头发脱落。阴虚的女性主要有如下表现：腰膝酸软，头晕耳鸣，手心与脚心偏热，便秘，月经失调。

肾虚自然需要补肾。但是，女性在补肾之前，必须弄清楚自己究竟属于哪种肾虚类型。这是因为，阴虚与阳虚性质不同，治疗方法也有所区别。最好请中医师具体诊断一下，便于对症下药。居室应经常开窗通风，尽量少吹空调。最好多喝水，并注意避免劳累过度。在饮食方面，无论属于哪种肾虚类型，都不宜进食生冷的刺激性强的食物，诸如柿子、荸荠、辣椒、洋葱、芥菜、薄荷，也不能抽烟喝酒。否则，就有可能加重病情。对于阴虚的女性来说，像枸杞子、莲子、甲鱼、百合、木耳、桑葚、藕、鱼肉、黑芝麻、核桃等滋阴食物可以适当多吃一些；对于阳虚的女性来说，则适宜常吃一些牛肉、肉桂、龙眼、韭菜、山药、羊肉、鹿茸等补阳的食物。

补肾有诀窍，常泡热水脚

在民间，一直流传着“热水泡脚，赛吃人参”的说法。实践证明，这种说法并不夸张。无独有偶，传统中医也有类似论述：“一年四季沐足：春天洗脚，开阳固脱；夏天洗脚，暑理可祛；秋天洗脚，肺润肠蠕；冬天洗脚，丹田湿灼。”对于老年人来说，养生重在养肾，而泡热水脚则是养肾最为简便易行的好方法。按照中医的说法，泡热水脚可以促进心肾相交。心肾相交，自然水火相济，促使阴阳和合。

现在，随着生活水平的不断提高和养生意识的逐步增强，我们周围的百岁老人开始多了起来。关注一下这些百岁老人的长寿秘诀，就会发现，很多方法并不繁难，关键在于大多数人没有持之以恒。例如，常年坚持泡热水脚，就是一个真实的长寿秘诀。有一位老人活了一百多岁，在去世之前，教给儿子一个长寿秘方。有人得知这个消息，愿出高价向老人的儿子购买。结果，那位老人的儿子送给他的那张纸上只写了四个字“头冷脚暖”。年轻人虽然深信不疑，却不明其法。于是，他又找到老人的儿子请教。老人的儿子说：“老人家的长寿秘诀就是两个：一是四季不戴帽子；二是天天用热水泡脚。”

老人补肾多泡脚

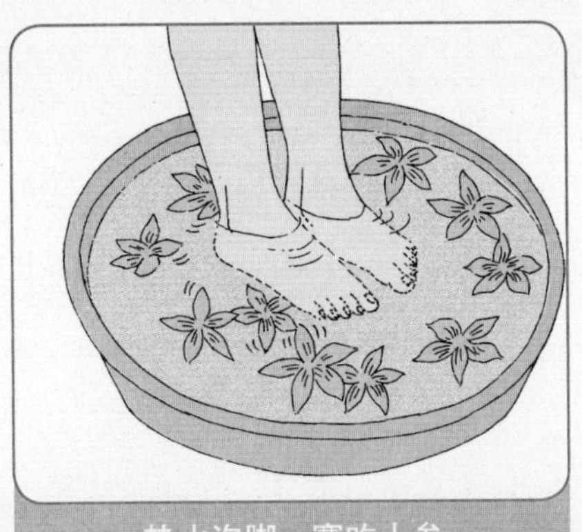

热水泡脚，赛吃人参

调理肾气　常泡脚有助于扩张血管，促进足部血液循环，可以舒通筋络，达到滋养肾和肝的目的。

预防感冒　常泡脚可以预防感冒，退热。双脚浸入热水里，其周围血管开始扩张，进一步导致全身周围血管反射性扩张，血流通畅而旺盛，从而加强汗腺的功能，通过出汗蒸发而散热。

降血压　泡脚的同时用手按摩涌泉穴及按压足大趾后方偏外侧足背的太冲穴，有助于降低血压。

治疗风湿病　可以促使疼痛部位血流通畅，活血化瘀，缓解疼痛。

治头痛　这是因为双脚血管扩张，血液从头部流向足部，可相对减少脑充血，从而缓解头痛。

从生理变化的角度分析，老年人的生理机能普遍处于下降状态，无法与中青年相比。就功能的退化而言，最明显的就是肾虚、肾衰。在此基础上，产生了一系列与肾虚、肾衰有关的衰老症状，诸如头发脱落、耳鸣耳聋、头昏眼花、牙齿松动、便秘、失眠等。天天坚持泡热水脚，就可以直接、迅速地刺激足部的很多重要穴位，其所产生的滋补元气、调理脏腑、疏通经络、促进循环、延缓衰老的功效，一点也不亚于其他任何一种足部锻炼方法。况且泡热水脚方便易行，只要保持轻松乐观的心态，基本属于纯粹的物理效应。换句话说，即使你不相信其功效，也能从中受益。这与一些对精神状态、心理素质要求极高的锻炼方法相比，优越性是明摆着的。难怪古人会称之为“神仙养生法”了。事实上，泡热水脚就是专门针对老年人肾虚、肾衰来设计的养生方法，自然能够防治因为肾虚、肾衰而产生的诸多病症。

泡热水脚效果极佳，但还需要掌握一些具体方法。要选择一个泡脚

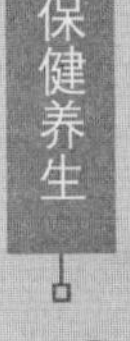

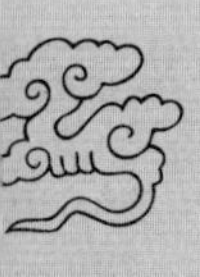

盆，最好专人专用。泡脚前后，应当及时清洗。水温要适度，不宜过热。尽管号称是泡热水脚，但并不等于越热越好。尤其是老年人，只要脚感温热即可。至于年轻人，可以适当高一些，但都要以舒适为度。水量要适中，一般以刚没过足背为好。在时间上，可持续10分钟。如中途感觉水温下降，可以不断添加或更换。泡脚之后，一定要擦拭干净。擦干双脚之后，最好用手反复搓揉涌泉穴，左右交替进行。对于老年人来说，只要条件许可，自己感觉舒适，每天可以泡三次热水脚，效果自然更加理想。在一般情况下，睡前这一次是必须坚持的，因为还有助于提高睡眠质量。这一点，也非常关键。养生专家认为，泡脚之后30分钟左右上床睡觉是比较理想的，更有利于人体阳气的生发，对健康十分有益。

肾经锻炼有法

足少阴肾经，起于足小趾下，斜走足心，出内踝前大骨的然谷穴下，沿内踝骨的后面转入足跟，由此上行经小腿肚内侧，出窝内侧，再沿大腿内侧后缘，贯穿脊柱，连属肾脏，联络与本脏相表里的膀胱；直行的经脉，从肾脏上行至肝脏，通过膈膜入肺，沿着喉咙而挟于舌根；它的支脉，从肺出联络出足小趾与第四趾尖端；又一支脉，由足背走向足大趾，沿足大趾与次指的骨缝，至大趾尖端，又返回穿入爪甲后的毫毛处，与足厥阴经相接。

足少阴肾经的经气发生异常变化，表现为饥饿却不想进食，面色灰暗无光泽，周身皮肤枯槁，足外侧发热，这叫作阳厥。本经所主病变会出现男性阳痿、早泄，女性月经不调、痛经等病症，出现上面的病症可以按摩大赫穴来治疗。

大赫穴位于人体下腹部，从肚脐到耻骨画一线，将此线五等分，在肚脐下五分之四点的左右各一指宽的位置。按摩这个穴位有散热生气的功效，经常按摩此穴可以治疗阳痿、早泄、膀胱炎等病症，而且对于子宫脱垂、遗精、带下、月经不调、痛经、痢疾等病症都有良好的治疗效果。按摩此穴位，仰躺，用双手四个指头轻轻压揉这个穴位，早晚各一次，每次五分钟左右。

足少阴肾经

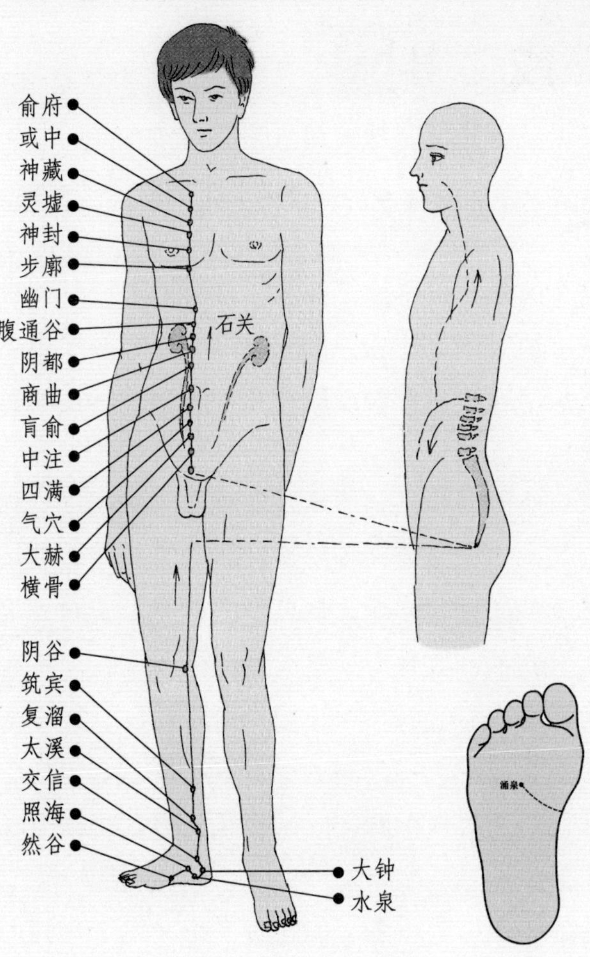

本经主要治疗妇科、前阴、肾、肺、咽喉病症。本经脉腧穴有：涌泉、然谷、太溪、大钟、水泉、照海、复溜、交信、筑宾、阴谷、横骨、大赫、气穴、四满、中注、肓俞、商曲、石关、阴都、通谷、幽门、步廊、神封、灵墟、神藏、或中、俞府，共27穴，左右合54穴。

按摩大赫穴可以散热生气。配合阴交、肾俞、带脉、大敦和中极等穴位可治疗阳痿、遗精、带下等病症，配合命门、肾俞、志室、中极和关元等穴位可以治疗男科病和不育症。

按摩手法：按摩此穴位，仰躺，用双手四个指头轻轻压揉这个穴位，早晚各一次，每次五分钟左右。

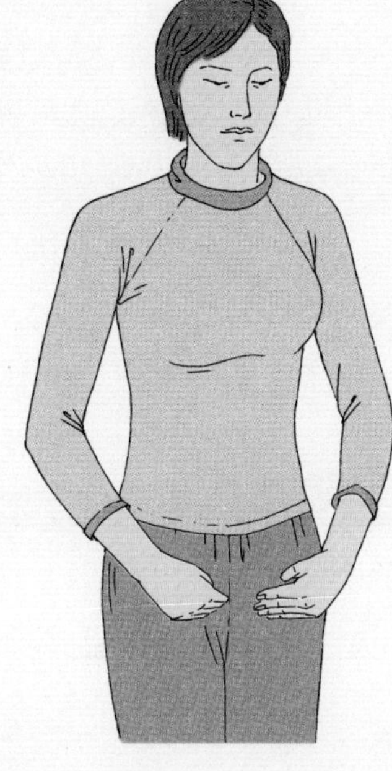

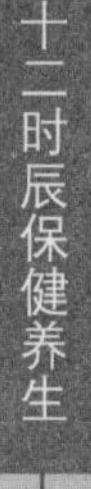

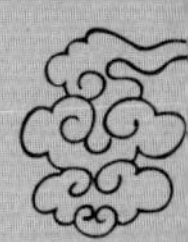

戌 时

戌时养生秘法

戌时是指19至21点。这个时候，夜幕徐徐拉开，日落西山，月亮也开始露面。对于大自然来说，戌时阴气正盛，阳气逐渐散尽。按照古人“日出而作，日落而息”的生活规律，此时理应停止一天的喧闹忙碌，进入静养休息阶段。

在十二生肖之中，戌时对应的动物是狗。狗是人类最好的朋友，狗与人类的亲密关系已经有很长的历史。有一种说法，认为最早的狗是从狼驯化而来的。其实，狼和狗的区别很明显，最典型的就是：狼对人很凶残，狗对主人却十分忠诚。狗的一大特点就是时刻保持警惕，忠实地履行着看家护院的职责。所谓“鸡司晨，犬守夜”，就说明了狗的特性。很有意思的是，人的心包就像狗一样，时刻保护着心脏。心包与心脏之间是靠心包经联系的，而心包经最活跃的时辰就是戌时。将狗与戌时对应，简直精妙绝伦，不能不令现代人叹服于古人的玄妙智慧。

众所周知，心脏对人体的作用极为重要，但心脏本身又是十分脆弱的。事实上，喜怒忧思悲恐惊这七情之中，任何一种情绪过度了，都会给心脏带来巨大的压力。尤其对老年人来说，大怒、大忧、大悲、大恐、大惊固然对健康不利，其实就连大喜、大思也应当避免。老年人因为大喜而导致不测的事情，在现实生活中比比皆是。甚至就连青壮年，因为中了彩票而发疯、痴狂的也并不少见。

心包担当着保护心脏的重任。当外邪入侵时，心包首当其冲，堪称心脏的外围关卡，避免心脏受到直接的伤害。在中医理论中，心包被视为“臣使之官”。要想保护好心脏，就要首先保护好心包。如果守不住第一道关卡，心脏就会遭受外邪的侵袭，导致种种难以估量的后果。

日落西山，心包经当令，保养心脏

戌时，太阳西落，此时阴气正盛，阳气将尽，人们结束一天的工作，开始放松身心了。此时，心包如卫士一样保护心脏，维持心肌的正常工作。

戌时，日落西山，夜幕在徐徐拉开，月亮也缓缓升起。天地间阴气正盛的时候，阳气慢慢在散尽。人们也终止了一天的喧闹忙碌，静下心来了。

戌时，在十二生肖中的对应为狗。狗对主人十分忠诚。时刻保持警惕，履行着守卫门庭，保卫主人的职责。人的心包时刻保护着心脏，是心脏的忠诚卫士。

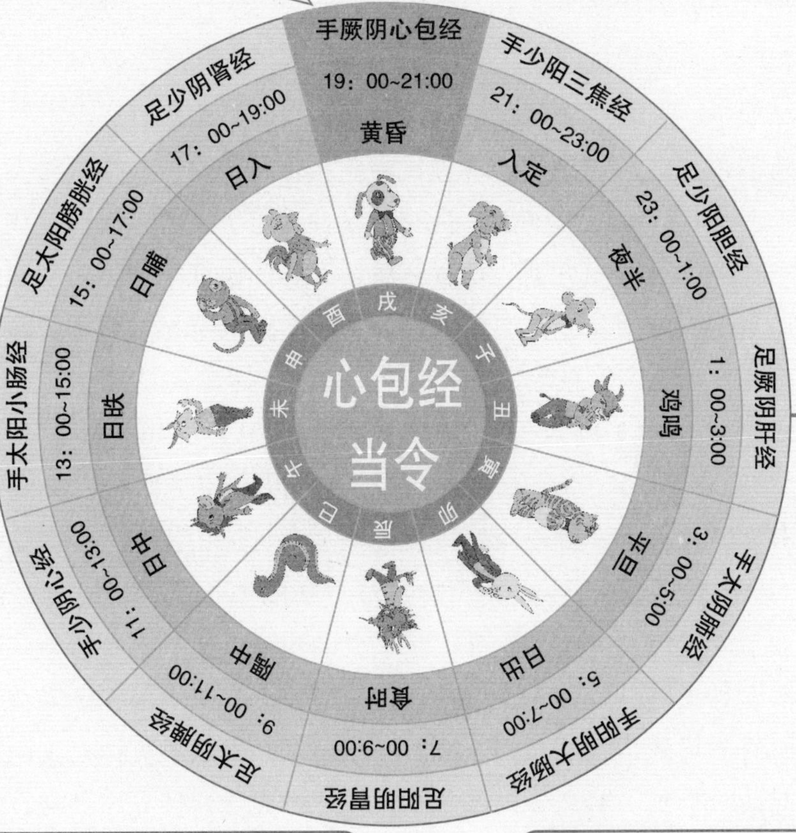

手厥阴心包经 19：00~21:00 黄昏 戌
手少阳三焦经 21：00~23:00 入定 亥
足少阳胆经 23：00~1:00 夜半 子
足厥阴肝经 1：00~3:00 鸡鸣 丑
手太阴肺经 3：00~5:00 平旦 寅
手阳明大肠经 5：00~7:00 日出 卯
足阳明胃经 7：00~9:00 食时 辰
足太阴脾经 9：00~11:00 隅中 巳
手少阴心经 11：00~13:00 日中 午
手太阳小肠经 13：00~15:00 日昳 未
足太阳膀胱经 15：00~17:00 日晡 申
足少阴肾经 17：00~19:00 日入 酉

心包经当令

戌时，守护门庭，保卫主人

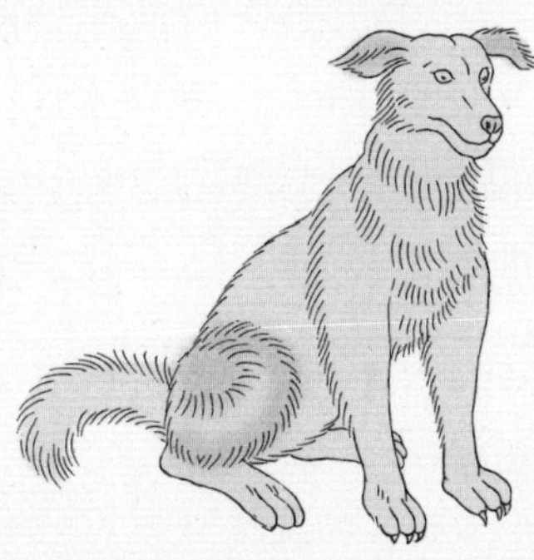

狗是主人最忠诚的守护者。时刻保持着警惕，履行着守卫门庭、保卫主人的职责。

日出而作，日落而息

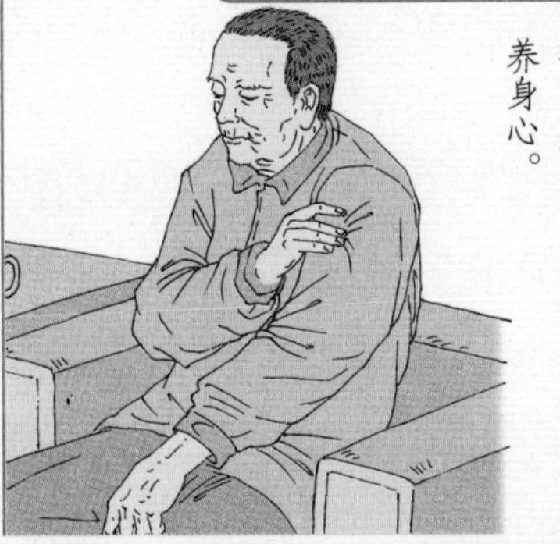

古人常常是“日出而作，日落而息”，按照这个作息规律，戌时，人们开始休息，调养身心。

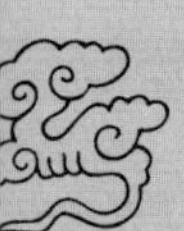

饭后须静养，脾胃更健康

按照中医理论，心火生胃土。心和心包属火，脾胃则属土。因此，心功能较强的人，其脾胃功能往往不会太差。反过来也一样，如果脾胃不好，就会影响心脏的正常功能。从这个意义上说，保养脾胃实质也是在护心。在一天十二时辰中，养心的最佳时间就是戌时。这同样也是理想的护胃之时。晚餐结束之后，一般就接近戌时了。这时候，应当休息半小时，再开始活动。这是一种对心、脾、胃都十分有益的养生方法。

民间有一个说法非常流行，那就是“饭后百步走，活到九十九”。很多人认为，进餐之后散散步，自然会有助于消化。其实不然。要知道，进餐之后，进入身体的部分食物还残存在食道里。尤其是老年人，如果此时走动，就有可能导致食物堵在食道里下不去，进而造成梗阻。这是一个方面，另一方面，晚餐之后，人体的血液集中流向胃部，以助消化。如果此时散步，就会分散气血，反而影响消化，对于脾胃的健康十分不利。当然，休息半小时之后，再去散步是完全可以的。

既然餐后立即散步对养生不利，那么，餐后立即喝茶是否也不符合养生之道呢？很多人认为，餐后喝杯茶，既能清洗口腔，又能帮助消化。其实，这也是一种误解。首先，茶水大量进入胃中，就会立即稀释胃所分泌的消化液，势必会影响胃对食物的消化能力。这是显而易见的，餐后喝茶就意味着冲击和干扰了胃的正常工作。其次，茶叶中富含单宁酸。如果餐后立即喝茶，这种单宁酸就会与胃中尚未彻底消化的蛋白质结合，形成一种不易消化的凝固物质，严重影响人体对蛋白质的消化和吸收。最后，餐后立即喝茶，还会阻碍人体对铁元素的吸收。根据相关的研究，餐后喝下用15克干茶叶冲泡的茶水，就会使人体对食物中铁的吸收量降低一半。长此以往，就会严重影响人的消化功能，甚至引发缺铁性贫血。由此可见，餐后喝茶不仅不利于健康，而且还是养生的大忌。

餐后听听音乐是可以的。据《寿世保元》记载：“脾好音声，闻声即动而磨食。”道家也发现，“脾脏闻乐则磨”。这就是说，餐后听听音乐，对消化很有帮助。从医学的角度来讲，餐后适当听听音乐，等于

心包经

如何养护心包经

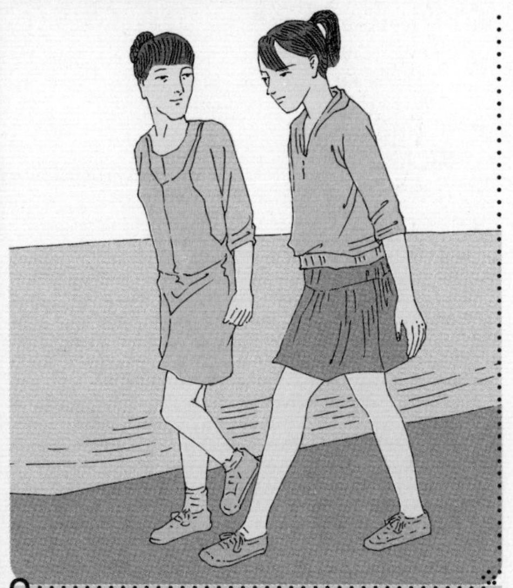

吃完饭就散步，一些部分食物还残存在食道里，可能会梗阻，不利于消化。散步也分散了气血，使到达头部和心脏等部位的血液减少，可能引发身体不适。

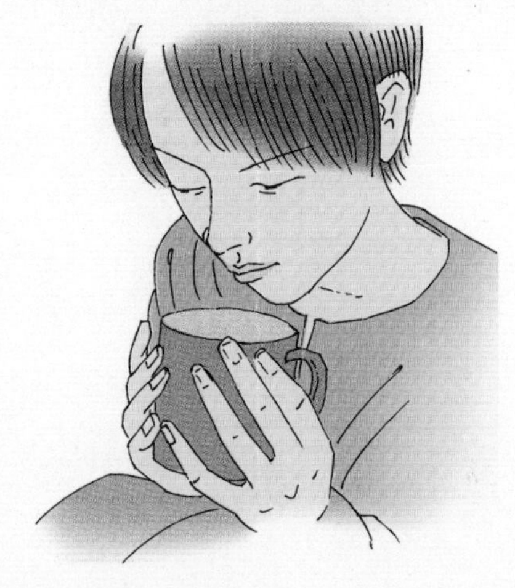

饭后马上喝茶，稀释了胃液，影响食物的消化。茶叶的单宁酸，影响蛋白质和铁元素的吸收，有可能会引起缺铁性贫血。

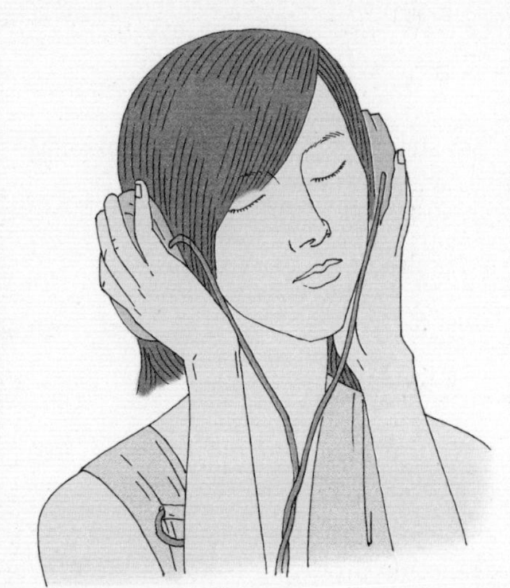

饭后听听音乐，可助于刺激肠道蠕动，促使消化。

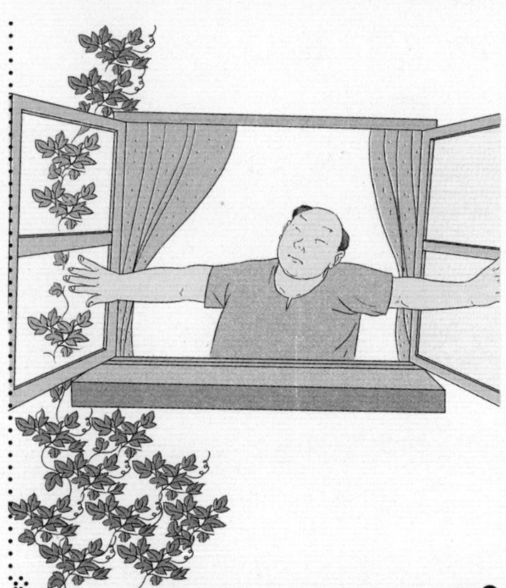

饭后看看远处的风景，既可以调节视力，又能放松心情，助于消化。

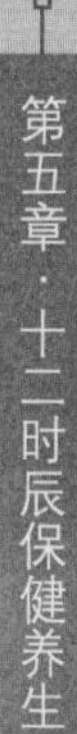

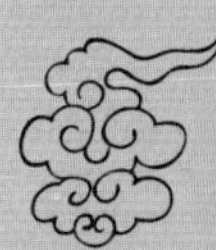

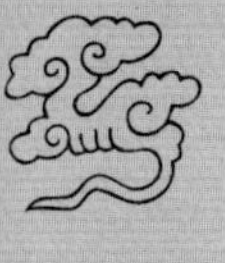

是接收了一些良性刺激，借助对中枢神经系统的调节，来间接地增强人体的消化吸收功能。特别是比较柔和轻快的音乐，可以作为一种良性刺激，既放松心情，又促进消化，一举两得。当然，这里所说的音乐专指那些柔和或轻快的音乐。对老年人来说，不适合听那些悲壮、忧伤的音乐。否则，反而会影响消化吸收。另外，音乐的音量也很关键，再柔和的音乐，如果音量放得太大，也是弊大于利的。这一点必须牢记。餐后半小时之内，比较适宜的活动，除了听听音乐，还可以看看电视、聊聊天。如果有散步的习惯，一定要在餐后半小时进行。

端坐敛心气，闭目可养神

《黄帝内经》强调："心者，五脏六腑之大主也，精神之所舍也。"也就是说，心包含了人所有的精神，是精神的寓所。养生实践证明，双手平放在双腿上，盘腿而坐，可以安心神，补元气。

现代人工作忙碌，生活方面也很辛苦。从养生的角度来看，最好每天抽一点时间，静下心来，端坐收敛心气，闭目摄养精神。这种方法看似简单，却能安心神、补元气，适合男女老少。尤其是那些上班族，每天抽一刻钟端坐静养，不但能放松身心，而且能缓解一天的疲劳。这对于提高工作效率，也有着明显的促进作用，有兴趣的读者朋友不妨一试。

具体如何操作呢？首先，应选择一个相对安静的环境，切忌吵闹。其次，选择一个舒适自然的坐姿。能盘腿的就盘腿而坐，不会盘腿的就端坐。双手自然放在双腿上，双目微闭。接着，调整意念和呼吸。这是这种养生法的核心技术。平心静气，摒除一切私心杂念。选择腹式呼吸法：吸气时用鼻缓缓吸气，随之收腹；呼气时用口慢慢呼气，随之松腹。呼吸要自然、均衡，切忌大起大落。在时间上最好选择戌时，晚餐后半小时进行。此时属于心包经当令，养生效果自然更好。一般每天练习1次，每次15分钟。练完之后，神清气爽。如能长期坚持，效果更为显著。

平心静气，修身养性

心底无私天地宽，在大自然中享受自己的乐趣，不但陶冶情操，还能益寿延年。

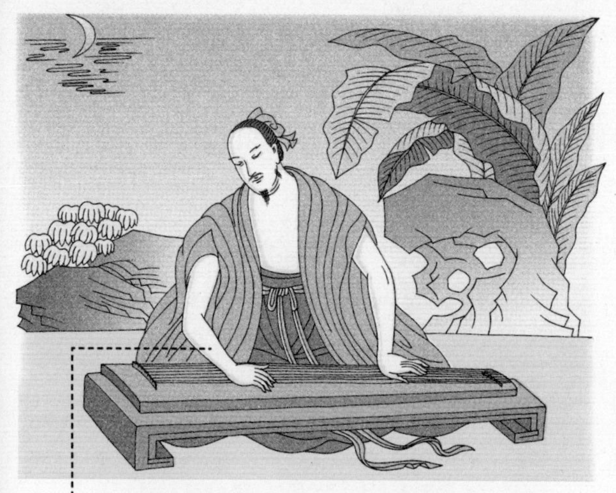

有道德修养的人，必须控制自己的精神，对于重大变故和日常生活中所遇到的各种问题，要保持稳定的心理状态和达观的处世态度，才能健康长寿。

气血大量、过分地耗散，精神变得亏损，从而产生衰老。

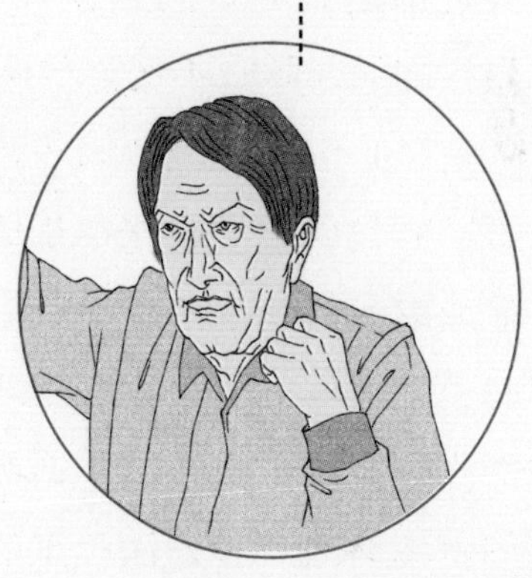

心脏的预测观

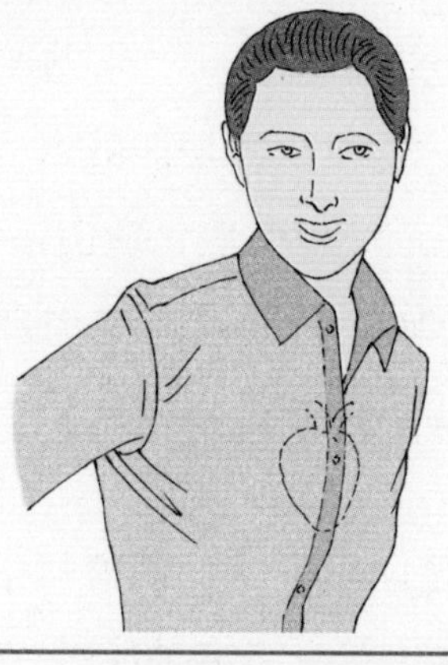

心脏是否健康还表现在面部，《黄帝内经》中说过“心者，其华在面”，人的脸色是否有光泽与心是否健康有很大关系，脸色红润有光泽就是健康的表现。

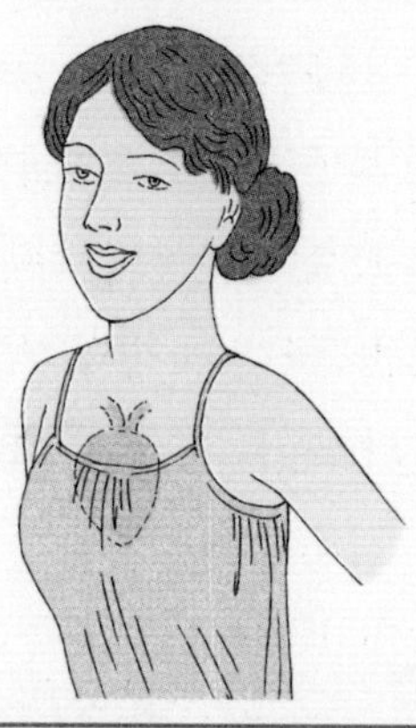

心情愉悦心脏才会健康，如果每天都处在焦虑或者生气之中，那么心脏的运行就会受到影响，就会产生疾病，所以说保持愉悦的心情是很重要的养生办法。

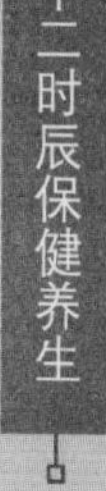

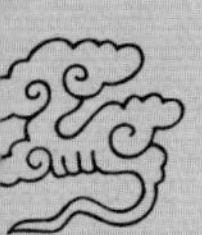

心包有积液，治疗须及时

所谓心包，是指包裹心脏及出入心脏大血管根部的囊样结构。在心包外壁层与心脏表面脏层之间，有一些空隙，这个空隙就叫心包腔。在正常情况下，心包腔内含有30至50毫升的淡黄色液体，润滑着心脏。

心包积液是常见的一种心脏疾病，近年来日益普遍。对于病人的检测证实，心包积液的检出率已高达8.4%。因此，心包积液开始引起人们的高度关注。

如果心包中的积液量偏少，一般是很难发现的。只有当心包中的积液逐渐达到一定的量，人才会明显地感觉到不舒服。具体症状包括发热、胸闷、呼吸不畅、身体肿胀，并产生心脏压迫感。

当心包内的积液偏多时，就会逐步增强心包内的压力。在健康状态下，心包内的压力原本是低于大气压和心房压、心室舒张压的。心包炎症或少量的积液不会导致心包压力加大。但在心包中的积液量迅速增加时，心包内的压力也会随之急剧上升。这样一来，就会严重影响心室的舒张和充盈，血液流不回心脏，心搏量明显降低。懂得了这个机理，我们就不会对心包积液严重的病人普遍感到胸闷、呼吸不畅、心脏产生压迫感大惑不解了。

从医学的角度来看，引起心包积液的原因很多，具体包括四种情况：一是病菌感染、病毒入侵，如结核病就非常普遍；二是结缔组织病，如红斑狼疮、皮肌炎、类风湿关节炎；三是甲状腺功能减退；四是慢性肾衰竭、心包恶性肿瘤及外伤性心脏破裂或心包内血管损伤。

要想获得理想的治疗效果，就必须找准病因，才能对症治疗。治疗心包积液一般以药物治疗为主，必要时也可以采取心包穿刺、手术治疗。

如果患者的症状并不明显，心包积液只是刚刚产生，积液量很少，并未超出医学上规定的数量，也可以不用药物。但应当定时观察。

如果发现心包积液不断增加，患者感觉到严重不适，就可以采用一些药物进行针对性的治疗。根据患者的实际情况，可选择激素类、抗炎杀菌类和抗结核的药物。

养护心包经，预防乳腺疾病

乳房自我检查

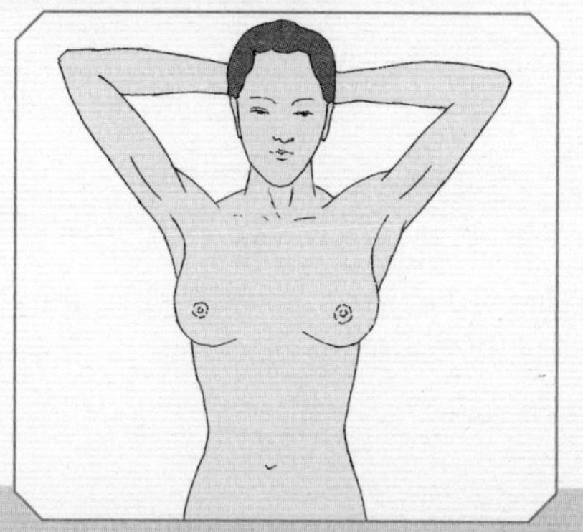

两臂上举过头，来回转身。是否发现乳房外观有任何变化，包括凹痕？

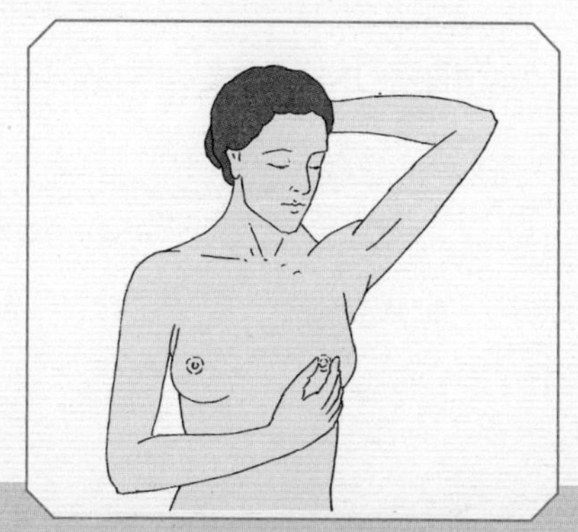

轻轻挤压两个乳头。有无异常分泌物或出血？

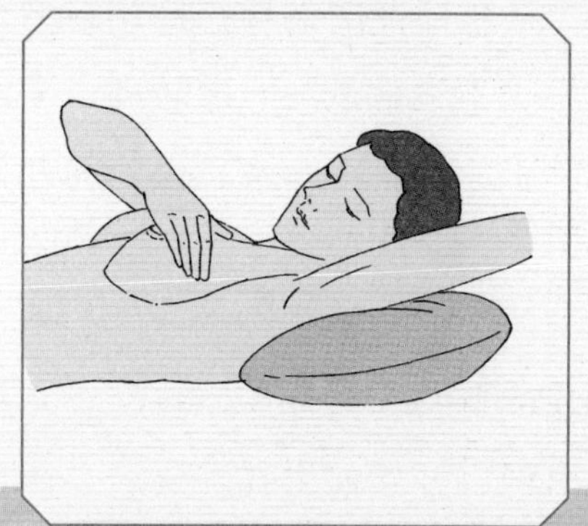

平躺在床上。肩下垫一块折叠毛巾，检查对侧乳房。然后换另一只。检查左乳用右手的指端。（左手枕在头下，检查右乳用左手。）从乳房上端向下画圆，慢慢地但稍用力从外向内一圈圈旋转，直至到达乳头。有没有摸到任何肿块。

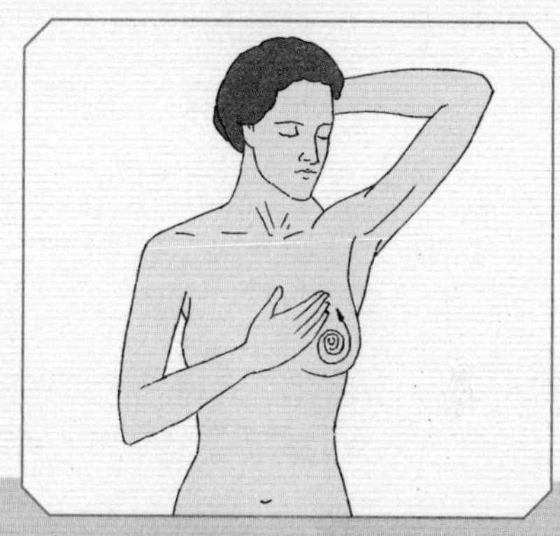

检查腋窝，仍然用指端画圈。有没有摸到任何肿块？如果感觉异常，要去看医生。不要惊慌，可能没事，也可能只是囊肿或良性增生——非癌症，但最好去医院检查一下。

按摩膻中穴

在体前正中线，两乳头连线之中点，是心包经上的一个重要穴位，距离乳房较近，是预防治疗乳腺系统相关疾患必用的穴位，是“妇科要穴”之一。按摩手法，用中指指端按揉，每次约2分钟。

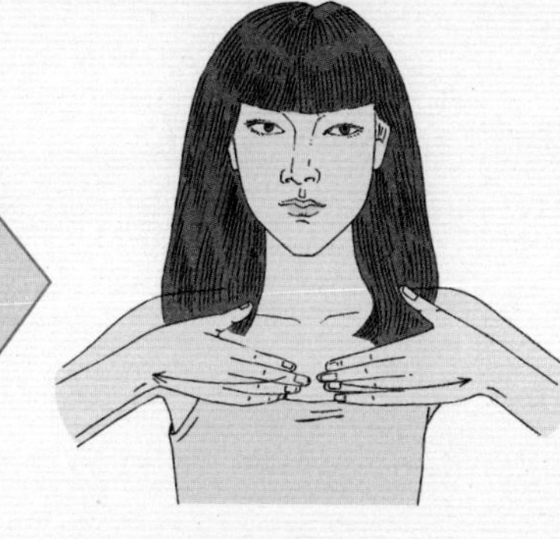

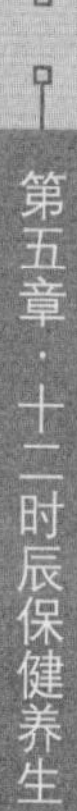

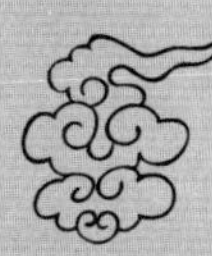

进行心包穿刺，有两个方面的价值：一是明显减轻症状；二是抽取心包积液进行仔细分析，以便于进行合理、准确的诊治。

如果患者已经确诊是严重的心包积液，而且服用相关药物也没有什么成效，这个时候就可以采取手术治疗。这个手术主要是进行心包引流及心包切除，比较彻底地消除心包堵塞现象，并清除心包积液。从临床来看，手术治疗效果较好，患者不易复发。

由此可见，一旦确诊心包积液，也不要害怕。只要按照医嘱认真服药或进行心包穿刺、手术治疗，彻底治愈心包积液并非可望而不可即的事情。

调理心包经，消除乳腺病

近年来，患有乳腺癌的人越来越多。从全球范围来看，每年新增乳腺癌病人超过100万，我国就占有五分之一。乳腺癌的死亡率较高，全球每年有20万人死于这种疾病。在美国，乳腺癌患者占妇女总人数的九分之一。但是，由于相关知识的匮乏，人们至今对这种高发病缺乏预防意识。据相关调查显示，对于乳房保健知识，大多数被调查者并不清楚。有超过40%的被调查者根本不清楚乳腺病的危害，有36%的被调查者从不进行乳房自查。不仅如此，现在就连男性也开始罹患乳腺疾病，而且患病人数还有增长的趋势。由此可见，乳腺疾病已经严重威胁现代人的身体健康，不能不引起我们的高度关注。

如何遏制乳腺疾病的蔓延呢？中医认为，经脉运行不畅是很多乳腺增生、乳腺结节甚至乳腺癌的发病根源。心包经是经过乳房外侧的重要经脉。一般说来，如果乳房产生病变，完全可以从心包经上发现蛛丝马迹。实际上，乳腺增生、乳腺肿瘤甚至乳腺癌往往与心包经失调有关。因此，多在调理心包经上下功夫，就可以有效地防治乳腺疾病。

乳腺疾病的产生往往与患者的情绪波动密切相关。人的各种情绪变化对身体的影响很大，一般由心包首先承受冲击，然后再传导给心脏。连接心与心包的就是心包经。如果心包经失调，人的情绪就难以发散，很容易造成抑郁。临床观察分析认为，乳腺疾病患者的共同特点就是容易生气、心情郁闷、气血瘀滞。因此，我们可以反其道而行之，无论遇到何种顺境与逆境，都要注意自身修养，避免大喜大怒，以相对平和的乐观心态面对人世间的一切人、事、物、理。这样一来，心包经就能得到理想的调养，乳腺疾病就很难产生。

在心包经上，有一个非常重要的穴位，那就是膻中穴。膻中穴的具体位置是乳头连线中点处。膻中穴归属任脉，一向被中医视为防治乳腺疾患的一大良穴，被誉为“妇科要穴”。经常按摩膻中穴，可有效缓解乳腺增生。健康人养成自我按摩膻中穴的习惯，也有助于防治各种乳腺疾病。具体手法有两种：一是揉法；一是推法。揉法是用中指指端按揉，推法是用拇指指腹自膻中穴沿着前正中线从下向上均匀地推。采取这两种手法时，每次进行两分钟。通过揉法和推法，可以有效地调节任、冲二脉，具有补气益血、疏肝通经的功效。长期坚持，不仅能防治乳腺增生、乳腺炎，而且对治疗乳房下垂、产后少乳也有帮助。

事实证明，乳房保健非同小可，必须高度重视。因此，我们必须注重对心包经的调理。与此同时，还要养成良好的生活习惯，始终保持乐观开朗的心态。真能做到这些，乳腺疾病就无机可乘了。

心包经锻炼有法

戌时，正是心包经当令的时候，气血正流经心包。心包经是连接心包和心脏的重要纽带。所以保持心包经的通畅非常重要。保护好了心包经，就相当于保护好了心脏。

晚上七八点钟，我们差不多都已下班回到家里了，而且已经吃完晚饭了。经过一天的忙碌和劳累，此刻需要放松放松了。看看电视，上上网，聊聊天便成了这会儿主要的休闲活动了。大多数人都不知道，这段时间还是保养心脏的最佳时机。在看电视、聊天、上网的同时，还可利用自己的双手，做一件有利于身体健康的事情——按揉心包经。

心主胞络的经脉名手厥阴心包经，起于胸中，出属心包络，下膈膜，依次联络胸腹的上中下三部；它的支脉，从胸出胁，从腋缝下三寸处上行至腋窝，向下再循上臂内侧手太阴经和手少阴经中间入对中，向

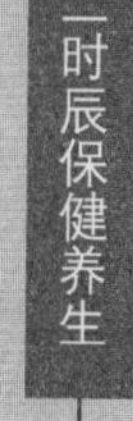

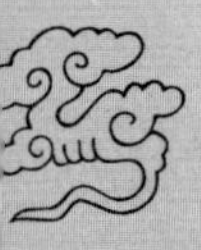

下沿着前臂两筋之间入掌中，经中指直达尖端；又一支脉，从掌内沿无名指直达尖端，与手少阴经相接。

由于外邪侵犯本经而发生的病症，为手心发热、臂肘部拘挛、腋部肿、甚至胸胁胀满、心悸不安、面赤、眼睛发黄、嬉笑不止。上面的病症可以按摩天池穴来进行治疗。

天池穴在人体的胸部，腋下三寸的位置。按压这个穴位对心脏外膜炎、脑充血、乳腺炎、目视不明、热病汗不出等病症有很好的调理作用，还能够缓解胸闷心烦、气喘、胸痛等症状。在按摩该穴位的时候仰卧，举起双手将掌心朝向自己的胸部，将手放在乳房两侧，大拇指向下垂直按压乳头外一寸的穴位，早晚左右穴位各按压一次，每次三分钟左右。

手厥阴心包经

天泉
天池
曲泽
郄门
间使
内关
大陵
劳宫
中冲

该经发生病变，主要表现为手心热、肘臂曲伸困难、腋下肿、胸胁胀闷、心痛、心烦、面红、目黄、嬉笑无常等。

该经脉腧穴为天池、天泉、曲泽、郄门、间使、内关、大陵、劳宫、中冲，共9穴，左右合18穴。

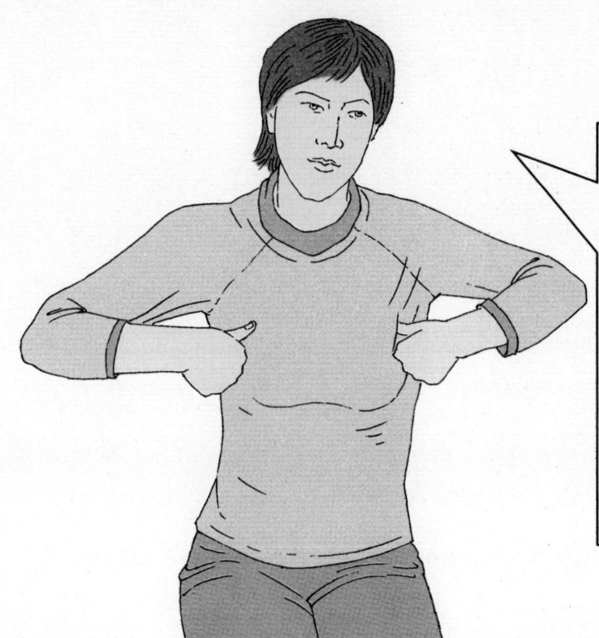

按摩天池穴可以散热降浊。配合列缺和丰隆两穴可以治疗咳嗽，配合支沟可以治疗胁肋痛。

按摩手法 在按摩该穴位的时候仰卧，举起双手将掌心朝向自己的胸部，将手放在乳房两侧，大拇指向下垂直按压乳头外一寸的穴位，早晚左右穴位各按压一次，每次三分钟左右。

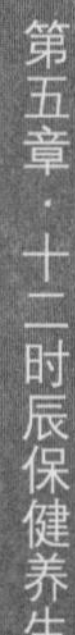

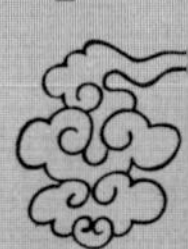

第12节

亥时

亥时养生秘法

亥时是指21至23点。此时夜深人静，阴气趋于顶峰并逐渐衰弱，阳气最为微弱而又开始慢慢滋生。因此，亥时堪称天地阴阳交接的时辰。在十二生肖中，亥时对应的动物是猪。猪最大的特点就是吃了睡，睡了吃，一天24小时，多数时间处于睡觉状态。人劳累一天，到亥时，就应该好好休息，养养阴了。

亥时是三焦经特别活跃的时辰。三焦相当于连接五脏六腑的立体网膜，具备运行元气、水液的生理功能。《黄帝内经》指出："三焦者，决渎之官，水道出焉。"原来，这三焦是主管全身水道的。人体内部的水道之所以能够畅通无阻，人体的体液之所以能够正常排泄，都离不开三焦的功劳。三焦不仅运行人体水液，而且还运行肾脏贮藏的元气。《中藏经》对此早有论述："三焦者，总领五脏、六腑、荣卫、经络、内外左右上下之气也，三焦通，则内外左右上下皆通也，其于周身灌体，和内调外、荣左养右、导上宣下，莫大于此者。"也就是说，在调动和调配人体所需的气血和能量方面，三焦起到了至关重要的作用。当人体处于较为深层的睡眠状态时，三焦却还在忙碌地工作着。它的主要工作就是将人体内部的元气和水液输送到五脏六腑，确保它们的正常运转。事实上，人在睡眠状态中依然要消耗能量。这些能量就是由三焦经负责，输送到全身的。三焦分为上焦、中焦和下焦。上焦和中焦之间，以膈为分界：膈以上，包括心、肺，属于上焦；膈以下、脐以上，包括脾、胃，属于中焦。至于下焦，是指脐以下，包括肾、膀胱、大肠、小肠、子宫等。三焦固有的功能要想得到正常的发挥，就需要通过三焦经来进行必要的调节。由此可见，三焦经对人体的健康非同寻常。平时对三焦经进行保养和锻炼，是很有效的养生方法。

阴阳交和，三焦经当令，养阴育阳

亥时已经是深夜了，万籁俱寂，天地间的阴气极盛而转衰，阳气趋无而滋生，正是阴阳交接，新一轮循环即将开始的时候，三焦经接替心包经当班，养阴育阳。

亥时是21：00～23：00，此时已经是深夜了，万物归于宁静，阴气达到最盛并逐渐走向衰弱，阳气由最弱又开始慢慢滋生，此时正是天地间阴阳交接，新一轮循环即将开始的时候。

亥时正是天地间阴阳交接，新一轮循环即将开始的时候。亥时对应十二生肖中的猪。猪最大的特点就是爱睡觉，吃饱了睡，睡醒了吃，吃完再接着睡，一天24小时绝大部分都在睡觉。

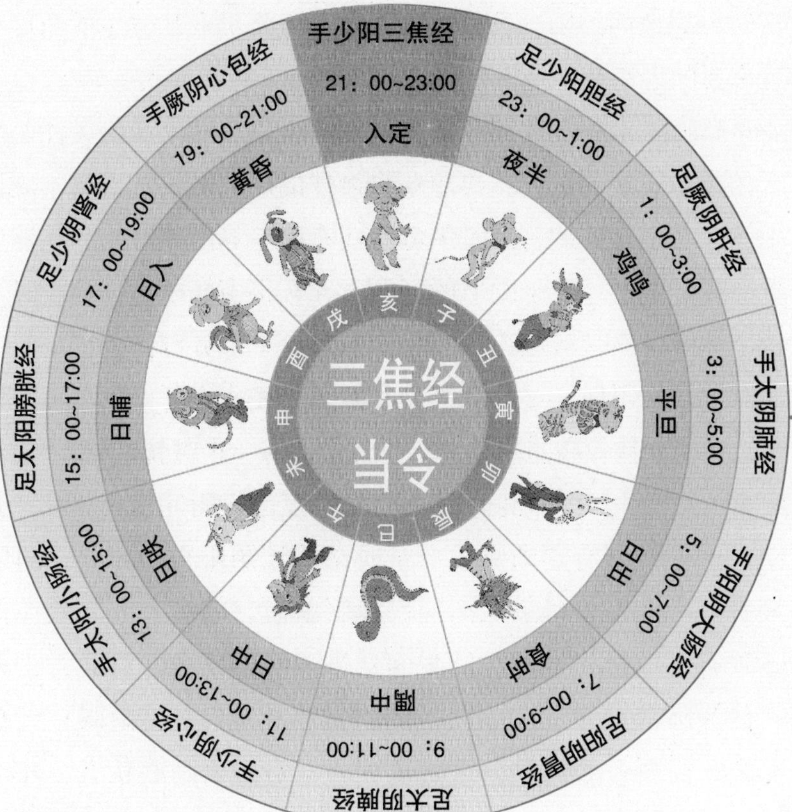

三焦经当令

手少阳三焦经 21：00~23:00 入定 亥
足少阳胆经 23：00~1:00 夜半 子
足厥阴肝经 1：00~3:00 鸡鸣 丑
手太阴肺经 3：00~5:00 平旦 寅
手阳明大肠经 5：00~7:00 日出 卯
足阳明胃经 7：00~9:00 食时 辰
足太阴脾经 9：00~11:00 隅中 巳
手少阴心经 11：00~13:00 日中 午
手太阳小肠经 13：00~15:00 日昳 未
足太阳膀胱经 15：00~17:00 日晡 申
足少阴肾经 17：00~19:00 日入 酉
手厥阴心包经 19：00~21:00 黄昏 戌

亥时要滋养养阴，睡觉是最好的方法

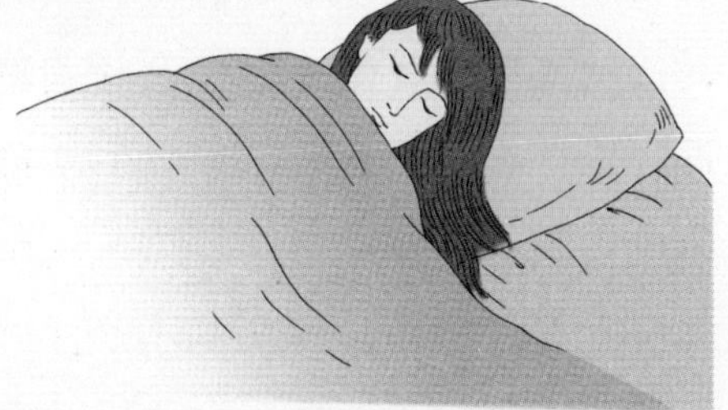

时值亥时，应踏踏实实地睡个好觉，让心神彻底地放松下来，对于体内的阴阳二气有良好的滋养作用。

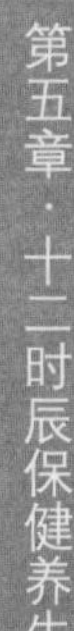

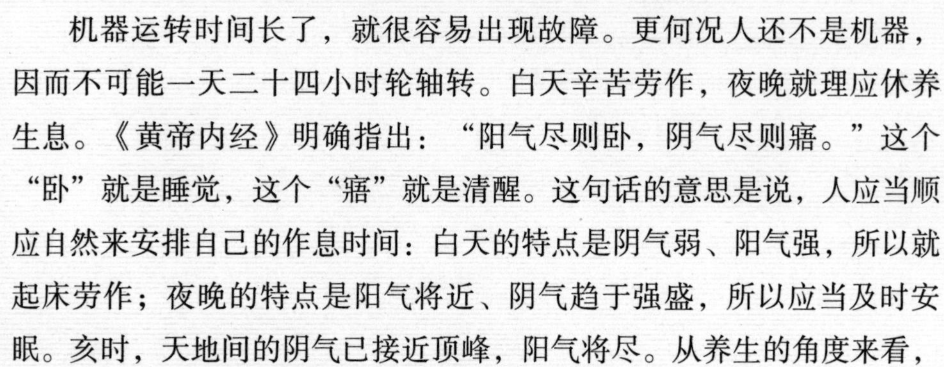

天地静寂处，休养生息时

机器运转时间长了，就很容易出现故障。更何况人还不是机器，因而不可能一天二十四小时轮轴转。白天辛苦劳作，夜晚就理应休养生息。《黄帝内经》明确指出：“阳气尽则卧，阴气尽则寤。”这个“卧”就是睡觉，这个“寤”就是清醒。这句话的意思是说，人应当顺应自然来安排自己的作息时间：白天的特点是阴气弱、阳气强，所以就起床劳作；夜晚的特点是阳气将近、阴气趋于强盛，所以应当及时安眠。亥时，天地间的阴气已接近顶峰，阳气将尽。从养生的角度来看，此时最重要的事情就是睡觉。

关于睡觉，不能不提到“子午觉”的说法。这个说法关注的实际上是睡眠的质量。换句话说，要想获得最佳的睡眠质量，人就不应该错过“子午觉”。不仅如此，“子午觉”还有助于养阴、护阳。从养生的角度来看，现代人在“子午觉”的问题上存在很多问题。一是子时不睡，错过黄金睡眠时辰，自然得不到相应的好处，十分可惜。二是午时尚未养成定时小睡的习惯，导致下午身心疲惫。相比之下，午觉不需要太多的时间。如能保持较高的质量，半小时或最多一小时就足够了。

按照《黄帝内经》的论述，子时的特点是：阴气达到顶峰并开始削弱，阳气则从无到有逐渐滋生。子时是天地阴阳交接之际，阴阳转换能量最大。如能在子时进入高层次睡眠状态，就有养阴之效。但是，人的睡眠有一个过程，不可能瞬间就进入熟睡状态。对此，古人早有总结，认为睡眠可分三个阶段：一是先睡身；二是再睡眼；三是后睡心。总之，需要一个循序渐进的过程。只有进入睡心状态，才属于标准的睡眠。

因此，如能在亥时进入浅睡状态，就能确保子时进入熟睡状态了。为了帮助入眠，可以平心静气，闭目养神。如果睡眠一向不佳或者经常失眠，就可以选择做一些适合睡前进行的温和运动。比如，听一些舒缓的轻音乐，看看电视，或进食一些滋阴补气的红枣粥、百合莲子羹等，但数量不宜过多。总之，要进入睡眠倒计时，切忌进行剧烈的运动，以免延长进入熟睡状态的过渡时间。

三焦经

《黄帝内经》中第一次提出了“三焦”的概念，并将其视为人体内的一腑。后世对三焦的形态多有争论，但对三焦的功能看法是相同的。

三焦的形态与功能

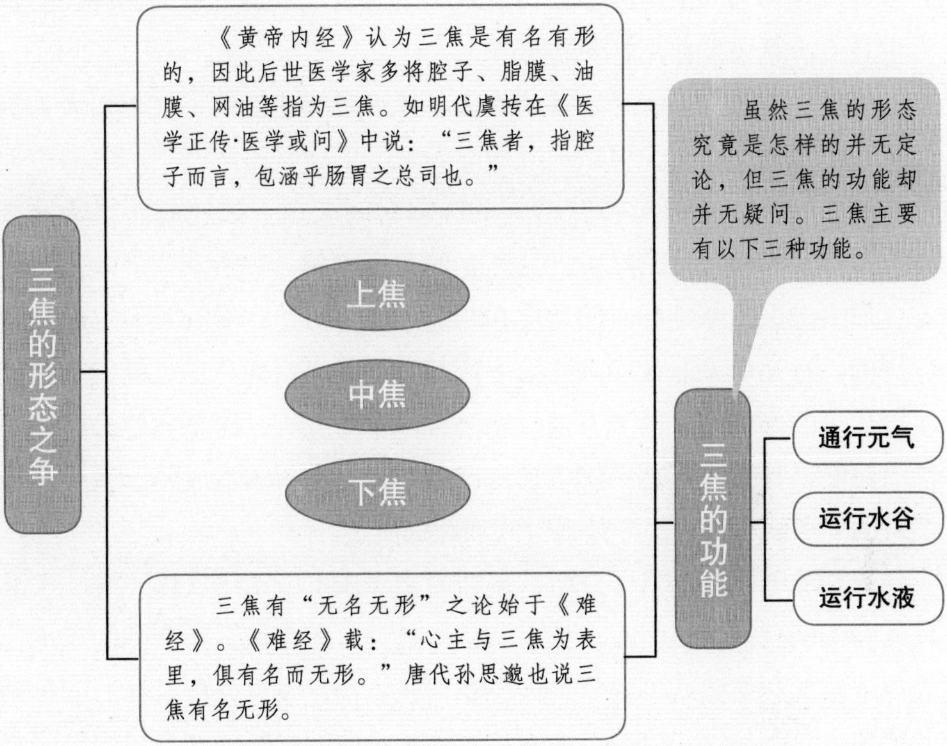

三焦的形态之争

《黄帝内经》认为三焦是有名有形的，因此后世医学家多将腔子、脂膜、油膜、网油等指为三焦。如明代虞抟在《医学正传·医学或问》中说：“三焦者，指腔子而言，包涵乎肠胃之总司也。”

上焦

中焦

下焦

三焦有“无名无形”之论始于《难经》。《难经》载：“心主与三焦为表里，俱有名而无形。”唐代孙思邈也说三焦有名无形。

三焦的功能

虽然三焦的形态究竟是怎样的并无定论，但三焦的功能却并无疑问。三焦主要有以下三种功能。

- 通行元气
- 运行水谷
- 运行水液

此外，在上床睡觉之前半小时，可以泡个热水脚，不仅舒缓一天的身心疲劳，而且能够提高睡眠质量。水温不宜过高，其他相关注意事项，我们在前面已集中论述，此处不再重复。

“眠食二者，为养生之要务。”这的确是过来人的经验之谈。最全面的养生之道，无非就是在饮食、睡眠、娱乐、休息、锻炼、穿着、劳作以及最关键的心态上做文章。由此可见，睡眠对于人体健康至关重要。良好的睡眠能补充人体能量，具备养阴培元的神奇功效。

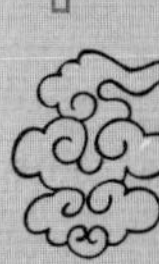

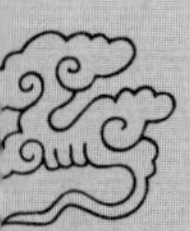

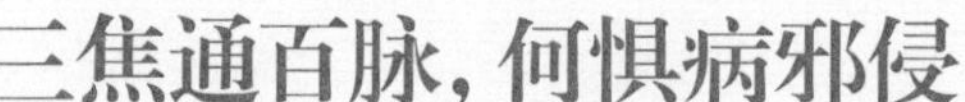

三焦通百脉，何惧病邪侵

俗话说：“男女有别。”所谓“男人四十一枝花，女人四十豆腐渣”，指的就是女性似乎比男性更容易衰老。其实，从养生的角度来讲，男女都一样，其衰老都是从30岁以后逐渐开始的。有些人追求返老还童甚至长生不老，这往往虚无飘渺。但是，只要符合养生之道，我们完全可以在相当大的程度上延缓生理上的衰老。从这个意义上说，懂得养生之道，留住青春并非天方夜谭。

但是，令人惋惜的是，现代人太不重视睡眠的价值了。很多人为了学习、工作与生活，往往做不到按时睡眠，实在是得不偿失。有的白天加班加点，晚上还要熬夜，每天的睡眠时间极短。如此周而复始地透支生命，其代价也极其昂贵。从养生的角度来看，23点就应进入熟睡状态，那么，上床睡觉的时间就应在23点之前。可是，看看我们自己和我们周围，有几个人能在23点之前上床睡觉？难怪疾病丛生，健康反而成了现代人的奢侈品。很多人常常感慨自己未老先衰，深恶痛绝自己的皱纹、白发，却不知道这一切正是自己的不良生活习惯造成的。其中，很关键的一点就是没有保证睡眠时间和睡眠质量。

亥时属于三焦经当令，而三焦经的主要职责就是将人体元气和水液输送和调配到全身。因此，如果亥时不睡觉，还在做这样那样的事情，人体的精气和血液就不容易均衡分布，三焦经就难以分配足够的能量到其他地方。于是，任何一个地方出现能量供应的中断，就会想方设法表示严重抗议。长此以往，人体就会出现各种毛病。中医认为，三焦经失调之后，人体正常的汗液、尿液的排泄也出现紊乱，进而导致内分泌失调。由此可见，该睡觉不睡觉，对人体健康的损害是非常大的，必将严重影响人体正常的新陈代谢。

中医强调：“三焦通百脉。”这就说明，三焦原本就是与百脉相通的。每天亥时准时入睡，三焦经就能高效率地工作，全身经络畅通无阻，气血充足而且分布均衡。于是，人体内的各种代谢垃圾就能及时排出体外，各种病邪就不易侵袭。身心愉悦、舒泰，人就自然显得健康、年轻了。

三焦通百脉

亥时，三焦经当令易出现的问题

亥时，三焦经当令

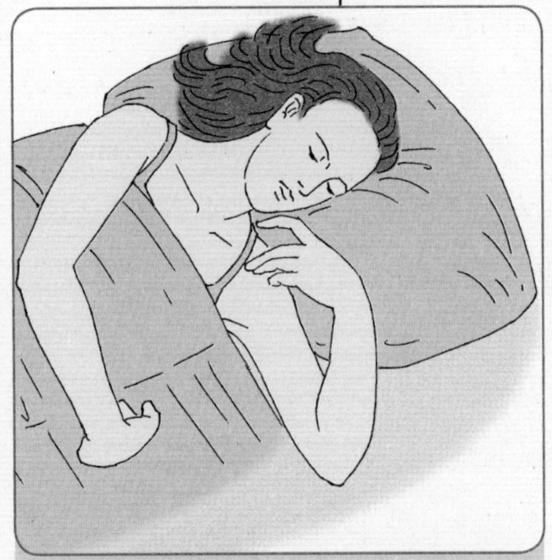

在睡眠状态下，将体内元气均衡地输送给各大脏腑。

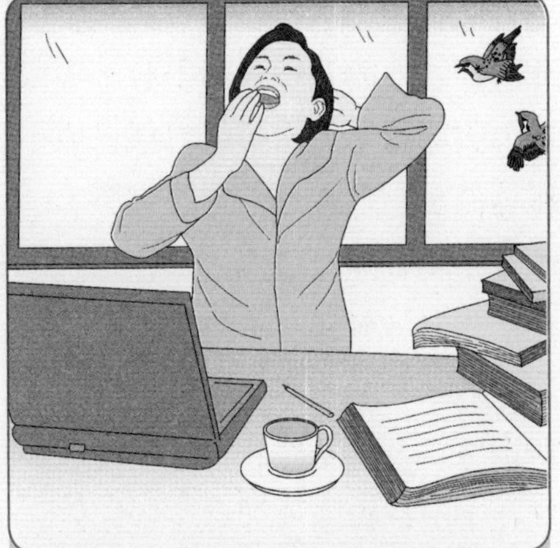

亥时为入眠，体内精气和血液则大多集中在一个部位，如此，其他脏腑所分配的元气和水液韮少了。如此易导致其他脏腑的抗议。

亥时，三焦经当令

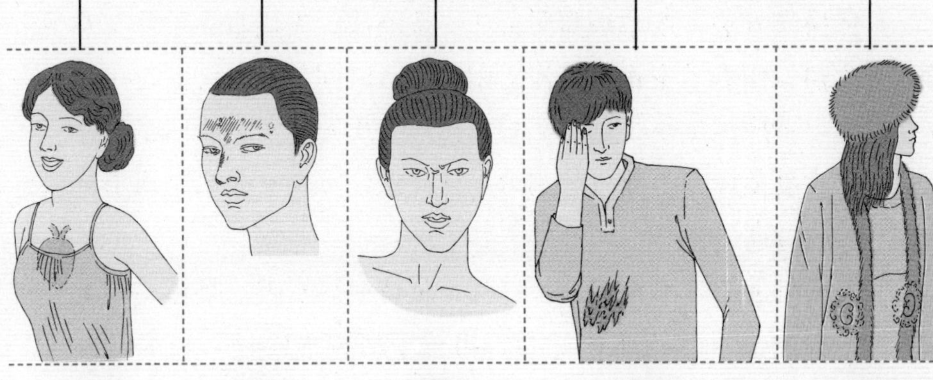

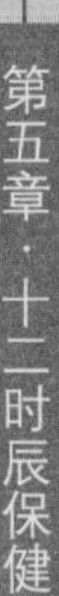

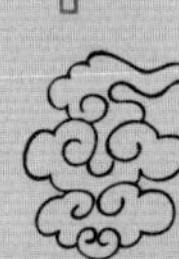

三焦勤调理，手脚不冰凉

每年一到冬季，就有很多人感觉自己手脚冰凉。他们即使在有暖气的室内，穿着保暖衣，也仍然感觉寒冷。更有甚者，手脚还会出现冻伤的情形。这究竟是怎么一回事呢？

在中医看来，冬季阳气内伏，也就是所谓“阳气内守，不达四末”。这里所说的“四末”，指的就是四肢。冬天人体阳气普遍不足，相对而言，能够传递到手脚的阳气自然就少。由于天气寒冷，血液循环能力相对减弱，手脚气血就供应不足。即使是健康人，手脚也往往不如躯体温暖，只不过差别不大罢了。但有些人气血不通，身体素质差，手脚在冬季就异常冰凉，反差极大。要想彻底解决这个问题，不妨调理阳池穴和泡热水脚，效果都不错。

阳池穴的具体位置是手背间骨的集合部位，它是三焦经上的原穴。所谓原穴，就是经脉上元气经过和聚集的地方。按照中医理论，十二经脉在手腕、脚踝处都有一个原穴。伸手出来，手背微微上翘，手腕处就会出现几道皱褶，在中心处会有一个小窝，就是阳池穴。要想治疗手脚冰凉，尤其是女性手脚冰凉，就必须围绕阳池穴做文章。通过刺激阳池穴，阳气充足了，自然就会向手掌传导，手就自然发热了。这是一方面，另一方面，刺激阳池穴这样一个三焦经上的原穴，就能显著增强三焦经的气血流通，人体热量就能源源不断地传导到手部，手感冰凉的问题就能得到彻底解决。

具体操作方法有按摩法和艾灸法。按摩法，先用右手手掌与左手手背摩擦生热，用右手中指按压左手阳池穴，时间是10分钟。再用左手手掌与右手手背摩擦生热，用左手中指按压右手阳池穴，时间是10分钟。按压时，力度要缓，不能过分用力。艾灸法，点燃艾条，距离手背阳池穴2厘米处。每次20分钟。

要解决脚部的冰凉也很简单，就是坚持泡热水脚。具体操作方法有四点：一是将艾叶放入水中煮开，再置于泡脚水中；二是水温稍高，尽量达到有点烫脚但又不伤脚的温度，最好随时添加热水；三是时间上不能少于20分钟，时间过短就很难收到理想的效果；四是泡完脚就

手脚冰凉按揉阳池穴或艾灸阳池穴

手脚冰凉的原因

冬季阳气蛰伏于体内，则传达给四肢的阳气少。再加上冬季气候寒冷，血管遇冷收缩，导致血流不畅，血液回流能力差。

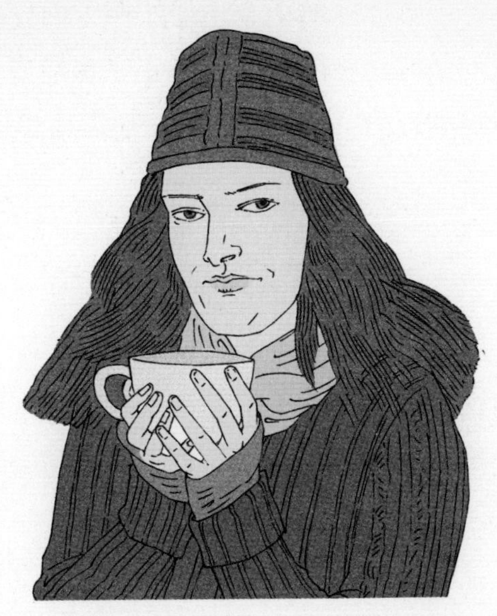

阳池穴的位置

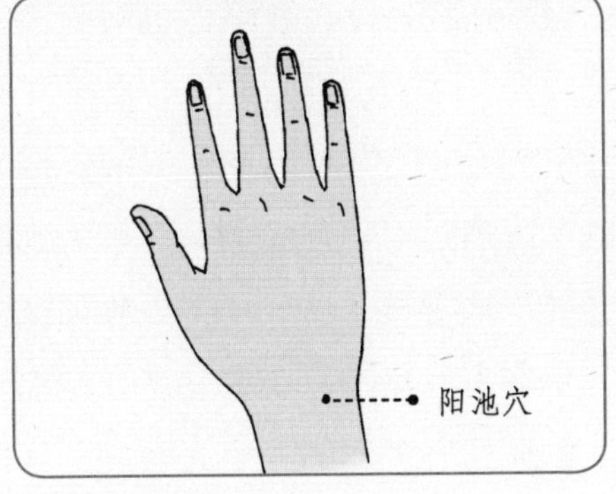

阳池穴位于手腕背横纹中，当指总伸肌腱的尺侧缘凹陷处。此穴是三焦经位于手部的一个原穴，是三焦经脉在手部元气经过和聚集的地方。

艾灸阳池穴

晚上睡觉前，将艾条点燃，艾炷炷头距离手腕2厘米靠近阳池穴的地方灸烤。此方法可提升阳池穴处的阳气，调节整条三焦经内的气血流通。每天坚持，2个月后手脚冰冷即可得到明显的改善。

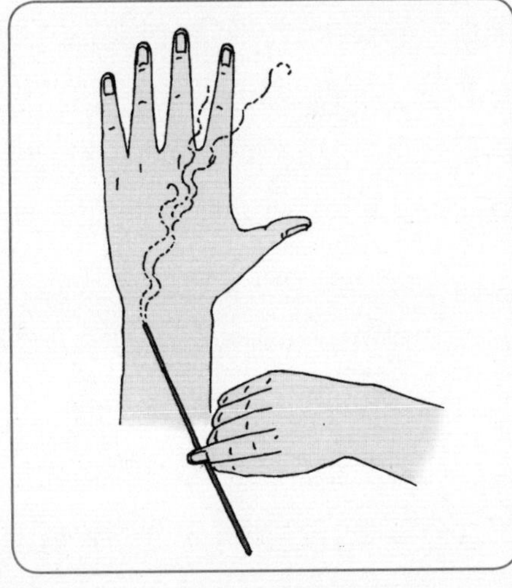

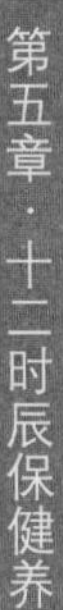

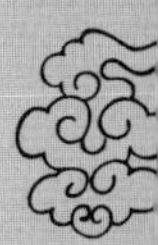

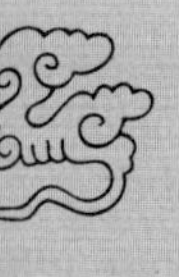

直接上床睡觉。按照这种方法泡热水脚，脚凉的状况会在一月之内得到有效改善。

手脚冰凉的人，不妨按照上面介绍的方法去做。特别要注意的是：时间最好选亥时。亥时属于三焦经当令，气血流注三焦经，调理效果自然更加理想。方法正确了，还需要长期坚持。

调节三焦经，安度更年期

对于女性来说，更年期是指由中年步入老年之间的这个过渡阶段。在这个相对特殊的阶段，人往往非常敏感、多疑。更年期女性最大的一个特点就是情绪变化无常，很容易因为生活中的一点琐事而暴躁发怒。具体表现当然也有所不同：有的控制不了自己，爱摔东西；有的沉默寡言，根本不愿意与他人进行正常的交流；有的整天疑神疑鬼，总觉得丈夫有外遇。更年期女性的这些消极表现，严重影响身心健康，也对夫妻感情、家庭幸福造成严重伤害。

中医认为，大凡情绪方面的问题，都可以在三焦经上找到根源。因此，对于女性更年期出现的各种问题，也可以通过对三焦经的调理来得到改善和治疗。三焦主气，能够调度全身之气。从生理上说，女性更年期变化很大：卵巢功能衰退，内分泌失调，各个器官、神经系统的衰老开始加速。实际上，不宜将更年期的问题定位于单纯的心理问题或个人素质、修养问题，而应理解为由于生理上的变化而引发的心理问题。更年期女性生气往往异常激烈，导致血液在经脉中四处流窜。这样一来，大量的气血冲击心脏，心跳就容易加快，对健康极为不利。相反，如果强制性地压住怒火，也不是好事。这种怒气无法宣泄，就会成为人体内部的破坏者，引起多种不适。这种情况就是我们常说的“上火”。中医认为，气有余便是火。这股火没有正常的发泄通道，就会在体内横冲直撞，犹如一匹脱缰的野马。这股火冲到头部，就会引发头痛；冲到四肢，就会引发风湿。这就可以解释更年期女性经常头痛、头昏的现象了。那么，如何将这股火真正控制住、降伏住，而不是要么胡乱发泄、要么强制隐忍，进而对身心产生严重危害呢？这个时候，就要借助三焦经的威力了。要知道，人体的气血

更年期与三焦经

在中医上与情绪相关的问题都与三焦经有关。对于女性更年期出现的问题，我们也可以从调理三焦经入手。三焦主气，是全身气的调度员，气的问题都归它管。

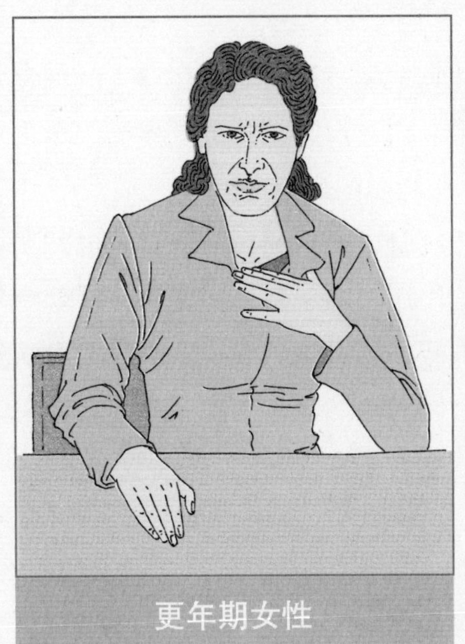

更年期女性

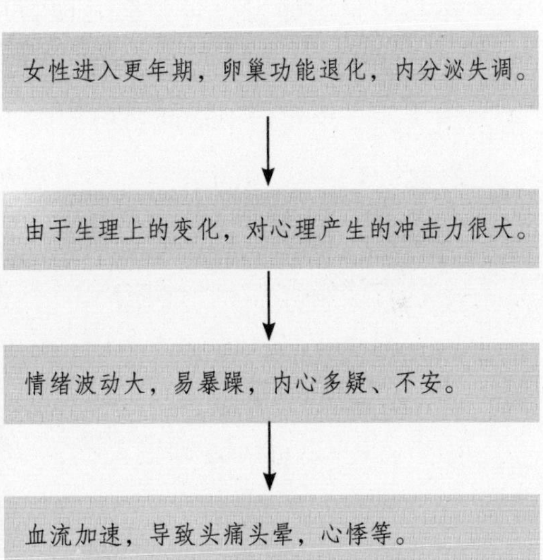

都归三焦经调理、分配。只要三焦经正常发挥功能，人体气血就不会集中在一个地方，导致各种问题。三焦经会将这些气血均匀地分散到身体的各个角落，很多病症就不药而愈了。

更年期女性还有一个特点，就是很容易出汗。这种情况与上面提到的情绪严重失控同样不利于人体身心健康。更年期出的往往是虚汗，标志着人体内分泌的严重失调。很有意思的是，三焦的功能之一就是主管全身水液的排泄。无论是尿液，还是汗液，三焦都管。因此，只要三焦经正常发挥功能，就能改善更年期内分泌失调的状况。

三焦经锻炼有法

三焦的经脉叫手少阳经，起于无名指端，上行出小指与无名指中间，沿手腕背面出前臂外侧两骨中间，上行过肘，沿上臂外侧至肩部，

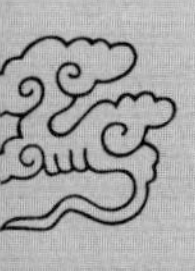

交出足少阴经后面，入缺盆，布于膻中穴，与心包联络，下膈膜，依次连属于上、中、下三焦；它的支脉从胸部的膻中穴上行，出缺盆，至项绕耳后，出耳上，绕颊部至眼眶下；又一支脉从耳后入耳中，出耳前，经足少阳经客主人穴前面，与前一条支脉交会于颊部，上行至眼外角，与足少阳经相接。

外邪侵犯本经发病时，会表现为耳鸣、喉咙肿痹。本经所主的气发生病变会自汗、外眼角痛、颊痛、耳后、肩、肘、臂外侧都疼痛，无名指不能活动。出现以上症状可以按摩本经脉上的肩髎穴。

肩髎穴位于人体的肩部，当手臂外展时，在肩峰后下方呈现的凹陷处。按摩这个穴位有祛风湿、通经络的作用，对于臂痛不能举、胁肋疼痛等症状有缓解作用，长期按摩对荨麻疹、脑血管后遗症、胸膜炎等病症也具有明显疗效。按摩这个穴位的时候需要站立，用左手触摸右臂肩峰，右手触摸左臂肩峰，用拇指、中指、食指拿捏穴位，两个穴位早晚各一次，每次5分钟。

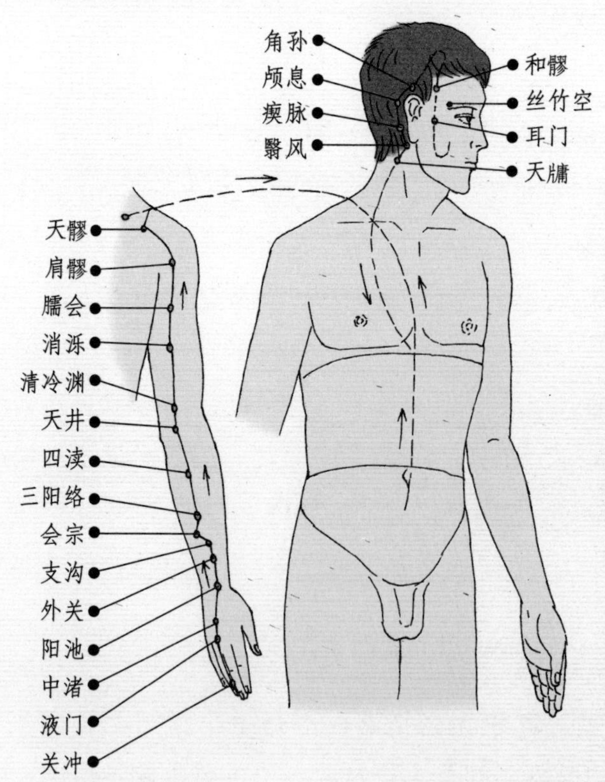

这条静脉表现主要病候：脏腑病：胃脘痛，腹胀，呕恶，嗳气，食不下，黄疸，小便不利，烦心，心痛，失眠。经脉病：舌本强，股膝内肿、厥，足大趾不用，身体皆重。

本经腧穴：关冲、液门、中渚、阳池、外关、支沟、会宗、三阳络、四渎、天井、清冷渊、消泺、臑会、肩髎、天髎、天牖、翳风、瘈脉、颅息、角孙、耳门、和髎、丝竹空。

三焦经锻炼法

拍打三焦经，越来越健康

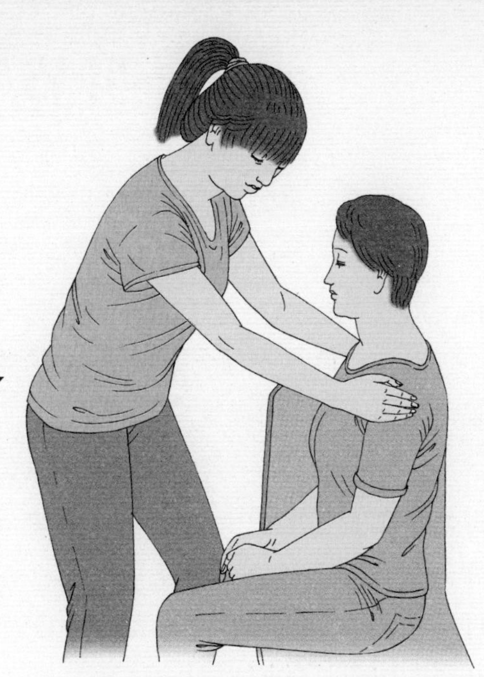

按摩肩髎穴可以升清降浊，配合曲池穴可以治疗肩臂痛，配合外关和章门等穴位可以治疗肋间神经痛。

按摩手法：按摩这个穴位的时候需要站立，用左手触摸右臂肩峰，右手触摸左臂肩峰，用拇指、中指、食指拿捏穴位，两个穴位早晚各一次，每次5分钟。

拍打三焦经，越来越健康

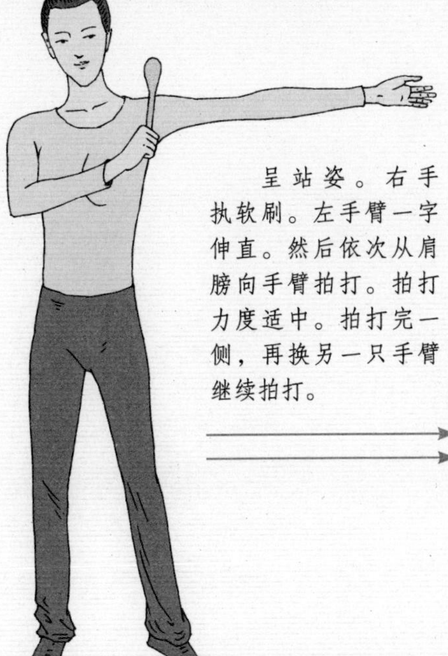

呈站姿。右手执软刷。左手臂一字伸直。然后依次从肩膀向手臂拍打。拍打力度适中。拍打完一侧，再换另一只手臂继续拍打。

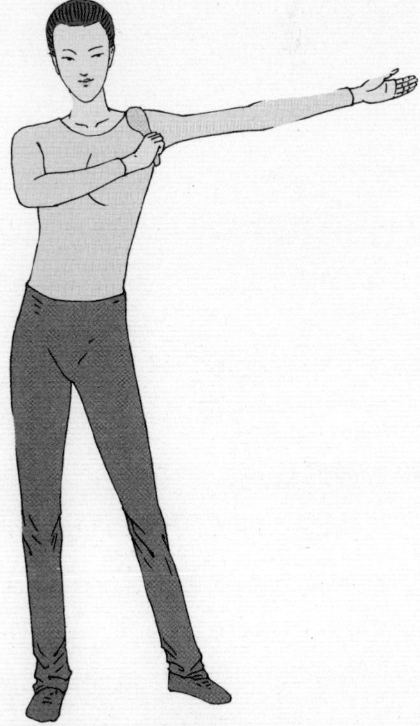

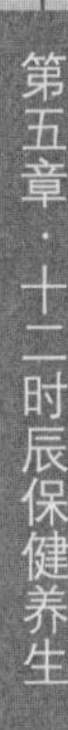

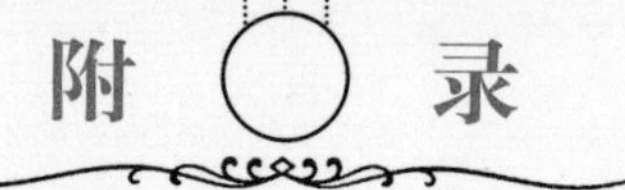

附录

二十四节气坐功图

立春正月节坐功图

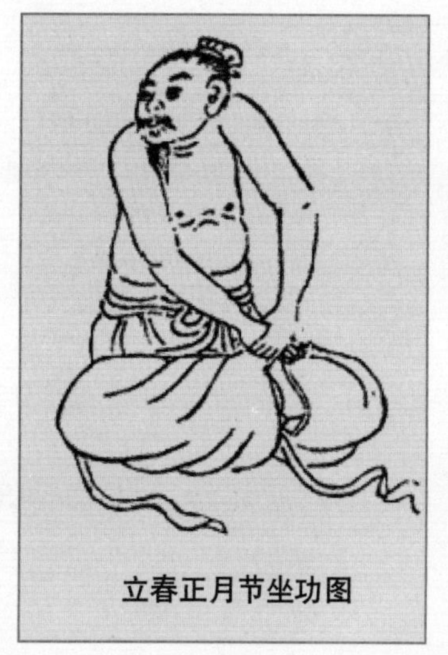
立春正月节坐功图

主治：风气积滞、颈项疼痛、耳后痛、肩臂痛、背痛、肘痛等。

功法：每天23：00～3：00，盘坐。两手相叠按左大腿上。上体连头向右转，目视右后上方。呈耸引势，略停几秒钟，再缓缓转向左方，动作如右。左右各十五次。然后上下牙齿相叩，即叩齿三十六次，漱津（即舌舐上腭，并两颊、上下齿唇间，此时唾液则增加分泌，养生家称为津液）几次，待津液满口分三次咽下，意想把津液送至丹田。如此漱津三次，一呼一吸为一息，如此三十六息而止。

雨水正月中坐功图

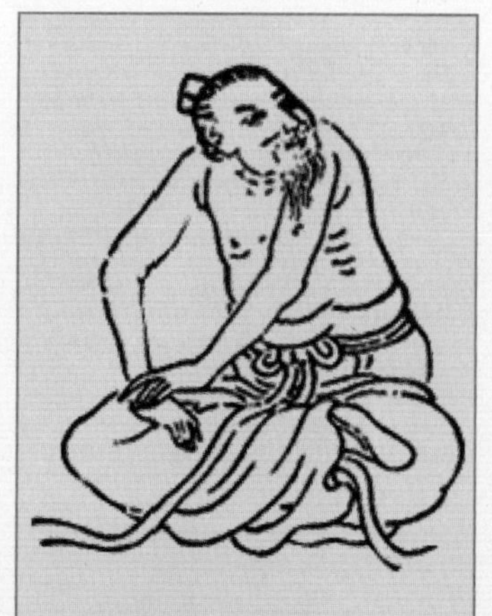
雨水正月中坐功图

主治：三焦经络留滞邪毒、咽喉干肿、呕吐、呃逆、喉痹、耳聋、多汗、目锐眦痛、面颊痛等。

功法：每天23：00～3：00，盘坐。两手相叠按右大腿上。上体向左转，颈项向左扭转牵引，略停数秒钟，再以同样动作转向右，左右各十五次。再叩齿、嗽津、吐纳，方法同前。

惊蛰二月节坐功图

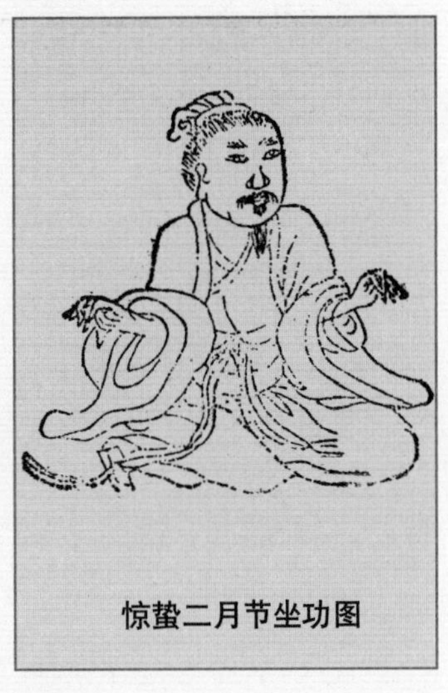
惊蛰二月节坐功图

主治：腰脊脾胃蕴积邪毒、目黄口干、齿鼻出血、头风面肿、喉痹暴哑、目暗羞明、鼻不闻臭、遍身疙瘩等。

功法：每天1：00～5：00，盘坐，两手握固。头项向左右缓缓转动各四次。两肘弯曲，前臂上抬与胸齐平，手心朝下，十指自然拳曲。两肘关节同时向后顿引、还原，如此反复做三十次。然后如前做叩齿、咽津、吐纳而收功。

春分二月中坐功图

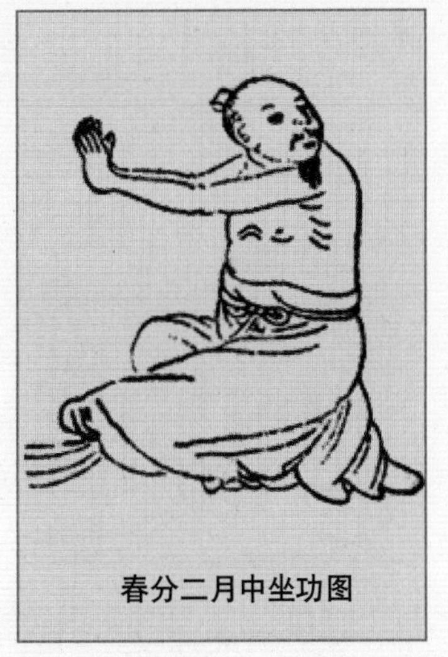
春分二月中坐功图

主治：胸部肩背经络虚劳邪毒、齿痛颈肿、寒栗热肿、耳聋耳鸣、耳后肩臂痛、皮肤肿胀搔痒。

功法：每天1：00～5：00，盘坐，两手由体侧提到腋下，手心朝上，两手内旋，向正前方推出，使掌心向前，指尖向上，两臂伸直与肩同宽同高，同时头向左转动，两手收至腋下，同时头转向正前方。两手如前推出，头转向右侧，如此左右各做四十二次。然后如前叩齿、咽津、吐纳而收功。

清明三月节坐功图

主治：腰脊肠胃虚邪积滞、耳前热、苦寒、耳聋咽痛、颈项肩臂疼

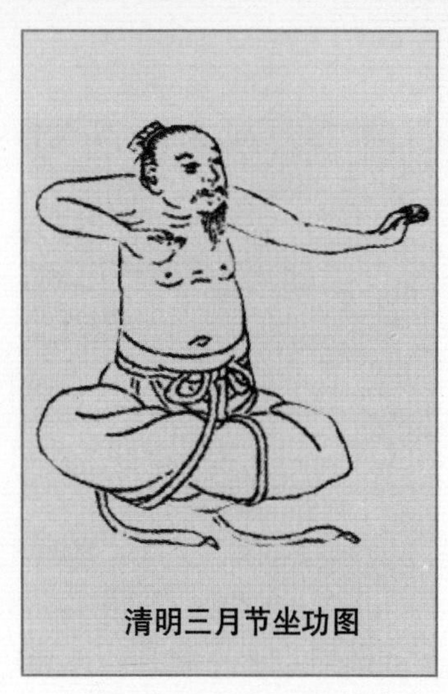
清明三月节坐功图

痛、腰软等。

功法：每天1：00～5：00，盘腿而坐，两手做挽弓动作。左右两手交换，动作相同，方向相反，各做五十六次。然后叩齿、咽津、吐纳而收功。

谷雨三月中坐功图

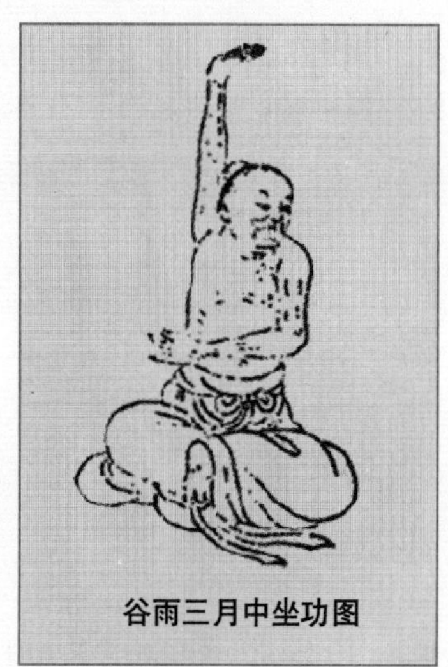
谷雨三月中坐功图

主治：脾胃痞块瘀血、目黄、颊肿、颌肿、肘臂外侧肿痛、掌中热。

功法：每天1：00～5：00，自然盘坐，右手上举托天，指尖朝左；左臂弯曲成直角，前臂平举在胸前，五指自然弯曲，手心朝胸，同时头向左转，目视左前方。然后左右交换，动作相同，各做三十五次。然后叩齿、咽津、吐纳而收功。

立夏四月节坐功图

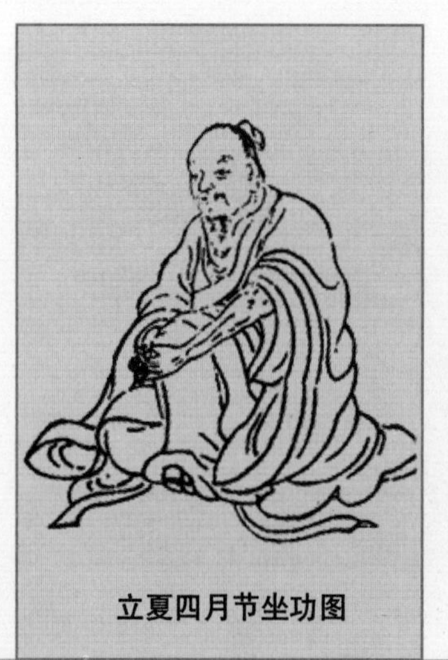
立夏四月节坐功图

主治：风湿留滞、经络肿痛、臂肘挛急、腋肿、手心热、嬉笑不休等。

功法：每天3：00～7：00，一腿盘坐，一腿弯曲屈膝，两手交叉抱膝，手与膝力保持三秒钟。两腿交替，左右各抱膝三十五次。最后叩齿、咽津、吐纳而收功。

小满四月中坐功图

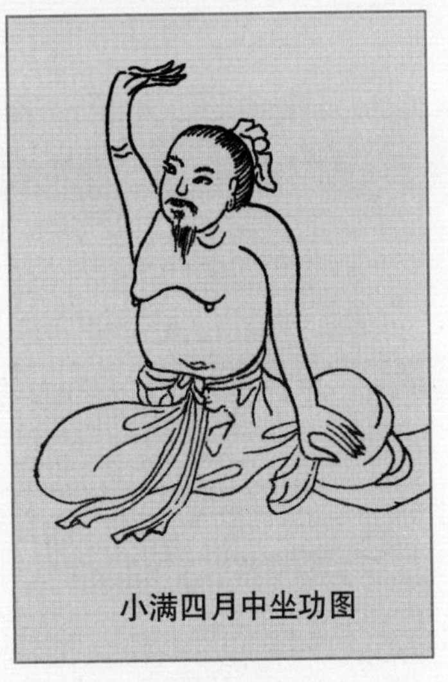
小满四月中坐功图

主治：肺腑蕴滞邪毒、胸胁支满、心悸怔忡、面赤鼻赤目黄、心烦作痛、掌中热等。

功法：每天3：00～7：00，盘坐，左手按住左小腿部位，右手上举托天，指尖朝左。然后左右交换，动作相同，各做十五次。最后叩齿、咽津、吐纳而收功。

芒种五月节行动图

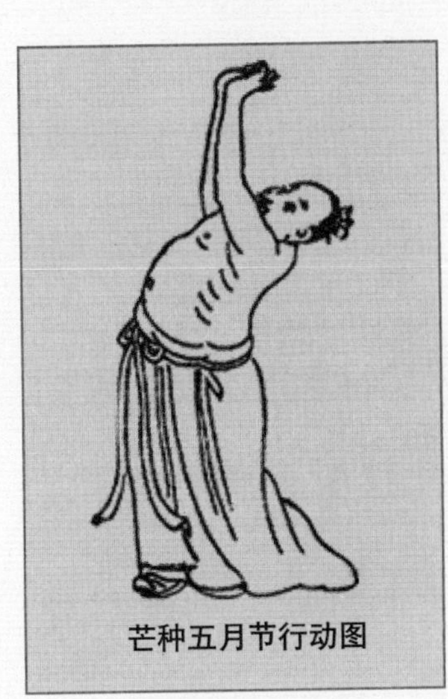
芒种五月节行动图

主治：腰肾蕴积虚劳、咽干、胃痛、目黄胁痛、消渴、善笑善惊善忘、上咳吐、下气泄、身热股痛、心悲、头项痛、面赤等。

功法：每天3：00～7：00，起立，两脚分开与肩同宽，两手由胸前上提，手心向上，然后外旋，向上托起，两臂伸直，手心向上，十指尖朝后，腹向前挺，背向后压，头后仰，目视双手，略停数秒，双手经体侧徐徐下落。如此反复做三十五次。最后做叩齿、咽津、吐纳而收功。

夏至五月中坐功图

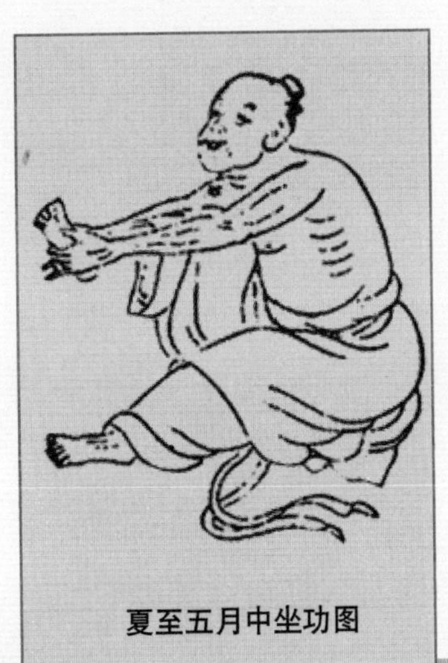
夏至五月中坐功图

主治：风湿积滞、腕膝痛、肩臂痛、掌中热痛、两肾内痛、腰背痛、身体困重。

功法：每天3：00～7：00，屈膝蹲坐，两臂伸直，十指交叉，手心向胸，以右脚踏手心中，脚向外蹬，手往里拉，蹬拉相争，约三秒钟。换左脚踏，同样动作，左右各做三十五次。然后叩齿、咽津、吐纳而收功。

小暑六月节坐功图

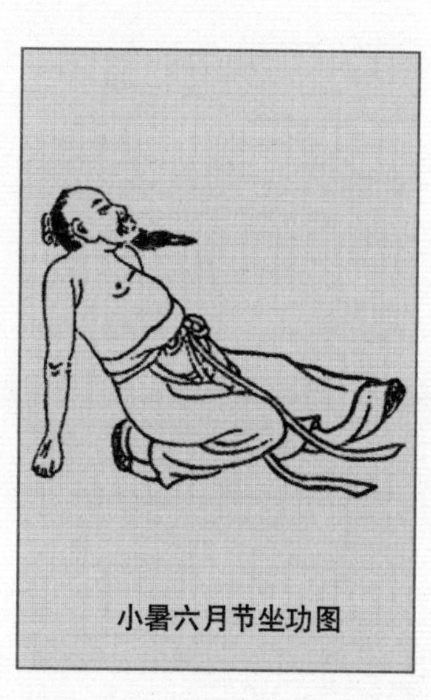
小暑六月节坐功图

主治：腿膝腰髀风湿、咽干、喘咳、小腹胀、半身不遂、健忘、脱肛、手腕无力、喜怒无常等。

功法：每天1：00～5：00，两手于背后撑地，十指尖朝后，胳膊伸直，左腿向前伸直，脚跟着地，右腿折叠使大腿压住小腿，目视在脚尖，并使身体重心向后移，然后向前移。如此两脚交换，动作相同，各做十五次。最后做叩齿、咽津、吐纳而收功。

大暑六月中坐功图

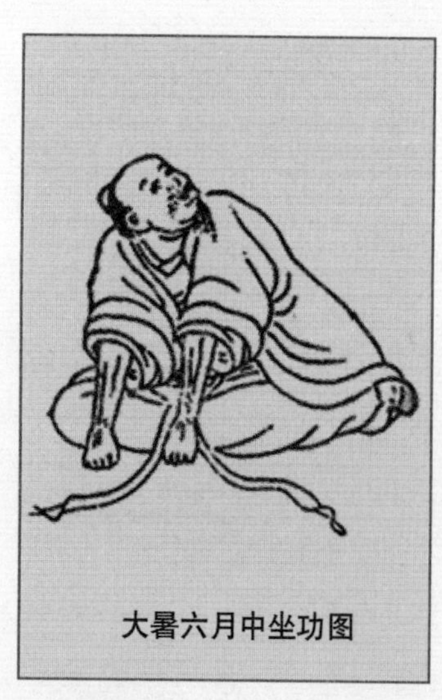
大暑六月中坐功图

主治：头项胸背风毒、咳嗽、气喘、心烦、胸满、手臂痛、掌中热、脐上或肩背痛、汗出中风、尿多、皮肤痛麻、悲愁欲哭、畏寒发热等。

功法：每天1：00～5：00，盘坐，双手握拳拄在腿前，两臂伸直与肩同宽，两拳眼相对，身体重心前移，上体前俯，扭项转头向左右上方虎视。重心后移，头转向前；重心再前移，头转向右。动作相同，方向相反，左右各做十五次。然后叩齿、咽津、吐纳而收功。

立秋七月节坐功图

主治：补虚益损、祛腰积气、口苦善太息、心胁痛不能反侧、面色无华、足外热、头痛、颔痛、眼眶痛、腋下肿、缺盆肿痛等。

功法：每天1：00～5：00，盘坐，上体前俯，两臂伸直以撑地，两臂分开与肩同宽。然后含胸缩体，闭住呼吸，耸身向上，重心前移，稍停，还原，如此反复做五十六次。然后叩齿、咽津、吐纳而收功。

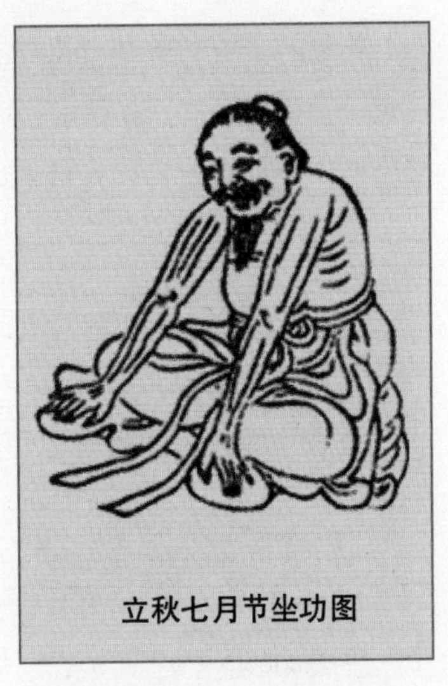

立秋七月节坐功图

处暑七月中坐功图

主治：风湿留滞、肩背痛、胸痛、脊背痛、胆经循行部位胁肋髀膝外侧下至足胫踝前以及诸关节皆痛、少气咳嗽、胸背脊膂积气等。

功法：每天1：00～5：00，正坐，转头向左上方举引，再缓缓转向右后上方举引；同时用两手半握拳，反向后捶腰背。每转头一次，捶背六次。头向左右各转三十五次。然后叩齿、咽津、吐纳而收功。

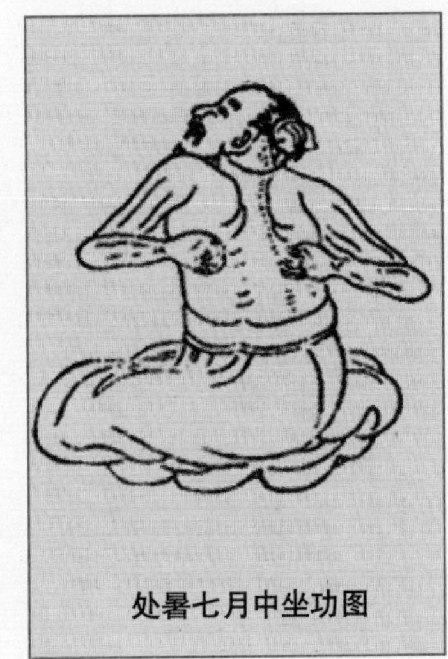

处暑七月中坐功图

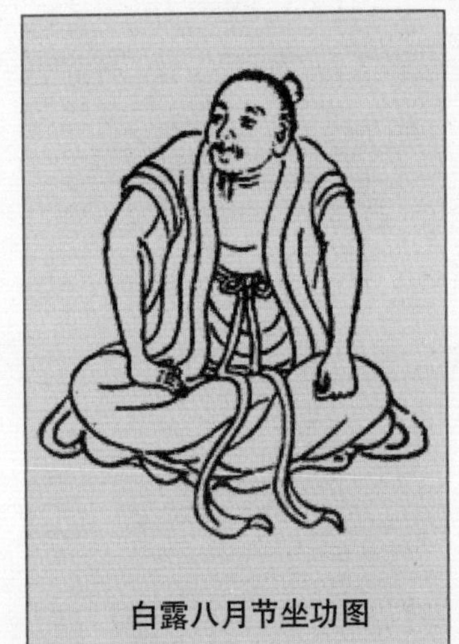

白露八月节坐功图

白露八月节坐功图

主治：风气留滞腰背经络、洒洒振寒、恶人与火、闻水声则惊狂、汗出、唇疹、颈肿、喉痹不能言、呕吐等。

功法：每天1：00～5：00，盘坐，两手按膝，头缓缓转，向左向右各推引十五次。然后叩齿、咽津、吐纳，方法同前。

秋分八月中坐功图

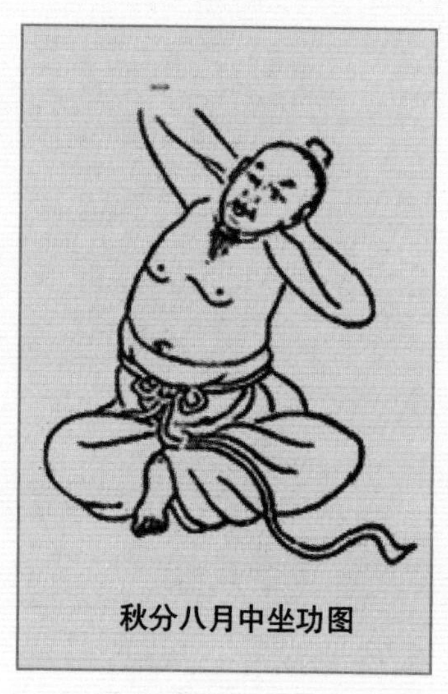
秋分八月中坐功图

主治：风湿积滞、腹大水肿、膝膑肿痛、膺乳气冲、股胫外侧痛、遗尿、腹胀、消谷善饮、胃寒喘满等。

功法：每天1：00～5：00，盘坐，两手掩耳，十指向后相对，上体向左侧倾，至极而止。再慢慢向右侧倾。左右动作相同，方向相反，各做十五次。然后叩齿、咽津、吐纳，方法同前。

寒露九月节坐功图

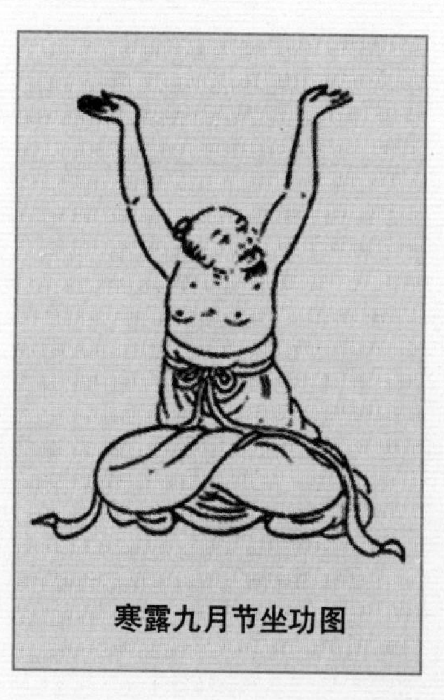
寒露九月节坐功图

主治：风寒湿毒之邪侵犯胁腋经络、动冲头项、背脊痛、目黄流泪、霍乱等。

功法：每天1：00～5：00，盘坐，两手心向上，十指尖相对，缓缓上提至乳胸前，两手前臂内旋，双手慢慢向上托起，手心朝上，指尖分别朝左右侧方向，两臂伸直，且成开放型。身体上耸，头转向左，手心翻向下，两臂由体侧缓缓放下，如此反复做十五次。然后叩齿、咽津，方法同前。

霜降九月中坐功图

主治：风湿痹邪侵犯腰腿、邪不能曲、小腿裂痛、颈、背、腰、臀痛、肌肉萎缩、大便脓血、小腹胀痛、小便不利、久痔脱肛等。

功法：每天1：00～5：00，向前伸腿而坐，两手分别向前攀住左、右脚底，膝关节弯曲。然后脚向前蹬，手向后扳，力争数秒钟，屈膝，两臂随之弯曲，如此反覆做三十五次。然后叩齿、咽津、吐纳，收功同前。

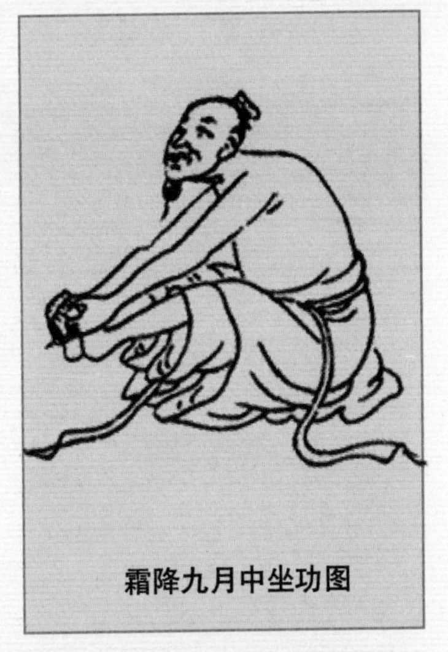
霜降九月中坐功图

立冬十月节坐功图

主治：胸胁积滞、虚劳邪毒、腰痛不能俯仰、咽干、面色无华、胸满呕逆、头痛、颊肿、目赤肿痛、两胁下痛引小腹、满闷等。

功法：每天1：00～5：00，盘坐。两手由体侧提到胸前，手心朝上，两臂随后缓缓落下，头转向正前方，两手臂再重复上述动作，头转向右，动作相同，左右相反，各十五次。然后叩齿、咽津、吐纳，方法同前。

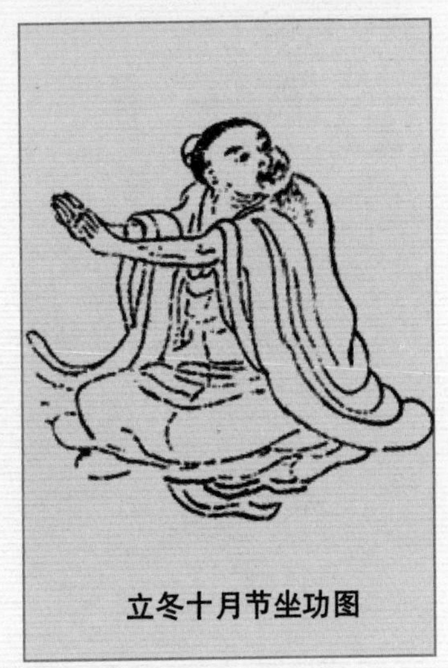
立冬十月节坐功图

小雪十月中坐功图

主治：腕肘风湿热毒、女子小腹肿、男子阛疝、遗尿、睾丸肿痛、转筋、阴缩、洞泄、喘咳、善恐等。

功法：每天1：00～5：00，盘坐，左手按住膝部，手指朝外，右手挽住左肘关节，并用力向右拉，左肘用力向左相持数秒钟，左右各十五次。然后叩齿、咽津、吐纳，方法同前。

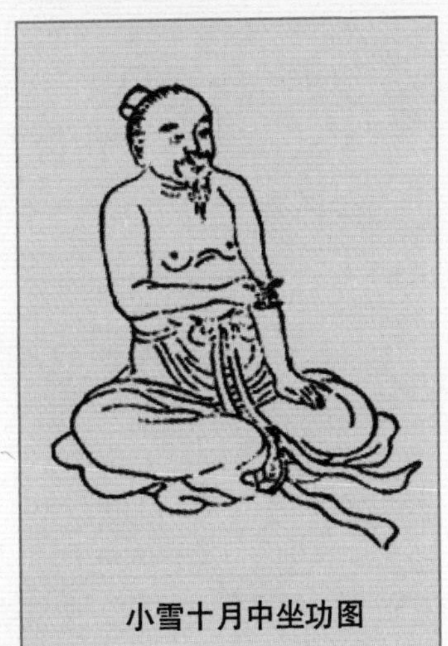
小雪十月中坐功图

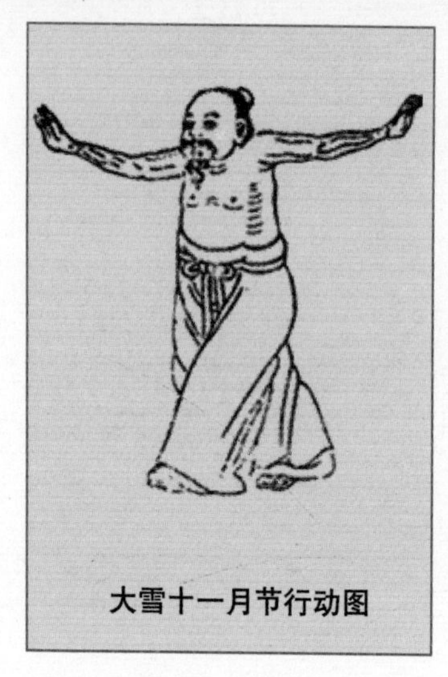
大雪十一月节行动图

大雪十一月节行动图

主治：脚膝风湿毒气、口热舌干、咽肿、上气、烦心、心痛、阴下湿等。

功法：每天23：00～3：00，起身站立，两脚左右分开约与肩同宽，膝关节稍曲，两臂伸直外展平举，手心朝外，指尖朝上，抬腿原地踏步走若干。然后叩齿、咽津、吐纳，方法同前。

冬至十一月中坐功图

主治：手足经络寒湿、臂股内侧痛、足痿、嗜睡、足下热痛、脐痛、胁下痛、胸满、上下腹痛、大便难、颈肿、咳嗽、腰冷等。

冬至十一月中坐功图

功法：每天23：00～3：00，起身平坐，两腿前伸，左右分开，与肩同宽，两手半握拳，按在两膝上，使肘关节分别朝向左右斜前方，拳眼向腹，拳心朝外，上身前俯，极力以拳压膝；重心后移，用拳轻轻按膝，如此做十五次。然后叩齿、咽津、吐纳，方法同前。

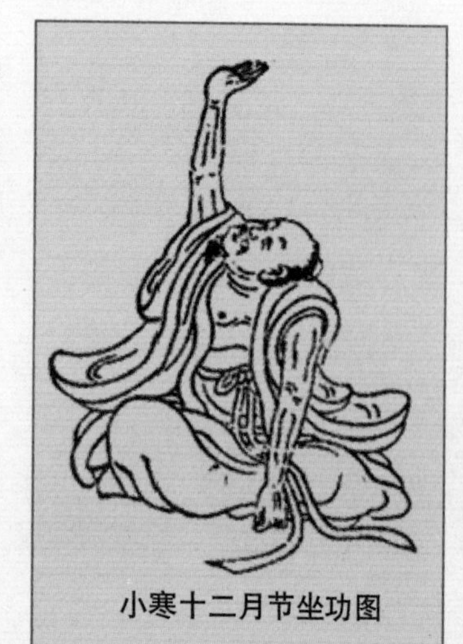
小寒十二月节坐功图

小寒十二月节坐功图

主治：营卫气蕴、食入即吐、胃脘痛、腹胀、身体困重、心下急痛、二便不畅、黄疽等。

功法：每天23：00～3：00，盘坐，右大腿压在左小腿上，右小腿稍向前放，左手掌按在右脚掌内上方，右手极力向上托天，手心朝上，指尖朝右方向，转头目视上托之手。然后，左右手足交换，动作相同，左右各十五次。最后叩齿、咽津、吐纳，方法同前。

大寒十二月中坐功图

主治：经络蕴积邪气、舌根强痛、体不能动或不能卧、股膝内肿、足背痛、腹胀肠鸣、泄泻、足踝肿等。

功法：每天23：00～3：00，单腿跪坐，即一腿前伸，另一腿跪在床上，前脚掌着地，臀部坐在后脚后跟上，上体后仰，以两臂分别在身后左右侧撑地，指尖朝向斜后方，身体重心后移，再前移。两腿互相交换进行，左右各十五次。然后叩齿、咽津、吐纳，方法同前。

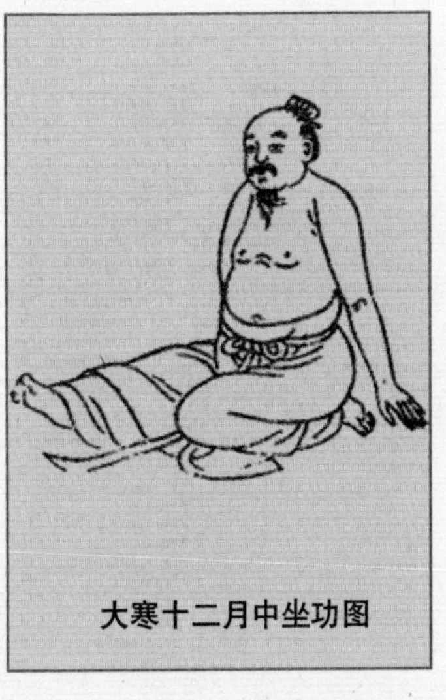
大寒十二月中坐功图